血管性血友病教科书
基础与临床

Textbook of von Willebrand Disease
Basic and Clinical Aspects

Augusto B. Federici　Erik E. Berntorp　David Lillicrap　Robert R. Montgomery

第 2 版

[意大利]奥古斯托·费德里奇
[瑞　典]埃里克·伯恩托普
[加拿大]大卫·利利克拉普
[美　国]罗伯特·蒙哥马利　著

主审　赵永强

主译　杨仁池　王学锋　余自强

西北大学出版社

·西安·

著作权合同登记号 图字：25-2024-196

图书在版编目（CIP）数据

血管性血友病教科书 ：基础与临床 ：第 2 版 / （意）奥古斯托·费德里奇等著 ；杨仁池，王学锋，余自强主译．-- 西安 ：西北大学出版社，2025．6．-- ISBN 978-7-5604-5666-9

Ⅰ．R554

中国国家版本馆 CIP 数据核字第 2025PV5661号

血管性血友病教科书：基础与临床（第 2 版）
XUEGUANXING XUEYOUBING JIAOKESHU：JICHU YU LINCHUANG（DI 2 BAN）

著　　者　［意大利］奥古斯托·费德里奇　［瑞　典］埃里克·伯恩托普
　　　　　［加拿大］大卫·利利克拉普　［美　国］罗伯特·蒙哥马利
主　　审　赵永强
主　　译　杨仁池　王学锋　余自强
出版发行　西北大学出版社
邮　　编　710069
电　　话　029-88303310
网　　址　http://nwupress.nwu.edu.cn
电子邮箱　xdpress@nwu.edu.cn
经　　销　全国新华书店
印　　刷　陕西隆昌印刷有限公司
开　　本　889mm × 1194mm　1/16
印　　张　17.75
字　　数　460 千字
版　　次　2025 年 6 月第 1 版　2025 年 6 月第 1 次印刷
书　　号　ISBN 978-7-5604-5666-9
定　　价　238.00 元

如有印装质量问题，请与西北大学出版社联系调换，电话 029-88302966。

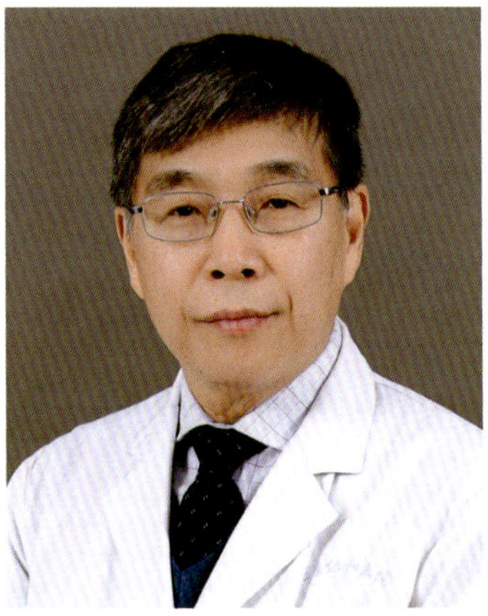

主审 赵永强

赵永强 医学博士，主任医师，教授，博士研究生导师。曾任北京协和医院内科学系副主任、血液科主任、血友病中心主任，中华医学会血液学分会第八届委员会副主任委员、第九届委员会常务委员、第七至九届委员会血栓与止血学组副组长，中国医师协会血液科医师分会第一至三届委员会副会长，北京医师协会血液内科专科医师分会第一、第二届委员会副会长。现任中国罕见病联盟血友病学组副主任委员、《血栓与止血学》杂志副主编。完成部级科研课题10余项，在国内外发表研究文章100余篇，担任主编或编者编写著作15余部，获中华医学科技奖三等奖和北京市科学技术奖三等奖各1项，参与获得中华医学科技奖三等奖1项。

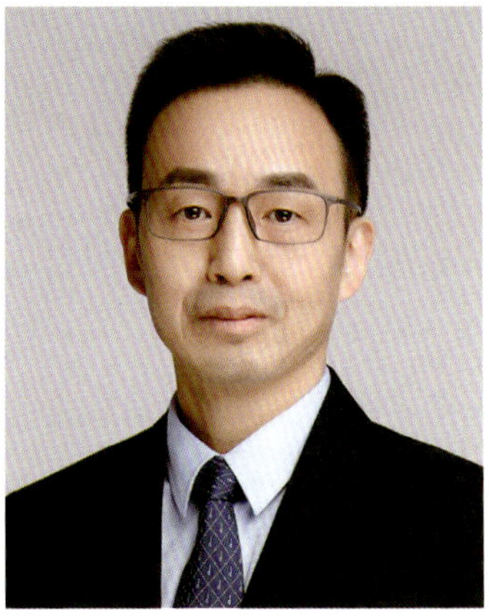

主译 杨仁池

杨仁池 医学博士，主任医师，博士研究生导师。现任中国医学科学院血液病医院血栓与止血诊疗中心主任、中国医药教育协会止血与血栓分会副主任委员、中国标准化协会卫生健康专业委员会常务委员、中国医院协会罕见病专业委员会常务委员、中国研究型医院学会罕见病分会常务理事、国家血友病病例信息管理中心负责人、国家卫生健康委第二届罕见病诊疗与保障专家委员会委员、中国罕见病联盟血友病学组主任委员、亚太血友病协会指导委员会成员。担任 *Haemophilia* 杂志中文版主编、《血栓与止血学》杂志主编。作为主要完成人获得国家科学技术进步奖二等奖1项和天津市科学技术进步奖一等奖2项，以第一和（或）通讯作者发表的论文被SCI收录140余篇。2011—2012年度卫生部有突出贡献中青年专家，2014年度国务院政府特殊津贴专家。

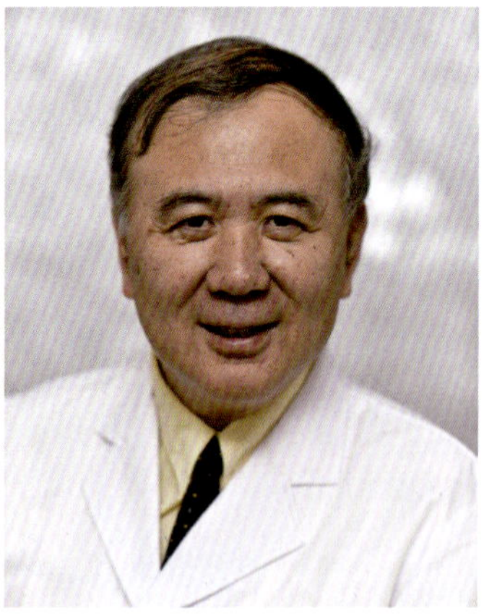

主译　王学锋

王学锋　主任医师，教授（二级岗），博士研究生导师。现任上海交通大学医学院医学技术学院副院长、检验系主任，上海瑞金医院实验诊断中心主任、检验科主任、临床输血科主任，上海市领军人才。中华医学会检验医学分会常务委员、中华医学会检验医学分会血液学和体液学学组组长、上海市医学会检验医学分会主任委员、中国输血协会临床输血学专业委员会主任委员。长期从事出血病及血栓病诊治的研究，对各种出血病尤其是严重出血性疾病的诊断与治疗有较丰富的经验。担任多部国家级规划教材的主编或副主编、《诊断学理论与实践》杂志主编、*LabMed Discovery* 杂志执行主编。以主要完成人或第一完成人获国家科学技术进步奖二等奖和三等奖、教育部科学技术进步奖二等奖、中华医学科技奖二等奖和上海市科学技术进步奖二等奖多项。承担国家自然科学基金、省局级科研项目多项，以第一和（或）通讯作者发表的论文被 SCI 收录 130 余篇。

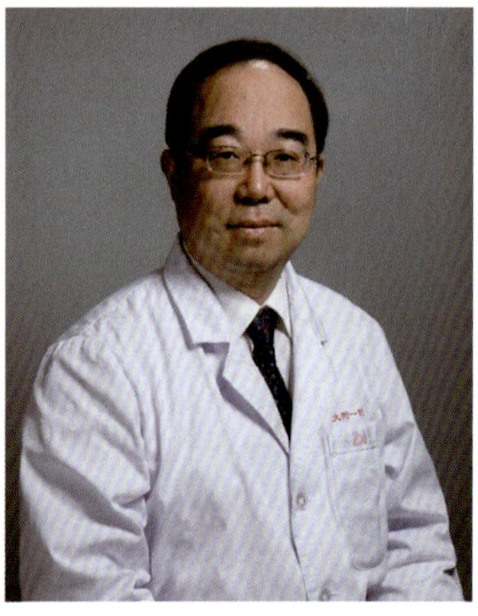

主译　余自强

余自强　医学博士，主任医师，任职于苏州大学附属第一医院血栓与止血研究室、江苏省血液研究所。长期从事血液系统疾病临床与基础研究，以出血性和血栓性疾病为研究方向，重点关注血小板疾病、凝血障碍性疾病和血栓性疾病的临床诊治与研究。现任中国罕见病联盟血友病学组副主任委员、中国生理学会血栓与止血专业委员会委员、江苏省医学会血液学分会血栓与止血学组名誉副组长、江苏省研究型医院学会血栓与止血专业委员会委员、江苏省免疫学会血液免疫分会委员、江苏省血友病诊疗专家组组长、苏州市微循环学会副主任委员。

译者名单

主　审　赵永强　中国医学科学院北京协和医院

主　译　杨仁池　中国医学科学院血液病医院（中国医学科学院血液学研究所）

王学锋　上海交通大学医学院附属瑞金医院

余自强　苏州大学附属第一医院江苏省血液研究所

副主译　（按姓氏笔画排序）

王书杰　中国医学科学院北京协和医院

孙　竞　南方医科大学南方医院

杨林花　山西医科大学第二医院

吴润晖　首都医科大学附属北京儿童医院

张　磊　中国医学科学院血液病医院（中国医学科学院血液学研究所）

张心声　山东省血液中心

郑昌成　中国科学技术大学附属第一医院

殷　杰　苏州大学附属第一医院江苏省血液研究所

戴　菁　上海交通大学医学院附属瑞金医院

译　者　（按姓氏笔画排序）

卫　嘉　首都医科大学附属北京儿童医院

马雨欣　上海交通大学医学院附属瑞金医院

王　杰　山东省血液中心

王书杰　中国医学科学院北京协和医院

王玉华　中国医学科学院血液病医院（中国医学科学院血液学研究所）

王学锋　上海交通大学医学院附属瑞金医院

王甜甜　山东省血液中心

王端阳　山西医科大学第二医院

文　晴　中国医学科学院血液病医院（中国医学科学院血液学研究所）

尹绍羽　昆明医科大学第二附属医院

田　竑　苏州大学附属第一医院江苏省血液研究所

曲鑫淼　中国医学科学院血液病医院（中国医学科学院血液学研究所）
朱铁楠　中国医学科学院北京协和医院
华政洁　中国医学科学院血液病医院（中国医学科学院血液学研究所）
刘　葳　中国医学科学院血液病医院（中国医学科学院血液学研究所）
孙　竟　南方医科大学南方医院
孙　婷　中国医学科学院血液病医院（中国医学科学院血液学研究所）
李　云　苏州大学附属第一医院江苏省血液研究所
杨　宇　中国医学科学院血液病医院（中国医学科学院血液学研究所）
杨仁池　中国医学科学院血液病医院（中国医学科学院血液学研究所）
杨林花　山西医科大学第二医院
吴润晖　首都医科大学附属北京儿童医院
余丹丹　中国医学科学院血液病医院（中国医学科学院血液学研究所）
余自强　苏州大学附属第一医院江苏省血液研究所
张　婧　中国医学科学院血液病医院（中国医学科学院血液学研究所）
张　磊　中国医学科学院血液病医院（中国医学科学院血液学研究所）
张子琪　上海交通大学医学院附属瑞金医院
张心声　山东省血液中心
陈　佳　中国医学科学院血液病医院（中国医学科学院血液学研究所）
陈振萍　首都医科大学附属北京儿童医院
武文漫　上海交通大学医学院附属瑞金医院
周　璇　南方医科大学南方医院
周泽平　昆明医科大学第二附属医院
郑昌成　中国科学技术大学附属第一医院
房云海　山东省血液中心
胡　星　中国科学技术大学附属第一医院
徐　圆　中国医学科学院血液病医院（中国医学科学院血液学研究所）
殷　杰　苏州大学附属第一医院江苏省血液研究所
薛　峰　中国医学科学院血液病医院（中国医学科学院血液学研究所）
戴　菁　上海交通大学医学院附属瑞金医院
戴佳雯　中国医学科学院血液病医院（中国医学科学院血液学研究所）
鞠满凯　中国医学科学院血液病医院（中国医学科学院血液学研究所）
魏沄沄　首都医科大学附属北京儿童医院

中文版前言

血管性血友病（von Willebrand disease，VWD）是一种由血管性血友病因子（von Willebrand factor，VWF）基因突变引起的遗传性出血性疾病。根据发病机制的不同，VWD 可分为 1 型、2 型及 3 型。其中 1 型及 3 型分别为 VWF 部分及完全缺乏，而 2 型则涉及 VWF 功能缺陷，包括 2A、2B、2N、2M 四种亚型。由于 VWD 的诊断缺乏标准化的检测试剂且相关检查方法操作烦琐，导致该病的实验室诊断难以普及以及标准化，这是一个国际性的难题。尽管医学界普遍认为 VWD 是最常见的遗传性出血性疾病，但世界血友病联盟的统计数据以及我国血友病病例信息管理中心的登记数据均显示，VWD 的确诊病例数要明显低于血友病。值得注意的是，国家卫生健康委员会已将 3 型 VWD 纳入第二批罕见病目录。

为提升我国血友病的诊疗水平，中国血友病协作组联合中国罕见病联盟于 2020 年发起中国血友病中心建设项目。截至目前，全国已有 172 家医疗机构通过评审并获授血友病中心资质，这为 VWD 诊疗水平的提高奠定了重要基础。虽然国内已出版多部关于血友病和血小板疾病的专著，但系统介绍 VWD 的专业图书仍属空白。2011 年，国际 VWD 研究领域的权威专家编写了首部 VWD 教材，并于 2024 年 4 月推出第 2 版，全书共 28 章，内容涵盖 VWD 的历史、VWF 的生物合成与功能调控、VWD 的流行病学特征、分型与诊断、临床表现、治疗方案、血栓并发症的处理以及获得性 VWD 的诊疗等各个方面。该书不仅内容丰富，更充分反映了 VWD 研究领域的最新进展，堪称该领域的经典教科书。

为提高国内同行对 VWD 的认知和诊疗水平，我们组织国内长期从事 VWD 临床诊疗和基础研究的专家团队完成了对该书的翻译工作。限于译者的专业水平，中文版难免存在翻译欠妥或理解偏差之处，还请读者不吝赐教。

译者

2025 年 4 月

原著序

我很荣幸被邀请为这本《血管性血友病教科书》作序。我是目前仍在世的科学家中拥有此领域经验的最年长者，因此，读者可能有兴趣了解下述我与已故的 Inga-Marie Nilsson 教授共有的一些早期经验。自从我在 20 世纪 50 年代中期开始研究 VWD 以来，就机制、治疗和潜在遗传学方面的知识而言，该病的管理已经取得了巨大进展。我们之所以能够在斯德哥尔摩跟进这一进展，是因为这里的血友病中心负责治疗 40 例 3 型 VWD（最严重的类型）患者。

在 20 世纪 50 年代，除了 Erik von Willebrand 在奥兰群岛首次发现的那些病例外，只有少数几个已知病例（大多被称为“假性血友病”），这可能是因为大多数 3 型 VWD 患者在年轻时就死亡了——要么胎死腹内，要么是女性患者因为经期出血死于青春期。我记得 19 世纪末一位商人写给妻子的一些感人的信，他的妻子因为经期出血而卧床不起，该妇女是来自斯德哥尔摩的一例患有 3 型 VWD 的年轻妇女的祖先。该年轻妇女目前过着正常的家庭生活，这要归功于幼儿期即接受瑞典组分Ⅰ-0 治疗，其中含有血管性血友病因子（von Willebrand factor，VWF）、凝血因子Ⅷ（coagulation factor Ⅷ，FⅧ）和纤维蛋白原，后来又接受了商用含 VWF 的浓缩制剂治疗。

在 20 世纪 50 年代，在女性人群出血史调查时，询问其“是否因针扎破手指而将血误滴到他处而受到责骂”是有意义的。我们了解到在家庭调查中分析血型很有用，因为我们曾发现一名没有遗传疾病迹象的健康孩子和患病的兄弟姐妹不是同一个父亲。我们也犯过一些错误——一例经血严重增多患者输注血小板无效，而改用组分Ⅰ-0 治疗后出血停止了。血小板治疗可能是该患者后来产生 VWD 抗体的原因，在此患者身上，我们使用了睾酮，后来又切除了子宫（组分Ⅰ-0 的预防）以解决经期出血过多问题。当时还没有口服避孕药，而口服避孕药彻底改变了 VWD 患者月经过多的治疗方式。

说服医生用浓缩制剂治疗患者是一项艰巨的任务。我记得有一个 13 岁的男孩，因为从自行车上摔下来致头部严重创伤。尽管男孩携带的血友病卡片上面写着“如果我受到创伤，请立即送医治疗”，而且我也告诉医生此类患者通常不会立即出现出血症状，有时会在几天后才出现，但医生仍拒绝使用浓缩制剂治疗，结果男孩死于严重的脑出血。

从 1958 年起我们开始对血友病患者进行预防性治疗，以避免和降低关节受损。但是，直到许多年后，我们才意识到 3 型 VWD 患者（他们中的一些人出现了关节残疾）同样需要预防治疗，同时我们更不了解当时治疗患者所用的浓缩制剂可能含有丙型肝炎病毒，因此导致一些患者过早死亡。

这本书已经成为一部非常全面和有用的著作，其中许多作者都付出了巨大的努力，他们撰写的内容不仅翔实，而且通俗易懂。本书介绍了诊断表型和基因型的进展、困难和替代方法，介绍了 1 型、2 型及其变异型和 3 型 VWD 的分子诊断。此外，对未来基因疗法的展望这一部分内容也很吸引人。另外，许多作者还努力收录所有相关文献，这对学生来说非常有用。

一个历史方面的问题是，命名法已经将 FⅧ相关抗原更名为 VWF 抗原。因此，患者 VWF 水平与 O 型或 A 型血相关的一些早期发现未被论述。虽然如此，还是对 O 型或 A 型血的患者如何进行诊断的问题进行了深入讨论。我感觉即便已关注到检测前的问题，例如方法的选择以及嘱咐患者采血前休息、避免剧烈活动或精神紧张与兴奋的重要性，但在表型诊断方面仍然存在问题，尤其是在 1 型 VWD 的诊断方面。在分析月经周期中 VWF 的变化时，我曾经犯过一个严重错误——因没有告知志愿者在采样前需充分休息而误判了结果。其实在月经周期中 FⅧ和 VWF 的变化并不像最初认为那样大。

在调查患有 3 型 VWD 的家庭时，我们发现携带 VWD 基因的父母和兄弟姐妹只表现出轻微的出血性疾病，采用 VWD 常用检测通常（但并非总是）也显示为轻型疾病。然而，我们证实了在这些家庭中 FⅧ/VWF:Ag 比率增加对我们所谓的 1 型 VWD 的诊断的有用性。

对编辑来说，鼓励作者投入写作是一项艰巨任务。但我们注意到，有些作者希望在写作中纳入他们的经验，以使内容更为全面。我认为整理预防和诊断评分的多中心研究经验对于 VWD 的诊治研究是非常有价值的，因此需要给予大力支持，以解决在 VWD 的诊断和管理中仍然存在的许多困难。

Margareta Blombäck

2019 年 1 月

原著前言

Erik von Willebrand在1926年描述了一种新的出血性疾病，在他最初的著作中对血管性血友病（VWD）的临床和遗传特征进行了令人印象深刻的阐述。与血友病（典型的遗传性出血性疾病）不同的是，这种新的出血性疾病男、女均受影响，黏膜出血是主要症状。VWD的历史令人着迷，因为其展示了良好的临床观察、遗传研究和生化技能如何提高对疾病的基本认识及其管理。在过去的85年里，科学家和临床医生的不断努力极大地促进了对血管性血友病因子（VWF）的结构和功能的理解，VWF是一种在VWD患者中缺失、减少或引发功能障碍的蛋白质。这些关于VWF的基本信息对提高VWD的诊断和治疗研究极有意义。在许多国家，表型和基因型的检测现在都很普及，以VWD的类型和亚型为指导，治疗也越来越有针对性。治疗药物必须纠正止血的双重缺陷，即由于VWF减少和（或）功能障碍导致的血小板黏附异常，以及与之相关的因子Ⅷ（FⅧ）水平低下。去氨加压素（1-deamino-8-*D*-arginine vasopressin，DDAVP）是治疗1型VWD的首选药物，因为其能诱导VWF从细胞区室释放。在对DDAVP无反应的患者中，病毒灭活的VWF浓缩制剂（含或不含FⅧ）是有效和安全的。本书第一版出版时，重组VWF尚处于临床试验评估阶段，现在大多数发达国家已经将其用于治疗VWD患者。回顾性和前瞻性临床研究（包括出血史和用于诊断的实验室标记物，以及使用DDAVP和VWF浓缩制剂治疗或预防VWD患者出血）对制定VWD管理的国际指南至关重要，例如2021年美国血液学会（American Society of Hematology，ASH）、国际血栓和止血学会（International Society on Thrombosis and Haemostasis，ISTH）、世界血友病联盟（World Federation of Hemophilia，WFH）协会发布的指南。学术界应更加努力地提高公众对VWD的认识，尤其是在无法负担高额实验室诊断费用的发展中国家和低收入国家，同时还应设计更简化的临床和诊断方法。

在2026年，我们将庆祝自Erik von Willebrand首次描述VWD以来的第一个百年。本书第二版组织撰写了遗传和获得性VWF缺陷的基础与临床的最新内容，所有重要进展都有涉及，这些内容由对提高VWD患者治疗做出直接贡献的最权威专家撰写。因此我们决定为本书的第二版提出一个新的标题*Textbook of von Willebrand Disease: Basic and Clinical Aspects*，希望这本专门论述VWD的书能够对21世纪的血液科医生有所帮助，因为他们希望利用最新的循证建议，更全面地管理VWD患者。

谨将这本 VWD 教科书献给三位在 VWD 研究领域做出杰出和原创性贡献的先驱——Arthur Bloom，Inga Maria Nilsson 和 Theodore S. Zimmerman。另外，还需特别致敬 J. Evan Sadler，他率先研究了涉及 VWD 基本机制和分类的两种蛋白质 VWF 和 ADAMTS13。他们毕生致力于对 VWD 和其他出血性疾病的研究，这将推动血液学在该领域的进一步研究。

Augusto B. Federici
Erik E. Berntorp
David Lillicrap
Robert R. Montgomery
2024 年 1 月 16 日

目录

第一章　血管性血友病的历史

Erik E.Berntorp　Margareta Blombäck

华政洁　杨仁池　译　　余自强　赵永强　校

一、引言

人们对于血管性血友病（von Willebrand disease，VWD）及其致病因子——血管性血友病因子（von Willebrand factor，VWF）的认识和研究历史几乎跨越一个世纪。近来由已故 Birger Blombäck 教授对相关研究进行了全面回顾，他讲述了 Erik von Willebrand 的第一篇论文[1]、1985 年的基因克隆以及降解 VWF 的特异性金属蛋白酶 ADAMTS13 的发现[2]。本章旨在讲述对该疾病的早期认识过程，以及对重型患者进行替代治疗的起步，此外也详细讲述了在奥兰群岛调查一组不同家庭的相关发现。

二、VWD 领域的科学家

Erik von Willebrand（图 1.1）于 1870 年出生在芬兰瓦萨。他于 1896 年获得医生执业资格，最初专业方向是物理治疗，后来在赫尔辛基转为内科。Erik von Willebrand 的大部分职业生涯都献给了感兴趣的血液疾病领域，尤其是血液的凝固特性。1899 年，他通过了博士论文答辩，论文涉及严重出血后血液变化的研究。1908—1935 年退休期间，Erik von Willebrand 一直在赫尔辛基女执事学院工作，并在 1922—1931 年担任内科主任。Erik von Willebrand 以谦虚正直著称，于 1949 年 9 月去世，享年 79 岁（译者注：原书为 89，实际应为 79），讣告称其“通常更喜欢讨论他对自然的观察，而不是他的个人成就”。

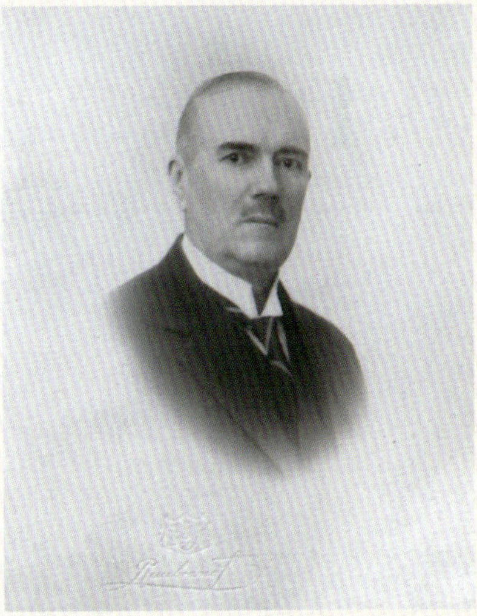

图 1.1　Erik von Willebrand

三、首次描述 VWD——奥兰家族

1926 年，Erik von Willebrand 首次用瑞典语在芬兰医学会文件中描述了一种遗传性出血性疾病。他发现了此种疾病的一些特征并认为这种疾病不同于经典血友病和当时已知的其他出血性疾病，如过敏性紫癜、血小板减少性紫癜和由格兰茨曼首次报道的遗传性血小板无力症。这种出血性疾病与典型血友病的区别在于其不常出现肌肉和关节出血，并且男、女均可患病。他强调出血时间长是其最突出的特点，认为这种疾病是一种以前不为人知的血友病，并称之为“遗传性假性血友病”。Erik von Willebrand 同时还尝试对这种疾病的发病机制进行了研究，并认为出血的最佳解释可能是血小板功能紊乱和血管壁系统性损害的综合作用的结果。

这种新疾病的最初观察是在居住于波罗的海奥兰群岛中福格洛岛上的一个大家族（被认定为 S 家系）的几个成员中进行的。指示病例是一名 5 岁女孩，名叫 Hjördis，她有明显的反复出血倾向，被带到赫尔辛基会诊。她的父母都来自有出血史的家族，患儿是该家庭 11 名儿童中的第 9 个，其中 7 名儿童有出血症状。她的 4 个姐妹在很小的时候就死于不能控制的出血。Hjördis 自己也经历过几次严重的鼻出血、嘴唇出血、拔牙后出血以及脚踝出血。3 岁时因上唇的一个较深伤口导致出血 3 天，由于出血十分严重，她几乎失去意识，不得不住院 10 周。14 岁时，Hjördis 在她的第四次月经期间因失血过多而死亡。

Hjördis 来自一个大家庭（图 1.2）。Erik von Willebrand 对这个家族的历史很感兴趣，他在同事的帮助下进一步研究了这个家庭，于 1926 年发表了家族谱系图及他所做的临床和实验室评估。他发现 66 名家族成员中 23 人有出血问题。受影响的家族成员中最突出的问题是黏膜出血——鼻出血，其次是口腔损伤后大量出血、皮肤易瘀青，女性则是经期和（或）分娩时出血过多。肠道出血是一些家族成员早年死亡的原因。

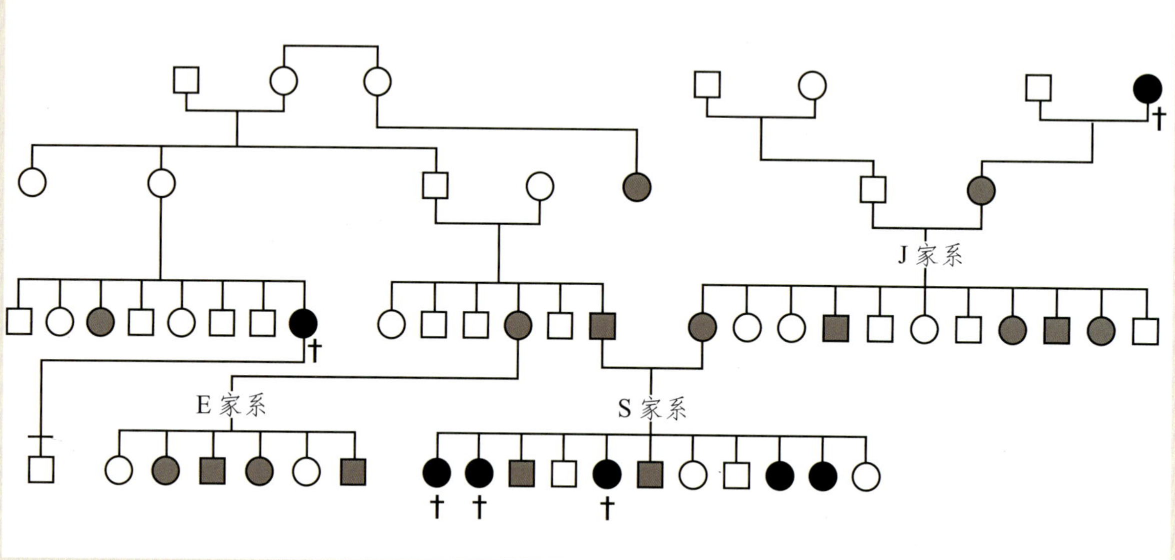

图 1.2　奥兰家族谱系

奥兰家族最初于 1926 年见于文献报道 [1]，指示病例 Hjördis 是 S 家系的第 9 个孩子。□未受影响的男性；○未受影响的女性；●男性，轻度出血性疾病；■女性，轻度出血性疾病；●女性，严重出血性疾病；†失血过多而死亡。

在进一步的研究中，Erik von Willebrand 发现了两个与 Hjördis 相关的家族和一个与其无关的家族，这三个家族成员中常出现与 Hjördis 相似的出血症状[3, 4]。在 20 世纪 30 年代，Rudolf Jürgens 和 Erik von Willebrand[5, 6] 重新调查了奥兰群岛的患者并得出结论——该疾病是血小板功能的某些损害（包括血小板第 3 因子缺乏）所致。因这一研究结果，这种疾病被称为 von Willebrand-Jürgens 血小板病。Erik von Willebrand 认为血浆中的因子可能在疾病的发病机制中也很重要，尽管这尚未在学术界取得共识。

四、其他早期临床报道

1928 年，波士顿的 George R. Minot 教授描述了来自两个家庭的 5 例患者，他们的出血时间延长，症状与奥兰家族成员相似。这可能是对 VWD 的最早描述之一[7-9]。在接下来的几年里，许多类似于 Erik von Willebrand 描述的病例被报道，通常冠以假性血友病。1953 年，Alexander 和 Goldstein[10] 在 2 例遗传性假性血友病患者中发现了双重缺陷。他们证实了早期的发现，即出血时间延长、甲床毛细血管异常、血小板计数和功能正常。他们同时发现 FⅧ水平下降（正常水平的 5%~10%）、凝血时间延长，且使凝血时间恢复正常并不能使该患者延长的出血时间趋向正常，这后来被解释为输注有限体积的血浆不能提供足够量的 VWF[11]。Larrieu 和 Soulier[12] 也发现假性血友病患者 FⅧ活性低、出血时间延长，但凝血因子和血小板参数正常。他们建议将这种疾病命名为血管性血友病。

五、新的因素——出血时间因子

Margareta 和 Birger Blombäck（在斯德哥尔摩进行纤维蛋白原的纯化工作）以及 Inga Marie Nilsson（于 20 世纪 50 年代，马尔默市建立了临床凝血单位）的共同努力使 VWF 得到首次阐述。研究发现，从人血浆 Cohn 组分Ⅰ中纯化的纤维蛋白原，特别是从组分Ⅰ-0（AHF-Kabi）中获取时，被一种抗血友病因子即凝血因子Ⅷ（FⅧ）严重污染[13]。

当时，Nilsson 医生接诊的 15 岁女患者 Birgitta，有严重的出血倾向，月经期病情会更加严重，需要频繁输血。因频繁输血导致严重的输血副作用而停止输血，故考虑其他治疗方案，并计划进行子宫切除术。进一步的检查显示该患者出血时间延长、凝血时间延长、血小板计数和功能正常、FⅧ活性低。由于组分Ⅰ-0 含有高浓度的 FⅧ，因此决定尝试性用于 Birgitta。令医生惊讶的是，不仅 FⅧ活性如预期的那样增加，而且出血时间也恢复正常[14]。随后，在组分Ⅰ-0 的保护下，成功地进行了子宫切除术。根据现代分类，该患者为 3 型 VWD。患者多年来在定期使用 VWF 浓缩制剂进行预防的情况下正常生活。

1957 年 6 月，Inga Marie Nilsson、Erik Jorpes、Margareta Blombäck 和 Stig-Arne Johansson 随访了奥兰群岛上 16 例在 25~30 年前由 Erik von Willebrand 治疗过的患者，因患有严重疾病的患者无一存活，故这些患者中无重症患者。随访中发现 16 例患者中有 15 例 FⅧ活性降低[15]，Hjördis 的父亲 FⅧ水平正常，Duke 法出血时间各不相同（2 例患者明显延长，3 例患者中度延长），血小板计数正常（与 Jürgens 先前的观察相反，相对于血小板第 3 因子，血小板本身正常）。其中 1 例患者给予组分Ⅰ-0，使 FⅧ水平和出血时间正常化。由随访结果可以得出结论，奥兰家族所患疾病与欧洲国家和美国其他几位研究者所报道的疾病相同[16]。Jürgens 在知晓 Erik Jorpes 团队的研究计划的同期，采集了这些患者的样本，通过研究也证实 FⅧ水平下降[17]。

瑞典小组的研究结果证实了在一些瑞典家庭中记录的情况[18]。研究还发现，VWD 患者在输注组分Ⅰ-0 后最初 24 小时内 FⅧ水平升高，这与血友病患者的药效反应结果相反[19]。1 例重症 VWD 患者输注组分Ⅰ-0 后出血时间缩短或恢复正常、FⅧ凝血活性（Ⅷ:C）在最初 24 小时内稳步增加、VWF 显示了预期的药代动力学特征（图 1.3）。对照实验和进一步研究[11, 20, 21]显示出血时间因子是先前未描述的血浆因子。从重型血友病 A 患者制备的组分Ⅰ-0 不仅能纠正 VWD 患者的出血时间，还能刺激 FⅧ活性的产生，而从 VWD 患者制备的组分Ⅰ-0 则没有这种作用。纯化的纤维蛋白原对出血时间无影响。但出血时间的缩短仍有可能是由于血小板或血小板因子污染了组分Ⅰ-0。随后的研究证明这是不可能的，因为无论用富血小板血浆还是乏血小板血浆制备，对出血时间的影响都是一样的。将正常供者的血小板悬液输注到 VWD 患者中对出血时间和出血倾向没有影响，或给血小板减少患者注射组分Ⅰ-0 也没有影响。由此得出结论：① VWD 患者的止血功能受损是由于缺乏一种血浆因子，即出血时间校正因子或 VWF；②这种因子不仅存在于正常血浆中，也存在于血友病 A 血浆中。这种因子不仅纠正了延长的出血时间，而且明显提高了 FⅧ水平。因此，血小板或血小板因子与出血时间因子并不相同，Rudolf Jürgens 和 Erik von Willebrand 提出的出血时间因子与血管缺陷并不是患者出血倾向的原因。此后，这些发现被广泛证实。1958 年在罗马举行的国际血液学会大会上，提出在血浆中发现了一种以前未知的因子[20]。

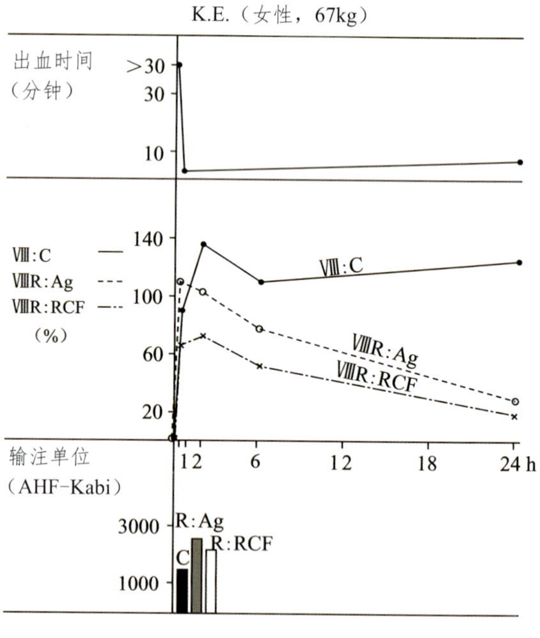

图 1.3　严重 VWD 患者输注人组分Ⅰ-0（AHF-Kabi）后的 FⅧ、VWF 抗原、瑞斯托霉素辅因子活性、出血时间（Duke 法）变化[16]

输注后最初 24 小时内，出血时间缩短，FⅧ不断升高，而 VWF 显示出预期的药代动力学特征[16]。

起初，人们并不了解血浆因子如何影响初级止血并缩短出血时间。随后 Borchgrevink[22] 发现 VWD 患者体内血小板黏附性下降、Salzman[23] 发现血小板对玻璃的黏附性下降。Borchgrevink 采用了 Hellem[24] 提出的方法，该方法使用缓流条件检测血小板黏附，但无法区分是不是来自 VWD 患者的样本。Salzman 对该方法进行了改进，引入了更高的流速，使该检测对 VWD 更有特异性。研究还表明，正常血浆或血友病血浆可使 VWD 患者出血时间及降低的血小板黏附性恢复正常[23, 25, 26]。在电镜研究中，Jörgensen 和 Borchgrevink[27] 证实了 VWD 患者的血小板对损伤的内皮黏附作用降低。这一观察结果表明，VWD 中缺乏的血浆因子通过增强血小板的黏附性，在初级止血中发挥作用。

在 20 世纪 60 年代，多个国家相继报道了 VWD 病例。该疾病被认为是单一的，并被定义为常染色体显性遗传性出血性疾病，其特征是出血时间延长，FⅧ凝血活性降低，通过 Salzman 法测定的血小板黏附性降低，在输注血浆和 FⅧ浓缩制剂后 FⅧ活性逐渐增加 [16]。

然而，回顾 Erik von Willebrand 和 Rudolf Jürgens 早期的文献，在奥兰群岛上的发现表明，最初的 S 家系与其他一些被调查的家族之间似乎存在差异。最初的 Erik von Willebrand 家族患的是"单纯"VWD，而其他家族还存在血小板功能缺陷。因此，1977 年，Dag Nyman（原籍奥兰群岛）与合作者从斯德哥尔摩前往奥兰群岛，使用新的实验室方法进行全面的调查 [28]。他们发现，被描述为患有 VWD 的家族可以分为四类：①最初的 S 家系中患有轻度疾病的幸存者具有 1 型 VWD 的特征，即他们的 VWF 抗原和 VWF 瑞斯托霉素辅因子活性水平呈相似的下降，以及 FⅧ水平正常或减低，血小板聚集正常；②一个家系有血小板功能缺陷（单纯环氧化酶缺陷）；③一个家系为 VWD 伴环氧化酶缺陷；④一个家系有阿司匹林型血小板功能缺陷。当然，这些发现使研究最初的 VWD（S 家系）的遗传缺陷变得更加容易。

20 世纪 90 年代初，张及其合作者 [29] 研究了瑞典 24 例 3 型 VWD 患者的 DNA 序列。研究发现：①大多数瑞典人的 VWF 基因外显子 18 上有胞嘧啶缺失，而芬兰人的外显子 28 上有胞嘧啶插入；②大多数 3 型 VWD 患者为纯合或双杂合突变；③多数患者父母患有 1 型 VWD，为杂合型。由于奥兰群岛人口主要来自瑞典，研究人员还调查了 S 家系，发现存活的 1 型 VWD 成员 VWF 基因 18 号外显子杂合突变。1 例严重 VWD 患儿，其家庭与另一个患有 VWD 的家庭在很久以前是亲戚，其外显子 18 呈纯合突变 [30]。

六、VWD 历史脉络

在 Erik von Willebrand 于 1926 年发表研究后，大约经过 30 年，人们才明确发现了一种导致 VWD 止血功能障碍的新血浆因子。当时，已经生产了一种有效替代 VWF 的因子浓缩制剂——组分Ⅰ-0（后来的 AHF-Kabi）。使用这种浓缩制剂和从不同类型的出血性疾病中纯化的浓缩制剂进行的研究，帮助科学家发现并证明了 VWF 的存在，此研究得以善始善终。

1971 年首次通过免疫方法检测到 VWF，命名为"FⅧ相关抗原" [31]。1985 年 VWF 得以克隆 [32-35]，确定了其一级氨基酸序列 [36]，其复杂的分子结构和多种功能逐步被了解。2001 年裂解 VWF 因子的金属蛋白酶 ADAMTS13 被发现 [2]。VWD 不再是一种单一的疾病 [37]。目前，已经研制出治疗药物，包括用浓缩制剂进行预防性治疗，特别是在 3 型 VWD 患者中。去氨加压素用于大多数较轻的病例，新的浓缩制剂 [38, 39] 包括重组 VWF[40] 已用于治疗。

七、奥兰群岛新随访

自 Erik von Willebrand 的发现报道以后，科学家对奥兰群岛 VWD 患者及其家族进行了多次科学随访。在 20 世纪 50 年代，Margareta Blombäck、Inga Marie Nilsson 和其他人进行了开创性的随访研究，当时对有关家系成员进行了血液采样。近年来，人们组织召开了科学会议，其中包括在2016年即1926年奥兰群岛发现首例确诊患者[41]90周年之际，来自欧洲和北美的16名该领域专家汇聚一堂，就VWD的当前趋势和挑战分享知识和经验，主题包括VWF的储存和释放、VWD的流行病学和诊断、VWD的治疗、血管生成和VWF抑制剂。专家们还参观了Hjördis故居并到其墓地拜谒。

对于一种曾经致命的出血性疾病而言，没有比这更有意义、更真实的历史旅程了。

第二章　血管性血友病因子的生物合成与组装

Sandra L.Haberichter

陈 佳 薛 峰 译　戴 菁 杨仁池 校

一、引言

血管性血友病因子（VWF）是一种大分子多聚体黏附性血浆糖蛋白，由巨核细胞和内皮细胞合成[1]。VWF 表达水平的降低或功能缺陷会导致最常见的遗传性出血性疾病——血管性血友病（VWD），其患病率可高达 1%[2]（仅以 VWF 血液水平降低作为诊断依据）。VWF 的主要功能是在血管损伤部位促进血小板与内皮下组织的结合。VWF 还介导血小板与血小板之间的相互作用，进一步促进凝血。VWF 的第二个关键作用是作为凝血因子Ⅷ（FⅧ）的载体蛋白，保护其免受血浆中蛋白水解酶的降解。VWF 的生物合成和组装涉及复杂的胞内途径，该过程中任一缺陷都可能使血浆 VWF 表达水平降低或功能障碍，导致 VWD 的发生。

二、术语

直到 20 世纪 70 年代，人们才知道 VWF 和 FⅧ是两种具有截然不同功能的蛋白质[3]。VWF 是血浆中 FⅧ的载体蛋白，因此这两种蛋白质紧密相关。因 VWF 和 FⅧ可同时从血浆中分离纯化，故很难进行鉴别。早期的研究将 VWF 称为“FⅧ相关抗原”。在重型 VWD 患者中，血浆和血小板中缺少另一种抗原，这个额外的抗原既往被称为血管性血友病抗原Ⅱ，但现在被称为 VWF 前肽（VWF propeptide，VWFpp）[4, 5]。VWFpp 在内皮细胞中与 VWF 一起合成[6]。后来研究者克隆 VWF 基因时发现，前体 VWF 的 N-末端序列与 VWFpp 相同[7]。现已明确 VWFpp 是由 VWF 裂解获得的具有 741 个氨基酸的 VWF 前肽，储存在内皮细胞中的 Weibel-Palade 小体（Weibel-Palade body，WPB）和巨核细胞的 α-颗粒中，并与 VWF 一起从储存部位释放到血浆。

三、VWF 的分子生物学

1. VWF 基因

VWF 的序列编码由四个独立研究小组于 1985 年首次鉴定出[8-11]，VWF mRNA 长度约 9kb。在鉴定出 VWF 的编码序列后，科学家克隆出整个 VWF 基因[12]，该基因位于 12 号染色体。目前已经确定完整的内含子/外显子序列，其中 52 个外显子跨越大约 178kb。外显子大小为 40bp 到 1.4kb（28 号外显子）。22 号染色体上还发现了一段 VWF 序列，虽然这个伪基因与 12 号染色体上的真正 VWF 基因具有 97% 的同源性，但编码序列内的几个终止密码子表明这个基因在人类中不表达。这个伪基因的存在可能会在识别 VWD 患者异常序列时引发问题，尽管通过适当设计的测序引物可以克服这一问题。

2. VWF 结构域

VWF cDNA 的开放读码框预测其初始表达产物为含有 2813 个氨基酸的蛋白质（图 2.1），转录起始位点位于起始蛋氨酸上游 245 位核苷酸。根据现行编码系统，起始蛋氨酸被定义为第一位氨基酸，相对应的蛋氨酸残基被定义为 1 号氨基酸。VWF 蛋白 N-末端包含一段 22 个氨基酸的信号肽和一段 741 个氨基酸的前肽（VWFpp），VWFpp 后是具有 2050 个氨基酸的成熟 VWF 分子（图 2.1a）。在高尔基体内前肽可能经弗林蛋白酶（furin）作用从成熟的 VWF 蛋白中被水解。既往报道 VWF 蛋白是由一系列重复的同源结构域组成，分别被称为 A、B、C 和 D 结构域（图 2.1b）。前肽包含 D1 和 D2 两个 D 结构域，成熟的 VWF 蛋白由 D'-D3-A1-A2-A3-D4-B1-B2-B3-C1-C2-CK 结构域组成。最近，已将 VWF 结构域更新以便指定特定模块，利用电子显微镜可知这些模块与结构相关联（图 2.1c）。更新的 D 结构域由小模块集合组成。B 和 C 结构域现在被重新注释为 6 个串联的 VWC 和 VWC 样结构域[13]。

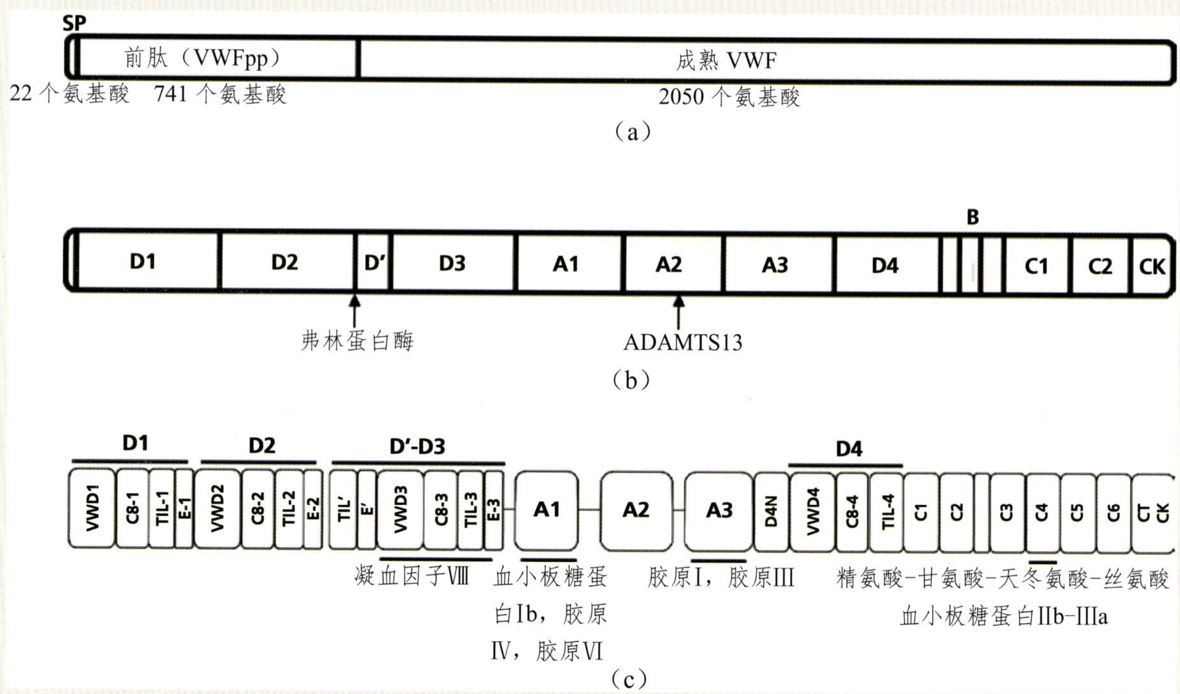

图 2.1　VWF 的结构域

(a) VWF 以前体原 VWF 的形式合成，包含一个 22 个氨基酸的信号肽、一个 741 个氨基酸的前肽（VWFpp）和一个 2050 个氨基酸的成熟 VWF 分子；(b) VWF 包含一系列重复的同源 A、B、C 和 D 结构域，VWFpp 由 D1 和 D2 结构域组成。成熟的 VWF 包含 D'-D3-A1-A2-A3-D4-B1-B2-B3-C1-C2-CK 结构域。

VWFpp 被弗林蛋白酶从成熟 VWF 的第 763 个氨基酸裂解。在血浆中 VWF 被 ADAMTS13 酶从 A2 结构域（氨基酸 1605-1606 位点）切割；（c）VWF 结构域最近更新并被使用电子显微镜结构数据重新注释，这些结构域有与凝血因子Ⅷ、血小板糖蛋白 GPⅠb、胶原蛋白（Ⅰ型、Ⅲ型、Ⅳ型、Ⅵ型），以及血小板糖蛋白 GPⅡb-Ⅲa 相互作用的位点。

VWF 的几种功能已经被定位到特定的 VWF 结构域（图 2.1c）。D'-D3 结构域是 FⅧ与 VWF 结合的重要区域[14, 15]。VWF A1 结构域是 VWF 通过血小板糖蛋白受体（GPⅠb）与血小板结合的重要位点，而且包含肝素以及Ⅳ型和Ⅵ型胶原的结合位点[16-20]。A2 结构域是 VWF 切割蛋白酶（ADAMTS13）作用于 VWF 的切割位点[21-23]。据报道，A3 结构域包含Ⅰ型和Ⅲ型胶原的结合位点[24-26]。C1 结构域包含精氨酸-甘氨酸-天冬氨酸-丝氨酸序列，该序列可能是结合血小板糖蛋白 GPⅡb-Ⅲa 的位点[27]。

VWD 患者在上述结合功能域中存在突变。2N 型 VWD 患者由于 FⅧ与 VWF 结合功能严重受损，血浆 VWF 水平降低[1, 2]，在部分患者中明确存在 D'-D3 结构域的突变[28-34]。2B 型 VWD 的特点是由于 VWF 与血小板结合增加导致血浆高分子量多聚体的缺失，在这类患者中已经确定 A1 结构域的突变，该结构域包含血小板糖蛋白 GPⅠb 的结合位点[35-39]。2M 型 VWD 的特征是 A1 结构域的其他类型突变阻止 VWF 与血小板的结合[40-42]。2A 型 VWD 患者的特点是高分子量多聚体减少以及血小板结合功能降低。2A 型 VWD 至少存在两种不同的发病机制，即多聚体化障碍及分泌缺陷或者对 ADAMTS13 蛋白水解酶的敏感性增加[43, 44]。A2 结构域中存在的突变可导致 ADAMTS13 对 VWF 的裂解增加，其包含 ADAMTS13 蛋白酶水解的裂解位点[45-50]。多个位于 D1、D2、D'-D3、A1、A2 和 CK 结构域的突变可引起多聚体化和分泌缺陷[51-57]。VWF 与Ⅰ型、Ⅲ型、Ⅳ型和Ⅵ型胶原结合受损相关的突变也已明确，并被归为 2M 型 VWD 亚型[20, 58-62]。

3. VWF 启动子

VWF 启动子结构复杂，现已发现多个上游调控元件。在上游启动子区域和 1 号外显子中已定义了多个顺式作用元件的共识序列，包括两个 GATA 结合序列[63]。研究发现内皮细胞特异性 VWF 的表达受阻遏蛋白控制，去阻遏蛋白机制包括 NF1 结合位点、Oct-1 结合位点和 Ets 转录因子[63-69]。除了内皮细胞特异性表达外，还有复杂的基于血管床的特异性调节机制，内皮细胞 VWF 基因的血管床特异性调控元件由组织微环境调控[70]。E4BP4 转录抑制因子也在细胞特异性调节 VWF 表达过程中发挥作用[71]。此外，VWF 调节区域中单核苷酸多态性（single nucleotide polymorphisms，SNPs）与血浆 VWF Ag 水平相关，包括核苷酸-1793、-1234、-1185和-1051。VWF 的表达调控机制复杂，同时受细胞特异性和血管床特异性调控元件共同作用。

四、VWF 的细胞生物学

VWF 仅在内皮细胞和巨核细胞中合成[72, 73]，其加工过程极其复杂。大多数研究利用培养的内皮细胞或转染的哺乳动物细胞探索 VWF 的加工、组装和分泌，也有一些研究巨核细胞中 VWF 的表达[5，50，72-87]。VWF 在内皮细胞和巨核细胞中的加工似乎相似，这两个来源的 VWF 结构相似，但已发现其糖基化组成存在差异[88]。在内皮细胞和由巨核细胞产生的血小板中，VWF 形成高分子量多聚体，并被包装在分泌囊泡，内皮细胞的 Weibel-Palade 小体和巨核细胞的 α-颗粒中[74，89]。目前对 VWF 加工的认识大多来自使用各种哺乳动物细胞进行的表达研究，具体内容将在下面的段落中总结。

1. VWF 在内质网中的加工与二聚体化

在细胞分泌转运过程中，VWF 经历多重细胞内修饰（图 2.2）。最初合成的 VWF 称之为前体原 VWF，包含信号肽、前肽和成熟 VWF 多肽。在内质网中，去除信号肽、折叠前体 VWF 蛋白，随后形成二硫键。VWF 是一种富含半胱氨酸的蛋白质，VWFpp 中有 64 个半胱氨酸残基，成熟 VWF 蛋白中有 170 个半胱氨酸残基[7]。既往研究认为分泌的 VWF 蛋白中全部半胱氨酸都参与了二硫键的形成，因为并未检测到游离巯基。但一些采用高敏感技术的新研究认为，血浆中的 VWF 可能存在一些反应性未配对半胱氨酸[83，90]。虽然 VWF 中部分半胱氨酸的二硫键定位已经完成，但大多数二硫键的定位尚未成功[13，91-95]。考虑到全长 VWF 中半胱氨酸的数量庞大，因此蛋白质折叠和二硫键形成的过程也异常复杂。

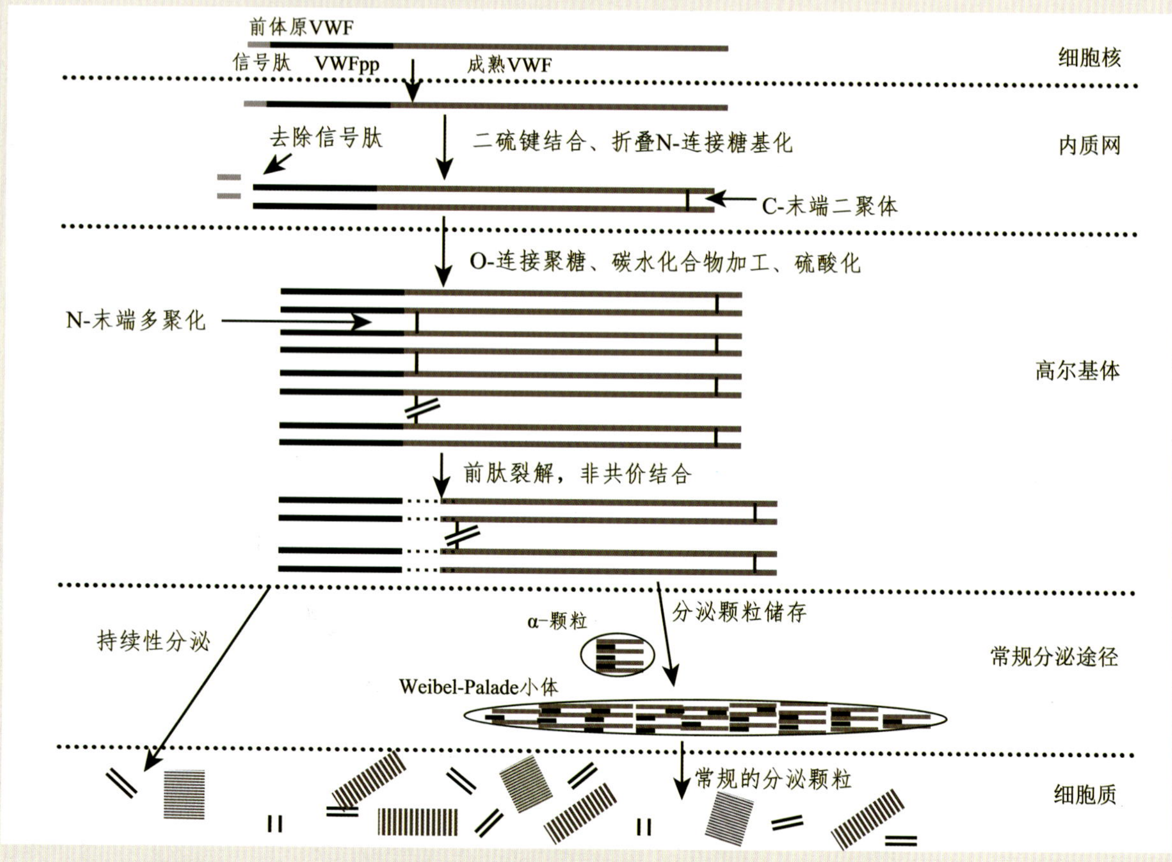

图 2.2 VWF 的细胞内加工过程[78]

VWF 启动子被合成为前体原 VWF。在内质网中，VWF 被折叠，二硫键形成，糖基化，去除信号肽，前体 VWF 形成 C-末端二聚体。当运输到高尔基体时，碳水化合物被加工成复杂的寡糖，发生硫酸化，C-

前体 VWF 二聚体在末端被组装成高分子量多聚体。在离开高尔基体之前，VWFpp 虽然从 VWF 上被蛋白酶水解切除，但仍然与成熟的 VWF 多聚体存在非共价结合。VWFpp 和成熟 VWF 多聚体呈持续性分泌，或者通过常规的分泌颗粒被分泌到血浆中，包括内皮细胞中的 Weibel-Palade 小体，以及血小板中的 α-颗粒。一旦分泌出去，VWFpp 和成熟的 VWF 多聚体不再非共价结合，并在血浆中独立存在。

在内质网中，前体 VWF 亚基形成羧基末端二聚体（图 2.2 和 2.3）。这种二聚体化涉及成熟 VWF 蛋白的最后 151 个氨基酸 [86, 95]。Voorberg 等已经证实，缺乏这 151 个氨基酸的重组 VWF 无法二聚体化，并在内质网中被蛋白水解酶降解 [86]。因此，在内质网中，这些羧基末端序列的作用可能是维持单体，直至被二聚体化或降解。VWF 的最后 90 个残基组成 CK 结构域，其中包含与半胱氨酸家族蛋白相似的序列，这个家族蛋白的共同特征是倾向于通过形成二硫键进行二聚体化。对 VWD 患者 VWF 结构异常的研究进一步证明 CK 结构域对 VWF 二聚体化的重要性。VWF 的 CK 结构域已经鉴定出几种突变，包括 C2362F、C2739Y、C2754W、C2773R 和 A2801D 突变体。使用重组 VWF 变体的表达研究表明 VWF 二聚体形成障碍，表明 C-末端区域在二聚体化中具有重要的作用 [96-99]，而 N-末端较 C-末端的重要性次之。大的 VWFpp（前体 VWF）并非二聚体化所必需。缺失前肽的成熟 VWF（信号肽序列后是成熟 VWF 序列）的表达可导致二聚体 VWF 蛋白的分泌，表明 VWFpp 并非二聚体形成或从内质网转出所必需 [79, 100-102]。

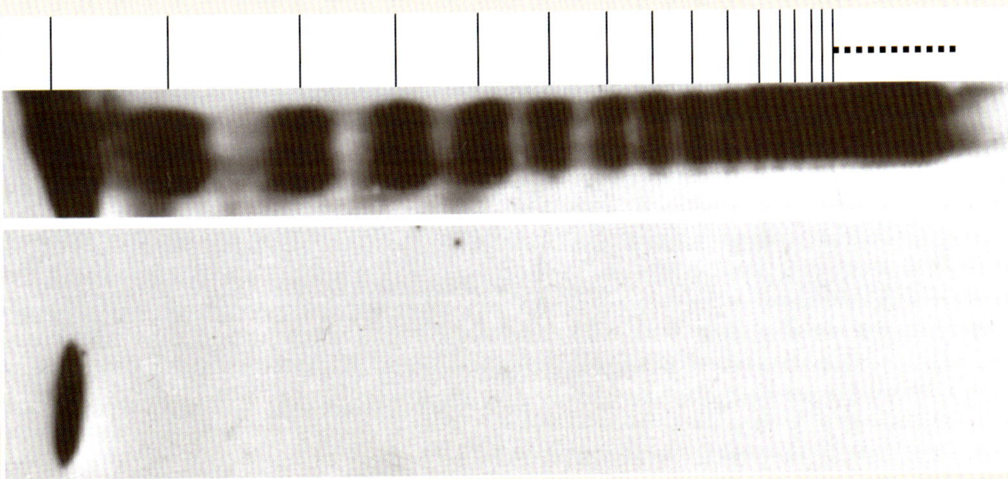

图 2.3 VWF 形成高分子量多聚体

VWF 在内质网中形成 C-末端二聚体，这通常是 VWF 分泌到血浆中的最小形式。在高尔基体中，这些 C-末端二聚体通过 N-末端二硫键进一步形成四聚体、六聚体、八聚体以及其他高分子量寡聚体。在 2% 琼脂糖-十二烷基硫酸钠凝胶上进行 VWF 多聚体结构非还原性分析。野生型 VWF（第一泳道）显示完整多聚体模式。转染对照显示在第二泳道（Mock）。表达前肽缺失的 VWF 导致多聚体化丧失，只分泌二聚体 VWF（第三泳道）。高分子量 VWF 多聚体在血小板结合和凝血形成中活性最高。这项研究最初发表在 *Blood* 杂志 [78]。Elsevier©。

除了蛋白质折叠、二硫键形成和二聚体化外，大的前体 VWF 在内质网中进行广泛的 N-糖基化修饰。成熟的 VWF 蛋白包含 13 个 N-连接糖基化位点，而 VWFpp 包含 4 个 N-连接位点[103, 104]。O-连接和 N-连接的碳水化合物占 VWF 总蛋白量的 18%~19%。有趣的是，VWF 蛋白的 N-糖基化包含超过 100 种不同的糖链，包括 ABO 血型寡糖[103, 105]。Wagner 等发现，当对人内皮细胞进行代谢标记时，需要大约 120 分钟才能检测到带有复杂寡糖链的 VWF[74]。当在细胞中检测到代谢性标记的 VWF 时，VWF 呈持续性分泌。和其他蛋白质一样，前体 VWF 从内质网的转出是 VWF 生物合成的限速步骤。VWF 从内质网转出依赖于糖基化和二聚体化。据 Wagner 等的报道，当向内皮细胞培养基中添加衣霉素来阻止 N-连接糖基化时，前体 VWF 单体在内质网中累积。这些结果还表明，糖基化是二聚体化发生所必需的[84]。McKinnon 等证明，VWFpp（N99）和成熟 VWF（N857，N2400，N2790）中的 4 个 N-连接糖基位点对 VWF 的分泌至关重要[106]。除了糖基化和二聚体化，VWF 从内质网转出也依赖于蛋白质的正确折叠。尽管许多细胞可能会在内质网中保留错误折叠的蛋白质，但大部分最终会被选取并降解[107, 108]。在 VWD 患者中，研究者已经鉴定出导致 VWF 分泌受损或内质网降解受损的突变[109-112]。内质网内 VWF 处理缺陷可能促进 VWD 疾病表型形成。

2. VWF 在高尔基体中的加工

到达高尔基体时，前体 VWF 二聚体发生 O-糖基化，糖链被修剪，并且添加半乳糖和唾液酸以形成复杂型碳水化合物[103]。VWF 的 O-糖组由 18 种不同的糖链结构组成，包括 ABH 抗原和双唾液酸基序[113]。此外，羧基末端二聚体化的前体 VWF 通过氨基末端连接形成多聚体，其分子量可超过 20Mu（图 2.2 和图 2.3）。在高尔基体中发生的另一种修饰是蛋白酶水解去除含 741 个氨基酸的 VWFpp（图 2.2）。VWFpp 是成熟 VWF 经弗林蛋白酶酶切作用的产物。在高尔基体中发现弗林蛋白酶与其他高尔基体常驻蛋白质共定位，提示 VWFpp 的切割发生在高尔基体[114]。前肽的切割位点发生在前肽羧基末端的 Arg-Xxx-Arg/Lys-Arg 序列[115]。弗林蛋白酶切割的 VWFpp 与成熟 VWF 多聚体结合在一起直至两者从细胞分泌出来[75, 78, 79, 82]。在 pH 6.4 及钙离子存在时，成熟 VWF 和 VWFpp 结合在一起，但是在 pH 7.4 时便不能维持两者的结合[76]。这种结合现象存在的环境条件与前述高尔基体中的 pH 和钙离子水平类似。不同的是，在 pH 7.4 的血浆中，VWFpp 和成熟 VWF 相互独立存在。

3. VWF 多聚体化

研究者已深入研究 VWF 多聚体化的独特过程，该过程中 VWF 的加工步骤可以分为两个不同的聚合步骤。现已证明 VWF 的二聚体化是一个独立于多聚体化的步骤[87, 96]。如前所述，VWF 在内质网中完成羧基末端二聚体化，C-末端二聚体化的 VWF 继续在高尔基体中完成氨基末端多聚体化。这两个过程各自进行，提示受到不同的酶或机制调节。内质网是最有可能形成二硫键的场所，其中中性 pH 环境和所需的氧化还原酶如蛋白质二硫键异构酶，可促进二硫键的形成。高尔基体中的酸性 pH 环境及分子伴侣和氧化还原酶的缺乏不利于二硫键的形成和重排。然而，VWF 多聚体是在 C-末端二聚体内的相邻 D3 结构域之间以头对头的方式形成，产生分子量超过 20Mu 的寡聚体（图 2.3）。内质网到高尔基体的运输囊泡可能无法容纳过大的 VWF 多聚体[86]。因此，在高尔基体中已经进化形成一种独特的 VWF 多聚体化机制。

多项独立研究已证明 VWFpp 在 VWF 多聚体化中的关键作用。VWFpp 的缺失不影响细胞分泌 VWF，但分泌的 VWF 仅有二聚体形式，多聚体则完全缺失[87, 100, 101]。通过与 VWFpp 共表达，可以恢复这种

VWFpp 缺失的成熟 VWF 的多聚体化。VWFpp 和 VWFpp 缺失的成熟 VWF 作为两个独立的表达质粒可形成正常的 VWF 多聚体。VWFpp 不需要以 VWF 连续蛋白质的形式（如前体 VWF）表达以促进 VWF 多聚体化。然而，Verweij 等团队的研究表明，VWFpp 从成熟 VWF 的切割并不是多聚体化的先决条件[116]。引入一种防止弗林蛋白酶切割的突变 Arg763Gly，也可形成高分子量 VWF 多聚体。在无细胞系统中证明了 VWF 的多聚体化可以由 VWF 二聚体形成（多聚体化的形成需要持续存在的酸性 pH 环境），但是在这个无细胞系统中，多聚体化需要 VWFpp 作为 VWF 相邻的一部分。只有前体 VWF 二聚体能形成高分子量多聚体[83]。总之，这些研究表明，VWFpp 既可作为全长 VWF 的一部分或作为独立蛋白质表达体系，促进 VWF 二聚体的多聚体化。无论在顺式还是反式表达中，VWFpp 对 VWF 多聚体化都是必需的。

组成 VWFpp 的 D1 和 D2 结构域都是完成 VWF 多聚体化所必需的。Journet 等证明，删除任一结构域时 VWF 只能形成并分泌二聚体[80]。VWF 中的 D 结构域富含几乎同源的半胱氨酸残基，在 4 个 D 结构域之间排列有 23 个半胱氨酸[7，13]。D1 和 D2 结构域都含有邻近的半胱氨酸基序——CXXC 序列（159-CGLC 和 521-CGLC），这与二硫异构酶的活性位点相似。Mayadas 和 Wagner 的研究表明，在任一邻近的半胱氨酸基序中插入甘氨酸残基均可导致形成二聚体[117]。VWF 二聚体能被有效运输到高尔基体并从细胞分泌，表明这种插入并无整体结构效应，但确实使多聚体化形成消失，突出了邻近半胱氨酸基序在 VWF 多聚体化中的重要性。

有学者提出，VWF 可能通过自身的前肽促进邻近二硫键的交换，从而克服高尔基体环境的限制，加速多聚体的形成。该机制预测，在多聚体化之前，VWFpp 和成熟的 VWF 亚单位在细胞中形成一个瞬态二硫键。最近，科学家利用重组 D1-D2-D'-D3 截短型 VWF 蛋白和二维凝胶电泳的研究，在内质网中发现了这种中间体[118]。研究者发现，二硫键连接的中间体在高尔基体中重新排列，并且游离的 VWFpp 和 D'-D3 二聚体都从细胞中分泌出来。这项研究为 VWFpp 作为氧化还原酶促进 VWF 在高尔基体中多聚体化的理论提供了支持。随后的扩展研究中，研究者确定了 VWF D3 结构域中的两个氨基酸对多聚体化过程具有重要的作用。当 VWF 成功多聚体化时，Cys-1099 和 Cys-1142 被氧化，而当多聚体化失败时被还原[93]。当任一半胱氨酸突变为丙氨酸时，多聚体化则不会发生。目前对半胱氨酸如何形成亚单位间二硫键的确切性质尚不清楚。

VWF 多聚体组分缺陷是 2A 型 VWD 发病的一个原因。2A 型 VWD 患者的特征是高分子量多聚体减少和血小板结合功能降低[2]。ADAMTS13 对血浆多聚体降解增加或细胞内多聚体化和分泌缺陷均可导致患者缺乏高分子量多聚体。ADAMTS13 酶切作用增强导致的 2A 型 VWD，其 VWF 在细胞内完成正常的多聚体化，但在分泌到血浆后被降解。这种类型 VWD 的突变大部分位于 A2 结构域[49]。其他 2A 型 VWD 突变导致细胞内多聚体形成缺陷，这些患者的突变已在 VWFpp 的 D1 和 D2 结构域，以及成熟 VWF 的 D3 和 CK 结构域中被鉴定出来[52，53，55，99，119，120]。可以肯定的是，这些区域在多聚体形成中发挥重要作用。高尔基体对 VWF 的处理缺陷也可能导致 VWD 表型。

4. VWF 在 Weibel-Palade 小体和 α-颗粒中的调节性储存

VWF 仅在内皮细胞和由巨核细胞产生的血小板中合成，并储存在 Weibel-Palade 小体和 α-颗粒中进行调节性分泌（图 2.4）。调节性分泌允许在局部快速释放储存的蛋白质以调节凝血、纤溶和炎症。Weibel-Palade 小体是一种杆状细胞器（图 2.4），宽度为 1~2μm，长度可达 4μm[121]。这些颗粒具有纵向条纹，由紧密排列的含 VWF 多聚体的小管组成[122]。电子显微镜下发现血小板 α-颗粒似乎含有类似的管状结构[123]。储存在 Weibel-Palade 小体和 α-颗粒中的 VWF 含有一些分子量最高的多聚体，这些多聚体在与细胞外基质结合，以及与血小板结合以促进止血方面最为有效。内皮细胞的 Weibel-Palade 小体和血小板的 α-颗粒还含有膜蛋白 P-选择素等其他蛋白质[124]。在暴露于激动剂的几分钟内，Weibel-Palade 小体或 α-颗粒通过外泌释放 VWF，并在细胞表面表达 P-选择素[125]。在体内暴露于生理刺激时，包括运动和肾上腺素或给予 DDAVP（1-去氨基-8-*D*-精氨酸加压素）等，血浆 VWF 水平会迅速上升，这可能是缘于 Weibel-Palade 小体的外泌作用[126]。目前对 VWF 调节性储存的机制已有广泛研究。尽管一些学者探究了 VWF 在 α-颗粒中的储存情况，但大多数研究还是基于内皮细胞培养或转染哺乳动物细胞。

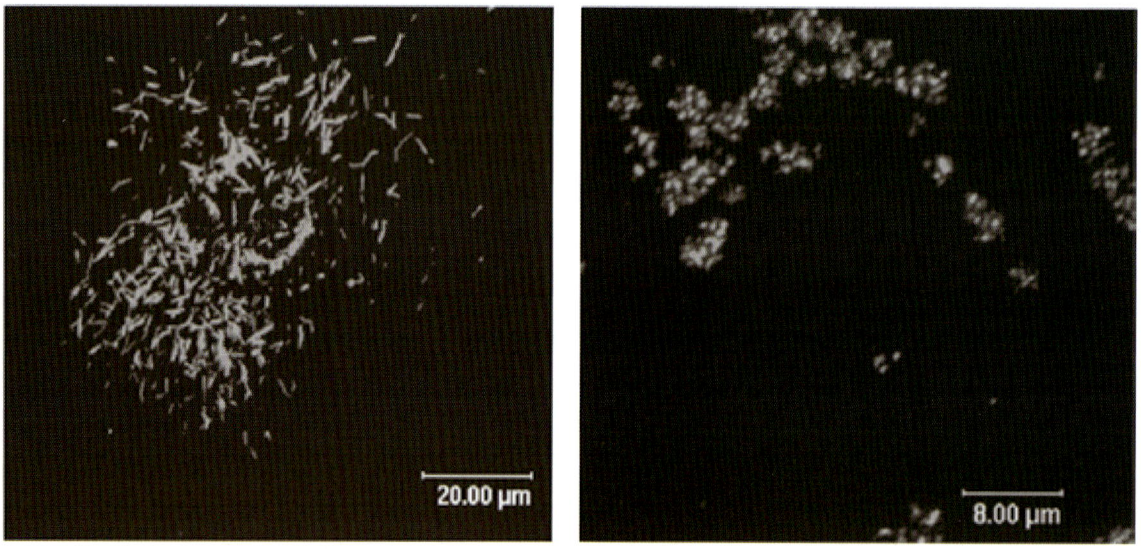

（a）人类脐静脉内皮细胞 Weibel-Palade 小体中的 VWF　　（b）人类血小板 α-颗粒中的 VWF

图 2.4　VWF 在内皮细胞和巨核细胞产生的血小板中的调节性储存[78]

（a）Weibel-Palade 小体是长度可达 4μm 的杆状颗粒，由紧密排列的 VWF 小管组成，将人脐静脉内皮细胞在载玻片上培养、固定、透膜并对 VWF 进行免疫组化染色，通过共聚焦显微镜成像，显示 VWF 被包装在长杆状 Weibel-Palade 小体中；（b）α-颗粒也包含类似的管样结构，但是并非长杆状样，将人类血小板在玻片上固定、透膜，对 VWF 免疫组化染色，通过共聚焦显微镜检查，显示 VWF 定位在比 Weibel-Palade 小体更小的 α-颗粒中。Elsevier©。

除了 VWF，VWFpp 也储存在内皮细胞的 Weibel-Palade 小体和血小板的 α-颗粒中[127]。在 Weibel-Palade 小体中，成熟的 VWF 和 VWFpp 以 1∶1 的摩尔比存在[75]。当利用多种哺乳动物细胞包括 AtT-20 小鼠垂体细胞、CV-1 猴肾细胞、MDCK 细胞和 RIN5F 大鼠胰岛素瘤细胞进行表达时，发现 VWF 被运输到储存颗粒[79, 82, 85, 128]。利用转染的哺乳动物细胞进行的表达研究表明，VWFpp 是 VWF 定向运输到储存颗粒所必需的组分[82]。成熟 VWF 如果缺乏前肽，就无法被运输到储存颗粒中[79, 82, 85]。作为两个独立的表达质粒将成熟 VWF 与 VWFpp 进行反式共表达，可以恢复 VWF 定向运输至颗粒中，这表明 VWF 颗粒的储存并不依赖于 VWFpp 作为 VWF 相邻的一部分。Journet 等认为，两个 D 结构域对于颗粒的储存运输是必需的，删除任意一个 D 结构域都会导致 VWF 颗粒的丧失[80]。

多项研究表明，VWFpp 在将 VWF 运输到调节性储存途径中起着重要作用。在 AtT-20 细胞中，单独表达缺失前肽的成熟 VWF（前体）未能运输到颗粒中，而是呈现弥漫染色，显示其定位于内质网（图 2.5）。相反，VWFpp 则能够独立被运输到 AtT-20 细胞内含有内源性 ACTH 的储存颗粒以及内皮细胞中的 Weibel-Palade 小体中[79, 129]。将 VWFpp 与一个无关的非分泌性颗粒蛋白 C3α 共价连接并在牛主动脉内皮细胞中表达时，VWFpp 和 C3α 都被运输到 Weibel-Palade 小体，并在该处调节性释放[129]。这些研究表明，VWFpp 包含分选至调节性储存路径所需的信号结构，包括线性序列和构象信号。当在 AtT-20 细胞中表达一系列 C-末端和 N-末端截短的 VWFpp 时，发现包含氨基酸 387-545 的截短 VWFpp 与内源性 ACTH 在储存颗粒中共定位[130]。因此推测分选信号可能位于 VWFpp 的 D2 结构域的前 140 个氨基酸中。

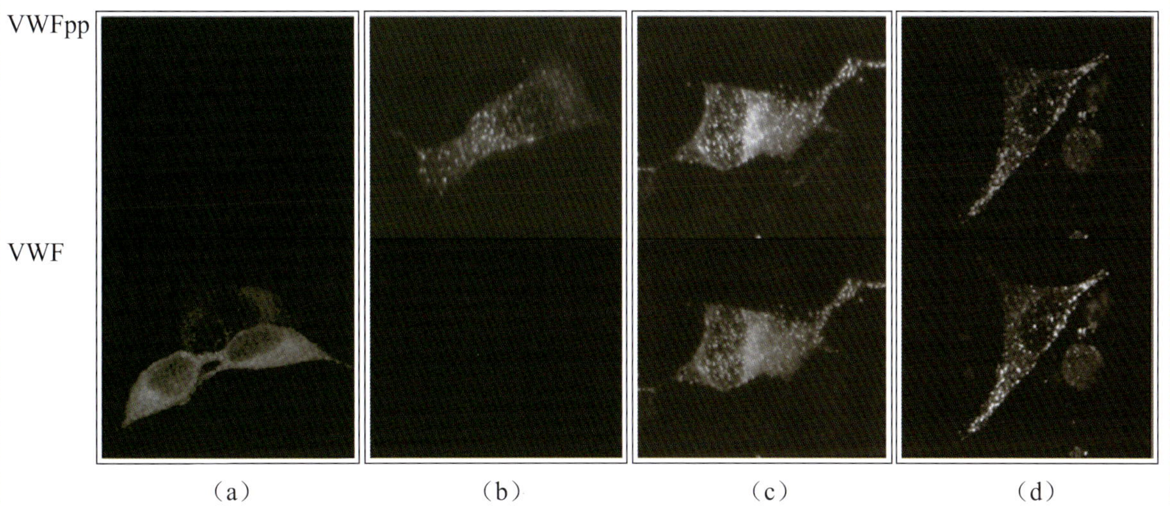

图 2.5 VWF 在 AtT-20 细胞中的表达

（a）前肽缺失的 VWF 不能被分选至颗粒；（b）前肽单体被分选至颗粒中；（c）前肽和前肽缺失的 VWF 共表达可被分选至颗粒中；（d）全长 VWF 被分选至颗粒中。

当 VWFpp 与成熟的 VWF 反式共表达时，这两种蛋白质均被储存在颗粒中（图 2.5）。研究表明，VWFpp 作为胞内伴侣蛋白发挥作用，其包含颗粒分选信号，与成熟 VWF 协同运输。在这一模式中，VWFpp 和成熟的 VWF 在高尔基体中保持结合，并共同运输到颗粒中。高尔基体中的低 pH 和钙浓度促进了这种结合，而在血浆 pH 7.4 的情况下，这种结合则无法维持[76]。这一模式要求 VWFpp 和成熟 VWF 分别具有相互作用的位点。通过构建一系列人或犬嵌合 VWFpp 和成熟 VWF 的表达质粒，利用物种间储存差异，研究确定了潜在的相互作用位点[78]。VWF 的 D2 结构域中第 416 个氨基酸和成熟 VWF 的 D3 结构域中的第 869 个氨基酸对非共价结合及随后 VWF 的储存至关重要。目前尚不清楚这两个氨基酸是否直接相互作用或是通过促进结合构象的形成发挥作用，很可能其他氨基酸也参与了 VWFpp 和 VWF 的结合。

研究表明 VWF 多聚体的形成先于 Weibel-Palade 小体的形成[76]，但 VWF 多聚体化并不是 VWF 颗粒储存的先决条件。Wagner 等发现，删除 VWF C-末端一部分序列会导致二聚体 VWF 被储存在颗粒中[82]。破坏 VWFpp 中的任一邻近的半胱氨酸基序会导致多聚体化丧失，但颗粒储存仍然正常[117]。在使用人或犬嵌合 VWFpp 和成熟 VWF 表达质粒的研究中发现 VWF 多聚体化与颗粒储存无关，一些完全多聚体化的 VWF 蛋白没有储存在颗粒中，而其他非多聚体化的 VWF 蛋白却储存在颗粒中[78]。一系列表达研究旨在表征 VWD 患者突变对 VWF 多聚体化和颗粒储存的影响，包括 Y87S、R273W、C788R、C1157S、C1225G 和 C1234W 在内的几种突变会导致多聚体化缺陷，但 VWF 颗粒储存得以维持[77, 112, 119, 131]。这些研究表明，促进 VWF 多聚体化的 VWFpp 区域与调节 VWF 颗粒储存的位点是不同的。

多聚体化和 VWFpp 的裂解都在高尔基体中完成，并且发生在储存颗粒形成之前[79, 82]。研究者已经鉴定了两种导致 VWFpp 裂解缺失的 VWF 突变，一个是 Arg763Gly 突变，另一个是导致弗林蛋白酶裂解位点丢失的剪接位点突变[85, 132]。这两种变体都能被运输到储存颗粒中，这表明 VWFpp 从成熟 VWF 裂解并不是颗粒运输的先决条件。

5. Weibel-Palade 小体的生物合成

目前有多种不同的细胞系用于 VWF 表达的探索研究，包括 AtT-20、RIN5F、CV-1、MDCK、HEK-293、COS-1、3T3 和 CHO 细胞系。可以理解的是，含有内源性分泌颗粒的细胞系（如 AtT-20 和 RIN5F 细胞）能够将 VWF 运输到颗粒中，而许多被认为不含分泌颗粒的细胞系（如 COS-1 和 CHO 细胞）则未能形成含 VWF 的颗粒。需要注意的是，在 HEK293 和 MDCK 细胞中表达 VWF 可诱导生成含 VWF 颗粒，而这些细胞本没有调节性分泌颗粒[112, 128]。此外，当 AtT-20 细胞表达 VWF 时，形成的 VWF 颗粒并不与内源性 ACTH 的颗粒共定位，而只含有 VWF 颗粒[133]。这些研究表明，VWF 具有诱导自身储存颗粒形成的能力。

Weibel-Palade 小体的生物合成似乎由 VWF 驱动[77, 122]。在无 VWF 情况下，Weibel-Palade 小体不存在，并且从 VWF 缺乏的犬 VWF 基因敲除小鼠收集的内皮细胞中无法检测到（图 2.6）[77, 134, 135]。在 VWD 犬的主动脉内皮细胞中无法检测到 VWF 或 VWFpp 的表达。在这些 VWF 缺失的细胞中，Weibel-Palade 小体膜蛋白 P-选择素被重新定向到溶酶体。但在 VWF 缺乏的犬内皮细胞和 T-24/ECV304 细胞中表达全长 VWF，则会导致形态上类似于 Weibel-Palade 小体的含 VWF 颗粒的形成[77, 136]。在这些研究中，内源性合成的 P-选择素从溶酶体重新定向到含 VWF 的颗粒，进一步验证了 Weibel-Palade 小体的形成[112, 133]。AtT-20 细胞和 HEK293 细胞的表达研究表明，VWF 和 P-选择素的共表达导致这两种蛋白质在储存颗粒中共定位，随后发现 P-选择素与 VWF 的 D'-D3 结构域结合[137]。这些研究共同证实了 VWF 在 Weibel-Palade 小体生物合成中的关键作用。

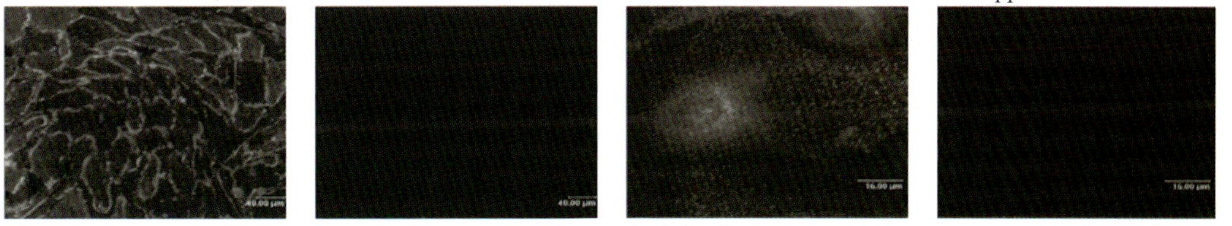

（a）VWD 内皮细胞

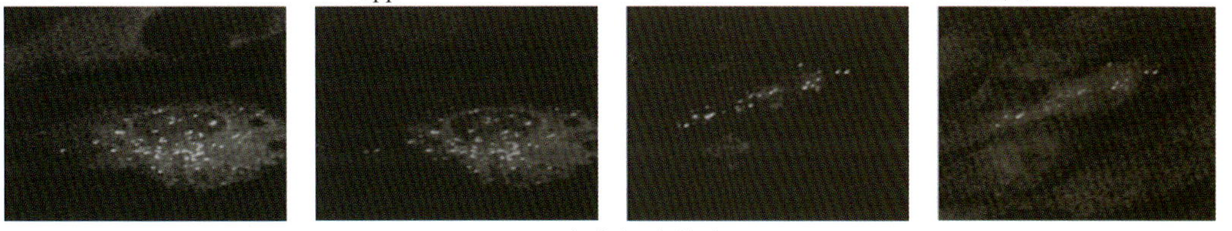

（b）VWD 内皮细胞转染 VWF

图 2.6　依赖于 VWF 的 Weibel-Palade 小体的生物发生过程[78]

（a）从 3 型 VWD 犬的主动脉中收集的 VWD 内皮细胞，这些细胞在载玻片上培养，经过固定、穿透、染色，并用共聚焦显微镜成像，PECAM（CD31）染色显示了同质化的内皮细胞，在这些细胞中未检测到 VWF 前肽（VWFpp）和 VWF，双重染色显示 VWF 和内源性 P-选择素，揭示了 P-选择素在 VWF 颗粒中聚集，尽管检测到了几个非常小的颗粒，但 P-选择素主要呈现弥散状态，犬 VWF 缺失内皮细胞表现为不包含任何 Weibel-Palade 小体；（b）犬 VWF 缺失内皮细胞转染全长野生型 VWF，VWFpp 及 VWF 染色发现两种蛋白质在颗粒中共定位，VWF 及内皮 P-选择素共染色发现 P-选择素随着 VWF 的表达而被招募至颗粒膜表面，VWF 的表达可诱导形成一种类似 Weibel-Palade 的颗粒，该颗粒可以将 P-选择素招募到颗粒膜上。Elsevier©。

进一步利用来自 3 型 VWD 表型犬的 VWF 缺失内皮细胞的研究表明，VWFpp 和成熟的 VWF 都是 Weibel-Palade 小体生物合成所必需的[77]。Habericher 等证明，当 VWFpp 或成熟的 VWF 独立表达时，两者均无法形成颗粒。此外 Habericher 等还发现通过表达 Y87S 突变 VWF 蛋白（仅存在二聚体形式）形成了能够招募 P-选择素的颗粒，证明多聚体化并不是 Weibel-Palade 小体生物合成的必要条件。这项研究表明，VWFpp 可能提供“分选信号”，而成熟的 VWF 则为颗粒形成提供聚合核心。使用 VWF 的 C-末端截短蛋白质表达研究表明，VWFpp 和成熟 VWF 的 D-D3-A1 结构域是储存 VWF 作为与 Weibel-Palade 小体延伸相关的管状结构所必需的[127]。研究发现，VWF 管状结构的形成和延伸依赖于酸性 pH 水平。此外，VWFpp 在将 VWF 压缩成管状结构中起着直接作用。最近的一项体外研究仅使用纯化的 VWFpp 和 VWF 的 D'-D3 结构域重现了 VWF 管状结构的组装[102]。这些管状结构的组装依赖于低 pH 和钙离子的存在。电子显微镜图像的三维重建显示了包含一个 D'-D3 二聚体和两个 VWFpp 分子的重复单元的管状结构。这些研究将 Weibel-Palade 小体的生物合成定位到 VWF 的 D1-D3 结构域。VWF 运输到血小板中 α-颗粒的要求可能与 Weibel-Palade 小体的运输相似，尽管机制可能不完全相同，因为在没有 VWF 的情况下仍然可形成 α-颗粒。

尽管研究认为 VWF 是 Weibel-Palade 小体中最丰富的蛋白质，其他几个重要的组分也已经被鉴定出来，包括 P-选择素、四跨膜蛋白 CD63、白细胞介素 8、骨保护素、α1,3-岩藻糖基转移酶Ⅵ、内皮素 1、嗜酸性粒细胞趋化因子和组织型纤溶酶原激活剂[138-144]。因此，Weibel-Palade 小体形成能力的丧失具有重大的生物学意义。尽管 VWFpp 和 D'-D3 结构域在 Weibel-Palade 小体形成中发挥着关键作用，并且在患者中已鉴定出这些结构域上的许多突变，但尚需确定 Weibel-Palade 小体形成丧失是否为 VWD 患者的普遍现象[145-147]。

6. VWF 的调节释放

内皮细胞在多种激动剂（包括凝血酶、组胺和其他几种促分泌素）的作用下释放VWF和其他固有蛋白。给予 VWD 患者 DDAVP 可导致 VWF 的释放，推测释放部位来自内皮细胞的 Weibel-Palade 小体[126, 148]。Weibel-Palade 小体的调节释放允许在伤口部位快速输送蛋白质。VWF 和 VWFpp 是 Weibel-Palade 小体中最丰富的成分。尽管早期研究表明新合成的 VWF 中有 5%~10% 被引导至调节性分泌途径，但最近的研究估计，组成性分泌的 VWF 量微不足道，VWF 的基础释放来自后高尔基体的储存细胞器，推测为 Weibel-Palade 小体[149-151]。VWF 的调节分泌涉及 Weibel-Palade 小体从细胞质定向到细胞膜的转位，以及这些颗粒与细胞膜的融合。多项研究已经明确了 Weibel-Palade 小体调节性分泌的机制，并且确定了参与外泌作用的蛋白质的复杂性质[122, 151-168]。Weibel-Palade 小体外泌后，释放超长 VWF 纤维，借助纤维结构捕获血小板[44, 90, 127, 169]。随后血小板激活和聚集，促进血小板血栓的形成[170, 171]。尽管 VWF 似乎在外泌后仍然与内皮细胞表面相关联，但 VWFpp 会迅速从外泌部位离散[172]。VWF 在招募血小板到血管损伤部位方面发挥着重要的作用，而 VWFpp 的细胞外功能尚不明确[130, 173]。

7. VWF 分泌后修饰

VWF 分泌后，VWF 多聚体在血浆中的浓度大约为 10μg/mL，半衰期约为 12 小时，游离 VWFpp 在血浆中的浓度约为 1μg/mL，半衰期为 2~3 小时[174, 175]。从血浆中清除 VWF 和 VWFpp 的机制尚未明确。人们认为，血浆清除增加是 1 型 VWD 的发病机制，称为 1C 型[176-183]。在这组患者中，VWF 的半衰期显著减少，导致血浆中 VWF 的水平大幅降低。1C 型 VWD 和 VWF 的清除机制在其他章节中讨论。

一旦分泌到血浆中，VWF 多聚体也可能被 ADAMTS13 降解[22, 23]。ADAMTS13 是含有凝血酶敏感蛋白重复序列的类解离素和金属蛋白酶家族的一员，其水解 VWF 的位点位于 A2 结构域内 Tyr^{1605}-Met^{1606} 键[21, 22, 184, 185]。在静态条件下，VWF 并不被 ADAMTS13 蛋白水解，但在受到高剪切应力时则被迅速切割。从内皮细胞 Weibel-Palade 小体释放的超大型 VWF 多聚体通过与 P-选择素或整合素 αvβ3 的相互作用仍然锚定到内皮表面[186, 187]。在流体条件下，ADAMTS13 迅速切割锚定的超大型多聚体[188, 189]。研究者已在 ADAMTS13 中鉴定出可导致血栓性血小板减少性紫癜（thrombotic thrombocytopenic purpura，TTP）的突变。相反，VWF 中的突变可能导致 VWF 更容易受到 ADAMTS13 的切割。这些 2A 型突变导致血浆中高分子量多聚体的丢失和血小板结合缺陷[45-50, 190]。虽然 ADAMTS13 的剪切增强会导致 2A 型 VWD，ADAMTS13 活性的缺乏可能导致 TTP，但 ADAMTS13 在 VWF 正常降解和处理中的作用尚不清楚。

五、结论

总而言之，VWF 的生物合成途径非常复杂，蛋白质的分泌经历了广泛的细胞内修饰。VWF 生物合成途径中的任一缺陷都可能导致 VWF 的分泌、结构或功能缺陷，导致 VWD 表型产生。明确 VWD 患者中的分子缺陷可能有助于开发新的治疗方法。

第三章　血管性血友病因子结构与功能

Robert R.Montgomery　Veronica H.Flood　Sandra L.Haberichter

张　婧　鞠满凯　张　磊　译　　杨林花　杨仁池　校

一、引言

VWF 主要通过细胞内合成、加工和组装，这部分内容在第二章 VWF 的生物合成中详细讨论过，本章简要讨论合成与功能性修饰的关系，特别是导致各种血管性血友病（VWD）的修饰。本章参考了许多开创性的研究成果，但并没有进行全面详尽的回顾。在使用重组分子技术之前，VWF 的大部分功能都已被识别出来，并且通过生化和细胞生物学研究确定了这些功能与结构的相关性。在 20 世纪 70 年代初，VWF 被称为因子Ⅷ相关抗原（FⅧR:Ag 或 FⅧ:Ag）或高分子量 FⅧ抗原，这也是以 VWF 为关键词难以被检索到这部分文献的原因。本章首先对 VWF 的功能及其关键结构进行总结，然后详细讨论结构-功能之间的关系。一些功能缺陷会导致变异 VWF 的生成，从而引起多种 VWD，这将在第十章和第十七至十九章详细讨论。

二、VWF 的功能

VWF 在血浆中具有多种功能。VWF 可通过在血管损伤后暴露的两个不同结合位点黏附于内皮下胶原[1-4]，此功能与凝血系统激活有关。锚定的 VWF 在剪切力作用下与循环中的血小板结合，通过血小板糖蛋白Ⅰb（GPⅠb）和 GPⅡb-Ⅲa 受体启动血小板黏附和活化[5-8]。VWF 与 GPⅡb-Ⅲa 结合主要发生在纤维蛋白原水平降低或局部 VWF 浓度足够高时[9-12]。此外，VWF 还是血浆 FⅧ的载体蛋白，因此在 3 型 VWD 患者中，血浆 FⅧ显著降低，同时在 3 型 VWD 患者注射重组 VWF（recombinant VWF，rVWF）后，血浆 FⅧ会随之增加[9]。由于激活的 FⅧ最终必须与激活的血小板暴露的磷脂酰丝氨酸结合以发挥其促凝活性，从这个角度来看，或许 VWF 与 FⅧ结合会协助 FⅧ的传递，但这一功能尚未得到证实。

三、VWF 的结构

VWF 的序列由经典的蛋白质测序和 DNA 测序同时确定[10-13]。DNA 测序识别出一个大的前肽，被证明与先前报道的血管性血友病抗原Ⅱ（VW:AgⅡ）相同，也就是目前所指的 VWF 前肽（VWFpp）[14-15]。

多聚体结构可能是 VWF 独有的特征，血浆中 VWF 多聚体的大小从约 0.6Mu 到超过 20Mu 不等[16-18]。

如第二章所讨论的，这些是C-末端二硫键结合的二聚体N-末端二硫键多聚体化的结果[19-21]。它们形成了头对头和尾对尾连接的单体长链，循环中VWF以随机卷曲的形态处于休眠状态[22-24]。这种形态有助于保持VWF处于非活性构象，直到其与内皮下基质结合并在血液流动的剪切力作用下展开。VWF与两个胶原结合位点、血小板GPⅠb、血小板GPⅡb-Ⅲa和肌球蛋白的结合能力随着其多聚体大小的增加而增强（图3.1）[25-29]，但与FⅧ的结合能力不受多聚体大小的影响[30]。

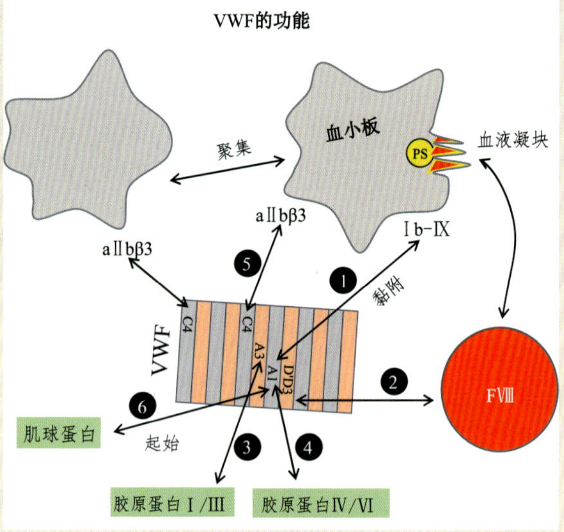

图3.1　VWF的部分功能以及与其相关的VWF区域

目前已证明VWF至少有六种相互作用，包括与血小板GPⅠb、FⅧ、Ⅰ或Ⅲ型胶原、Ⅳ或Ⅵ型胶原、血小板GPⅡb-Ⅲa和肌球蛋白。甚至与VWF A1结构域相关的三种功能（GPⅠb、Ⅳ或Ⅵ型胶原和肌球蛋白）分别受到不同VWF A1突变的抑制。

VWF通过具有储存小泡的细胞（如内皮细胞Weibel-Palade小体或血小板α-颗粒）中的调节分泌途径分泌[19, 31]。组成性分泌也会出现，但高分子量多聚体可能未完全多聚体化，并且前肽（VWFpp）可能未被切割[32-36]。而pro-VWF（前体VWF）在体内未检测到，表明即使存在组成性分泌，前肽也会被快速水解清除。存储的VWF和VWFpp在DDAVP给药后会释放到血浆中，但未检测到pro-VWF。研究发现，将在CHO细胞中合成的pro-VWF注入患有3型VWD的犬体内后，VWFpp在血浆中迅速从pro-VWF上切割下来[37, 38]。

ADAMTS13在血浆中通过在Tyr^{1605}和Met^{1606}之间裂解VWF来处理VWF（第四章[27, 39, 40]），ADAMTS13对体内VWF多聚体的裂解，可部分解释通过高分辨率凝胶电泳能检测到的不同长度的多聚体（第九章）以及该方法分析的VWF多聚体的“三联体结构”的存在[18, 41-44]。VWF多聚体被ADAMTS13在N-末端或C-末端截断。截断后的多聚体与其等长的未加工的多聚体（正常的C-末端和N-末端）相比，在迁移上有所不同。使用低分辨率凝胶时，单个VWF多聚体无法显示出这些三联体。

在20世纪70年代后期，研究发现3型VWD患者血浆中缺失第二种抗原，这种抗原最初被称为VW:AgⅡ，现在被命名为VWF前肽（VWFpp）[14]。早期研究表明，它从内皮细胞和血小板中释放，在多种VWD血浆中均可发现浓度升高[45-48]。细胞研究表明，VWFpp和VWF是彼此独立的，但在内皮细胞中似乎存在一个共享两种抗原表位的共同前体（随后证明是前体VWF）[48]。前体VWF基因序列完全阐明后，发现VW:AgⅡ为VWF的前肽，因此被称为VWFpp[15]。

四、VWF结构域的结构

在对VWF进行测序和分析后，发现其由多个具有相似结构特征的同源结构域组成，各结构域具有与其相匹配的生化和功能（图 3.2）[10, 49–53]。这些结构域包括 3 个 A 结构域、3 个 B 结构域、2 个 C 结构域、4 个 D 结构域和 1 个称为 D' 的部分 D 结构域。这些结构域已经由 Springer 及其团队重新注释[54]。之前的 3 个 B 结构域和 2 个 C 结构域现在被称为 C1-C6 干，C-末端的半胱氨酸结构域（C-terminal cysteine knot domain，CTCK）现标记为 CK 结构域[54–57]。

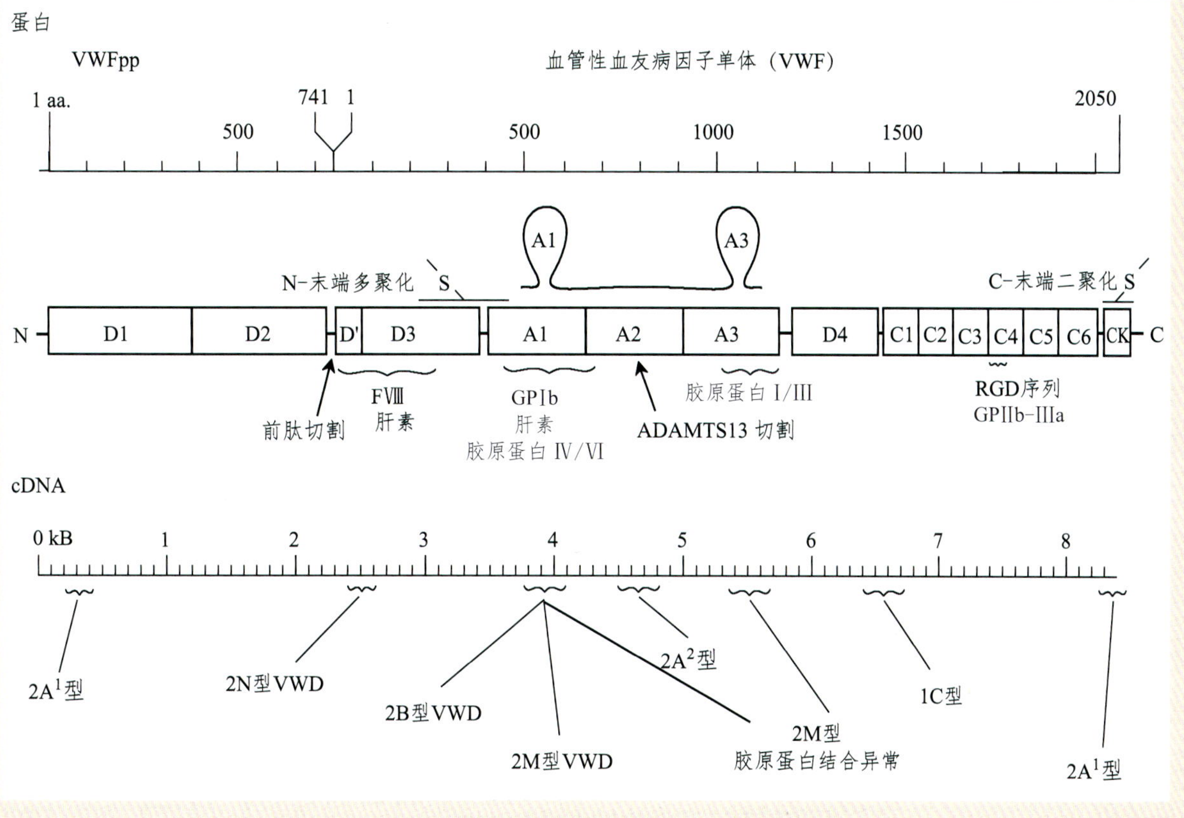

图 3.2　VWF 蛋白与 cDNA 序列之间的结构和功能关系

编码 VWF 的 mRNA 可指导合成 22 个氨基酸的信号肽、741 个氨基酸的前肽（D1-D2）和 2050 个氨基酸的 VWF 单体（D'-D3—A1-A3—D4—C1-6—CK）。在血浆中，VWF 大多以大型多聚体蛋白形式存在，这是由 C-末端 VWF 二聚体化（CK 结构域）和 N-末端多聚体化（D3 结构域）所致。D'-D3 区域包含 FⅧ结合位点。A1 结构域包括可与血小板 GPⅠb、胶原Ⅳ和Ⅵ结合的 A1 环。A2 结构域包括 ADAMTS13 蛋白的裂解位点，A3 环包含胶原Ⅰ和Ⅲ结合位点。C1-C6 干区包含与血小板 GPⅡb-Ⅲa 结合的“RGD”（Arg-Gly-Asp）位点。图的下部分是导致各种类型 VWD 的常见变异区域，包括 2A、2B、2M、2N 和 1C 型。$2A^1$ 和 $2A^2$ 分别代表导致 2A 型 VWD 的两种原因，$2A^1$ 的发病原因是 VWF 的异常合成或组装，而 $2A^2$ 是因为 VWF 的 A2 结构域被 ADAMTS13 过度水解。

22 个氨基酸的信号肽将 VWF 引导至细胞内分泌途径（血浆中不存在）[58]。D1 和 D2 结构域构成由 741 个氨基酸组成的 VWF 前肽（VWFpp）的主要部分。VWFpp 存在于血小板、内皮细胞和血浆中，其细胞内功能在第二章中进行了详细回顾。VWFpp 在细胞内被弗林蛋白酶从前体 VWF 中裂解后的 VWF 即为成熟 VWF 单体。虽然 VWFpp 存在于血浆中，但目前尚未发现该蛋白质的任何细胞外功能。

VWF 单体在血浆中无法检测到，因此，血浆中最小的多聚体是通过 C-末端 CK 结构域在细胞内二聚体化的 C-末端二聚体 [55, 59]。较高分子量的多聚体，则是通过位于 D3 结构域 C-末端的半胱氨酸进行 N-末端多聚体化而产生的 [21, 32, 35]。VWF 的 N-末端由 D' 和 D3 结构域组成。这两个结构域含有数个链内二硫键，并且 N-末端也是与 FⅧ相互作用的 VWF 区域。该区域的突变可能导致 FⅧ结合功能的下降或缺失，从而导致 2N 型 VWD[60-62]。D3 结构域后面是 3 个 A 结构域。A 结构域与补体蛋白的 I 结构域和 Mac-1 的 L 结构域结构相似 [63, 64]。VWF A1 结构域已经得到广泛研究，因为该区域的突变导致大多数 2B 型和 2M 型以及许多 2A 型 VWD[65-67]。虽然 A2 结构域在三维结构上与 A1 和 A3 结构域相似，但 A2 不含有 A1 和 A3 环中的长距离二硫键 [68-71]，故 A2 在剪切力下会呈现出一种构象，有助于被 ADAMTS13 水解。这一区域的部分突变会增加 VWF 对 ADAMTS13 蛋白水解的敏感性，导致 2A 型 VWD[72-75]。A3 结构域在结构上与 A1 相似，A3 结构域的主要功能是与Ⅰ型和Ⅲ型胶原的结合 [70, 71, 76]，而 A1 结构域则与Ⅳ型和Ⅵ型胶原结合 [3, 4, 77-80]。蛋白质（如纤维蛋白原和 VWF）与血小板 GPⅡb-Ⅲa 结合时，包含一个“RGD”（Arg-Gly-Asp）序列 [81-84]，该 RGD 序列位于 VWF C4 结构域的 N-末端。VWF 的 C-末端包含胱氨酸结样结构域（CK 结构域），这对于 C-末端链间二硫化物二聚体化至关重要 [55]。

五、VWF 的功能生物化学特性

VWF 的生物合成和组织结构已在第二章中进行了讨论，本章进行简要总结。VWF 单体包含 2050 个氨基酸，以 Ser^{764} 开头，以 Lys^{2813} 结尾。虽然还原型十二烷基硫酸钠凝胶预测 VWF 的分子量为 0.22Mu，但实际分子量在 0.255~0.26Mu，其中氨基酸分子量为 225.663ku，以及另外 10%~15% 的碳水化合物修饰 [85-87]。

VWF 多聚体特别大，最大的多聚体（>20Mu）比一些病毒颗粒还大。电子显微镜成像显示 VWF 单体的 N-末端和 C-末端都有球状结构域，这两个区域富含半胱氨酸和链内二硫键 [22, 24]。当同时对 FⅧ进行成像时，发现 FⅧ与球状结构域（可能为 N 端）相结合 [88]。VWF 多聚体展开后为长度可达 11.5kÅ（1Å＝0.1×10^{-9}m）的纤维状链，是纤维蛋白原长度的 25 倍。在天然条件下，这些长纤维状多聚体以随机卷曲的方式压缩。在血管损伤后，Weibel-Palade 小体（WPB）释放的 VWF 通过 P-选择素或 αvβ3 与内皮细胞相连 [89-92]。而循环中的 VWF 会附着到内皮下的基质上。在生理性剪切力作用下，VWF 被展开呈纤维状形态 [90, 93, 94]。这种形态可使多个血小板 GPⅠb 结合位点暴露，启动血小板黏附过程。几个研究组展示了结合有血小板的长链 VWF 的“串珠”样外观 [95-98]。越大的 VWF 多聚体在此过程中起到的作用越大。通过蛋白水解或部分二硫键还原，减小多聚体大小会显著影响血小板凝集活性。在 2A 型 VWD 中，可能只存在较小的 VWF 多聚体。较小的多聚体吸引循环中的血小板的能力较弱 [69, 99]。较小的 VWF 多聚体通过自聚集可增强生理黏附活性。自聚集涉及 VWF 的多个结构域，可产生与更大多聚体类似的结构。VWF 的功能测定方法在测量大型和小型 VWF 多聚体的功能上存在差异（第九章）。例如，瑞斯托霉素检测方法主要测量高分子量 VWF 多聚体，而博托霉素检测方法，对二聚体 VWF 也具有正常的结合活性。高分子量 VWF 可增强胶原结合和血小板结合的活性（包括 GPⅠb 和 GPⅡb-Ⅲa）（图 3.1）。

1. VWF 与 FⅧ的相互作用

自 20 世纪 70 年代以来，VWF 被公认为是血浆中 FⅧ的生理性结合蛋白[103]。当 FⅧ与 VWF 结合时，其半衰期与 VWF 相同（12~15 小时），但在缺乏 VWF 的情况下（3 型 VWD），FⅧ的半衰期小于 2 小时[104]。在 3 型 VWD 患者中，尽管 FⅧ基因正常，但血浆中的 FⅧ水平显著降低（为正常值的 3%~8%）[105]，原因在于缺乏 VWF 情况下，FⅧ的稳态水平降低。故对 3 型 VWD 患者仅使用 VWF 治疗，FⅧ的半衰期即可延长，若维持 VWF 输注，FⅧ可在 12~24 小时内恢复到正常水平[9, 104]。研究还发现，FⅧ清除加速（如存在 FⅧ自身抗体），不影响 VWF 的半衰期，但 VWF 清除加速会导致 FⅧ的清除加速（如存在 VWF 的抗体或 1C 型 VWD）[106-110]。FⅧ的轻链与 VWF 的 N-末端球状 D' 和 D3 结构域结合，导致 2N 型 VWD 的突变存在于此区域，该区域的一些二硫键已被绘制出来[111, 112]。通过对 FⅧ结合的研究，发现 FⅧ与 VWF 单体结合的化学计量比为 1：1，低于与多聚体 VWF 的结合[113-115]，而在血浆和培养组织中 VWF 与 FⅧ的比例大约为 50：1[116-118]，这应该与 VWF 复杂的二级和三级结构有关。血浆中 VWF 的浓度为 10mg/L，FⅧ浓度为 200μg/L。由于主要使用其生物学浓度，世界卫生组织（WHO）标准化规定，每种蛋白质的正常血浆浓度均为 1.0U/mL。因此，1.0U 的 VWF 约为 10μg，而 1.0U 的 FⅧ约为 200ng。

2. VWF 和血小板之间的两个相互作用位点

VWF 和血小板之间的结构性相互作用已得到广泛研究，有两个主要的相互作用位点。VWF 的 A1 结构域与血小板 GPⅠb 复合体（GPⅠbα、GPⅠbβ 和 GPⅨ）相互作用[5, 119, 120]，而 C4 结构域的 RGD 序列与 αⅡbβ3（GPⅡb-Ⅲa）血小板整合素受体相互作用[81, 121]。

早期对 VWF 与血小板相互作用的理解主要来自瑞斯托霉素的开创性研究[122-125]。瑞斯托霉素最初是作为抗生素研发的，但由于其血小板减少副作用而被撤出临床研究[126]。但相关研究发现，瑞斯托霉素可以在正常人的富血小板血浆中聚集血小板，但在 3 型 VWD 患者中则无法聚集[122-125]，进一步的研究同时发现即使经过甲醛固定的血小板悬液在暴露于瑞斯托霉素时仍会发生聚集反应[127]。这种方法演变成了一种广泛使用的 VWF 与血小板相互作用功能状态的测定方法，称为“瑞斯托霉素辅因子 VWF 活性”或 VWF:RCo[128-130]。研究表明，67% 的非洲裔美国人和 17% 的白种美国人中存在一种常见的多态性（D1472H），这种多态性使瑞斯托霉素与 VWF 的结合能力下降，且 VWF 与血小板 GPⅠb 结合能力也显著下降，但这种多态性并不影响正常的止血功能[131]。目前，新的 VWF-GPⅠb 测定方法避免了 D1472H 多态性所带来的这一问题[132]。

（1）A1 结构域及其与血小板 GPⅠb 的相互作用

当科学家谈到 VWF 的功能时，通常指的是其与血小板上 GPⅠb 复合物的相互作用[5, 81, 133, 134]。GPⅠb 复合物与 VWF 的相互作用位点是 GPⅠbα，但 GPⅠbα 不会单独表达在血小板表面，除非复合物的其他组分包括 GPⅠbβ 和 GPⅨ也同时表达[134-139]。如果 GPⅠbα、GPⅠbβ 或 GPⅨ中有一个发生突变导致其中一个蛋白质不能表达，整个复合物就不会表达。这种复合物的缺失会导致一种称为 Bernard-Soulier 综合征的遗传性出血性疾病[134, 140, 141]。在 VWF 中，A1 结构域（图 3.3）与 GPⅠbα 相互作用[81, 142, 143]。虽然 GPⅠb 结合位点位于 A1 环内[143]，但与瑞斯托霉素相互作用的位点位于 A1 环的外部，一个在 A1 环的 N-末端，另一个在 C-末端[144-146]。瑞斯托霉素在能够诱导 VWF 与 GPⅠb 结合的浓度下，可出现二聚体化。瑞斯托霉素这个双位点结合改变了A1环的构象，从而导致其与GPⅠb的结合[147]。虽然诱导VWF与血小板GPⅠb结合的生理刺激是剪切力，但在临床实验室中，瑞斯托霉素主要用来测量VWF的功能[123, 125, 148, 149]。

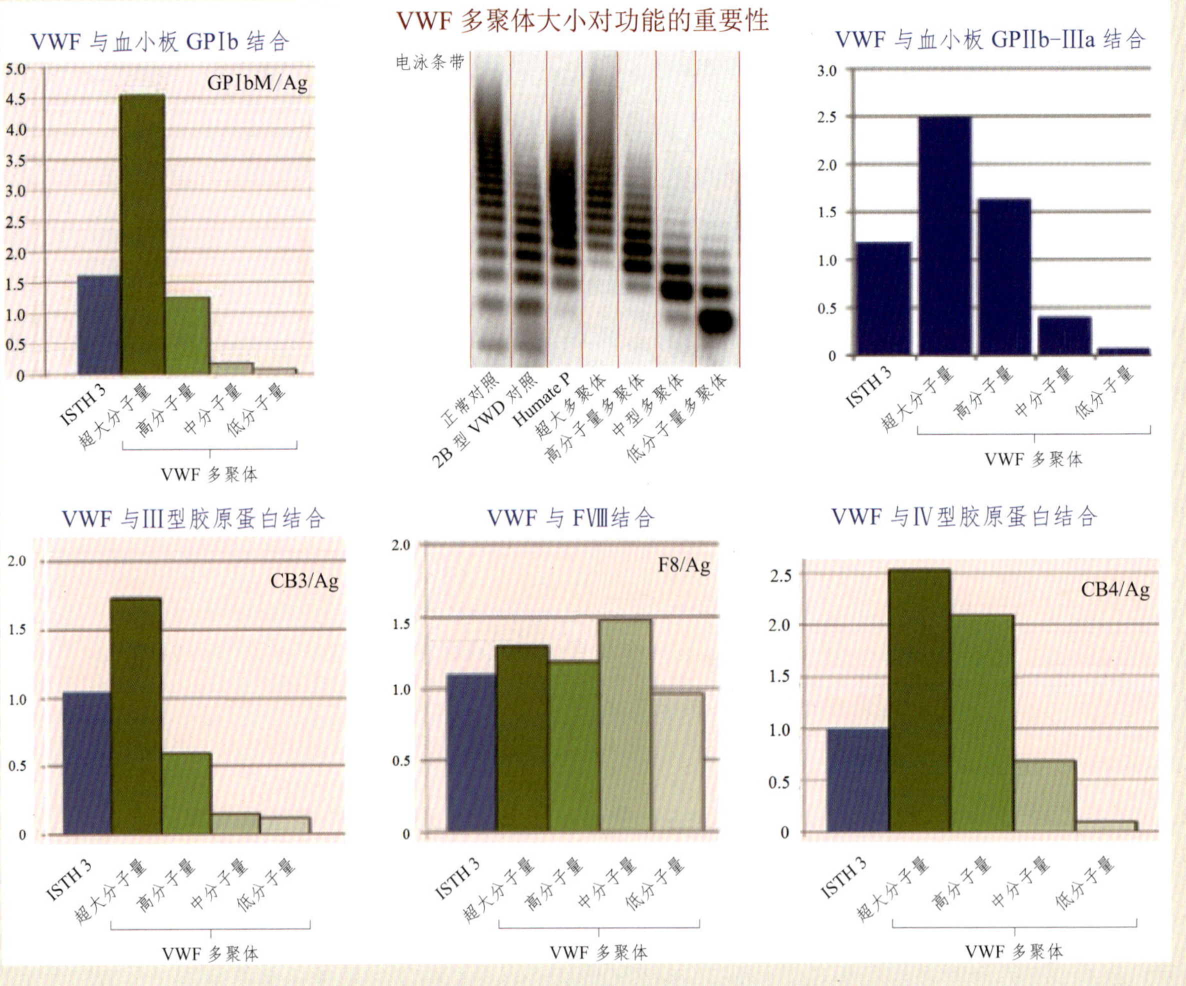

图3.3　与各种基质蛋白和血小板受体结合对多聚体大小的依赖性

重组VWF被分为超高、高、中、低分子量多聚体。*y*轴表示不同组分活性与VWF:Ag结合能力的相对比值（例如VWF:GPⅠbM/VWF:Ag，VWF:CB4/VWF:Ag等）。除FⅧ外，超高和高分子量多聚体的结合能力显著高于低分子量多聚体。各种大小的多聚体与FⅧ结合能力均接近ISTH标准值（VWF:F8B/VWF:Ag=1.00）。

有三种类型的突变影响VWF与血小板GPⅠb的结合，含引起2B型VWD的"功能增强"突变[150, 151]、引起2M型VWD的"功能减弱"突变[152-154]以及GPⅠbα中引起与VWF作用增强的突变，称为血小板型或假性VWD[155, 156]。A1结构域的晶体结构已经阐明[69, 157, 158]，且发现导致2B型和2M型VWD的突变均聚集在A1结构域内[153, 159]。在体内，血小板黏附到VWF的刺激是剪切力。在剪切力的作用下，VWF被解开并暴露出重复的血小板GPⅠb结合位点，从而引发循环中血小板的固定[160-162]。但这并不是永久性固定，还需要其他黏附反应，才能使其与血小板不可逆地结合[163-166]。

瑞斯托霉素测定血小板黏附功能并不需要代谢敏感的血小板。实际上，瑞斯托霉素辅因子测定使用的是甲醛固定后的血小板[167]。既往研究表明，VWF 的 A1 环具有一种可诱导与血小板 GPⅠb 结合的活跃构象状态。当VWF处于这种活跃构象状态时，一种来自美洲驼的抗体片段会结合到VWF的A1环上[168-171]。这种“活化的 VWF”在血栓性血小板减少性紫癜（TTP）[171]、2B 型 VWF[171，172]、疟疾[172，173]、HELLP 综合征[174]和抗磷脂综合征[170]中均曾检测出。

（2）VWF 与血小板 GPⅡb-Ⅲa 的相互作用

血小板黏附到 VWF 后被激活，然后发生聚集[81，175-178]。通过血小板凝集仪检测，发现血小板通过纤维蛋白原与 GPⅡb-Ⅲa 受体的相互作用发生聚集。这个过程需要激活的血小板，通过细胞内信号转导改变 GPⅡb-Ⅲa 构象至激活状态。如果纤维蛋白原的浓度较低或缺乏，VWF 可以作为这个受体的配体（通过 VWF 的 C4 结构域中的 RGD 位点）[81，179]。在体外，腺苷二磷酸（adenosine diphos phate，ADP）和凝血酶可诱导VWF与GPⅡb-Ⅲa的结合[180，181]，一些抗GPⅡb-Ⅲa的单克隆抗体会阻断这个过程[81，179]。在体内，血管损伤部位的 VWF 浓度可能会升高，一方面是通过 VWF 从血浆到内皮下基质的局部吸附，另一方面是通过血小板 α-颗粒以及内皮细胞 Weibel-Palade 小体的局部释放。

研究表明，血小板释放的 VWF 可以增加局部 VWF 的浓度，从而支持血小板间的相互作用[182，183]。GPⅡb-Ⅲa受体可与包含RGD序列的配体结合。VWF在其C4结构域的1744-1746氨基酸位置有RGD序列（图3.2）[83，184-186]。在受剪切力作用时，VWF 与血小板的 GPⅡb-Ⅲa 和 GPⅠb 都可发生相互作用[161，187]。

（3）VWF 与胶原的相互作用

VWF 的另一个功能是与胶原的相互作用。VWF 中有两个不同的与胶原相互作用的部位（图 3.4）。大多数关于 VWF 的研究都集中在 A3 结构域与Ⅰ型和Ⅲ型胶原的相互作用上，但也有关于 A1 结构域与Ⅳ型和Ⅵ型胶原相互作用的研究数据[77]。由于越大的 VWF 多聚体对胶原的亲和力越高，因此胶原结合能力是多聚体大小的间接测量方法[188]。

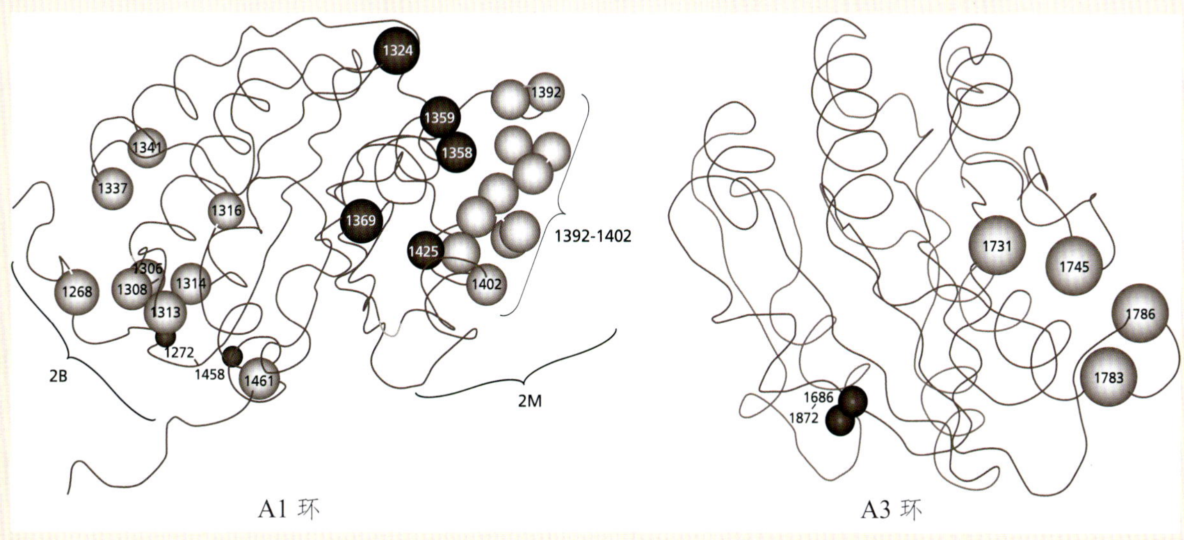

图 3.4 VWF 变异在 A1 结构域和 A3 结构域晶体结构上的定位

VWF 的 A1 环由 Cys^{1272} 和 Cys^{1458} 间二硫键形成（图中黑色球），与血小板 GPⅠb 以及Ⅳ型和Ⅵ型胶原相互作用，VWD 2B 型突变聚集在左侧，而 2M 型以及胶原结合相关突变聚集在右侧。A3 环与Ⅰ型和Ⅲ型胶原相互作用，其缺陷会导致 2M 型 VWD。

（4）A3 结构域与Ⅰ型和Ⅲ型胶原的相互作用

VWF 的 A3 结构域与Ⅰ型和Ⅲ型胶原的相互作用目前已经进行了广泛研究[3，70，76，78，79，189-193]。已有一些报道提示，A3 结构域中的突变影响了其与Ⅰ型和Ⅲ型胶原的结合，进而导致临床出血症状[49，50，79]。VWF 的胶原结合功能（VWF:CB）在患者中的研究并不像其他 VWF 功能广泛[194-196]。目前仍不清楚胶原结合缺陷是否罕见，还是只是单纯因为这种检测方法没有被纳入 VWF 功能的常规筛查检测中。虽然缺乏高分子量的 VWF 多聚体会导致胶原结合能力下降[188]，但真正的胶原结合缺陷患者（2M 型 VWD）具有正常的 VWF 多聚体。与Ⅰ型和Ⅲ型胶原结合异常有关的变异，已经在 A3 结构域的晶体结构上找到对应位点[197]。靶向 A3 结构域的单克隆抗体能够抑制胶原与 VWF 的相互作用[189]。

（5）A1 结构域及其与Ⅳ型和Ⅵ型胶原的相互作用

研究表明，Ⅳ型和Ⅵ型胶原与 A1 结构域相互作用，而非 A3[4，80，198-200]。虽然一些研究认为，在流动条件下 A1 结构域可以替代 A3 结构域[198]，但大多数临床实验室的检测方法仅关注Ⅲ型和Ⅰ型胶原[196]。目前有检测Ⅳ型胶原及Ⅵ型胶原与 A1 结构域作用的特异性方法，一些 A1 结构域突变体与 GPⅠb 结合异常，另外一些突变体与胶原结合异常但与 GPⅠb 的结合正常，还有一些则与 GPⅠb 及胶原均可正常结合。

3. VWF 的蛋白水解

自 VWF 首次纯化至今，其体外蛋白水解过程被广泛研究，但这些蛋白酶很少在体内发现[202，203]。多个研究组的进一步研究发现并阐明了一种可以剪切 VWF 的血浆蛋白酶，其缺失可导致 TTP 的发生[39，204-210]。该酶被命名为 ADAMTS13，在罕见的遗传性 TTP 患者中缺失，最终鉴定出该酶的基因[27，211，212]。较常见的获得性 TTP 是由针对 ADAMTS13 的自身抗体引起的[213-215]。此外，还有一些白细胞蛋白酶在与 ADAMTS13 几乎相同的剪切位点发挥作用[216]。这种蛋白酶也在骨髓增殖性疾病中对 VWF 水解发挥一定的作用[217-221]。葡萄球菌 V-8 蛋白酶也可以水解 VWF，在急性败血症中对 VWF 多聚体大小有一定的影响[222-224]。

4. VWF 的碳水化合物修饰

大部分碳水化合物修饰是通过内质网或高尔基体的加工步骤完成的，VWF 约 15% 的分子量由碳水化合物修饰产生。这种碳水化合物对 VWF 的功能和浓度至关重要。N-链糖分布在 VWF 分子上，O-链糖则集中在 A1 结构域周围。早期对纯化 VWF 的研究表明，去除带有负电荷的唾液酸残基（非唾液酸化的 VWF）会导致 VWF 在没有额外激动剂的情况下自发地结合到血小板上。改变糖基也会影响 VWF 的清除。RIIIS/J 小鼠是一种 VWD 模型，其 VWF 显著降低但并未完全缺失。对该小鼠的研究揭示了一种低 VWF 的有趣机制，即 N-乙酰半乳糖氨基转移酶的异常表达。此外，早期研究表明，如果去除唾液酸基团，VWF 的存活时间从 4~5 小时变为 5 分钟[231]。修饰后的 VWF 与肝脏中的去唾液酸糖蛋白受体结合并被迅速清除[232]。多年前，就已在 VWF 碳水化合物上识别出血型抗原[233-235]。对血型和 VWF 的广泛研究表明，O 型血个体血浆 VWF 水平较低，这可能是由于 VWF 在不同血型之间的碳水化合物差异[236-239]。血型抗原基因是对血浆 VWF 水平影响最大的修饰基因[240]。血型抗原也会影响 ADAMTS13 对蛋白水解的敏感性[241，242]。通过 DDAVP 诱导 VWF 释放的研究，发现 VWF 的 O 型血型修饰会导致 O 型血个体中 VWF 的清除加速[243]。这有助于解释血型对血浆 VWF 水平的显著影响[236]，并且导致较高的 VWFpp/VWF:Ag 比值。

5. VWF 通过自身抗体和其他机制的清除

血浆中的 VWF 主要来源于内皮细胞合成，与 VWFpp 以等摩尔比例进行合成、储存和释放。VWF 的半衰期为 12~15 小时，而 VWFpp 的半衰期约为 2 小时。影响 VWF 清除的修饰会改变血浆中 VWF 的水平，但一般不会影响 VWFpp 的清除。因此，许多实验室将 VWFpp/VWF:Ag 比值作为衡量 VWF 清除的指标[106-110，246-249]。尽管 VWF 和 FⅧ形成循环复合物，但两者的清除存在差异。在获得性血友病中，会产生针对 FⅧ的自身抗体，尽管 FⅧ的清除显著增加，但血浆中 VWF 的水平不受影响[250，251]。而在抗 VWF 自身抗体引起的获得性 VWD 中，会导致 VWF 和 FⅧ的共同清除[217，252，253]。

6. 1C 型 VWD 的致病因素是清除增加

多项研究发现，1 型 VWD 的一个亚型是由于 VWF 清除加速而不是合成减少，现在称为 1C 型 VWD[106，255-257]。在这些个体中，VWFpp/VWF:Ag 比值显著升高（>3.0），VWF 的降低程度与 FⅧ平行，关于此有多篇涉及 VWF 清除的综述。研究人员构建了一个小鼠模型，用于研究 VWF 的加速清除[263]，发现包括 A1-A3、D'-D3 和 D4-CK 区域与 VWF 清除的改变相关，每一个区域都分别会对清除产生影响。使用标记的 VWF 静脉注射以研究其代谢途径，发现大部分 VWF 进入肝脏和脾脏[261，262，264]。Lenting 等研究了 αMβ2（MAC-1）整合素在这一过程中的作用[260，261]。

对 VWF 清除的深入理解对研究 FⅧ的清除也至关重要。Lenting 等总结近期研究，主要针对 VWF 的修饰（如聚乙二醇化）以延长 FⅧ的半衰期。如果 VWF 半衰期缩短会导致 FⅧ半衰期缩短，那么有理由相信反之亦然。阐明 VWF 清除机制不仅有生物学意义，还可能影响 VWD 和血友病的治疗。

7. VWF 的关键二硫键结构

VWF 中丰富的配对半胱氨酸结构对于 VWF 的各种功能至关重要。单个半胱氨酸的突变即可导致 VWF 功能异常。Sadler 及其同事已经在 VWF 的两个区域中绘制出二硫键结构的位置，包括与 V-8 蛋白酶消化相关的 273-728 胰蛋白酶片段区域以及半胱氨酸结区域[59，111]。其他关键的二硫键包括 Cys^{1272}-Cys^{1458}，对 A1 环起到约束作用，Cys^{1686}-Cys^{1872} 形成 A3 结构域。在内质网中出现的 VWF 单体 C-末端二聚体化，与第 2008、2010、2048 位半胱氨酸中的一个或多个有关，而在 N-末端 D3 结构域中则涉及 1142、1222、1225、1227 位的半胱氨酸。当 VWF 在 Y1605 和 M1606 之间被 ADAMTS13 切割后，会生成 C-末端截短和 N-末端截短两种多聚体，这会导致 VWF 特征性三联体结构的生成。若 VWF 通过半胱氨酸修饰解聚，则多聚体在梯形条带中的分布保持为单线态条带[37，266]。蛋白水解是形成 VWF 特征三联体结构的主要机制。

8. 剪切力及其对 VWF 的影响

通常情况下，VWF 以高度多聚体化随机卷曲形式存在于循环血浆，并可通过电子显微镜观察到[22，

24]。当卷曲形式被解开后，可以观察到重复的亚单位。在体内，该过程是由 VWF 通过 A3 结构域与暴露的内皮下基质（如胶原蛋白）黏附实现的，通过 GPⅠb（或Ⅳ型和Ⅵ型胶原）与 A1 结构域结合的血小板，会使 VWF 解旋。在剪切力及血小板通过 GPⅠb（或Ⅳ型和Ⅳ型胶原蛋白）与 A1 结构域结合的共同作用下，A2 结构域被拉伸[267，268]，随后被 ADAMTS13 水解[269]。这是限制血小板血栓形成的生理机制[270，271]，可使血栓事件集中在血管损伤处，防止向血管下游扩散。剪切作用是 VWF 启动、扩增和最终限制血栓形成的生理激动剂。目前已经开发了几种仪器尝试量化剪切作用对 VWF 结构和功能的影响[272-278]。尽管如此，除实验室研究外，这些仪器在 VWF 功能筛查方面并不实用。

9. VWFpp 的结构和功能

VWFpp 的主要功能体现在 VWF 在细胞内的多聚体化、转运和存储过程[31，36，245，279-283]。早期的研究曾认为 VWFpp 可调节 VWF 与胶原的相互作用，但这些均是基于牛或猪 VWFpp 的研究[284-286]，目前尚未证明人类 VWFpp 具有这种功能。目前对于 VWFpp 作为 VWF 合成的标志物与 VWF:Ag（VWFpp/VWF:Ag）的比值可用于识别 VWF:Ag 清除加速等临床问题已取得共识。

六、结论

总之，VWF 在止血功能调节和定位中发挥了关键作用。VWF 通过 A1 和 A3 结构域与多种胶原蛋白结合，并在剪切力作用下解旋，使血小板能够通过 GPⅠb 结合到 VWF 的 A1 结构域上。VWF 与血小板 GPⅡb-Ⅲa 的相互作用有助于稳定与血小板的结合。VWF 还作为 FⅧ的载体蛋白，FⅧ通过 D' 和 D3 结构域与 VWF 结合，但 VWF 参与 FⅧ传递到活化血小板的机制尚未完全阐明。ADAMTS13 与 VWF 的 A2 结构域结合诱导高分子量 VWF 多聚体的水解，从而抑制这一止血过程的无限制发展。VWF 的清除可进一步调节此过程，并且在某些 1C 型或 2 型 VWD 患者中，清除异常增加可导致血浆 VWF 减少，VWFpp/VWF:Ag 比值增高。

· 致谢 ·

感谢来自 NIH R01 136430（SLH）、R01 126810（VHF）、P01 HL081588（RRM、SLH 和 VHF）、R01 HL033721（RRM 和 SLH）和 P01 HL044612（RRM）的支持。

第四章　血管性血友病因子表达的调控

Elham Ghorbanpour　　*David Lillicrap*

余丹丹　薛　峰　译　　戴　菁　杨仁池　校

一、引言

VWF 的生物合成、成熟和分泌涉及一个复杂的多步骤过程，首先是 VWF 基因的转录，然后产生功能性 mRNA。这些过程与蛋白质清除之间的微妙平衡决定了血浆中 VWF 的水平。本章重点讨论 VWF 基因的转录调控，并探讨影响 VWF 表达的几种生理条件和病理情况。首先简要介绍 VWF 启动子结构及其重要的调控特征，然后讨论影响 VWF 的表达及其血浆水平的不同生理以及病理因素。

二、VWF 基因结构和染色体位置

在 20 世纪 80 年代，鉴定出 VWF cDNA 并克隆了完整基因，这是解码其结构和功能的第一步[1-5]。此后，大量研究揭示了 VWF 生物学的不同方面。VWF 基因位于 12 号染色体短臂的 p13.31 区带，由 52 个外显子和 51 个内含子组成，长度约为 176kb。其功能性转录产物 VWF mRNA 的长度约为 9kb，共编码 2813 个氨基酸的 VWF 单体。22 号染色体长臂的 q11.1 区带存在一个 VWF 假基因 VWFp1，由 12 个外显子组成，其序列与 VWF 基因外显子 23-34 有 97% 的同源性。VWFp1 是一种可以转录的未加工型假基因，多个无义突变使其无法翻译为功能性蛋白质[6-8]。这些初步发现为进一步探索 VWF 分子生物学奠定了基础。

三、VWF 表达细胞

VWF 在内皮细胞和巨核细胞中表达，此细胞由相同的造血祖细胞（即血管母细胞）分化而来[9, 10]。对 VWF 表达的认识主要来自血管腔内的内皮细胞。值得注意的是，VWF 并非在整个血管系统中均匀表达，而是显示出相当大的器官特异性和血管床特异性表达模式。例如，与动脉（特别是小动脉）相比，静脉内皮细胞表达更多的 VWF。现已证明，VWF 表达的异质性受控于转录水平[11-14]。这种基于位置的差异性表达是内皮细胞转录调控途径与微环境特异性信号之间相互作用的结果，以满足内皮细胞周围组织的需要[15]。因此，这种多样性意味着血管系统的不同区域存在着不同的调节途径。值得一提的是，一些非内皮来源的癌细胞（如骨肉瘤），可异位表达 VWF 并促进肿瘤转移[16]。图 4.1 显示了人体各种组织中的 VWF 表达水平，这在很大程度上反映了这些组织的血管化程度。脂肪、乳腺和肺是 VWF 表达水平最高的组织。

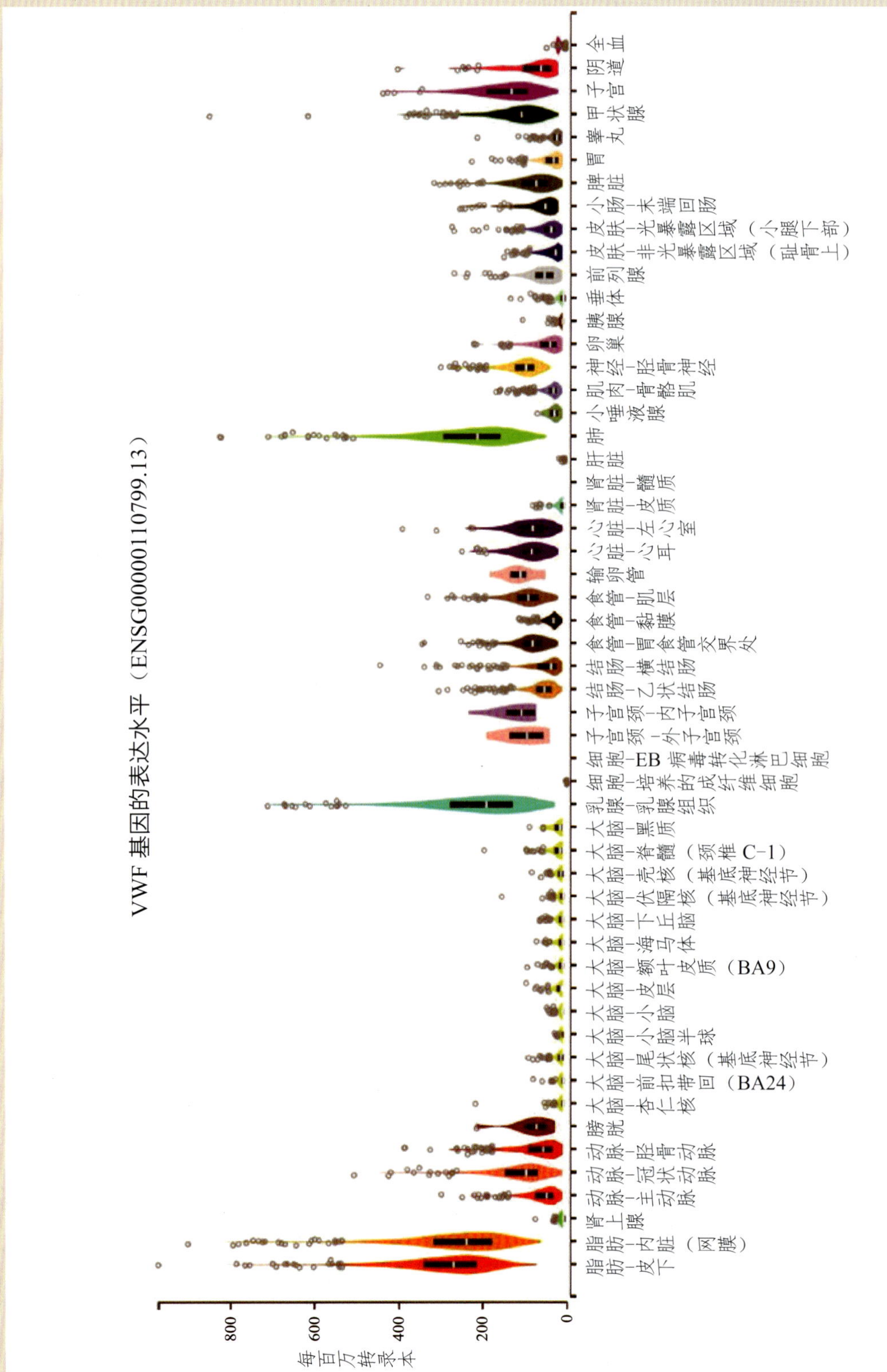

图 4.1 人体不同组织中 VWF 的表达水平

VWF 的表达水平在很大程度上反映了组织血管化的程度。例如，脂肪组织、乳腺组织和肺中的 VWF 表达水平最高，这些都是高度血管化的组织。ENSG00000110799.13：VWF 基因的基因 ID。表达数据来自 www.gtexportal.org。

四、VWF 启动子结构

启动子是基因中紧靠转录起始位点上游的区域。核心启动子及其相关顺式作用元件的详细结构是反映其生物学特性的良好指标。包括人类在内的多个物种的 VWF 启动子结构均已得到阐述[17，18]。在人类基因组中，VWF 基因（NG_009072.2，RefSeqGene）的一号外显子长度为250bp，包含 5' 非翻译区（5' UTR）。VWF 一号外显子与二号外显子之间相隔一个长为 1224bp 的内含子。VWF 二号外显子长度为 55bp，以翻译起始密码子 ATG 为起点。在过去的四十余年中，人们对 VWF 一号外显子和内含子及其上游侧翼区域的调控能力进行了广泛的体外和体内研究。

最初的研究旨在解析 VWF 启动子的顺式结构调控元件，以揭示该基因的细胞特异性转录调控。VWF 基因的近端启动子区域（约 1kb 5' 端序列）包含多个正/负顺式作用元件，与多种反式作用因子相互作用，调控 VWF 的表达（图 4.2）[19，20]。

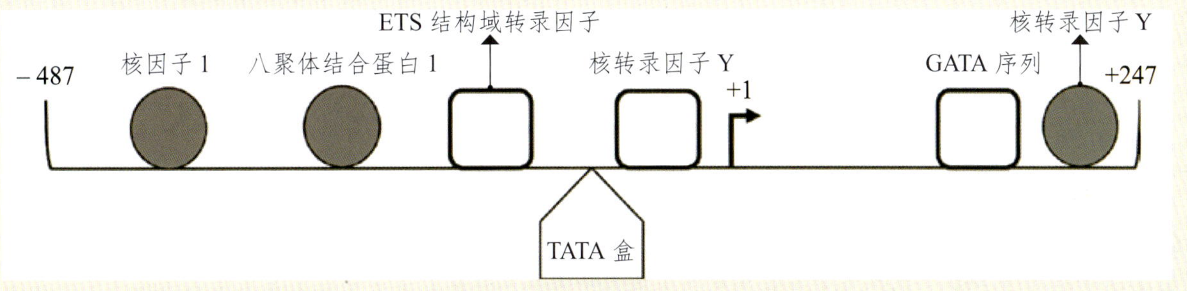

图 4.2 VWF 的转录激活因子、抑制因子及 VWF 启动子中转录起始位点（+1）的结合位点示意图

白色方块为 VWF 的转录激活因子——GATA 序列、ETS 结构域转录因子、核转录因子 Y。灰色圆形为 VWF 的转录抑制因子。核转录因子 Y 根据其结合位点的不同可作为转录因子激活剂或抑制剂（改编自 Nakhaei-Nejad et al.Stem Cells，2019.）。

由于管家基因启动子缺乏 TATA 盒，其转录可从多个位点开始，而细胞特异性核心启动子则受到限制性调控。细胞特异性启动子包含一个 TATA 盒，从单一位点启动转录[21，22]。VWF 最小的核心启动子长为 112bp，范围从转录起始位点的-90~+22 位核苷酸。该启动子包含一个典型的 TATA 盒，位于单个转录起始位点上游约 30bp 处，其后是下游的 CAAT 盒，这些元件对于组装预启动复合物以介导基因表达至关重要。体外实验表明，VWF 最小的启动子在所有类型细胞中均具有活性[4，23，24]。在体外实验中，一段跨越核苷酸位置-487~+247 的 734bp 片段被鉴定为内皮细胞特异性启动子，该片段包含一个位于 VWF 核心启动子上游的负调控元件，可抑制所有细胞类型中 VWF 的表达。然而，在一号外显子末端存在具有完整 GATA 结合位点的正调控元件（5' UTR），其作为内皮细胞特异性元件可以在内皮细胞中解除这种抑制作用[20]。

随后的体内研究表明，这段长为 734bp 的启动子可在小鼠脑内的内皮细胞亚群中实现靶向表达[25]。此外，一个更大的启动子片段（包含 2kb 的上游序列以及 VWF 第一个外显子和内含子）可驱动 VWF 在成年大脑之外的心脏和骨骼肌血管中表达[15]。这一现象表明，VWF 在血管系统的不同区域可能通过不同的转录调控途径进行表达，并支持细胞内调控网络与细胞外环境信号之间的相互作用对血管系统中 VWF 的表达具有重要影响这一观点。

迄今为止，已经发现了几种与 VWF 启动子顺式调控元件相互作用的反式作用因子，可正向或负向调控 VWF 的表达。

五、转录因子对 VWF 表达的调控

1. 转录激活因子

（1）GATA6（GATA 结合蛋白 6）

GATA 转录因子家族由具有细胞特异性表达 6 个成员 GATA1-6 组成，特征是可以与“GATA”序列结合[26]。GATA6 在内皮细胞中表达，与位于 VWF 第一外显子的正调控元件内的 +221/+224 核苷酸结合。GATA 结合位点的完整性是内皮细胞特异性表达 VWF 的必要条件[20]。

（2）Ets（ETS 结构域转录因子）

ETS 结构域家族的多个成员，如 Ets-1、Ets-2 和 Erg，在内皮细胞中均有表达。VWF 核心启动子的-56/-36 位核苷酸之间存在两个相邻的 Ets 结合位点（TTTCCITT），其中，Ets（如 Ets-1 或 Egr）与 5' 结合位点的相互作用足以激活核心启动子[27]。此外，Ets 转录因子具有与其他共激活因子和共抑制因子相互作用的结构域[28]，3'Ets 结合位点结合的复合物可能对 VWF 启动子具有未知的间接调控作用[27]。

（3）组蛋白 H1 样蛋白

组蛋白 H1 因其在染色质结构中的作用而广为人知[29]，其也可以作为转录激活因子或抑制因子[29，30]发挥作用。组蛋白 H1 样蛋白能够与 VWF 启动子 +164/+169 核苷酸之间的 ATGGCC 序列结合，形成内皮细胞特异性复合物，并作为 VWF 启动子的正转录调节因子促进 VWF 的表达[31]。

（4）NFAT5（活化 T 细胞核因子 5）

这种转录因子在高盐条件下（如高钠血症）能与 VWF 启动子中的渗透应答位点（核苷酸-607/-597）结合，并充当 VWF 启动子的正转录调节因子[32]。

（5）第 51 号内含子

在 VWF 基因的内含子 51 中有一个 DNA 酶超敏位点，该位点与含有 YY1 转录因子的蛋白复合物结合，并在肺部内皮细胞中驱动 VWF 的表达[33]。无论其方向如何，该位点在体外都能激活 VWF 的表达[33]，这意味着它具有类似增强子的调控功能[34]。

2. 转录抑制因子

（1）NF-1（核因子 1）

NF-1 与转录起始位点上游的负调控元件（核苷酸-470/-430）的结合位点相互作用，抑制内皮细胞和非内皮细胞中 VWF 的表达[35，36]。

（2）Oct-1（八聚体结合蛋白 1）

Oct-1 与 VWF 启动子中富含 AT 序列的八聚体沉默子（TTAATTAA，核苷酸-133/-126）结合，与 NF-1 类似，抑制所有细胞类型中 VWF 的表达[37]。Oct-1 的羧基末端结构域具有抑制转录的沉默特性[38]。

（3）E4BP4（E4 结合蛋白 4）

E4BP4 作为复合物的一部分，与 VWF 启动子的负调节元件（核苷酸 +96/+105）结合，可抑制所有细胞类型中 VWF 的表达[39]。

3. NFY，双向调控的转录因子

NFY（核转录因子 Y）在 VWF 启动子中有两个结合位点。根据其结合位点的不同而有所差异，NFY 可以作为 VWF 启动子的激活因子或抑制因子[40]。当 NFY 与转录起始位点下游的结合位点（核苷酸 +226/+234）结合时，通过将组蛋白去乙酰化酶趋化至 VWF 启动子，来抑制非内皮细胞中 VWF 的表达[40, 41]。相反，当 NFY 与转录起始位点上游的结合位点（核苷酸-18/-14）结合时，会激活内皮细胞中的 VWF 启动子，以应对辐射等外部刺激。NFY 通过促进启动子的组蛋白乙酰化以激活转录，从而增强 VWF 的表达[42]。

六、调控序列变异对 VWF 表达的影响

VWF 近端和远端调控区域（如启动子以及与其相互作用的增强子）的序列变异可影响 VWF 的转录调控。

1. 近端调控区域的调控变异 —— VWF 启动子

VWF 近端启动子（约 1kb）中的单核苷酸变异（single nucleotide variation，SNV）可以改变转录因子的结合亲和力，从而导致 VWF 的表达降低，尤其是那些具有等位基因特异性结合偏好的转录因子，如 NF-κB[43, 44]。此外，VWF 启动子中 13-bp 的缺失会破坏 GATA 和 Ets 转录因子的结合位点，而这些转录因子对激活内皮细胞中的 VWF 启动子至关重要[45]。这种 13-bp 启动子缺失导致了 1 型血管性血友病表型的发生。

VWF 启动子的一个有趣特征是位于核苷酸-665 处的多态双核苷酸（GT）$_n$ 重复序列，其长度会影响剪切应力下的启动子活性，其中等位基因变异 $n=23$ 表现出最强的正影响[46]。

2. 远端调节区域的调控变异 —— VWF 增强子

染色质环允许启动子与增强子等远端调控区域相互作用。超级增强子是一组具有超强转录激活特性的增强子，其作为一个整体协同发挥作用，通过调控细胞特异性基因决定细胞类型[47, 48]。然而，管家基因和细胞特异性基因对增强子的反应程度不同[49]。目前尚未在表达 VWF 的细胞中系统鉴定出这种靶向 VWF 启动子的特异性超级增强子。不过，位于 VWF 基因上游约 45kb 处的超级增强子区域中的一个 SNV 可影响其在巨核细胞中的表达[50]，这一发现强调了其他远端增强子变异影响 VWF 基因表达的可能性。

七、VWF 表达的多层次调控

1. 表观遗传调节

染色质修饰有助于内皮细胞的基因调控[51-53]，这一观点现已得到证实。内皮细胞特异性基因（如 VWF）的近端启动子区域在内皮细胞和非内皮细胞中的甲基化程度存在差异，这种差异导致其在非内皮细胞中发生转录沉默[54]。此外，将人脐静脉内皮细胞（human umbilical vein endothelial cells，HUVECs）去分化为诱导多能干细胞后，再使其分化为 HUVECs，此现象证实了 VWF 近端启动子的低甲基化和高乙酰化在调控内皮特异性 VWF 表达中的强大作用[55]。因此可以猜测，VWF 启动子表观遗传学状态的变化是导致其病变的原因之一。在定量 VWD 的背景下，低 VWF 和 1 型 VWD 患者表现出 VWF 启动子甲基化异常和 VWF 表达下调，这部分导致了血浆 VWF 水平的病理性降低[56, 57]。在非内皮来源的癌细胞（如骨肉瘤和胶质瘤）中，染色质修饰可激活 VWF 启动子的转录，这一观察结果凸显了表观遗传学对 VWF 表达调控的贡献。这些癌细胞通过表观遗传学变化获得的新 VWF 表达可促进癌症转移[58, 59]。

2. VWF 表达的转录后调控

除了在转录水平发挥作用的反式作用因子外，转录后事件也有助于调控 VWF 的表达（图 4.3）。

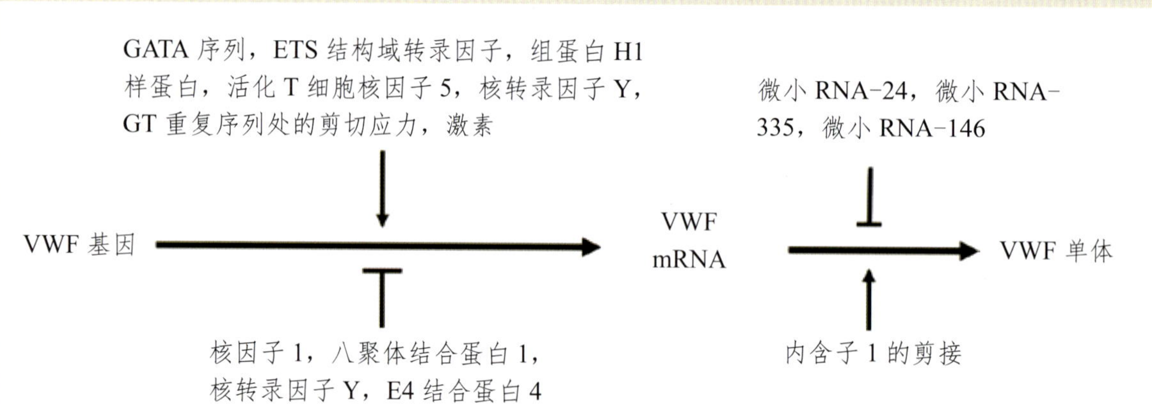

图 4.3　多种因素在转录和转录后水平对 VWF 表达起正性或负性调控作用

GATA 序列、ETS 结构域转录因子、组蛋白 H1 样蛋白、活化 T 细胞核因子 5、核转录因子 Y、血流动力学因素和激素均可促进 VWF 的转录。核因子 1、八聚体结合蛋白 1、核转录因子 Y 和 E4 结合蛋白 4 抑制 VWF 的转录。微小 RNA-24、微小 RNA-335 和微小 RNA-146 可在转录后负向调节 VWF 的表达。VWF 内含子 1 的剪接可提高 VWF 的翻译水平。

（1）内皮细胞中的剪接事件和 VWF 的差异性表达

前体 mRNA 分子需要将其内含子剪接后才能产生功能性 mRNA。然而，内含子可在转录和转录后水平影响基因的表达。例如，VWF 基因的第一个内含子就具有这种增强作用。含内含子的 VWF 启动子片段（核苷酸-2182 至第一个内含子末端）可在体内驱动报告基因在大脑、心脏和骨骼肌中的表达[15, 60]，而缺乏内含子的对应片段（核苷酸-2182 至第一个外显子末端）却不能引导报告基因在心脏血管和骨骼肌中的表达，但仍能继续介导报告基因在大脑中的表达[61]。在无内含子启动子-报告基因构建体中添加异源内含子可恢复报告基因的表达[61, 62]。此外，VWF 一号内含子的剪接并不能在转录水平上调节 VWF 的表达，而是特异性地提高肺内皮细胞亚群的翻译水平，但不能提高巨核细胞中的翻译水平，这一现象的机制解释尚待阐明[62]。因此，RNA 剪接事件可导致血管中 VWF 表达的异质性。

（2）微小 RNA 调节 VWF 的生物合成、成熟和分泌

在正常和病理情况下，微小 RNA（microRNA，miRNA）能够在转录后负向调控基因的表达。尽管有关 VWF 表达调控的大部分研究都集中在其启动子区域，但最新研究表明，miRNA 可控制 VWF mRNA 的 3' UTR 区域并调控其翻译水平。

最近一项重要的研究揭示了与高血糖相关的 VWF 上调和血栓并发症的机制，即 miR-24 可下调 VWF 的表达[63]。在高血糖条件下，高葡萄糖水平会上调葡萄糖代谢中的关键酶——醛糖还原酶的表达。高血糖还会上调 c-Myc 转录因子，从而抑制 miR-24 表达。醛糖还原酶产生的活性氧增加会促进 c-Myc 的磷酸化，进而抑制 miR-24 的表达。因此，在高血糖条件下，miR-24 的下调最终导致 VWF 水平升高。有趣的是，miR-24 还通过靶向调节 VWF 成熟和分泌的调节因子——弗林蛋白酶和组胺受体 1 的 mRNA 来调节 VWF 表达。因此，miR-24 有助于调节 VWF 的生物合成、成熟和分泌[63]。miR-24 可同时作用于人和小鼠的 VWF 转录本，而其他一些 miRNA 则表现出物种特异性。例如，miR-335 仅作用于人类 VWF 的 3' UTR，而 miR-146a 仅作用于小鼠 VWF 的 3' UTR[63]。这些发现不仅首次提供了 miRNA 介导的 VWF 表达调控的证据，还提出进一步探索影响转录后调控因素的必要性。

八、VWF 表达的外部调控

1. 影响 VWF 表达的生理、病理和环境因素

VWF 水平会因不同的生理、病理和环境因素而发生变化。基因表达是细胞内基因调控网络与细胞外刺激相互作用的结果，从而对刺激做出最佳反应，运动、妊娠、吸烟、炎症、激素和血流动力学等因素均会影响 VWF 的表达[64-69]。

2. 血流动力学剪切应力调节 VWF 表达

血管腔内流动的血液产生的血流动力可调节内皮细胞的功能和基因表达[70]。异常剪切应力与内皮病变（如动脉粥样硬化）之间有明确的联系[71, 72]。此外，VWF 的表达[73]、结构和功能[74]都是由剪切力介导。血管系统各部分的血流模式不同，使血管中的层流与血管分支及血管弓的振荡流不同，这也可能导致 VWF 表达的位置异质性。

细胞能感受机械刺激，并通过机械信号传导过程将其转化为细胞内的生化事件。在内皮细胞中已发现多种介导机械传导的信号通路，如 MAPK 激酶和 Rho GTP 酶[75]。然而，机械调控内皮基因表达的确切分子基础尚不明确。

剪切应力可以增强 VWF 的表达[73]。位于核苷酸-665 处的多态双核苷酸 GT 重复序列有助于 VWF

启动子的机械激活，激活的程度受其长度影响[73]。然而，关于该 GT 重复序列与正常情况下血浆 VWF 水平之间的关系尚有争议[76, 77]。

此外，KLF2（Krüppel 样因子 2）是一种由层流诱导的内皮特异性转录因子[78, 79]。KLF2 与 VWF 启动子结合，在剪切应力作用下部分调控 VWF 的表达[80]。

3. 激素提高血浆中的 VWF 水平

血管升压素[92, 93]、雌激素[94]、糖皮质激素[95]和甲状腺激素[96]等内分泌激素是提高血浆 VWF 水平和促进高凝状态的因素之一。去氨加压素（desmopressin，DDAVP）是一种人工合成的血管升压素类似物，与血管升压素的功能类似，因此长期以来一直被用于某些类型 VWD 的治疗[97]。

血管升压素及其合成类似物 DDAVP 均可增加血液循环中的 VWF 水平，能通过与特定受体结合刺激血管内皮细胞中 WPB 分泌 VWF。血管升压素可与 V1a、V1b 和 V2 受体结合，但 DDAVP 只与内皮细胞上表达的 V2 受体结合，通过 cAMP 信号通路诱导 VWF 的分泌[93, 98]。V2 受体的多态性可影响内皮细胞对 DDAVP 的反应性，功能获得性突变可增加其与 DDVAP 结合的亲和力并增加信号转导，从而诱导 VWF 的分泌增加[99]。

口服避孕药和绝经后替代疗法用药雌激素会引起血浆中凝血因子（包括 VWF）水平升高从而增加心血管并发症的发生风险[68]。雌激素可提高血浆中的 VWF 水平[68]，这种现象也可在孕期观察到[66]。雌激素不会直接诱导内皮细胞分泌 VWF，而是通过正向调节 VWF 转录，从而刺激内皮细胞生成更多的 VWF[94, 100]。雌激素以受体依赖的方式影响内皮功能[101, 102]，但对其调节 VWF 表达的机制知之甚少。

库欣综合征是一种糖皮质激素分泌水平过高的内分泌疾病，患者存在血液高凝状态[103]。皮质醇等糖皮质激素可升高血浆 VWF 水平，进一步促进库欣综合征患者处于易栓状态[104, 105]。VWF 启动子的多态性可在转录水平上影响糖皮质激素介导的 VWF 表达增加[95, 106, 107]。位于核苷酸-3267、-2708、-2659 和-2525 的 SNPs 构成了两种单倍型，GCAG 为单倍型 1，CTGA 为单倍型 2，其中单倍型 1 与较高的血浆 VWF 水平相关[95, 106, 107]。

VWF 启动子中多态 GT 重复序列的不同长度也会影响糖皮质激素诱导的 VWF 表达水平，短 GT 重复序列（n=15-19）与长 GT 重复序列（n=20-24）相比，导致 VWF 增高的风险更高[95, 108]。VWF 启动子多态性发挥调节作用的确切分子机制尚未明确。

甲状腺功能亢进症是另一种与血液高凝状态相关的内分泌疾病[109]。甲状腺激素可调节血浆中的凝血因子（包括 VWF）的转录水平[110-112]。这种转录效应通过配体依赖的模块化转录因子——核甲状腺激素受体介导。与配体（激素）结合后，核甲状腺激素受体取代共抑制因子并与共激活因子结合，通过其 DNA 结合域与靶基因启动子中的甲状腺激素反应元件相互作用，诱导基因表达[113-117]。同样地，甲状腺功能减退与获得性 VWD 相关[118]。与 VWF 相关的甲状腺激素反应元件的位置和详细结构仍需进一步探索。

九、VWF 作为急性期反应蛋白的功能特性

内皮细胞在应对促炎信号方面发挥着重要作用。这些信号会改变内皮细胞的转录谱[81-83]。VWF 是一

种公认的急性期反应蛋白[84]，在炎症状态下，VWF水平升高而其裂解酶ADAMTS13的水平则相应降低[85]。这种 VWF/ADAMTS13 轴的后天失衡促使了血栓性炎症环境的形成[86]。

由细胞因子（如 TNF-α）介导的不同促炎信号会通过不同机制导致血浆 VWF 水平升高[87]。例如，TNF-α 和 IL-8 可刺激活化内皮细胞的韦氏小体（Weibel-Palade bodies，WPB）分泌具有促栓特性的超高分子量 VWF 多聚体；而 IL-6 则抑制 ADAMTS13 对超大分子量多聚体的裂解[87]。

有趣的是，TNF-α 等炎症介质会抑制 VWF 的转录和翻译[88-90]。迄今为止，还没有强有力的证据表明促炎信号分子会直接增强 VWF 的转录表达。然而，位于核苷酸-1793 的 VWF 启动子中的单核苷酸多态性（single nucleotide polymorphism，SNP）显示出等位基因与 NF-κB 特异性结合[44]，而 NF-κB 是炎症中基因表达的主要调节因子[91]。该 SNPs 与较低的血浆 VWF 水平相关，这一结果表明 NF-κB 在 VWF 表达中具有负调控作用。

十、结论

在过去的 40 余年里，人们对 VWF 表达调控的各个方面进行了广泛研究，并取得了重大进展。VWF 基因在不同内皮细胞中的转录调控存在显著差异，这导致了它在血管中表达的异质性。在血管腔内，内皮细胞会受到各种外部刺激，从而激活一系列的细胞内调控通路信号。细胞外信号与细胞内调控途径之间的相互作用决定了细胞特异性的转录特征和功能。

新的高通量技术可以在现有知识的基础上帮助学术界进一步了解 VWF 表达的调控因素及调控途径。此外，在三维染色质背景下，研究 VWF 基因的线性 DNA 序列之外的转录调控，将揭示新的调控机制。这些研究将有助于理解内皮细胞 VWF 基因表达的调控机制，并可能为提高 VWF 血浆水平异常的疾病的临床管理提供答案。

第五章　ADAMTS13 对 VWF 的调节

Yaoxian Xu　*Anastasis Petri*　*James T.B.Crawley*

文　晴　孙　婷　张　磊　译　　杨林花　杨仁池　校

一、引言

蛋白酶对凝血系统的正常调节功能至关重要。这些蛋白酶包括凝血级联反应中的丝氨酸蛋白酶（如因子Ⅶa、Ⅻa、Ⅺa、Ⅸa、Ⅹa 和凝血酶），以及纤溶系统中的丝氨酸蛋白酶（如尿激酶、组织型纤溶酶原激活剂和纤溶酶）[1]。这些丝氨酸蛋白酶最初以无活性的静息酶原形式存在，只有在受到特定刺激后才会被激活。这种静息与活性的转换对于在空间和时间上调控其凝血功能都至关重要。在这两个酶系统中，蛋白酶的功能受到多种机制的调控。静息酶原转化为活性蛋白酶通常依赖蛋白水解激活，以解除保持酶原静息状态的结构限制（通常涉及激活肽的裂解）。一旦被激活，对蛋白酶功能的进一步控制体现在这些蛋白酶对辅因子的依赖，这些辅因子不仅能将蛋白酶活性特异性地定位，还能增强蛋白酶的功能。许多止血蛋白酶能够裂解多种底物/肽键，产生不同的细胞和生化效应，因此需要严格控制蛋白酶的功能。此外，多种抑制途径为这些蛋白酶系统提供额外且必要的控制。这些途径可以直接使蛋白酶失活（如组织因子途径抑制物、抗凝血酶、纤溶酶原激活物抑制剂-1、α2-抗纤溶酶），或者降低其辅因子的功能（如蛋白 C 途径）。这些蛋白酶活性的激活与调控与其他多种细胞外生理过程（如补体级联反应、细胞外基质/软骨转换等）共享同一套蛋白水解体系。因此，理解蛋白酶的静息状态、激活和抑制的分子基础对于这些蛋白酶系统的生理学至关重要，同时也有助于了解与其相关的病理情况，以及其作为治疗靶点或治疗药物的相关应用。

从表面上看，VWF-ADAMTS13 轴的调节机制似乎与凝血和（或）纤溶蛋白酶不同，因为 ADAMTS13 并不需要进行蛋白酶激活，不需要除底物 VWF 以外的辅助因子在空间和时间上调节其功能，此外，ADAMTS13 似乎对广泛存在于血浆中的抑制物具有抵抗力。本章从结构和生化的角度讨论 ADAMTS13 的作用机制并以此为模型探讨 ADAMTS13 静息与活化的动态可逆性调控机制，讨论这些机制如何在赋予这种蛋白酶特异性的同时也赋予其对抑制性酶的抵抗力，讨论 ADAMTS13 减少在动脉血栓形成和血栓性血小板减少性紫癜（TTP）的病理生理学中的作用以及 ADAMTS13 过度蛋白水解如何导致某些类型的 VWD。

二、VWF 的结构、合成和功能

VWF 仅在内皮细胞和巨核细胞中合成[2, 3]。尚未成熟的 VWF 单体（约 310ku）含有一个信号肽和一个可被弗林蛋白酶裂解的前肽，这是成熟 VWF 蛋白的前体，成熟的 VWF 蛋白含有多种特定的配体结合位点（图 5.1a~c）[4]。成熟的 VWF 组织结构域由 D'/D3 结构域组成并与血浆中的 FⅧ结合（图 5.1c），随后 VWF 的 A 结构域（A1-A2-A3）呈现同源结构域折叠。其中，A1 结构域结合血小板捕获所需的血小板 GPⅠbα，A2 结构域包含 ADAMTS13 的裂解位点（图 5.1c）[5]，A2 结构域缺乏 A1 和 A3 跨域的二硫键故不能稳定/锁定该域的折叠结构。A2 结构域的羧基末端含有一种不寻常的邻二硫键，形成一个“塞子”，并与一个 Ca^{2+} 结合位点一起，有助于维持域的构象（图 5.1d）[6]。

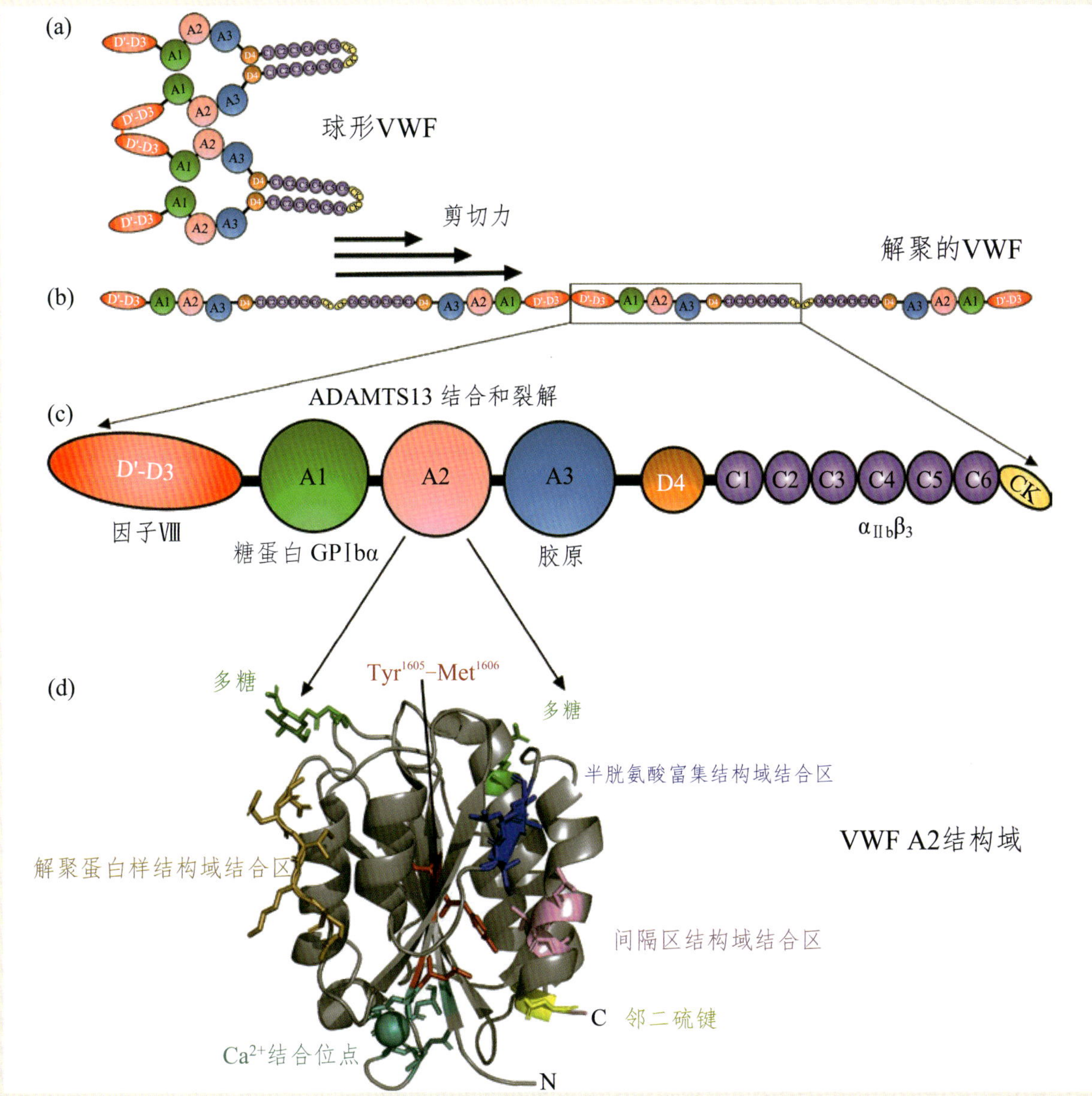

图 5.1 VWF 结构图

（a）多聚体 VWF（如图所示为 VWF 四聚体）的球形构象示意图，表示和标记了不同的 VWF 结构域。在这种形式下，A1 结构域的血小板结合位点被隐藏，A3 结构域暴露，A2 结构域折叠成抗 ADAMTS13 的构象。（b）VWF 在剪切力升高时展开的示意图。VWF 在剪切力升高时导致 A 结构域解耦，暴露出 A1 结构域的 GPⅠbα 结合位点，形成丝状构象。（c）成熟 VWF 单体的分子域结构。主要配体结合位点的位置标注如下（FⅧ-D'D3，GPⅠbα-A1，胶原蛋白-A3 和 $\alpha_{IIb}\beta_3$-C4）。A2 中 ADAMTS13 结合和裂解位点的位置如上所示。（d）VWF A2 结构域的三维图。N-连接糖链、邻二硫键、Ca^{2+} 配位基团和 Ca^{2+}（球形）如图所示。标记了隐藏在折叠结构域中心的 Tyr^{1605}-Met^{1606} ADAMTS13 裂解位点。这些区域中，被 ADAMTS13 解聚蛋白样结构域、半胱氨酸富集结构域和展开构象中的间隔区结构域识别的位置被突出显示。

当遇到较高的剪切力时，这个“塞子”会自动脱落，导致 A2 结构域展开，从而暴露出 ADAMTS13 的裂解位点[7]。A3 结构域与胶原蛋白结合，使特定的血浆 VWF 被招募到受损的血管壁上。D4 结构域和紧随 A3 结构域的 6 个 C 域的功能尚未明确，但它们在内皮细胞的 WPB 中对 VWF 的包装至关重要，并影响球形 VWF 构象的稳定性[8]。C4 结构域包含一个精氨酸-甘氨酸-天冬氨酸（Arg-Gly-Asp）序列，可与活化的血小板整合素 $\alpha_{IIb}\beta_3$ 结合。C-末端的半胱氨酸交联（cysteine knot，CK）域对于 VWF 单体的共价二聚体化至关重要。二聚体化发生在内质网中，通过 CK 域内的半胱氨酸基团之间的跨分子二硫键配对实现[9，10]。这些二聚体在高尔基体中的多聚体化过程由前肽（D1 和 D2 域）催化，前肽作为蛋白质二硫键异构酶，在 VWF 二聚体的 N-末端之间形成二硫键[11，12]。

在 VWF 的合成过程中，每个成熟单体都会发生广泛的糖基化，形成 12 个 N-连接的聚糖侧链和 10 个 O-连接的聚糖侧链。糖基化对于蛋白质的分泌至关重要，已经确定了 4 个重要的 N-连接位点（Asn^{99}、Asn^{857}、Asn^{2400} 和 Asn^{2790}），对其合成和分泌特别重要[13，14]。小部分 N-连接的聚糖携带 ABO（H）血型结构[15]。这些不仅会影响血浆 VWF 水平，还会影响 ADAMTS13 对 VWF 的蛋白水解作用（如罕见的孟买血型患者的VWF蛋白水解增加）[16]。在这方面，最重要的N-连接的聚糖附着在A2域的Asn^{1574}上（图5.1d），它直接影响了 VWF A2 域的稳定性并使其容易被蛋白酶降解[13]。O-连接的聚糖簇集在 VWF A1 域的两侧，可能在“加固”相邻域之间的铰链中发挥作用[17]。

糖基化之后，弗林蛋白酶去除 VWF 前肽，然后成熟多聚体 VWF 和被裂解的前肽通过内皮细胞的 WPB 或血小板的 α-颗粒进行转运[18]。VWF 以超大形式储存在这些细胞器中，可达约 200 个多聚体。这些超大 VWF 多聚体可以从内皮细胞释放到血液中，也可以在受到各种生理刺激（如刺激内皮细胞或血小板）后根据需求释放。

VWF 从内皮细胞分泌时，WPB 与质膜融合，形成孔道，VWF 通过该孔道释放。WPB 中的内容物并不会立即全部释放到血浆中，而是进行有序协调的分泌，当 VWF 多聚体离开 WPB 时将在细胞表面被解聚[20]。由于是在 ADAMTS13 的作用下以蛋白水解的方式被释放，细胞表面的 VWF 链半衰期很短[21]。一旦释放到循环中，VWF 分子由于不再受到多聚体之间的束缚，导致所承受的剪切力降低，使得 VWF 能够通过中央 A2 结构域的折叠形成可以抵抗 ADAMTS13 的球形构象。VWF 的 A1-A2-A3 结构域对于其功能至关重要。在球形状态下，A3 域内的胶原结合位点始终暴露在表面，为新暴露的胶原提供最初的接触点。而 VWF 的 A1 结构域中的 GPⅠbα 结合位点大部分时间是隐藏的，这可以防止血小板与球形 VWF 发生自发或不必要的结合。含有 ADAMTS13 裂解位点（Tyr^{1605}–Met^{1606}）的 VWF 的 A2 结构域是折叠的，从而使得 ADAMTS13 的裂解位点以及能够被 ADAMTS13 识别的 VWF 的 A2 结构域外的位点被隐藏起来（图 5.1c）。

VWF 在血小板黏附和止血过程中扮演着重要的角色[22]，VWF 的功能高度依赖于其多聚体的大小[23]。较大的 VWF 多聚体具有更多的配体结合位点，因此具有更强的止血能力，并且对剪切力的反应更为敏感[22]。在血液循环中，VWF 的球形构象[24]隐藏了其与 GPⅠbα 的结合位点，从而避免了多余的血小板与其结合。在止血过程中，血管损伤和单层内皮细胞下富含胶原的基质暴露使得处于功能静息状态的 VWF 发生改变。球形 VWF 通过其 A3 域识别新暴露的胶原蛋白，从而导致其被特异性地招募到受损的血管壁。流动的血液对固定的 VWF 施加的局部剪切力，导致其发生独特的结构转变，使 VWF 的球形构象展开形成一种"活跃"的伸展构象。这种构象转变暴露出隐藏在 A1 域中的血小板结合位点，从而捕获循环中的血小板[24]。这有助于初级血小板血栓的形成。这种剪切力依赖性的去折叠过程能够激活 VWF，使其成为功能性止血蛋白，这也是 ADAMTS13 通过蛋白水解作用调控 VWF 功能的主要途径[25]。

三、ADAMTS13 的结构

1. ADAMTS 蛋白酶家族

ADAMTS 家族由 19 个成员组成，它们具有相同的 N–末端结构域，由前结构域、金属蛋白酶（metalloprotease，MP）结构域、解聚蛋白样（disintegrin–like，Dis）结构域、血小板反应蛋白（thrombospondin，TSP）1 重复序列、半胱氨酸富集（cysteine–rich，Cys–rich）结构域和间隔区结构域组成[26]。不同的 ADAMTS 家族成员以及具有不同功能的 ADAMTS 蛋白酶其 C–末端辅助结构域不同。ADAMTS13 含有 7 个额外的 TSP 重复序列和 2 个 C–末端 CUB 结构域（图 5.2a，b）。ADAMTS 家族蛋白酶都是分泌型蛋白酶，主要在细胞外发挥功能。ADAMTS 蛋白酶家族的主要底物尚未完全阐明，目前已知的是它们常分解大型多结构域糖蛋白。尽管从进化的角度来看，ADAMTS13 是 ADAMTS 家族中差异最大的成员，但其在结构、功能、生理和（或）病理方面最具特征性。

2. 前结构域

ADAMTS13 的 N–末端前结构域长度仅为 45 个氨基酸，明显短于 ADAMTS 家族的其他成员（约 200 个氨基酸）。其他 ADAMTS 家族成员的前结构域序列具有同源性，提示它们在结构和功能上具有保守性[26]。在一些家族成员中，半胱氨酸开关样结构域调节新形成的蛋白酶的功能，此结构域通过直接与活性位点的 Zn^{2+} 相互作用，赋予蛋白酶静息状态并抑制酶的活性。当前结构域被弗林蛋白酶（或类似弗林蛋白酶的蛋白酶）在细胞内或细胞表面通过一个或多个经典的弗林蛋白酶裂解位点（R–X–K/R–R）进行蛋白水解后，这种抑制作用就会消失。因此，前结构域能够在分泌前防止细胞内蛋白质发生脱靶性或非预期的蛋白水解。有观点认为，前结构域与活性位点之间的相互作用可以为相邻的 MP 结构域的正确/高效折叠提供伴侣功能。与其他 ADAMTS 家族成员不同，ADAMTS13 的前结构域并不是 MP 结构域有效折叠所必需的，也不会使蛋白酶处于静息状态 [27]。尽管 ADAMTS 家族的其他成员也是由弗林蛋白酶在分泌前进行蛋白酶水解，但 ADAMTS13 的前结构域缺乏抑制功能，这提示可能存在另一种机制来调控 ADAMTS13 的静息，以防止其在细胞内过早的出现活性。目前，ADAMTS13 前结构域的生化作用仍不清楚。

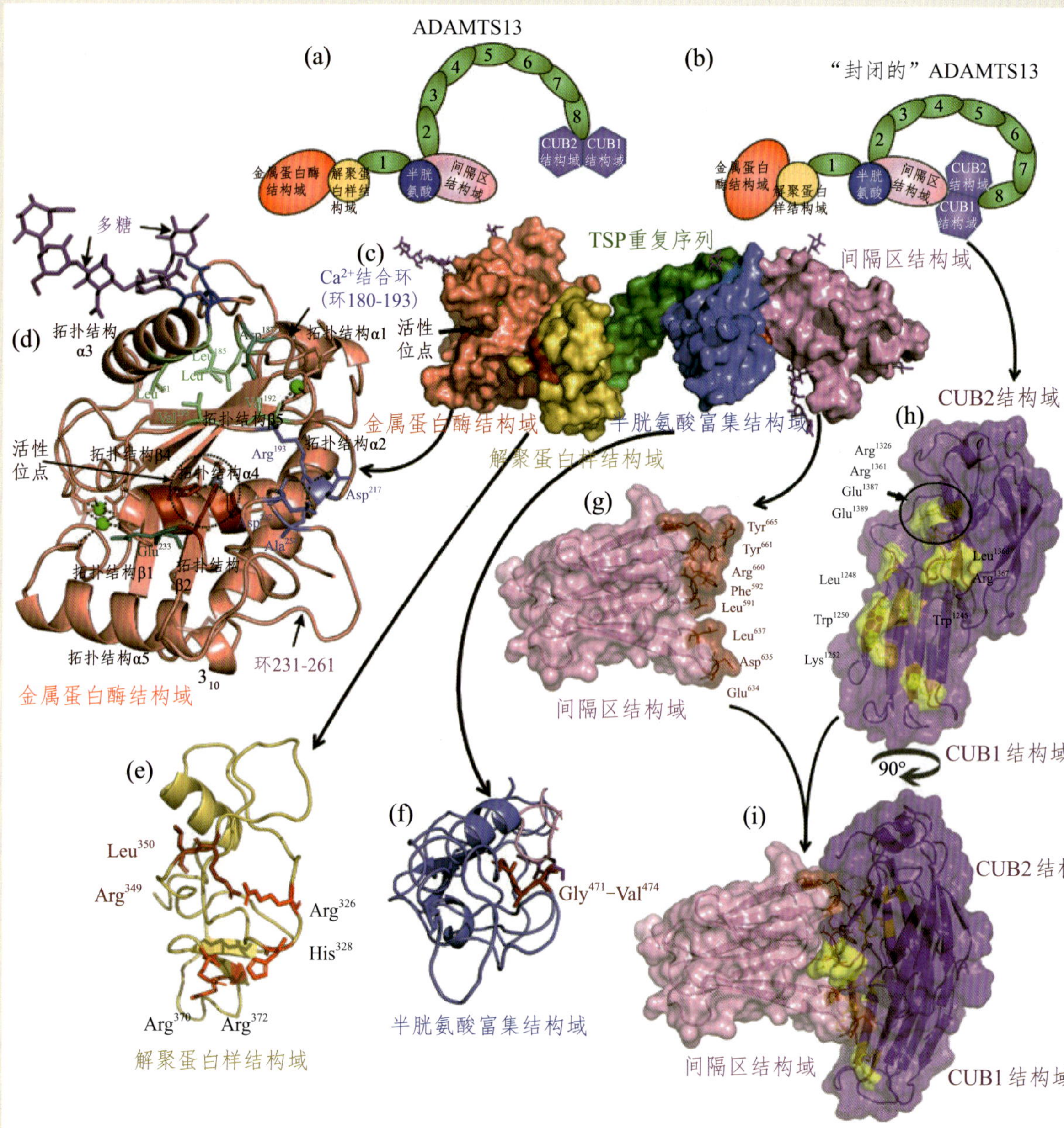

图 5.2　ADAMTS13 结构示意图

(a)“开放构象”状态下的 ADAMTS13 结构域示意图。从 N-末端开始分别是金属蛋白酶（MP）结构域、解聚蛋白样（Dis）结构域、TSP 重复序列（1-8）、半胱氨酸富集（Cys-rich）结构域、间隔区结构域和 CUB 结构域。（b）整体静息“封闭”状态下的 ADAMTS13 构象示意图。中央间隔区结构域与

C-末端的 CUB1 和 CUB2 结构域之间的非共价相互作用使“封闭”构象得以稳定。(c) ADAMTS13 N-末端从金属蛋白酶(MP)结构域到间隔区结构域的结构示意图。示意图中按照图 a 的命名对各个结构域进行了标注，并对 N-末端连接的聚糖(以杆状表示)、MP 结构域的活性位点以及解聚蛋白样(Dis)结构域和半胱氨酸富集(Cys-rich)结构域中与 VWF A2 结构域相互作用的外部位点进行了突出显示。(d) ADAMTS13 MP 结构域的晶体结构以及拓扑结构 β1-α1-α2-β2-α3-β3-β4-β5-α4-α5 示意图。箭头指示了 Ca^{2+} 结合环 180-193、231-263，Zn^{2+} 结合活性位点(圆圈处)，金属结合位点以及 2 个 N-末端连接聚糖。表面基团 Leu^{147}、Leu^{151}、Leu^{185}、Val^{192} 和 Val^{195} 在活性位点上方形成了亲脂区域，这可能有助于 S1“口袋型结构”的形成。Asp^{187} 和 Glu^{233} 是 ADAMTS13 特有的表面带电基团。在活性位点的右侧，Arg^{193}、Asp^{217}、Asp^{252}(“门卫三元组”)以及 Ala^{254} 之间通过离子相互作用连接了 Ca^{2+} 结合环 180-193 和 231-261，并稳定了 MP 结构域的局部静息构象。(e) ADAMTS13 Dis 结构域的晶体结构示意图。示意图中展示了参与构成 Cys-rich 结构域外部位点并且能够识别未折叠 VWF A2 结构域中 Asp^{1614} 的 Gly^{471} 和 Val^{474} (编者按：英文原著为 Arg^{474}) 基团，并对有助于底物结合的带电基团 Arg^{326}、His^{328}、Arg^{370} 和 Arg^{372} 进行了突出显示。(f) ADAMTS13 Cys-rich 结构域的晶体结构示意图。示意图中展示了参与构成 Dis 结构域外部位点并且能够识别未折叠 VWF A2 结构域中 Ile^{1649}-Ile^{1651} 的 Leu^{350} 和 Arg^{349} 基团。(g) ADAMTS13 间隔区结构域的晶体结构示意图。构成 CUB1 和 CUB2 结构域结合位点的 Leu^{591}、Phe^{592}、Glu^{634}、Asp^{635}、Leu^{637}、Arg^{658}、Arg^{660}、Tyr^{661} 和 Tyr^{665} 基团用暗红色进行了突出显示。(h) ADAMTS13 CUB1 和 CUB2 结构域的晶体结构示意图。示意图中对能够识别中央间隔区结构域的基团进行了突出显示，包括 CUB1 结构域中的 Leu^{1248}、Trp^{1245}、Trp^{1250}、Lys^{1252} 和 Arg^{1272} 基团和 CUB2 结构域中的 Arg^{1326}、Arg^{1361}、Glu^{1387} 和 Glu^{1389} 基团。(i) ADAMTS13 间隔区结构域与 CUB1 和 CUB2 结构域之间的复合体结构示意图。间隔区结构域与图 g 中的展示方向一致，而 CUB 结构域较图 h 中的展示方向旋转了约 90°。

3. 金属蛋白酶(MP)结构域

ADAMTS13 的 MP 结构域由 5 个 α 螺旋、5 个平行的 β-链和几个连接环组成(图 5.2c、d)[28]。该结构域上附着有两个 N-糖链，分别位于 Asn^{142} 和 Asn^{146} 上，对蛋白质折叠和 ADAMTS13 的表达起着重要作用。MP 结构域含有一个 Met-转角(Met^{249})结构，对于形成 reprolysin 样活性位点的基团(HEXXHXXGXXH)非常重要，该活性位点含有 His^{224}-His^{234}，包含 3 个与位于催化位点 Glu^{225} 附近的 Zn^{2+} 配位的 His 基团(图 5.2d)。位于活性位点 Zn^{2+} 附近的一组疏水基团(Leu^{147}、Leu^{151}、Leu^{185}、Val^{192} 和 Val^{195})形成 S1 位点，用于容纳未折叠 VWF A2 结构域中的 Tyr^{1605} 侧链(图 5.2d)。与其他 MP 结构域类似，位于活性位点到 S1 子位点另一侧的 S1'“口袋结构”包含一个由 Asp^{252}-Pro^{256} 基团形成的“环”状结构(图 5.2d)，该“环”状结构能够容纳 VWF 中 P1' 基团(Met^{1606})的侧链[28, 29]。MP 结构域与 3 个 Ca^{2+} 结合，其中两个 Ca^{2+} 经由 Glu^{83}、Asp^{166}、Asp^{173} 和 Asp^{284} 侧链结合在位于活性位点背面的低亲和力双 Ca^{2+} 结合位点上[28, 30]；第三个 Ca^{2+} 具有较高的亲和力，与带负电荷的 Asp^{182} 和 Glu^{212} 侧链以及 Leu^{183}、Arg^{190} 和 Val^{192} 基团的羰

基主链结合[28，30]（在 Ca^{2+} 结合环 180-193 中）（图 5.2d）。这个 Ca^{2+} 与一个环状结构结合在一起，形成活性位点间隙结构的一侧，这可能对于活性中心的折叠非常重要。在大多数其他 ADAMTS 家族成员中，这个环通过一个在 ADAMTS13 中缺失的二硫键进一步稳定，这表明 ADAMTS13 可能比其他家族成员中的环更灵活。该环的运动受到环内 Arg^{193} 与位于活性位点间隙另一侧的 Asp^{217} 和 Asp^{252} 之间的离子相互作用的调控（图 5.2d）[28]。从人类到斑马鱼，这三个带电基团在 ADAMTS13 中都高度保守，提示这些离子相互作用可能具有重要的功能。这些“门卫三元组”基团之间的相互作用可以关闭活性位点的间隙，从而封闭 S1' 口袋。这可以从根本上使 MP 结构域稳定在静息构象，使活性位点无法与底物结合。这种由“门卫三元组”介导的静息调控机制也许可以解释为什么 ADAMTS13 不需要通过前结构域介导静息过程。

4. 去整合素样（Dis）结构域

ADAMTS13 的 Dis 结构域由三个不规则环状结构、两个反平行的 β 链结构和一个 α 螺旋结构组成（图 5.2e）[28，31]。它与 MP 结构域共享一个延伸的界面，并在底物识别和酶功能中发挥着重要作用。Dis 结构域表面的外部位点 Arg^{349} 和 Leu^{350} 位于 MP 结构域活性位点间隙的末端[28，32]。此外，位于 Dis 结构域表面的一组带正电荷的基团（Arg^{326}、His^{328}、Arg^{370} 和 Arg^{372}）可能进一步参与底物结合（图 5.2e）。位于 Dis 结构域中的 Arg^{349} 距离活性位点的 Zn^{2+} 约 26Å。VWF A2 结构域内与 Dis 结构域内 Arg^{349} 结合的 Asp^{1614} 基团与 VWF 中 Tyr^{1605}-Met^{1606} 剪切位点之间的距离也是约 26Å[32]。

5. 血小板反应蛋白（TSP）1 重复序列

第一个 TSP 重复序列（TSP1）位于 Dis 和 Cys-rich 结构域之间，它不与 VWF 相互作用，因此就这方面而言，它并不直接影响 ADAMTS13 的功能，TSP1 可能有助于使邻近的 Cys-rich 和 Dis 结构域的外部位点正确定位。典型的 TSP 重复序列通常由两段反平行的 β-链组成。有趣的是，TSP1 的构象在两种已发表的 ADAMTS13 N-末端结构域（MDTCS 和 DTCS）中存在差异[28，31]，这表明该结构域可能采用不同的构象来协助不同结构域之间进行相互作用，并影响 Dis 和 Cys-rich 结构域的间距。另外 7 个 TSP 重复序列（TSP2-8）和中央间隔区结构域以及 C-末端的 CUB 结构域共同构成一个灵活的尾部结构。可能是由于其自身的灵活性，尚未能破译 TSP2-8 的原子结构。在 TSP2-8 中，TSP2 的 Asn^{707} 位点和 TSP4 的 Asn^{828} 位点分别含有两个 N-末端连接的聚糖。在 ADAMTS13 中，在 TSP2 和 TSP3、TSP4 和 TSP5、TSP8 和 CUB1 之间似乎存在 3 个短肽连接区，可能增加了 TSP2-8 尾部的灵活性。

6. 半胱氨酸富集（Cys-rich）结构域

ADAMTS13 蛋白的半胱氨酸富集结构域位于 TSP1 之后，包含 10 个半胱氨酸，形成 5 个二硫键以稳定其结构[28，31]。该结构域与 Dis 结构域在一定程度上具有相似的折叠结构：一个 α 螺旋、一对反平行的 β-链和四个不规则的环（图 5.2f）。但是，Cys-rich 结构域比 Dis 结构域更长，并且环的排布和大小不同。与 Dis 结构域不同，Cys-rich 结构域在 Asn^{552} 位点上有一个 N-连接的聚糖。Cys-rich 结构域的外部位点通过邻近间隔区结构域的环上的疏水口袋（Gly^{471}-Val^{474}）与未折叠的 VWF A2 结构域的疏水簇（Ile^{1642}-Ile^{1651}）相互作用[33]。这种相互作用与 Dis 结构域和 VWF 之间的电荷-电荷相互作用不同。晶体结构中，Cys-rich 结构域的一些表面环状结构分辨率很低，这表明这些结构在性质上比较灵活[28，31]。

7. 间隔区结构域

ADAMTS13 的间隔区结构域有 9 条反平行的 β-链，这些 β-链形成了两条线性排列的 β-片层，其中一条 β-片层由 5 条 β-链构成，另一条由 4 条 β-链构成（图 5.2g）[28, 31]。两个 β-片层之间的间隙被疏水基团的侧链填充，而大多数带电基团面向溶剂界面。在该结构域中，一个含有两个短螺旋（Arg^{660}-Asp^{672}）的长环形结构中包含重要的功能基团，包括 Arg^{659}、Arg^{660}、Tyr^{661} 和 Tyr^{665}。这些基团最初被认为是 VWF 结合位点的一部分，可以识别 VWF A2 结构域的 Glu^{1660}-Arg^{1668} 基团。但是，最近的研究表明，由于这些氨基酸与 C-末端的 CUB1-2 结构域相互作用，使其通常被隐藏或无法用于底物结合，这些结构域从而折叠形成 ADAMTS13 的“封闭”构象（图 5.2b）[34-37]。因此，间隔区结构域的外部结合位点尚未完全确定。在间隔区结构域后部的非底物结合面上，有 3 个 N-连接的糖基化位点（Asn^{552}、Asn^{579} 和 Asn^{667}）。

8. CUB 结构域

在 ADAMTS13 的 C-末端含有两个串联的 CUB 结构域。通常情况下，CUB 结构域是卷曲折叠的[34, 38]。在 ADAMTS13 中，这些结构域由两个 β-片层组成，每个 β-片层包含 4 条反平行的 β-链（图 5.2h）。与其他的串联 CUB 结构域不同，ADAMTS13 蛋白的串联 CUB1-2 结构域不包含 Ca^{2+} 结合位点[34, 38]。CUB1 和 CUB2 结构域之间的连接区较短，导致两个结构域之间存在广泛的跨域间隙。每个 CUB 结构域表面的同源环上都有一个 N-连接的糖基化位点（分别为 Asn^{1235} 和 Asn^{1354}）。CUB1 结构域含有 5 个半胱氨酸——形成两个二硫化物对和一个暴露在表面的游离半胱氨酸（Cys^{1275}）。以前认为 Cys^{1275} 的功能很重要，但由于其在物种之间的保守性差，这一观点似乎不太可能成立[39]。CUB2 结构域含有两个半胱氨酸基团，形成一个二硫键。

串联的 CUB1 和 CUB2 结构域在同一面上有两簇基团，对于它们与间隔区结构域的相互作用非常重要[34]。这些基团包括 CUB1 中的 Leu^{1248}、Trp^{1245}、Trp^{1250}、Lys^{1252} 和 Arg^{1272}，它们与间隔区结构域中的 Thr^{633}、Glu^{634}、Asp^{635} 和 Leu^{637} 相互作用，CUB2 中的 Arg^{1326}、Arg^{1361}、Glu^{1387} 和 Glu^{1389} 与间隔区结构域中的 Arg^{658}、Arg^{660}、Tyr^{661} 和 Tyr^{665} 相互作用（图 5.2i）[34]。

四、ADAMTS13 构象/静息

ADAMTS13 对 VWF 具有极高的蛋白水解特异性，目前尚不清楚其是否可以裂解任何其他蛋白质靶点。这种高度特异性在蛋白酶中较为罕见，因为蛋白酶通常在底物特异性方面相对较差。ADAMTS13 的这种特异性是由两种不同的静息状态赋予的，这两种静息状态独立地控制 ADAMTS13 的活性，直到其遇到未折叠的 VWF。

1. 整体静息

间隔区结构域和 CUB 结构域之间的相互作用导致 ADAMTS13 以一种“封闭”或整体静息的形式存在于循环中[34-36, 40, 41]。这导致 C-末端结构域向后折叠并与中央间隔区结构域相互作用（图 5.2g~i）。虽然“封闭”构象的 ADAMTS13 仍然可以裂解 VWF，但其蛋白酶活性较低，这是由于间隔区结构域-CUB 结构域的结合导致 MP 结构域受到大范围的限制[40]。最初，人们认为 ADAMTS13“封闭”构象的功能降低是由于与 CUB 结构域的相互作用，掩盖了间隔区结构域的外部位点。但事实并非如此。破坏间隔区结构域-CUB 结构域的相互作用使得 ADAMTS13 打开形成一种更加伸展的构象 [40]，使得 MP 结构域的蛋白水解活性增强 2~10 倍（而不是影响 ADAMTS13 与底物结合以发挥功能），这可能是由于更加伸展的构象解除了 MP 结构域的结构限制 [40]。从生理学角度来说，VWF D4 结构域与 ADAMTS13 C-末端尾部的相互作用可以导致间隔区结构域-CUB 结构域的相互作用中断 [37]。从病理生理学角度来看，这也可能是由 TTP 患者体内某些抗 ADAMTS13 的自身抗体引起的。之所以命名为“整体”静息机制，就是为了强调其中所涉及的大范围的构象变化。需要注意的是，虽然打破“整体”静息能够调节 ADAMTS13 的功能，但这并不是一个“开关”式的调节。在这一点上，解除“整体”静息可能与能够增强酶活性的蛋白酶辅因子的作用更加类似。

2. 局部静息

ADAMTS13 N-末端（MDTCS）结构域的晶体结构揭示了其活性位点内以前未知的结构元素。与氢键结合的“门卫三元组”基团（Arg^{193}、Asp^{217} 和 Asp^{252}）能够封闭活性位点的间隙，从而进一步稳定活性位点附近的 Ca^{2+} 结合环（图 5.2d）[28, 32]。这些离子间的相互作用使循环中的 ADAMTS13 活性位点处于“静息”状态。在这种静息构象中，底物不可能被结合或被活性中心蛋白水解。因此，这种构象可以防止 ADAMTS13 在循环中非特异性地水解血浆蛋白。ADAMTS13 的血浆半衰期非常长，酶活性为 3~7 天 [42]，因此 ADAMTS13 必须能够抵抗血浆中广泛存在的蛋白酶抑制剂的抑制作用。ADAMTS13 对蛋白酶抑制剂的抵抗能力可能是其 MP 结构域的静息构象导致抑制剂无法与其活性位点结合。既然 ADAMTS13 的 MP 结构域常处于一种静息构象，并由“门卫三元组”加以稳定，那么必然存在某种机制可以破坏这种构象，从而使其活性位点能够与底物结合。最近的研究表明，ADAMTS13 中与 MP 结构域邻近的 Dis 结构域与未折叠的 A2 结构域之间的相互作用所引起的变构机制能够解除 MP 结构域的静息状态。Dis 和 MP 结构域共享同一个延伸的跨域界面。Dis 结构域与 VWF（包括 VWF 的 Asp^{1614} 与 ADAMTS13 的 Arg^{349} 之间的相互作用）的相互作用可能会导致结构的改变，解除“门卫三元组”的限制，从而“暴露出”活性位点 [28, 32]。只有当含有 Met^{1606} 的 S1' 口袋结构暴露时，底物才能与活性位点结合。局部静息可能解释了为什么 ADAMTS13 只特异性作用于单一底物（VWF）和单一肽键（Tyr^{1605}-Met^{1606}）。这种变构激活机制像一个“开关”一样调控着 ADAMTS13 的蛋白水解功能。“局部静息”一词反映了 MP 结构域内的局部构象变化对 ADAMTS13 功能的调节作用。

五、ADAMTS13 的功能

VWF 以一种超反应性的多聚体形式合成。虽然通常认为血浆中最大的 VWF 多聚体范围在 20~40 个多聚体之间，但内皮细胞和血小板胞内储存的 VWF 多聚体可能高达 200 个 [43]。因此，需要特定的调节机制来控制 VWF 的大小。ADAMTS13 通过裂解 VWF 中央 A2 结构域内的 Tyr^{1605}-Met^{1606} 肽键来实现这一功能 [5, 44]。但是，只有当 VWF 在高剪切力的作用下去折叠时，裂解位点才能暴露出来，ADAMTS13 才能发挥作用。蛋白水解作用会降低 VWF 多聚体的大小，进而降低了其止血功能。

VWF 的蛋白水解可以在几个不同的位点发生。无论在哪个位点，VWF 能否被蛋白水解都主要取决于其是否在剪切力的诱导下去折叠。因此，VWF 蛋白水解的调节位点是由其折叠的位置决定。VWF 的蛋白水解通常发生于以下三种情况：① VWF 从内皮细胞分泌时；②较大 VWF 多聚体通过微血管的高剪切环境时；③在血管损伤部位时。在前两种情况下，ADAMTS13 对 VWF 的蛋白水解被认为是控制血浆中 VWF 多聚体大小的稳态调控机制。在第三种情况下，ADAMTS13 介导的 VWF 蛋白水解是血凝块和（或）血栓形成的负性调节因素。但是，在每个位置上，蛋白质水解的生化过程在本质上都是相同的，它是一种依赖于多重构象变化和外部位点介导的相互作用的多步骤过程。

在体内 ADAMTS13 以整体和局部静息的构象循环（图 5.3a）。“间隔区-CUB”结构域之间的相互作用使整体静息构象得以稳定，而“门卫三元组”的离子相互作用则稳定了 MP 结构域的局部折叠静息构象。这些相互作用使 ADAMTS13 的静息构象得以稳定，可能是为了满足机体所需的自然平衡状态。例如，血浆中循环的 ADAMTS13 更倾向于以整体静息的形式存在，因为这对于防止血浆蛋白的非特异性降解以及抵抗抑制因素非常重要。

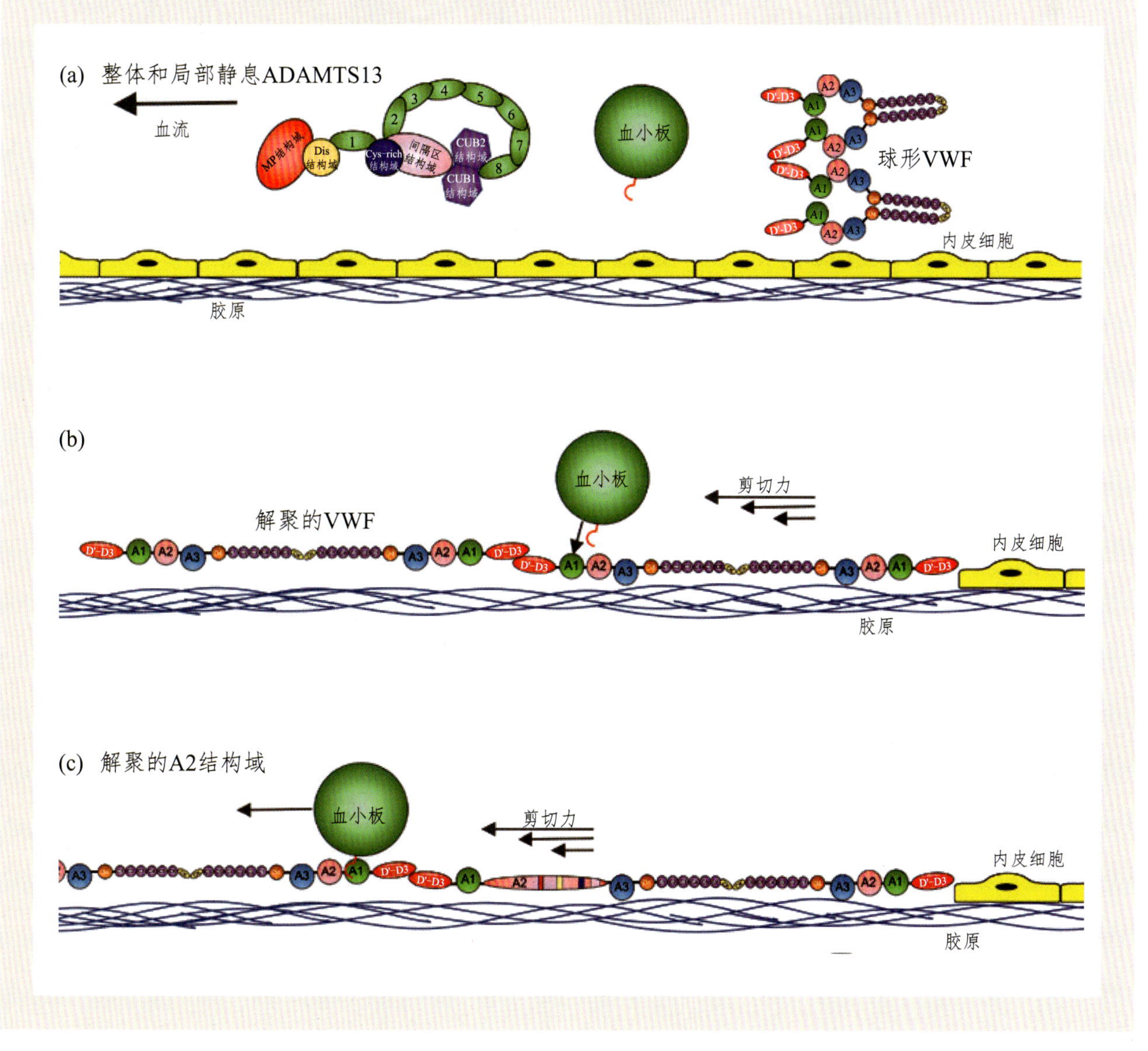

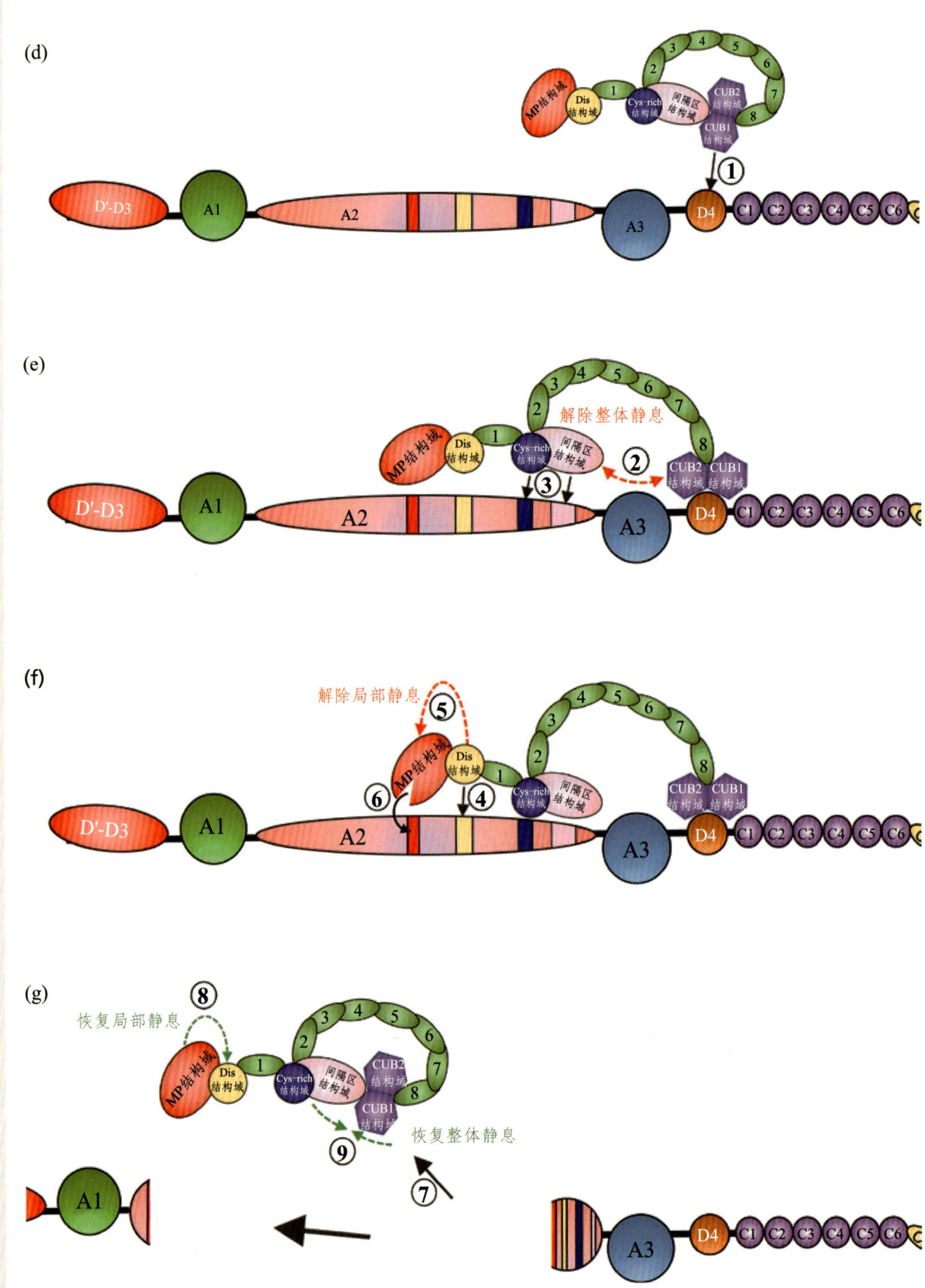

图 5.3　ADAMTS13 的功能

（a）在正常情况下，VWF 多聚体以球形构象在血浆中循环，其中 A1 结构域被隐藏，因此不会与血小板相互作用。ADAMTS13 以“封闭”的、整体和局部静息构象循环。整体静息形式通过 C–末端 CUB 结构域与中央间隔区结构域的相互作用而得以稳定。MP 结构域的局部静息构象由“门卫三元组”基团稳定，这些基团使活性位点区域被 Ca^{2+} 结合环封闭。防止 ADAMTS13 分解非靶向底物并赋予其抵抗血浆抑制物的能力。（b）血管损伤后，内皮细胞（endothelial cell，EC）受损，暴露出内皮下胶原。球形 VWF 通过其 A3 结构域与该表面结合，并在流动血液施加的剪切力作用下展开成长条形构象，暴露出的 A1 结构域，通过血小板表面的 GPⅠbα 受体捕获血小板。（c）血小板与 VWF 的结合进一步增强了剪切力，这可能导致 VWF 的中央 A2 结构域从折叠构象变为延长的多肽样构象。暴露出 ADAMTS13 的结合位点和裂解位点（相互作用的结构域用不同的颜色进行显示），使其容易被 ADAMTS13 蛋白水解。（d）ADAMTS13 通过多种相互作用识别未折叠的 VWF。CUB 结构域与 VWF D4 结构域结合 [1]。（e）这导致它们与间隔区结构域分离，并打破了整体静息状态 [2]。这略微改变了 MP 结构域的构象。然后，ADAMTS13 通过间隔区结构域和半胱氨酸富集（Cys–rich）结构域的相互作用识别去折叠的 VWF A2 结构域 [3]，从而使酶和底物靠近。（f）一旦酶和底物结合，去整合素样（Dis）结构域的外部位点与 VWF 的 Asp^{1614}–Asp^{1622} 基团结合 [4]。这种相互作用诱导 MP 结构域发生构象变化 [5]。导致“门卫三元组”的构象改变，并通过暴露 S1' 口袋解除了局部静息状态。一旦通过构象变化而激活，MP 结构域就会水解可裂解的肽键 [6]。（g）蛋白水解之后，N–末端的 VWF 片段解离。由于裂解后的 A2 结构域的 N–末端和 C–末端部分不再暴露于剪切力下，它们可能部分折叠，这有利于 ADAMTS13 从裂解产物中解离 [7]。在解离过程中，MP 结构域的构象变化被逆转，使酶恢复局部静息构象 [8]；而 CUB 结构域的解离则允许它们重新与间隔区结构域结合，使酶恢复至整体静息状态 [9]。

如前所述，VWF 在血液循环中以折叠的球形构象存在，这使其保持功能静息状态。虽然循环中较大的 VWF 多聚体在通过血管系统的高剪切区域时更倾向于部分或暂时解聚，但血浆中的正常大小范围内的大多数 VWF 仍更加倾向于保持球形构象。施加于 VWF 多聚体上的剪切力的增加可导致 VWF 解聚。这种剪切力的增加通常发生在 VWF 以某种形式被锚定时，或者是其通过 A3 结构域与胶原结合并从内皮细胞中分泌时。VWF 被锚定所致的剪切力升高可能首先导致 A1–A2–A3 三联结构域单元“解耦”，也可能改变 C–末端 D4–CK 结构域的折叠方式。在需要止血的情况下，上述过程能够暴露 A1 结构域内的血小板 GPⅠbα 结合位点，从而实现血小板黏附（图 5.3b）。在血液流动状态下，血小板与 VWF 的结合会进一步增加作用在 VWF 分子上的剪切力，从而增加 A2 结构域去折叠的可能性（图 5.3c）。同样，FⅧ与 VWF 的结合也会增强其在剪切力作用下的解聚倾向 [45]。A2 结构域通过在该结构域内部形成广泛的疏水相互作用，进而稳定其结构并形成了该结构域的中央 β–片层 [7, 46]。Ca^{2+} 结合位点和相邻的二硫键结合在一起，进一步稳定了 A2 结构域的折叠构象（图 5.1d）。但是，VWF 分子上所受的剪切力会牵扯相邻的二硫键，一旦二硫键被去除，疏水性就会丧失，水能够进入该区域，β–片层结构也会被破坏剥脱。这种剪切力诱导下的“剥脱”过程将 VWF A2 结构域从一个具有明确结构的结构域，转变为类似线性多肽的结构。A2

结构域向这种延展性结构的生物物理转换不仅可以暴露出 Tyr^{1605}–Met^{1606} 之间的可剪切区域，还暴露出了可以被 ADAMTS13 特异性识别的外部结合位点（Asp^{1614}–Arg^{1668}）（图 5.3c）。

ADAMTS13 对 VWF 的特异性识别通常被认为是通过一系列“阶梯式”事件实现的，尽管这些事件的发生顺序不一定完全按照所描述的顺序进行。在血浆中循环的 ADAMTS13 处于封闭的、整体和局部静息状态，通过几个外部位点的作用特异性地识别解聚的 VWF。ADAMTS13 的 C-末端尾部与 VWF D4-CK（可能是与 CUB1-2 结构域相互作用的 D4 结构域）的 C-末端部分具有中等亲和力（图 5.3d）[37，41]。这种相互作用可能会破坏 ADAMTS13 中间隔区-CUB 结构域之间的相互作用，从而解除了整体静息对 MP 结构域的限制，使酶活性提高 2~10 倍（图 5.3e）。

决定 ADAMTS13 与解聚的 VWF 之间高亲和力相互作用的两个关键的外部位点涉及半胱氨酸富集（Cys-rich）结构域和间隔区结构域中的位点[33，47，48]。半胱氨酸富集结构域的相互作用在本质上是疏水性的，涉及位于临近半胱氨酸富集结构域和间隔区结构域交界处的由 Gly^{471}–Val^{474} 组成的疏水性口袋结构[33]。这个疏水性口袋主要与解聚的 VWF A2 结构域中的 Ile^{1649}–Ile^{1651} 相互作用。间隔区结构域的外部位点，目前尚未完全确定，可能部分参与了 ADAMTS13 与解聚的 VWF A2 结构域 C-末端 Leu^{1664}–Leu^{1666} 之间的疏水性相互作用[28]。总之，半胱氨酸富集结构域和间隔区结构域是 ADAMTS13 与解聚的 A2 结构域之间亲和力的主要来源（图 5.3e）。鉴于 VWF D4 结构域与 ADAMTS13 CUB 结构域之间相互作用的亲和力相对较低[37]，生物化学的数据支持以下观点，即半胱氨酸富集结构域和间隔区结构域的相互作用发生在 D4-CUB 结构域结合之前，并在整体静息状态被打破之前就已发生。

虽然 ADAMTS13 通过 CUB 结构域、间隔区结构域以及半胱氨酸富集结构域的外部位点相互作用与 VWF 结合，但 ADAMTS13 中的 MP 结构域仍然有助于维持其局部静息构象，以避免 VWF 被蛋白水解。在这种构象下，剪切键无法进入 ADAMTS13 的活性位点区域。这强调了 Dis 结构域外部位点相互作用的重要性。ADAMTS13 Dis 结构域中的 Arg^{349}、Leu^{350}，可能还有 Arg^{326}、His^{328}、Arg^{370} 和 Arg^{372} 与 VWF 中从 Asp^{1614} 到 Asp^{1622} 的基团通过离子相互作用进行相互作用[28，32]。生化数据支持以下观点，即离子外部位点的相互作用可以导致相邻的 MP 结构域发生构象变化，并部分通过诱导“门卫三元组”基团的解离来暴露活性位点。这一过程将 MP 结构域转换为活性构象，进而允许 VWF 的 Leu^{1603}–Met^{1606} 基团进入，并沿着活性位点区域的左侧分布（图 5.3f）。Met^{1606} 的 R 基团位于新暴露的 S1' 口袋结构中，Tyr^{1605} 的 R 基团与 S1 子位点相互作用，而 Leu^{1603} 的 R 基团则通过 S3 口袋结构与 MP 结构域特异性进行相互作用[29，49]。这些相互作用使剪切键特异性地定位在活性位点 Zn^{2+} 或催化性的 Glu^{225} 上，进而共同水解 Tyr^{1605}–Met^{1606} 肽键。这使 VWF 的 N-末端部分（以及通过 N-末端与多聚体结合的血小板）得以释放（图 5.3g）。VWF 被蛋白水解的易感性可能受到其在正在形成的血栓中位置的影响。例如，通过 A3 结构域相互作用直接与胶原结合的 VWF 多聚体可能对蛋白水解作用具有抵抗力。一旦与胶原完全结合，VWF 分子所承受的剪切力就会大幅降低。相比之下，在胶原表面上方与血小板相互连接的 VWF 多聚体可能更容易受到蛋白水解的影响。因此，ADAMTS13 可能更特异性地影响血栓的发展，而不是其初始形成。

鉴于 ADAMTS13 与 VWF 之间的所有相互作用位点（除了 Tyr^{1605} 和 Leu^{1603}）都位于 C-末端裂解片段中，可以合理地预测 ADAMTS13 将继续与裂解的 VWF 结合，而裂解产物会作为一种竞争性抑制物来抑制蛋白质水解作用。但是，事实并非如此。因此，一定存在某种机制，使 ADAMTS13 能够高效解离，使其能够被循环利用。需要注意的是，到目前为止所有已知的 ADAMTS13-VWF 相互作用都是在持续的剪切力作用下发生的，这种剪切力能维持 VWF A2 结构域的伸展、多肽样构象。但是，一旦 Tyr^{1605}-Met^{1606} 键被水解，A2 结构域的 C-末端就不再暴露于持续的剪切力下。因此，如果没有剪切力作用于 C-末端裂解片段，A2 结构域的这一区域可能具有折叠的能力，这反过来可能有利于 ADAMTS13 从 VWF 裂解产物中被释放（图 5.3g）[28]。ADAMTS13 与 VWF 解离后，反过来会逆转 VWF 结合所引起的构象变化，使 ADAMTS13 恢复到整体和局部静息的构象。ADAMTS13 仅通过其外部位点介导的对 VWF 的识别就能实现激活构象的转换，绕过了在凝血和纤维蛋白溶解系统常用的蛋白酶介导的激活步骤。在这种作用模式下，VWF 既是酶的辅因子也是酶的底物。此外，ADAMTS13 能够实现再循环并恢复到静息构象，这意味着不需要抑制剂介导的失活机制在时间和空间上调节 ADAMTS13 的功能。

六、VWF-ADAMTS13 轴的生理和病理生理

VWF-ADAMTS13 轴相关功能障碍的临床表现说明了 ADAMTS13 调节 VWF 多聚体的临床重要性。ADAMTS13 缺乏导致其对 VWF 的蛋白水解功能丧失，与 TTP 有关[50, 51]。相反，ADAMTS13 介导的 VWF 过度水解则是某些类型 VWD 的标志性特征[52]。

显然，ADAMTS13 在调控血浆 VWF 多聚体的大小和其功能稳态中发挥着重要作用。虽然 VWF 多聚体的大小是 VWF 功能的重要决定因素，VWF 浓度也会影响血浆中血小板的黏附力。ADAMTS13 蛋白水解不会影响血浆中 VWF 的水平。在普通人群中，VWF 的血浆浓度差异显著，通常与 ABO 血型有关（虽然并非完全如此）[53, 54]。血浆中 VWF 的水平能够独立地影响出血和血栓形成的风险。随着 VWF 水平的升高，心肌梗死的风险逐渐增加。例如，与 VWF 血浆浓度位于最低四分之一区间的人群相比，VWF 血浆浓度位于最高四分之一区间的人群患心肌梗死的风险约增加了 4 倍[56]。同样，与 VWF 血浆浓度位于最低四分之一区间的人群相比，VWF 血浆浓度位于最高四分之一区间的人群患缺血性脑卒中的相对风险增加了约 6.5 倍[56]。这些数据反映了 VWF 浓度在动脉血栓形成中的重要性，同时也表明 VWF 与缺血性脑卒中的病因关系更为密切。

在心肌梗死和缺血性脑卒中的病例对照研究中，也对血浆 ADAMTS13 浓度进行了探讨[56]。有趣的是，在血浆 ADAMTS13 浓度的正常范围内，ADAMTS13 浓度对心肌梗死的风险的影响很小或几乎没有影响（根据年龄、事件年份或指数年、居住地、高胆固醇血症、高血压、糖尿病和吸烟进行校正后）[56]。只有 ADAMTS13 浓度位于最低四分之一区间的个体，与 ADAMTS13 浓度位于最高四分之一区间的个体相比，心肌梗死的风险增加了 1.4 倍[56]。Meta 分析表明，ADAMTS13 浓度位于最低五分之一区间时，这种相对风险进一步增加[57]。这些发现表明，只有当 ADAMTS13 水平低于正常范围时，才会开始对心肌梗死风险产生明显的不利影响。

鉴于与心肌梗死相比，血浆 VWF 浓度与缺血性卒中的发生率有更强的正相关性，血浆 ADAMTS13 水平与缺血性卒中的负相关性更强也就可以理解了。与血浆 ADAMTS13 浓度处于最高四分之一区间的人

群相比，血浆 ADAMTS13 浓度位于最低四分之一区间的人群患缺血性卒中的风险增加了约 3 倍[56]。这些结果进一步证实了以下观点：与心肌梗死相比，VWF-ADAMTS13 轴在缺血性卒中的病理生理学中更重要。高 VWF 和低 ADAMTS13 的联合作用，进一步增加了心肌梗死和缺血性卒中的风险[56]。

鉴于 VWF 解聚是其多聚体大小在蛋白水解过程中减低的主要决定因素，在 VWF 解聚增加的情况下，ADAMTS13 会对 VWF 的功能产生负面影响。这可能发生在某些类型的 VWD 中。通常在 2A 型 VWD 中最为常见，其特征是 A2 结构域内编码氨基酸的基因突变导致氨基酸替换，使该结构域的折叠结构变得不稳定[58]。这些氨基酸替换增加了 VWF A2 结构域去折叠的倾向，导致 VWF 多聚体在较低的剪切力下即可去折叠。这会破坏 ADAMTS13 对血浆 VWF 多聚体大小的稳态调节，导致循环中高分子量 VWF 多聚体（即具有最强止血功能的多聚体）的数量特异性减少，这些多聚体会被处理成更小的形式。失去这些高分子量多聚体会降低血浆 VWF 池对血小板的黏附潜能，从而导致出血倾向。一般而言，2A 型 VWD 的出血倾向与基因突变所致的氨基酸替换密切相关。这些替换引起的多聚体不稳定性导致大量的高分子量多聚体的缺乏。在 2B 型 VWD 中，虽然也发生了类似的情况，但其机制不同。2B 型 VWD 突变主要集中在 VWF A1 结构域附近[59]。这些氨基酸置换最终促进了球形 VWF 中 A1 结构域的暴露，赋予了球形 VWF 与循环中血小板结合的能力。但是，当 VWF 与血小板结合时，施加在 VWF 多聚体上的力会显著增加，这会导致 VWF 的 A2 结构域展开，继而被 ADAMTS13 识别并水解。2B 型 VWD 所引起的出血主要是由于高分子量多聚体的蛋白水解（尽管这种水解并非特异性）。

VWF 解聚增加的第三种情况见于一些主动脉瓣狭窄的患者，也见于左心室辅助装置（left ventricular assist device，LVAD）失效和（或）不匹配的患者[60，61]。在这两种情况下，血液流经狭窄的主动脉或 LVAD 时所受的剪切力会大幅增加。由于全部血液都要流经狭窄的主动脉或 LVAD，血浆 VWF 池会短暂暴露在这些力作用下。在通过高剪切力环境时，VWF 会解聚，这有助于将血浆 VWF 转化为较小的多聚体形式。

ADAMTS13 缺陷也可以扰乱 VWF-ADAMTS13 轴的正常功能，这是 TTP 的标志性特征[50]。ADAMTS13 缺陷可以是遗传性或后天获得的。在 TTP 中，通常将 ADAMTS13 活性低于 10% 定为严重缺乏的标准。对于遗传性 TTP，必须两个 ADAMTS13 等位基因都受到影响。在遗传性 TTP 中，目前已知的大多数突变会引起氨基酸替换，进而影响 ADAMTS13 的折叠和分泌，也有一些突变会降低其蛋白水解活性。大多数 TTP 病例是由于产生了能够识别 ADAMTS13 的自身抗体。免疫介导的 TTP（immune-mediated TTP，iTTP）的主要致病机制是抗体依赖性的 ADAMTS13 清除[62]。自身抗体也可能抑制 ADAMTS13 的蛋白水解活性，但这可能是 iTTP 的次要致病机制。

无论 ADAMTS13 缺陷的临床表现如何，TTP 的基本发病机制都与血浆中 VWF 多聚体大小的稳态调节失衡有关，这种情况下，ADAMTS13 对 VWF 所有位点的作用都受到了损害。因此，当 VWF 以超大多聚体形式从内皮细胞分泌时，它不能被蛋白水解成具有血小板黏附功能的更小形式。较大的 VWF 多聚体在通过微血管时易于一过性解聚，但由于 ADAMTS13 缺陷，这些多聚体不能再被加工。因此通常能够导致这些多聚体转化为更小形式的解聚现象，使得 VWF 现在能够与血小板相互作用。TTP 通常与弥散性微血管血栓形成有关，这种血栓主要由 VWF 和血小板的聚集物构成。这些聚集物阻塞了微血管，并引起了

TTP 的五种典型症状：发热、溶血性贫血、血小板减少、肾功能障碍和神经功能障碍[63]。如果不进行治疗，TTP 的死亡率非常高。血浆置换通常需每日进行，持续数日或数周，可以为患者提供新的 ADAMTS13 来源，还可能有助于减少循环中的抗 ADAMTS13 自身抗体。通常来说，血浆置换足以治疗遗传性 TTP。重组 ADAMTS13 使遗传性 TTP 的治疗大大简化，在 iTTP 患者中联合血浆置换也可能为患者带来临床获益。

七、结论

ADAMTS13 是一种高度特异的血浆金属蛋白酶，可通过蛋白水解作用调控 VWF 的功能。这种特异性的分子基础表现为在蛋白水解进行之前，VWF 和 ADAMTS13 必须经历大量的构象变化。ADAMTS13 通过涉及多个外部位点的相互作用的“分子拉链”机制识别去折叠的 VWF。这些相互作用不仅有助于 VWF 的特异性识别，还通过变构作用使 ADAMTS13 从静息状态转变为有酶活性的激活状态。VWF 和 ADAMTS13 之间的复杂的相互作用对于 VWF 功能的稳态调节至关重要。蛋白水解不足可能导致血栓性疾病，严重者可促发 TTP。而 VWF 过度裂解与某些类型的 VWD 的出血倾向直接相关。

第六章　VWF 清除的评估

Orla Rawley　Laura L.Swystun　Jamie M.O'Sullivan

王端阳　杨林花　译　　张　磊　赵永强　校

一、引言

在正常人群中，血浆血管性血友病因子抗原（VWF:Ag）水平存在显著差异（0.5~2.0U/mL）[1]。VWF 数量的减少或功能缺陷会导致 VWD，这是最常见的遗传性出血性疾病，全球人口发病率约 1%[2]。血浆 VWF:Ag 水平过高会显著增加静脉血栓的风险[3, 4]，因此，了解血浆中 VWF 水平的调节机制（包括 VWF 合成、分泌和循环清除）具有重要临床意义。

血浆中 VWF 与凝血因子Ⅷ（FⅧ）以 50∶1 的摩尔比形成复合体。血浆中约 95% 的 FⅧ以与 VWF 结合的形式循环，大多数 VWF-FⅧ复合体可通过肝脏巨噬细胞或肝和脾窦内皮细胞表达的内吞清除受体来清除。因此，VWF-FⅧ复合体清除途径的差异以及 VWF 多肽序列、聚糖含量和三级结构可能通过不同的清除机制，导致个体间血浆 VWF 水平存在差异。

1985 年，De La Fuente 和同事报道了一部分 VWD 患者在使用去氨加压素后 VWF 半衰期显著降低[5]，同时首次强调了 VWF 循环生存期降低是 VWD 的一种致病机制。从那时起，多项研究证实 VWF 清除加速是 1 型和 2 型 VWD 患者的重要致病机制，迄今为止已描述了 30 多种独特的 VWF 清除变异[6]。此外，VWF 的 SNV 也被证明直接影响 VWF 清除，导致健康人群中 VWF 血浆水平的升高[7]。

然而，支持生理和病理生理学清除的生物学机制尚不完全清楚。全基因组关联分析（Genome-wide association studies，GWAS）已经确定了 VWF 清除受体的基因变异，这些变异会引起正常人群中 VWF:Ag 水平的差异[8]。令人感兴趣的是，关联性研究表明，多达 40% 的 1 型 VWD 患者与 12 号染色体上的 VWF 基因位点无关[9]。因此，VWF 清除途径的不同可能在 VWD 患者和健康个体中 VWF:Ag 水平的差异中发挥作用。

VWF 糖基化谱的差异已被证明可以显著影响人体 VWF 清除[10]。在生物合成过程中，VWF 经历复杂的翻译后修饰，包括重要的 N-连接和 O-连接糖基化。内皮细胞来源的 VWF 的 N-连接和 O-连接聚糖链均表达共价连接的 ABO（H）血型决定簇[11, 12]。值得注意的是，与非 O 型血人群相比，O 型血人群 VWF:Ag 水平低 20%~30%[13]。有趣的是，Gallinaro 等的研究表明，O 型血人群的 VWF 半衰期明显短于非 O 型血人群，这表明 ABO 血型对血浆 VWF 水平的影响可能通过不同的 VWF 清除机制来调节。此外，有研究报道 O 型血人群的 VWF 清除加速，其替代标志物为 VWFpp 与 VWF:Ag 比值（VWFpp/VWF:Ag）

升高 [14]。ABO（H）决定簇（仅为单一末端糖残基的不同）影响 VWF 清除的机制尚不清楚，但凝集素清除受体亲和力的改变可能在其中发挥着作用。

此外，编码糖基转移酶的基因变异也被证明会影响人体血浆 VWF 水平。例如，ST3GAL4 基因中的几个内含子 SNV，负责在 N-连接和 O-连接聚糖中添加末端唾液酸，与健康人群中血浆 VWF 水平和 FⅧ 活性相关 [15]，然而，其生物学机制仍有待确定。小鼠 ST3GAL4 基因失活使 VWF 清除率显著增强，进而降低血浆 VWF 水平。综上，这些发现表明 ST3GAL4 基因中的 SNV 可能通过体内凝集素受体调节 VWF 的唾液酸化，从而调节 VWF 在体内的循环清除。

迄今为止，在巨噬细胞和内皮细胞亚群上已经发现了许多公认的 VWF 清除受体（图 6.1）[16]。本文综述了 VWF 清除的分子基础及其在 VWD 发病中的作用。

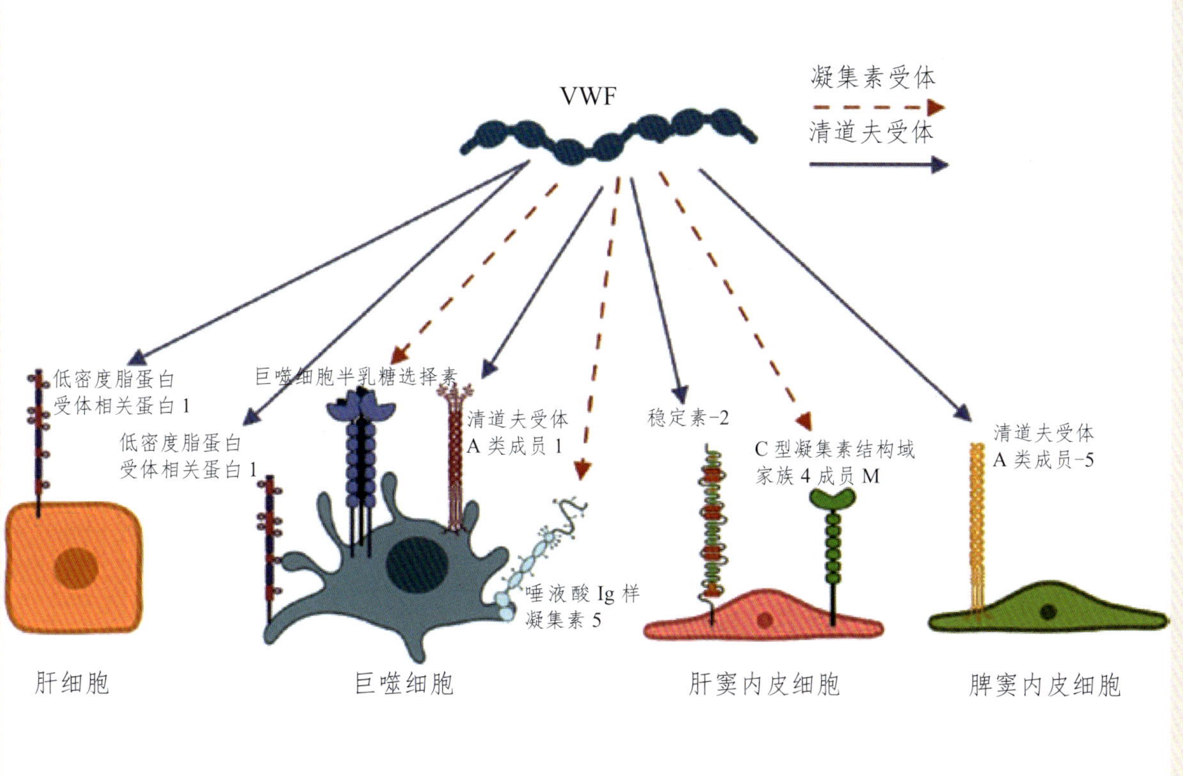

图 6.1 巨噬细胞、肝细胞和内皮细胞 VWF 清道夫受体和凝集素清除受体的表达总结（图片使用 BioRender.com 绘制）

二、巨噬细胞介导的 VWF 清除

肝和脾巨噬细胞已被确定为 VWF 清除的重要细胞介质 [17, 18]。研究表明，使用氯膦酸盐脂质体或氯化钆清除 Kupffer 细胞可以显著延长 VWF-/-小鼠的 VWF 半衰期 [17, 19, 20]。此外，免疫组化分析显示，VWF 可特异性与肝脏中的 $CD68^+$ 或 F4/80 Kupffer 细胞和脾脏红髓中的 F4/80 巨噬细胞共定位 [17, 21]。

VWF 也被证实可以与原代人巨噬细胞和分化的 THP1 巨噬细胞结合，并在体外进行内吞作用[10，17]。在动物模型的研究中已经确定了一些 VWF 巨噬细胞清除受体（图 6.1）。

尽管参与介导这些受体相互作用的具体 VWF 残基尚不清楚，但越来越多的证据表明，特定的 VWF 结构域可能在其中发挥重要作用。例如，先前的研究表明，单体 A1A2A3-VWF 片段通过巨噬细胞依赖性机制被清除，其清除速率与全长 VWF 多聚体相当[10，22]。与此相一致的是，体外结合研究表明，分离的 VWF A1 结构域片段可以直接与巨噬细胞结合[23]。这些数据表明，VWF 的 A 结构域内的清除受体识别位点调节巨噬细胞介导的 VWF 清除，尽管 VWF 的其他结构域也可能有助于生理和（或）病理的 VWF 清除。

1. 低密度脂蛋白受体相关蛋白 1（low-density lipoprotein receptor-related protein 1，LRP1）

早期研究表明，在 VWF 缺失的情况下，LRP1 是 FⅧ的关键清除受体[24，25]。在体内，LRP1 介导了放射性标记的 FⅧ的结合和内化。为了支持这一观点，与野生型对照动物相比，肝脏或巨噬细胞 LRP1 特异性敲除的小鼠由于 FⅧ清除率降低显示出 FⅧ水平升高[20，26]。这些结果令人惊讶，因为据报道 VWF 会抑制 FⅧ与 LRP1 的结合。这导致了以下假设：LRP1 也可能充当 VWF 的清除受体，从而影响 VWF-FⅧ复合体的清除。事实上，LRP1 是第一个被描述为介导体内清除的 VWF 清道夫受体。虽然 LRP1 基因位点尚未被 GWAS 鉴定为 VWF 血浆水平的调节因子[8，27，28]，但 Morange 等之前的基因分析显示，血浆 FⅧ和 VWF 水平与 LRP1 基因 rs34577247 变异相关（表 6.1）[29]。LRP1 是一种广泛表达的清道夫受体，在脂蛋白代谢、蛋白酶降解和细胞内信号传导等多种生物过程中发挥着多种作用[33]。Rastegarlari 等的研究发现，与 macLRP+ 小鼠相比，巨噬细胞-LRP1（macLRP1-）缺陷小鼠的血浆 VWF:Ag 水平升高[20]。此外，人 VWF 在 macLRP1-小鼠体内清除速度显著降低。

表 6.1　正常人群与“低 VWF”或 1 型 VWD 患者 VWF-FⅧ清除受体变异及血浆 VWF:Ag 或 FⅧ:C 之间的相关性总结

基因	变异	研究人群	观察结果
LRP1	rs34577247 p.(D2080N)	100 个正常法国家庭（$n=424$）[29]	FⅧ:C 减少约 12% VWF:Ag 减少约 16%
CLEC4M	rs868875	>23 000 名正常法国人[8]	VWF:Ag 减少 4%
		364 例荷兰 1型/低VWF 患者[30]	VWF:Ag 减少 4.3%
	VNTR	318 例加拿大 1型/低VWF 患者[31]	VNTR 6 关联者 VWF:RCo 增加
		106 例瑞典 1型/低VWF 患者[32]	VWD 相关等位基因 VNTR 57 和 67
	rs2277998 p.(D224Asn)	>46 000 名正常多种族个体[27]	VWF:Ag 增加 2.2%
		106 例瑞典 1型/低VWF 患者[32]	1 型 VWD 相关 SNV
STAB2	rs141041254 p.(E2377K)	约 25 000 名正常多种族个体[28]	FⅧ:C 增加 26.8% VWF:Ag 增加 33.7%

续表

基因	变异	研究人群	观察结果
	rs12229292	>23 000 名正常欧洲个体[8]	FⅧ:C 增加 3.1%
		187例加拿大或美国1型/低VWF患者[21]	VWF:Ag 增加 3.8%
	rs4891022	>23 000 名正常欧洲个体[8]	VWF:Ag 增加 3.6%
		187例加拿大或美国1型/低VWF患者[21]	VWF:Ag 增加 2.8%
		>46 000 名正常多种族个体[27]	VWF:Ag 增加 3.5% FⅧ:C 增加 2.5%
SCARA5	rs2726953	>23 000 名正常欧洲个体[8]	VWF:Ag 增加 4.5%
	rs9644133	>23 000 名正常欧洲个体[8]	FⅧ:C 增加 4.1%
	rs4276643	>46 000 名正常多种族个体[27]	FⅧ:C 增加 2.3% VWF:Ag 增加 2.9%

LRP1 的配体结合胞外结构域由四个 LDL 受体 A 型重复序列组成，这些重复序列被称为簇（Ⅰ、Ⅱ、Ⅲ和Ⅳ）。体外研究表明，LRP1 簇Ⅱ和簇Ⅳ都可以直接与 VWF 结合[34, 35]。野生型 VWF-LRP1 结合仅在剪切应力或瑞斯托霉素存在的情况下发生，表明暴露隐蔽的 LRP1 结合位点需要 VWF 的展开[20, 34, 36]。但 Wohner 等则证明，特定的 2B 型 VWD 变异（包括 R1306Q 和 V1316M）在没有剪切应力的情况下，显示出与 LRP1 的自发与增强的结合[34]。此外，在巨噬细胞-LRP1 缺陷小鼠中，与这些 2B 型 VWD 变异相关的加速清除被减弱。需要进一步的研究来确定其他 VWD 致病变异（尤其是清除加速的 1C 型 VWD）的病理生理是否可能与 LRP1 结合增强有关。

VWF 糖基化变异也可能会调节其与 LRP1 的相互作用。例如，修剪或去除 VWF 的 N-连接聚糖链会导致巨噬细胞 LRP1 介导的 VWF 清除增强，表明糖结构可能保护 VWF 上的 LRP1 结合位点[10, 37]。最近的研究表明，VWF 可以与其他 LRP 家族成员结合，包括在血管平滑肌细胞上表达的 LRP4。与 VWF-LRP4 的相互作用会诱导血管平滑肌细胞的增殖，这是 VWF 的一种新的生物学作用[38]。

2. 清道夫受体 A 类成员 1（scavenger receptor class A member 1，SR-A1）

有研究观察到，VWF 可以在静态条件下独立于 LRP1 与巨噬细胞结合，这使 SR-A1 被确认为 VWF 的第二个巨噬细胞表达的清除受体[39]。Wohner 等证明，VWF 在体外以剂量依赖的方式与纯化的 SR-Al 结合，并具有相对较高的亲和力。VWF 几个区域在介导与 SR-A1 的结合方面非常重要，因为针对 VWF A1 和 D4 结构域的抗体部分抑制了 VWF-SR-A1 的相互作用。进一步的分析证实了 VWF 和 SR-A1 在小鼠骨髓源性巨噬细胞表面的共定位。

为了确定 SR-A1 体内调节 VWF 清除的生理作用，通过流体动力学基因转染在 macLRP1 缺陷/SR-A1-/- 敲除或野生型对照小鼠肝细胞中诱导人 VWF 表达。有趣的是，与巨噬细胞-LRP1 缺陷小鼠相比，SR-A1-/- 小鼠的 VWFpp/VWF:Ag 显著降低。这些数据表明，SR-A1 在体内 VWF 清除方面可能比 LRP1 发挥更主导的作用。

一些致病性 VWF 变异与 VWF 快速清除和诱发 1C 型 VWD 相关。Vicenza 变异（p.Arg^{1205}His）是典型的 1C 型 VWD 变异，导致血浆中 VWF 摄取速度提高 10 倍[40]。p.Arg^{1205}His 变异致 VWF 清除加速由巨噬细胞介导，系列体外和体内研究表明，巨噬细胞 SR-A1 可能是负责这一过程的内吞受体[19, 39]。p.Arg^{1205}His VWF 和 SR-A1 相互作用已在巨噬细胞表面证实，与转基因 SR-A1+/+ 对照小鼠相比，转基因 p.Arg^{1205}His VWF 的 SR-A1-/- 小鼠的 VWFpp/VWF:Ag 显著降低。

3. 巨噬细胞半乳糖选择素（macrophage galactose lectin，MGL）

MGL 是一种钙依赖（C 型）凝集素受体，在巨噬细胞和树突状细胞上表达。该受体对暴露于循环糖蛋白中的 N-乙酰半乳糖胺（GalNAc）和半乳糖（Gal）残基表现出配体偏好性。先前的研究表明，暴露的 GalNAc 和 Gal 残基的低唾液酸化 VWF，通过在肝细胞上表达的去唾液酸糖蛋白受体（asialoglycoprotein receptor，ASGPR）或 Ashwell-Morell 受体被快速清除[41]。最近的研究表明，ASGPR 独立的清除途径也可能发挥重要作用。在用抗 MGL 抑制抗体治疗后[42]，体内低唾液酸化 VWF 的快速清除能力减弱。Ward 等学者观察到，由于 VWF 清除率降低，与野生型对照组小鼠相比，MGL1-/- 小鼠的血浆 VWF:Ag 水平显著升高。

值得关注的是，位于 A1 结构域两侧的 VWF O-连接聚糖簇及其末端 α2-3- 连接的唾液酸在保护 VWF 免受 MGL 介导的清除方面起着关键作用[43]。对 ASGPR 和 MGL 在低唾液酸化的 VWF 清除中的作用评估显示，与 MGL 相比，ASGPR 在介导 O-唾液酸化缺失后 VWF 清除的增加中没有显著作用，但在 N-连接唾液酸化缺失后调节 VWF 的清除中发挥重要作用。总的来说，这些发现确定了 MGL 是一种新的 VWF 清除受体，它可能与 ASGPR 协同调节 VWF 血浆水平。有趣的是，限制唾液酸的进行性丢失与血浆糖蛋白的衰老有关[44]。在循环中的 VWF 上暴露于亚末端半乳糖，通过 MGL 加速清除 VWF。Deppermann 等学者最近报道，MGL 和 ASGPR 协同介导从循环中去除去唾液酸化的衰老血小板[45]，这一研究支持了上述观点。

此外，van Schooten 等先前报道的 VWD 患者队列中 VWF O-连接唾液酸化水平显著降低[46]。唾液酸化减少与 VWFpp/VWF:Ag 显著增加相关，表明 VWF 清除加速。考虑到 O-连接聚糖上的 α2-3- 连接唾液酸化在保护 VWF 免受 MGL 介导的清除中发挥了特殊的作用，VWD 患者队列中与 O-连接唾液酸化缺失相关的加速清除可能归因于与 MGL 的交互作用增强。因此，通过进一步研究来确定 VWF 糖基化的异常和 MGL 介导的 VWF 加速清除在 VWD 的病理生理学中的作用至关重要，尤其是对于那些没有发现 VWF 编码变异的患者。

4. 唾液酸 Ig 样凝集素-5（sialic acid Ig-like lectin 5，Siglec-5）

Siglec-5 是一种I型凝集素，包含四个细胞外 Ig 样结构域[47]。Siglec-5 在单核细胞、巨噬细胞和中性粒细胞上表达，并显示出对 α2-3 和 α2-6 连接的唾液酸的配体偏好[48]。Pegon 等报道，VWF 在体外以唾液酸依赖的方式结合 Siglec-5，提示 Siglec-5 可能作为 VWF 清除受体发挥作用[49]。在体外，VWF 与 Siglec-5 共定位在原代人巨噬细胞中。然而，由于小鼠 Siglecs 与人类 Siglec-5 的同源性较差，体外实验的说服力有待商榷。尽管如此，通过高压水动力注射使肝脏过表达人 Siglec-5 被证明可导致血浆 VWF:Ag 水平显著降低，表明 Siglec-5 可能在体内作为 VWF 清除受体。Siglec-5 对 VWF 生理清除的作用仍有待进一步确定。

三、内皮细胞对 VWF 清除的作用

在 2010 年基因组流行病学心脏与衰老研究队列（Cohorts for Heart and Aging Research in Genome Epidemiology，CHARGE）GWAS meta 分析发表之前[8]，巨噬细胞被认为是 VWF 清除的主要部位。然而，这项研究在超过 23 000 名有欧洲血统的正常人中发现了与血浆 VWF 和（或）FⅧ水平相关的常见 SNV。除了 VWF 和 ABO 基因位点的变异外，6 个新的基因位点变异，包括在肝脏、脾脏和（或）淋巴管内皮上表达的内吞受体 CLEC4M、STAB2、SCARA5，这些受体与血浆 VWF:Ag 或 FⅧ:C 有关。这些相关性随后在一项涉及另外 46 000 人的多种族研究中得到了验证[27]。互补实验研究进一步证实了窦状内皮细胞和受体 CLEC4M，稳定素-2 和 SCARA5 在调节 VWF-FⅧ清除中的作用，以及 GWAS 识别的变异对 1 型 VWD 或“低 VWF”表型的影响。

窦状内皮细胞在肝脏和脾脏中形成不连续的窦状血管，是体内渗透性最强的细胞类型[50，51]，具有强大的细胞吞噬能力。肝窦内皮细胞具有丰富的窗孔（包含细胞外孔），这些窗孔允许溶质从血管腔内的血液通过窗孔到达肝窦周围空间被肝细胞摄取。在脾脏中，窦状内皮细胞定位于红髓，参与抗原过滤[50，52]。动物实验已经证实了窦状内皮细胞在调节 VWF 清除中的作用[21]。当 VWF 被注入 VWF 基因敲除小鼠后，VWF 被肝和脾的窦状内皮细胞和巨噬细胞内吞。环磷酰胺预处理小鼠，可以选择性地耗尽窦状内皮细胞，从而延长注射 VWF 的半衰期。此外，对人类肝脏和脾脏组织的精细免疫组化分析显示，VWF 与窦状内皮细胞和 Kupffer 细胞的特定标记相关联，表明内皮细胞和巨噬细胞的内吞作用对人类 VWF 清除都具有重要作用。然而，内皮细胞清除受体和 VWF 清除加速变异型或糖型之间的相互作用还有待进一步研究。

1. C 型凝集素结构域家族 4 成员 M（C-type lectin domain family 4 member M，CLEC4M）

CLEC4M（又称 DC-SIGNR，L-SIGN 和 CD299）是一种钙依赖的甘露糖结合受体，主要表达于肝窦内皮细胞和淋巴系统[53-55]。CLEC4M 由细胞外 C 端配体结合的碳水化合物识别结构域、一个促进 CLEC4M 四聚化的多态颈部区域、一个跨膜结构域和包含双亮氨酸基序 N 端胞内结构域组成。CLEC4M 最初被认为是一种模式识别和细胞黏附受体且不具有内吞活性。

然而，体外研究表明，CLEC4M 能够通过含甘露糖的 N-连接聚糖与 VWF、FⅧ和 VWF-FⅧ复合物结合[31，56]，并促进这些配体的内吞作用。外源表达系统证实，CLEC4M 定位于细胞表面的脂筏，当与 VWF 或 FⅧ接触时，通过网格蛋白小窝介导其配体的内化[56]。这些配体从早期内吞泡被运输到晚期内吞泡，并在溶酶体或蛋白酶体中被降解。虽然小鼠肝细胞转基因表达 CLEC4M 可以减少内源性血浆 VWF:Ag[31]，但由于小鼠体内缺乏同源受体，CLEC4M 清除 VWF-FⅧ的体内研究实验受到限制。

CLEC4M 的颈区由数目可变的串联重复序列（variable number of tandem repeats，VNTR）组成，这些

多态性区域包含 3~9 个长度为 23 个氨基酸的重复序列[53-55]。CLEC4M VNTR 变异通过改变碳水化合物识别域的方向和与质膜的距离，以及影响不同颈部长度的 CLEC4M 分子形成稳定的四聚体，从而介导病原体易感性[57]。此外，CLEC4M VNTR 等位基因与 GWAS 鉴定的 rs868875 和 rs2277998 变异存在连锁不平衡，表明 VNTR 变异介导 GWAS 识别影响血浆 VWF:Ag[31，32]。在体外表达的 CLEC4M VNTR 变体表现出不同的 VWF 结合和内化 VWF 的能力。

人类遗传学研究已经评估了 CLEC4M 变异与定量 VWF-FⅧ缺陷之间的关联。通过对 318 例加拿大 1 型 VWD 或“低 VWF”患者和 173 名健康家庭成员进行基于家庭的关联检验（FBAT），研究发现 CLEC4M VNTR6 与 VWF:RCo 升高和无症状 VWD 状态相关[31]。随后在 106 例瑞典患者中，CLEC4M rs2277998 或 VNTR 基因型 5/7 和 6/7 型与“低 VWF”状态的关联得到了证实[32]。在荷兰 Willebrand（WiN）研究的分析中，CLEC4M rs868875 变异与 1 型 VWD 患者较低的 VWF:Ag 和 VWF:Act 相关，但与 2 型 VWD 患者无关[30]。此外，对影响 FⅧ药代动力学的药物基因组因素的鉴定表明，CLEC4M VNTR 和 rs868875 变异与儿童和成人 A 型血友病患者中 FⅧ的清除率相关，这可能是通过调节游离 FⅧ和与 VWF 结合的 FⅧ的清除来实现的[58，59]。

2. 稳定素-2（Stabilin-2）

稳定素-2 是一种 H 类清道夫受体，主要由肝、脾和淋巴结的窦状内皮细胞表达[60]。稳定素-2 最初被识别为透明质酸清除受体，随后被认为在清除磷脂酰丝氨酸阳性红细胞中起重要作用。研究表明，稳定素-2 在体外可与包括肝素在内的糖胺聚糖相互作用[60-63]。稳定素-2 由一系列重复的 EGF 样和束状蛋白-1 结构域组成，其 X 链结构域为 C 型凝集素样，表达为 2 种亚型（190ku 和 350ku）。这两种亚型都是功能性的内吞受体[63，64]。

在 CHARGE 研究之后，稳定素-2 在介导 VWF 清除中的作用被证实[21]。外源表达研究表明，表达稳定素-2 的细胞以 VWF 依赖方式结合并内化人源性 VWF 和 FⅧ。为了支持这一观点，VWF 清除小鼠模型表明，稳定素-2 缺陷小鼠注入人 VWF 后的存活时间延长。有趣的是，尽管人类和小鼠受体的氨基酸同源性显著（约 80%），小鼠稳定素-2 可发挥人类 VWF 清除受体的功能，而不是小鼠 VWF。在小鼠中，STAB2 缺乏与正常内源性血浆 VWF 水平有关，并且观察到注入小鼠 VWF 的半衰期没有改变。

最近，稳定素-2 也被确定为第一个已知的 VWFpp 清除受体。稳定素-2 可以清除与 VWF 物种特异性相反的前肽，但这一机制基础尚不完全清楚[65，66]。除了在介导 VWF 和 VWFpp 清除中发挥作用外，稳定素-2 还作为 VWF-FⅧ复合物的免疫调节受体。STAB2 缺失显著减弱了 FⅧ的 VWF 依赖性免疫反应，降低了抗 FⅧ抑制物的发生率以及 FⅧ抑制物反应的程度[21]。

自从 CHARGE 研究发表以来，其他几项研究已经独立地证实了许多常见的 STAB2 变体与血浆 VWF 水平的关联[21，67]。在加拿大 1 型 VWD 队列中，CHARGE 变异 STAB2 rs4981022 和 rs12229292 与血浆 VWF 水平相关，其差异的程度和方向与 CHARGE 之前观察到的结果一致。这些变异也被证明与儿童 A 型血友病患者中 FⅧ的药代动力学参数相关，并影响 FⅧ的药代动力学谱[58]。除了常见的变异外，在 1 型 VWD 中，罕见的 STAB2 变异的发病率增加也已被报道[68]。其他的相关研究已经确定了罕见的致病性 STAB2 变异，这些变异与血浆 VWF 水平的显著升高相关[28]。例如，STAB2 变体 rs141041254（p.Glu2377Lys）

导致血浆 VWF 水平增加 33%，并改变了表达稳定素-2 的细胞介导 VWF 摄取的能力[21]。外显子组测序进一步将罕见的致病性 STAB2 变异与静脉血栓栓塞（venous thromboembolism，VTE）的风险增加相关联，在深静脉血栓形成的狭窄模型中[69-71]，STAB2 缺陷小鼠比野生型同窝对照组形成更大的静脉血栓。这种关联不可能严格依赖于 VWF，因为考虑到受体的清除功能，其他血浆蛋白或细胞物质清除的改变可能也参与了 VTE 的发病机制。

3. 清道夫受体 A 类成员 5（scavenger receptor class A member 5，SCARA5）

SCARA5（清道夫受体 A 类成员 5）是一种同源三聚体II型跨膜受体。除了 C 端胞内和跨膜结构域外，SCARA5 的胞外部分由间隔区、胶原区和 N 端富含半胱氨酸清道夫受体结构域组成[72]。SCARA5 作为一种模式识别受体，与微生物中保守的小分子基序结合，包括脂多糖、微生物以及铁蛋白和其他聚阴离子大分子[72, 73]。该受体最初是在小鼠中被发现的，其表达仅限于黏膜上皮以及睾丸、骨骼肌、肺、心脏和脾脏中的成纤维细胞亚群[72, 74]。最近，对人类 SCARA5 表达位点的鉴定已经将受体的表达定位到肾足细胞和脾窦内皮细胞中[75]。

固相结合分析和基于互补细胞的结合研究表明，SCARA5 可以结合并内化 VWF。对 SCARA5 缺陷小鼠的体内清除研究表明，SCARA5 缺陷只能微弱改变 VWF 的存在。鉴于小鼠和人类的 SCARA5 具有 88% 的氨基酸同源性，这种弱表型可能与 SCARA5 的不同表达模式有关。

虽然 CHARGE GWAS 研究显示 SCARA5 位点的变异与 VWF 血浆水平相关，但随后的几项研究未能证实正常和 1 型“低 VWF”个体中的这种关联[8, 27, 30]。尽管如此，功能研究表明 VWF 和 SCARA5 之间存在明显的生物学相互作用，这表明虽然 SCARA5 可能作为 VWF 的内吞受体，但对 VWF 血浆水平的调控作用可能是较小的[75]。

迄今为止，对 VTE 的 GWAS 数据进行的 Meta 分析发现，SCARA5 是 VTE 的一个新发病因素。涉及超过 30 000 例 VTE 病例和超过 170 000 例对照的多种族 GWAS 显示，位于 SCARA5 位点上游 48kb 的一个常见的内含子变异（rs12675621）与 VTE 表型相关[76]。独立孟德尔随机化分析扩展了这一观察结果，明确 SCARA5 与心源性卒中存在因果关系[77]。虽然还需要更多的研究来充分阐明 SCARA5 在介导 VTE 中的具体作用，但很可能是 SCARA5 通过改变 VWF 和非 VWF 的血浆蛋白清除率发挥了作用。

四、结论

VWF 的清除涉及一系列复杂的组织特异性、受体介导的内吞途径，这些途径仍不完全清楚。在过去的十年中，包括 GWAS 和连锁分析在内的性状图研究以及假设驱动的研究，极大地加深了对调节血浆中 VWF 清除的生物过程的理解。特别是在确定负责 VWF 摄取的细胞类型和受体方面取得了重大进展。虽然肝和脾巨噬细胞长期以来被确定为 VWF 清除的关键细胞，但最近的研究表明，窦状内皮细胞在这一过程中发挥重要作用。巨噬细胞和窦状内皮细胞都表达多种多样的受体库，能够通过其多肽主干和（或）其聚糖结构结合和内吞 VWF。然而，到目前为止，关于每种细胞和（或）受体类型对 VWF 清除的相对生理或病理作用的认识仍有限。来自动物研究的数据表明，每个被调查的受体的相对作用较小；不过，动物模型并不能完全再现在人类中观察到的 VWF 清除的复杂性。

尽管如此，临床数据证实，VWF 清除加速是一种重要的致病机制，也是 1 型和 2 型 VWD 中常见的现象。相反，功能受体变异可能导致血浆 VWF 水平升高和 VTE 风险的增加。VWF 基因变异或糖型的可变清除可能是正常人群中 VWF:Ag 水平存在差异的基础。需要进一步的研究来确定单个 VWF 清除受体的生物学重要性，并确定单个受体的相对作用在特定的 VWD 患者队列中是否更为重要。

第七章 VWD 分类

Jessica Garcia　*Sandra L.Haberichter*　*Veronica H.Flood*

田　竑　余自强　译　　孙　竞　赵永强　校

一、引言

VWD是最常见的遗传性出血性疾病，该病是由于VWF数量或质量缺陷所致。VWD分类的依据是表型、实验室检查和遗传学改变。本章主要讨论遗传性VWD的分类，获得性VWD在其他章节讨论。

二、VWF 的分类

为了掌握VWF的分类，了解该蛋白质的结构和功能是至关重要的。VWF基因和关键蛋白结构域如图7.1所示。VWF前肽由D1和D2结构域组成，协助蛋白质胞内运输[1]。D' 和D3结构域包含凝血因子Ⅷ（FⅧ）的结合位点[2]。VWF A1结构域负责与血小板糖蛋白Ⅰbα结合，这可以说是VWF最重要的功能之一[3, 4]。A1结构域还包含Ⅳ型和Ⅵ型胶原的结合位点[5, 6]。A2结构域包含ADAMTS13裂解位点[7]。A3结构域包含Ⅰ型和Ⅲ型胶原蛋白的结合位点[8]。RGD结合位点位于VWF单体的C端。

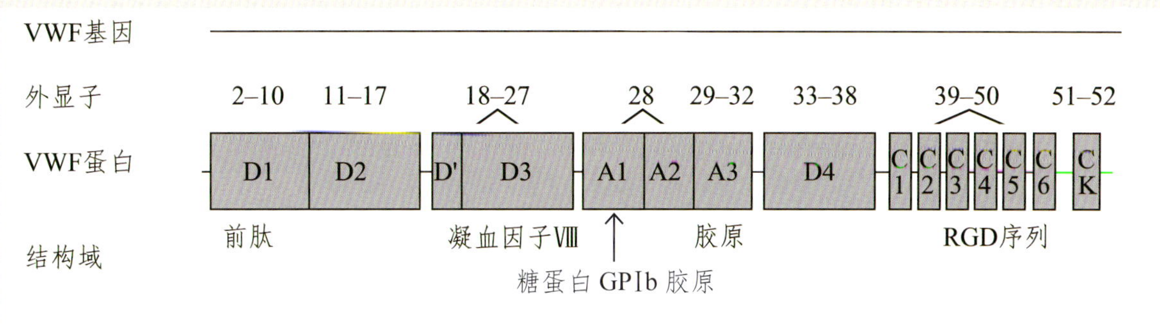

图7.1　VWF蛋白结构及相应结构域

VWF以多聚体蛋白形式存在于循环中。VWF二聚体化在内质网中通过CK结构域之间的连接发生，而VWF多聚体化在高尔基体中发生（通过D3结构域的位点）[9]。高分子量VWF的存在对于止血至关重要[10]。

1. 历史上的分类

鉴于与血友病不同的遗传模式，Erik von Willebrand 于 1926 年首次报道了 VWD[11]。1971 年，Zimmerman 及其同事进一步证明了血友病和 VWD 之间的差异，此外 Holmberg 和 Nilsson 提供了两种疾病涉及不同蛋白质的证据[12, 13]。此后的研究证实了 VWF 蛋白存在特异性缺陷[14-16]。Ruggeri 及其同事主导了 2 型 VWD 亚类的研究[17, 18]。

2. 当前的分类体系

1994 年，国际血栓与止血学会（International society on thrombosis and haemostasis，ISTH）VWF 专委会提出了一种基于定量缺陷和定性缺陷的分类系统[19]。2006 年对其进行了修订（表 7.1），截至目前这仍然是 VWD 分类体系的基础[9]，表 7.1 同时总结了每种类型 VWD 的实验室结果。需要指出的是，该分类系统的主要目的是指导临床诊断，但目前的分类系统中疾病存在着明显的生物学差异，这些差异也会影响治疗。

表 7.1 VWD 类型与实验室检查结果

类型	描述	实验室检测
1 型	VWF 量的不足	VWF:Ag 和 VWF 血小板结合活性下降，VWF 多聚体分布正常，VWF 活性/抗原比值正常
1C 型	1 型 VWD 伴 VWF 清除率增高	VWF:Ag 和 VWF 血小板结合活性下降，VWF 多聚体分布正常，VWF 活性/抗原比值正常，VWFpp/VWF:Ag 比值升高，去氨加压素治疗反应不持久
2 型	VWF 质的缺陷	VWF 活性/VWF:Ag 比值减低
2A 型	VWF 依赖的血小板黏附活性减低，选择性缺乏高分子量 VWF 多聚体	VWF 血小板结合活性减低，VWF:Ag 正常或减低，VWF 活性/抗原比值减低，高分子量多聚体缺失
2B 型	与血小板糖蛋白Ibα 的亲和力增加	与 2A 型相似，通过低剂量瑞斯托霉素诱导的血小板凝集试验或自发直接血小板结合可证实，VWF 与血小板结合活性增加
2M 型	VWF 依赖的血小板黏附活性下降，但高分子量 VWF 多聚体正常；VWF-胶原结合能力下降，但高分子量 VWF 多聚体正常	VWF 与血小板或胶原的结合活性减低，VWF:Ag 减低或正常，VWF 活性/抗原比值减低，多聚体分布正常
2N 型	与Ⅷ因子的亲和力显著降低	FⅧ非常低，FⅧ/VWF:Ag 比值减低，VWF:Ag 可能减低或正常
3 型	几乎完全缺乏 VWF	VWF:Ag、VWF 与血小板结合活性极低或完全缺乏

（1）1 型 VWD

1 型 VWD 是 VWD 中最常见的类型[9, 10]。其特征是 VWF 轻度到中度的数量缺陷。VWF:Ag 和

VWF 血小板结合力低于正常水平，而 VWF:RCo/VWF:Ag 或 VWF:GPⅠbM/VWF:Ag 比值正常。FⅧ活性正常或降低，VWF 多聚体分布基本正常。

在 1 型 VWD 中可以看到一些细微的多聚体缺陷。加拿大和欧洲的几项研究证实了 1 型 VWD 患者存在多聚体缺陷 [20, 21]。然而，大多数实验室没有足够灵敏的多聚体凝胶来检测这些细微的变化 [21]。

（2）1C 型 VWD

1C 型 VWD 是 1 型 VWD 的一个亚型，特点是 VWF 突变导致 VWF 清除增快。早期该亚型命名为 1 型 Vicenza，涉及 p.R1205H 氨基酸替换，并且导致循环 VWF 的快速清除 [22-25]。ISTH 现已建议将该类型 VWD 归类为 1C 型 VWD。此外，也发现了其他较轻的变异型 [26, 27]。1C 型分类的重要性在于，这些患者对去氨加压素仅有短暂应答，因此，当需要持续提升 VWF 水平时，则采用因子浓缩物进行治疗 [26]。

新版 ASH/ISTH/国家血友病基金会（National Hemophilia Foundation，NHF）/WFH 指南建议在 1 型 VWD 患者中进行去氨加压素试验，以确定是否存在清除异常 [28]。理论上，检测 VWFpp 水平也可能有所帮助，但目前尚无足够的证据推荐将前肽检测作为 1C 型的唯一分类手段 [28]。

（3）1 型与低 VWF

以往的指南建议，诊断 1 型 VWD 需要 VWF:Ag＜0.3U/mL[10, 29]。VWF 水平低于正常下限，但高于临界值的患者通常被诊断为“低 VWF”。低 VWF 可视为出血的危险因素，但其本身并不一定是诊断，这一概念被用来解释这些患者的出血风险 [30, 31]。血型可影响 VWF 水平，其中 O 型血的 VWF 水平最低，部分 O 型血的健康个体的 VWF 水平＜0.5U/mL[32]。这表明，在仅依据略低于正常值的 VWF 水平去诊断 VWD 时应谨慎。

新版 ASH/ISTH/NHF/WFH 指南中关于 VWD 的诊断建议如下：一般情况下，临界值为 0.3U/mL；但对于有出血症状的患者，临界值为 0.5U/mL[28]。在 VWF 水平＜0.3U/mL 的患者中 VWF 基因变异更为常见，但 VWF 水平为 0.3~0.5U/mL 的患者可能具有明显的出血表型 [33, 34]。大多数 1 型 VWD 患者对去氨加压素有反应 [35]。

（4）2 型 VWD

2 型 VWD 以 VWF 质的缺陷为特征，并根据 VWF 蛋白中特定的功能和结构缺陷细分成各种亚型。VWF 活性/VWF:Ag 比值＜0.7 表明存在导致 VWF 质的缺陷的 2 型 VWF 突变 [9, 10]。

2A 型 VWD 是一种 VWF 依赖性血小板黏附降低，以及高分子量 VWF 多聚体的选择性缺陷的亚型。典型的实验室结果包括：VWF:RCo 或 VWF:GPⅠbM 减低导致的 VWF 活性下降，VWF:Ag 和 FⅧ正常或降低，以及多聚体凝胶电泳显示的高分子量多聚体丢失，和（或）VWF 胶原结合力减弱 [18, 36]。大分子多聚体的显著缺乏可能是由于多聚体组装缺陷所致，或 VWF 对 ADAMTS-13 清除的敏感性增加。

多聚体的组装受损会导致仅分泌分子量较小的多聚体，从而使 VWF 不能与血小板和其他细胞牢固结合。这种现象是由 VWF 亚基中至少三个区域的突变引起的。例如，多聚体组装缺陷可由 VWF 前肽中的纯合或复合杂合突变引起，这些突变阻止了 VWF 在高尔基体中的多聚体化。这些缺陷导致临床隐性表型，最初被称为“IIC 型 VWD”，其特征是缺乏卫星带的简单多聚型 [37-39]。此外，C 末端 CK 结构域的杂合突变，最初被称为“IID 型 VWD”，该突变阻止了内质网中的 VWF 二聚体化，导致分泌出的小分子量多聚体中少数包含奇数个 VWF 亚基，但多数具有偶数个 VWF 亚基[40，41]。D3 结构域的杂合突变，最初称为“IIE 型 VWD”，该突变干扰了高尔基体中亚基间二硫键的形成，并经常产生“污染的”多聚体模式[42，43]。相反，VWD 2A 型变异，最初命名为“IIA 型 VWD”，涉及 VWF A2 结构域内或附近的变异，这些变异导致 VWF 易被 ADAMTS13 蛋白水解[42，44]。该表型被分为两组：I组变异增强了蛋白水解，还影响了 VWF 多聚体的组装；II组变异也增强了蛋白水解，但不影响大分子多聚体的分泌[45]。这些以前命名的亚型（IIA/B/C/D/E）目前均归类为 2A 型 VWD。

2A 型 VWD 患者出血明显，且一般比 1 型或 2M 型 VWD 患者出血更为严重[46]。2A 型 VWD 患者发生消化道出血的风险明显更高，而且往往难以治疗[46，47]。

大多数 2A 型突变是以常染色体显性方式遗传。几乎所有患者都存在 VWF 基因突变。大多数突变存在于与血小板 GPⅠbα 结合的 VWF A1 结构域，其中一部分变异位于 ADAMTS13 切割位点附近，另一部分变异位于 N-末端和 C-末端多聚区附近，从而表现出上述功能缺陷[48]。

2B 型 VWD 的特点是 VWF 与血小板 GPⅠbα 自发性结合，导致 VWF 和血小板同时被清除。2B 型 VWD 也以常染色体显性方式遗传，突变常发生于 VWF 的 A1 结构域与 GPⅠbα 结合位点的周围[43，49-51]。与 2A 型相似，典型的 2B 型 VWD 通过 VWF:RCo 或 VWF:GPⅠbM 导致 VWF 血小板结合活性降低，而 VWF:Ag 通常高于 2A 型 VWD 患者。VWF:Ag 和 FⅧ可能正常或减低，高分子量 VWF 多聚体缺失和（或）VWF 胶原结合减少。然而，2B 型 VWD 患者的 VWF 会自发地与血小板 GPⅠbα 结合，该现象可以通过低剂量瑞斯托霉素诱导的血小板凝集，或者通过直接血小板结合试验检测发现[17]。2B 型 VWD 常表现出血小板减少，并因生理应激而恶化[52]。

2B 型 VWD 的基因检测也是可行的，因其突变几乎完全位于 VWF A1 结构域[48]。新版 ASH/ISTH/NHF/WFH 联合制定的 VWD 诊断指南提出条件性推荐，对疑似 2B 型 VWD 患者优先采用基因检测替代血浆检测[28]。由于并非所有 2B 型 VWD 患者都有血小板减少，因此需要进行特异性检测[53]，如果没有专门的检测，2A 型和 2B 型 VWD 可能因 VWF 活性/抗原比值减低和高分子量多聚体的缺失而看起来相似。

将 2B 型 VWD 独立分类的主要原因是，由于自发性 VWF-血小板结合，如果给予去氨加压素治疗，这些患者会有 VWF 水平降低、加重血小板减少的风险。因此，去氨加压素在 2B 型 VWD 中是相对禁忌。

2M 型 VWD 涉及的突变使 VWF 功能减低，但 VWF 多聚体正常。这些功能改变包括 VWF 结合血小板或结合胶原的缺陷，并且已确定突变主要发生在 VWF 与血小板和胶原结合的结构域。2M 型表现为 VWF 活性/VWF:Ag 比值降低，VWF:RCo、VWF:GPⅠbM、VWF:CB 中的一项或多项减低，但 VWF 多聚体结构正常。许多 2M 型的突变只影响与血小板的结合，尽管有研究称一些突变也会影响胶原结合[54，55]。VWF:Ag 和 FⅧ可能正常或略有下降。该类患者可以考虑进行基因检测，但许多 2M 型的突变是新发现的，因此不如 2B 型甚至 2A 型的突变研究详尽[43，51]。

2N 型 VWD 表现为 VWF 与 FⅧ的结合受损。最初发现的“诺曼底”突变是一种常染色体隐性遗传疾病，涉及 VWF 的 FⅧ结合域中的两种突变，导致 FⅧ水平减低，但 VWF:Ag 和 VWF 血小板结合活性（VWF:RCo 或 VWF:GPⅠbM）正常[56]。在诺曼底地区外，复合杂合子突变更为常见，例如患者同时携带一个 2N 型等位基因和一个 VWF 表达量极少的 1 型 VWD 等位基因，这将导致所有表达的 VWF 都具有 FⅧ结合缺陷。后者由于存在 1 型 VWD 等位基因，这些患者的 VWF:Ag、VWF:RCo 或 VWF:GPⅠbM 减低。由于该类患者的 FⅧ水平通常轻度缺乏，因此在新诊断为 A 型血友病患者中排查 2N 型 VWD 是很重要的。2N 型 VWD 的诊断可以通过 VWF 基因测序或 VWF FⅧ结合试验来证实[51, 57]。新版 ASH/ISTH/NHF/WFH 指南建议，对于疑似 2N 型 VWD 患者，这两种检测方法均可考虑[28]。

（5）3 型 VWD

3 型 VWD 的特征是 VWF 几乎完全缺乏。VWF:Ag 和活性显著减低，通常无法检测到，而 FⅧ水平通常在 3%~10%[9]。3 型 VWD 以常染色体隐性遗传方式遗传，患者父母可能患有 1 型 VWD，也可能无症状[58-60]。VWF 基因的大片段缺失是 3 型 VWD 的主要原因[61-63]。

虽然3型VWD的诊断并不十分困难，但鉴别诊断很重要，原因如下。首先，须与轻度Ⅷ因子缺乏相鉴别，因为两者的治疗方法不同[64]；其次，排除 1C 型 VWD 很重要，因为 1C 型 VWD 的 VWF:Ag 可显著降低（<0.05U/mL），但 VWF 前肽水平正常，血小板和内皮细胞 VWF 储备正常；最后，与血友病患者一样，3 型 VWD 患者在输注 VWF 后存在同种抗体形成的风险[65, 66]。

三、VWD 的临床分型

从临床角度来看，VWD 有两种类型。一种是对去氨加压素有反应，包括大多数 1 型 VWD；另一种需要使用因子浓缩物进行治疗，包括 2 型和 3 型 VWD 及少数 1 型 VWD。去氨加压素试验可确定是否为 1C 型，这些患者需要选择 VWF 浓缩物而不是去氨加压素进行治疗，而那些对去氨加压素有反应的患者，今后手术和出血时则可以接受去氨加压素治疗。任何发生严重出血的 VWD 患者都需要因子浓缩物治疗，此时区分两种类型的 VWD 已无关紧要。

然而，仍需要考虑 2B 型 VWD 的诊断，因为与凝血因子相比，去氨加压素更容易开具给有轻度出血症状的患者。任何新诊断的 FⅧ缺乏者都需要考虑是否为 2N 型 VWD。更详尽的 VWD 分型诊断仍是临床关心的问题，特别是在未来有可能实现靶向治疗 VWD 的情况下。

出血史仍然是 VWD 诊断和预后的重要依据。VWF 水平在 0.3~0.5U/mL 之间的患者在诊断 VWD 时需要存在出血症状[28]。此外，出血史是 VWD 患者未来出血的危险因素[67]。新的出血评估工具有助于量化新诊断患者的出血症状，并在临床实践中监测出血症状[68, 69]。新版 ASH/ISTH/NHF/WFH VWD 诊断指南推荐，如果在基层医疗机构内，可采用经过验证的出血评估工具筛查 VWD 低风险的患者[28]。当 VWD 的可能性较高时，如患者因出血曾就诊于血液科或有 VWD 家族史，则建议直接进行 VWD 相关检测[28]。

四、VWD 的遗传分型

随着低成本 DNA 测序技术的普及，VWF 基因的大规模遗传分析成为可能。然而，基因检测在 VWD 分类中的功效尚不明确。对于 2 型和 3 型 VWD，大多数患者确实存在 VWF 基因突变[70-72]。然而，少数

3 型 VWD 患者仍然缺乏遗传学诊断[73, 74]。对于 1 型 VWD，大约 2/3 的患者会存在 VWF 基因变异，而其他患者却未能检出[20, 75-78]。最近，一些潜在的修饰基因被认为可能影响 VWF 水平。瑞典的一项研究表明，1 型 VWD 中多见一种特殊的 CLEC4M 等位基因[79]。瑞典和荷兰的研究表明，1 型 VWD 中存在 STX2 和 STXBP5 的变异[80, 81]。全基因组关联研究表明，许多其他基因可能是 VWD 的潜在病因[82-84]。未来可能建议评估 VWF 以外的基因，但目前，基因检测在涉及 VWF 基因特定区域的 2 型 VWD 中最为有用。

五、结论

目前 VWD 的分类主要依赖于 VWF 抗原和活性水平，对于 2 型 VWD，由于其涉及 VWF 质的缺陷，还需要额外的检测来进行分类。为了给患者提供适当的治疗，了解各型 VWD 的生物学特性至关重要。在某些情况下，尤其是对于 2 型 VWD 患者，基因检测可能会有所帮助。提高对 VWD 病因的了解有助于选择未来的治疗。

· 致谢 ·

这项工作得到了国家心、肺、血液研究所和 MACC 癌症与血液疾病基金中心的部分支持。

· 利益冲突声明 ·

作者声明无利益冲突。

第八章　血管性血友病的流行病学

Giancarlo Castaman　　Francesco Rodeghiero

王　杰　房云海　译　　张心声　王学锋　校

一、引言

VWD 是最常见的遗传性出血性疾病，基于标准化流行病学调查的保守估算显示其患病率高达 1%[1, 2]，但大多数患者仅表现为轻微的出血症状且极少需要转诊到专科医院进行检查，因此诊断仍然存在困难。此外，这些病例中有相当一部分与 VWF 的位点无明确的相关性[3]。因此，有研究认为临床相关病例的患病率至少要低 10 倍[4]。

VWD 通常分为三型[5, 6]，1 型和 3 型 VWD 是由于 VWF 数量的减少，而 2 型 VWD 则存在 VWF 的质量异常。从实验室和临床角度来看，绝大多数通过流行病学研究确诊的病例均表现为 1 型 VWD（轻型）。因此应该努力使用诊断工具来更好地识别出那些需要明确诊断遗传疾病的患者，同时避免让患者处于对疾病过度焦虑和夸大其词的状态。

二、VWD 的演变与流行病学特征

1. VWD 患病率的历史研究

两项基于人群的研究已经确定了 VWD 患病率的流行病学标准（表 8.1）。第一项研究评估了意大利东北部维琴察省的 1218 名 11~14 岁儿童[1, 7]。VWD 的诊断有两种类型：第一种为“疑似 VWD”，VWF 瑞斯托霉素辅因子活性（VWF:RCo）水平低于基于 ABO 血型调整的参考范围，且家庭中有两个或两个以上的成员（包括或不包括被调查对象）有出血史，涉及两种或两种以上症状；第二种为“确诊 VWD”，除了前述标准之外，至少 1 名有出血症状的家庭成员 VWF 水平较低。在该研究中 10 例儿童（4 例疑似 VWD 和 6 例确诊 VWD）被归类为受影响（0.82%）。考虑到正常范围下限的 90% 置信区间，这一数字可能为 7~14（0.57%~1.15%）例。所有这些儿童至少有一种出血症状，这意味着每百万人中有 5700~11500 例。这些受试者中的绝大多数都有 VWF 水平的轻度下降，之前从未进行过特殊的检查。尽管他们的 VWF 水平可以简单地代表出血的“危险因素”[8]，但若家族内相关成员 VWF 的减少与出血表现一致，则提示为真正的遗传性疾病。

表 8.1　血管性血友病患病率的流行病学调查

研究	方法学	人口	患病率	VWF＜0.3 U/mL 的人数
Rodeghiero 等 [1]	既往史 +VWF:RCo 家系研究	高加索儿童	0.82%	1/14
Rodeghiero 等 [7]	既往史 +VWF:Ag，而不是 VWF:RCo	高加索儿童	0.7%	1/14
Miller 等 [9]	VWF:RCo	成年献血者	1.6%（0.2% 出血者）	未说明
Meriane 等 [10]	既往史 +VWF:RCo 家系研究	阿拉伯-土耳其成年学生	1.23%	未说明
Werner 等 [2]	既往史 +VWF:RCo 家系研究	高加索-尼格罗儿童	1.3%(高加索人 1.15%，黑人 1.81%)	1/8

第二项研究调查了 600 名 12~18 岁的美国儿童中的 VWD 患病率，并在弗吉尼亚州、俄亥俄州和密西西比州医院的儿科门诊进行了评估 [2]。诊断标准包括三项：至少有一种出血症状、家庭成员至少有一种出血症状及低 VWF 水平。在此研究调查中发现，其总体患病率约为 1.3%，且无种族差异（高加索人为 1.15%，黑人为 1.8%）。

这些数据已经在另外两项未作为全文 [9, 10] 发表的研究中得到了证实，研究使用相同的功能测试（VWF:RCo），并根据血型分别设定了不同的参考范围。VWD 在不同种族群体中的患病率相似。尽管现有流行病学数据显示较高的表面患病率，但考虑到功能测试的灵敏性约为 50%[11]，故实际患病率可能高于现有估计值，虽然在一些病例中报告了几种不同的症状，但在这些研究中，关于每种症状严重程度的信息没有得到充分的调查，也没有提供标准化的评估。

所有报道病例的实验室诊断均为 1 型 VWD，且 VWF 多聚体也均正常 [1]。有趣的是，来自这项调查中大约一半的确诊家系并没有被证明有相关性 [3]。与 Sadler 报道的 VWD 患病率为 1/1000 的数据一致，Rodeghiero 等 [1] 发现的 14 例患者中，仅有 1 例有明确证据表明家族中 FⅧ和 VWF 显著降低及相关出血症状，通常需要特殊的治疗。这些患者被证实携带了 p.Arg^{1205}His 的突变，与维琴察 VWD[5] 有关，该突变在意大利东北部相当常见（Castaman 和 Rodeghiero 的未发表研究）。

2. 普通人群中出血患者的患病率

在评估特定人群轻度出血疾病的患病率时，应考虑到即使是普通人也经常出现出血症状（表 8.2）[12-14]。通过使用自评式问卷，Friberg 等发现，约 25% 的瑞典女孩自述≥3 项出血症状 [15]；而使用 Rodeghiero 等制定的调查问卷时，健康对照组 [16] 中观察到仅有不到 1% 的个体符合≥3 项出血症状。因此，建议在收集出血史时，应严格遵循标准化评估标准并整合临床专业知识，同时需通过验证性评估工具来确保观察者间一致性 [17]。基于医生结构式访谈数据，对 49 个家庭（至少 2 个遗传家系成员有至少 2 种出血症状）

进行流行病学调查，Rodeghiero 等[1]通过表型聚类分析界定出血性疾病患病率约为4.5%，其中符合≥2项出血症状标准的儿童占比达2%。表8.2总结了所报道的出血类型。该研究的主要方法学局限在于未建立出血症状严重程度的标准化分级体系。尽管如此，这一数字仍能粗略地估计普通人群中家庭性出血倾向的患病率。

表 8.2 出血症状与频率

组别	症状	频率	组别	症状	频率
普通人群（自我报告）	月经过多	44%	107 例（n=268）有≥2 种出血症状患者[1]	鼻出血	38%
	鼻出血	5%~36%		拔牙后出血	20%
	分娩时出血	19.5%~23%		月经过多	18%
	术后出血	6%		产后出血	8%
	扁桃体摘除后出血	2%~11%		扁桃体或腺样体切除后出血	4.5%
	小伤口出血	2%		小伤口出血	4%
	各种症状（≥1 种）	男 40%~50%，女 50%~60%		术后出血	3.5%
	—	—		瘀斑	2%
	—	—		其他出血症状	1%

3. 中间型 VWD 的患病率

该组 VWD 患者表现出临床和实验室表型的高外显率和高表达性。通常，其 VWF 水平在 0.1~0.3U/mL 之间，且出血倾向明显。这一组包括大多数 2A 和 2B 型患者、部分 2M 和 2N 型患者，以及具有明确的显性负突变或特殊表型的 1 型患者（维琴察 VWD）。虽然间接估计其患病率在 1/(1000~10000），但在普通人群中并未有其患病率的正式估计。一般来说，表型诊断较为容易。由于这些患者存在持续的终身出血倾向，他们通常需要在专科医院进行确诊并接受治疗。

4. 重型 VWD 的患病率

与轻度 VWF 缺乏不同，3 型 VWD 具有隐性遗传的特征，通常有严重的出血倾向，并且 FⅧ和 VWF 的水平显著减少。因此，这些患者通常在婴儿期确诊，几乎不存在漏诊的情况。而 3 型 VWD 的患病率通常是根据在专科医院治疗的患者群体推算得出的。该病较为罕见，在人群中的患病率为（0.1~5.3）/1 000 000[22]。根据全球 195 个转诊中心的报告，欧洲和北美的重型 VWD 患病率分别为 1.53/1 000 000 和 1.38/1 000 000[23]。通过使用高灵敏性的方法（免疫放射分析）测定 VWF:Ag，并对这些受试者重新评估后发现，重型 VWD 的患病率（VWF:Ag＜0.01U/mL）为 0.45/1 000 000[22]。重型 VWD的患病率在不同国家间存在显著差异，特别是斯堪的纳维亚人患病率较高，为(2.4~3.12)/1 000 000[24]。然而，Berliner等在阿拉伯人中观察到，由于他们近亲婚配率高，3型VWD的患病率最高，达5.3/1 000 000[25]。

同样由于近亲婚配率高的原因，伊朗人群中也存在大量的 3 型 VWD 患者，尽管没有正式估计其 VWD 患病率[26]。

5. 单个 VWF 突变基因的患病率

虽然轻度 VWF 缺乏在普通人群中相当常见，但对可能导致疾病的 VWF 基因突变的患病率估计尚不清楚。这种估计的主要困难在于，一些杂合突变是高度外显和完全表达的（如 p.Arg^{1205}His，p.Cys^{1130}Phe，p.Arg^{1374}His/Cys 等），这些突变会导致 VWF 水平显著降低，出现明显的出血倾向和显性遗传，而其他突变不存在这种特质[27]。杂合的 3 型 VWD 携带者或隐性 1 型 VWD 携带者通常无症状，但他们携带的复合杂合或纯合突变也会产生显著的出血倾向[28, 29]。例如，在威尼托地区，通过家系调查，至少有 120 例受试者确定有 p.Cys2362Phe 杂合子突变。虽然这种单个等位基因的突变不会导致任何显著出血，但在纯合子患者和无效等位基因的复合杂合患者中，会导致不同的实验室表型，表现出显著出血症状[30]。这些患者是真正的隐性遗传，尽管他们的特征与通常的 3 型分类不完全相符，这进一步增加了 VWD 遗传方式的复杂性。

因此，VWF 基因突变在普通人群中似乎相当常见，其功能多样性会导致各种不同的 VWD 表型。

三、诊断轻型 VWD 的问题

在最近的一项多中心研究中，证明只有当存在临床相关出血史（先证者至少有两种出血症状，或男性出血评分＞3、女性＞5）时，VWD 的确诊概率（似然比）才会显著增加[16]。此外，同一家系中至少有 2 名（最好是 3 名）家庭成员表现为 VWF 轻度减少或可疑出血症状，也应怀疑 VWD[21]。因此，每次应仅对有明显出血症状，或有两个一级亲属有出血症状，或 VWF 水平＜0.4U/mL 的患者进行实验室评估。这些标准在儿科可以适当放宽，家系调查也显得更加重要。

研究表明，VWF 水平越低，出血症状越严重，特别是当 VWF 水平低于 0.3U/mL 时[18]。根据应用于流行病学调查的阈值，VWD 的患病率在 1∶1300 左右。

最近，新开发的贝叶斯疾病模型，可以更好地分析轻度缺乏和轻度 VWF 减少情况下的不确定因素[21]。根据这种方法，将患者和尽可能多的一级亲属的出血史（bleeding score，BS）和 VWF 测量值转化为似然比，从而获得 VWD 发病的“最终概率”。由于目前尚无诊断具有临床意义 VWD 的“金标准”，因此暂时用已证实的常染色体显性遗传性出血性疾病的病例作为 VWD 范例。识别其他家庭成员中 VWF 降低的情况，会大大增加 VWD 的最终诊断率，对于不确定的患者，尤其是年龄太小而未经历过明显出血的患者，应进行家系调查。目前，最能区分患者确诊后是否受益的概率临界值尚未可知。因此，需要对采用分级标准诊断的 VWD 患者进行前瞻性研究，以明确确诊对于预后的意义。可以合理地假设，根据建议的标准确诊的受试者和家庭应该也更有可能从合理的治疗（如去氨加压素治疗或预防治疗）中获益。

四、出血评分——评估临床相关 VWD 的新诊断工具

直到最近，还没有对 VWD 出血症状进行定量描述，以确定 VWD 出血症状与诊断的相关性，并在 VWD 诊断中区分显著的出血史和轻微症状。清楚了解 VWD 的临床表现，并比较患者和正常受试者的出血症状，成为精准界定 VWD 的患病率及优化治疗决策的第一步。设计出血评分（bleeding score，BS）来评估一个同时考虑出血症状的频率和严重程度的指标，是否能够提高确诊 VWD 肯定携带者的敏感性和特异性[16]。通过对受试者报告的所有出血症状的严重程度相加而产生出血评分，并根据专门的量表进行分级。在随后的改进中，每个出血症状的分级数量可以从-1 到 4 进行评分[18]，以进一步了解具有广泛异质性出血倾向的 VWD 患者的细微变化。目前，国际血栓与止血学会出血评分工具（ISTH bleeding assessment tool，ISTH-BAT）已被推荐用于儿童和成人受试者，该量表根据特定症状和严重程度，从-1（侵入性操作后无出血）到 4（侵入性操作后需要输血）对 12 种不同的出血症状进行评分。ISTH-BAT 评分儿童≥3、男性≥4、女性≥6 被认为存在显著出血史[19]。出血评分工具（bleeding assessment tool，BAT）是收集详细和标准化出血史的重要手段，可以筛选出需要额外止血评估的患者[20]。

五、结论

在设计准确的诊断方法时，疾病的患病率至关重要，因为所使用检测的阳性和阴性预测值高度依赖于所调查疾病的患病率，而这些疾病的患病率在不同的临床情况下存在差异。其中 VWD 是一个典型的例子。

普通人群中 VWD 的患病率可能存在很大的差异，这取决于诊断标准及临床和实验室方法的标准化程度，并影响诊断过程的选择。此外，当面对疑似出血性疾病的患者时，临床医生除了考虑 VWD 外，还应该考虑其他疾病及其相对患病率。目前，对“低 VWF”和轻度出血倾向患者的遗传因素的研究仍存在不足，与特定 VWF 基因突变无关的出血原因需要通过专门研究来阐明[31]。然而，VWD 的诊断仍存在困难，最重要的是，所采用的标准在特定患者中具有临床效果。最近，一个国际小组提出了一种综合诊断方法。这个基于共识的文件明确地从患者个体的角度确定了需求，并概括了包括 VWD 在内的轻度或中度先天性出血性疾病的正确诊断原则，VWD 仍然是这些引人关注的疾病中最常见和最具代表性的例子[32]。

第九章　血管性血友病的临床方面——出血病史

Paula D.James　Alberto Tosetto

殷　杰　译　　余自强　王学锋　校

一、引言

VWD 的诊断需要考虑三个标准：①个人出血过多史，主要是皮肤黏膜出血；②确认 VWF 数量或功能缺陷的实验室检查；③阳性家族史（大部分病例）。满足第一个标准可能面临巨大挑战，仔细评估出血症状对于准确诊断至关重要。患者报告的出血次数和出血性质可能受到个人的社会经济地位、家庭背景和个性的影响，也可能受到出血认知度的影响，这取决于医生如何向患者解释何为异常出血。所有这些因素导致 VWD 患者报告的轻度皮肤黏膜出血症状与一般人群报告的出血症状重叠。

1931 年发表的开创性论文《遗传性假血友病》首次描述了 VWD 的出血症状[1]。在这篇文章中，Erik von Willebrand 医生描述了他在芬兰奥兰群岛的一个大家系中观察到的出血症状，包括鼻出血、轻微伤口的异常出血、拔牙后出血、口腔出血和女性妇科出血。他指出关节出血是罕见的，并强调了不同患者之间出血症状的严重程度存在差异。这一最早的描述在今天仍然具有意义，强调了仔细评估疾病临床影响的重要性。

二、VWD 出血史

一般来说，出血史的评估应包括对所报告症状的鉴别诊断。应关注出血发作的时间和频率等细节，以及出血发作是否与止血挑战有关。此外，用于治疗或缓解症状的措施很重要，阿司匹林、非甾体抗炎药或抗凝剂的使用也是潜在的影响因素。

VWD 的特征性出血症状主要涉及皮肤和黏膜，包括瘀斑、鼻出血、月经过多，以及小伤口、拔牙、手术或分娩引起的大量出血，还可能包括口腔、胃肠道出血。肌肉骨骼出血（如关节血肿和肌肉血肿）则较为罕见，通常仅见于重型 VWD。3 型 VWD 和部分 2 型 VWD 患者可见严重的、危及生命的出血；而在 1 型 VWD 患者中较为少见。脑出血罕见，通常仅发生在 3 型 VWD 患者中[2]。尽管 1 型 VWD 在 VWD 患者中所占比例较高，且通常表现为轻度至中度出血，但其仍会显著影响患者的生活质量[3]。

临床评估这些出血症状面临一些挑战，包括患者出血不可避免地与健康人轻度出血有重叠，以及年轻患者可能没有某些出血症状（例如拔牙后出血或月经过多）。此外，合并症或药物会加剧出血的频率或严重程度。表 9.1 比较了健康对照组和 VWD 患者的出血频率，强调在收集出血史时严格标准化的重要性。鉴于上述，学术界一直致力于研发区分正常出血和异常出血的工具，这些评估工具将在本章后面讨论。

表 9.1 血管性血友病（VWD）患者和健康人出血症状的发生率（%）

症状	健康人[a]	所有类型 VWD[b]	1 型 VWD[c]	2 型 VWD[d]	3 型 VWD[e]
鼻出血	5~11	63	54~61	63	66~77
月经过多/严重月经出血	17~44	60	32~67	32	56~69
拔牙后出血	5~11	52	31~72	39	53~77
血肿	12	49	13	14	33
轻微外伤后出血	0.2~5	36	36~46	40	50
牙龈出血	7~37	35	31	35	56
术后出血	1~6	28	20~38	23	41
产后出血	3~23	23	17~61	18	15~26
胃肠道出血	1	14	5	8	19.2
关节出血	6	8	3	4	37~45
血尿	1~8	7	2	5	1~12
脑出血	n.r	n.r	1	2	9

[a] n=500[4]，n=341[5]☆，n=215[6]；[b] n=264[4]；[c] n=671[7]，n=84[6]；[d] n=497[7]；[e] n=348[8]，n=66[7]；

☆ 341 例对照者收到了一份问卷，答复者的确切人数没有报告（n.r.）。

三、VWD 的出血症状

1. 皮肤症状

VWD 患者通常会出现瘀斑，这些瘀斑可能在轻微外伤后或无明确外伤史的情况下发生。在某些情况下，VWD 患者瘀斑发生率高达 100%[4]。瘀斑通常大于正常范围，且多发生在轻微创伤后或自发性发生，通常与皮肤血肿有关，一个显著的特征是瘀斑可能出现在未受伤的区域（如腹部和躯干）。瘀点通常与血小板减少相关出血有关，但在 VWD 患者中较少见[9]。在 1931 年报道的案例中，轻微外伤后持续出血是 VWD 的典型症状之一，患者经常描述在穿刺伤口（如静脉穿刺或注射以及损伤）后出现持续出血[4]。最近一项关于 3 型 VWD 的调查发现，皮肤出血症状与鼻出血高度相关[10]。

2. 鼻出血

鼻出血是一种常见的症状，可能是自发，也可能在损伤后发生[11]。von Willebrand 医生曾描述，如果患者长时间保持弯曲姿势工作后会出现流鼻血的情况[1]；此外，剧烈运动后流鼻血也有报道[4]。VWD 患者常因鼻出血就医，有时需要接受鼻部填塞或烧灼治疗。在某些情况下，尤其是重型 VWD 患者，鼻出血量较大，需要采用凝血因子浓缩物甚至输血治疗。在极少数情况下，鼻出血可能危及生命。

3. 妇科出血

月经过多是女性 VWD 患者最常见症状之一，可伴有贫血和（或）缺铁。患者通常主诉经期延长，并伴有月经出血淋漓不尽。这些症状的严重程度不等，从轻微到严重，甚至有些患者需要紧急手术切除子宫[12]。出血性卵巢囊肿也见于女性 VWD 患者，可引起月经中期疼痛[4]。产后立即出血也会发生，但可能比预期的频率要低，这可能是因为怀孕期间 VWF 水平增加。需要注意的是，产后迟发性出血是一个特别值得关注的问题，因其可能发生在分娩后 VWF 水平降至基线时[8]。此外，分娩后阴道出血时间延长也常见于女性 VWD 患者。

4. 口腔出血

牙龈出血常见于 VWD 患者，特别是在刷牙或使用牙线后，尤其是合并牙龈炎或牙周病时更为明显。此外，有患者主诉存在与嘴唇和口腔外伤有关的出血，特别是在儿童时期；乳牙萌出和脱落的出血也有描述。扁桃体出血在 VWD 患者中较少见，该部位出血通常与扁桃体炎有关，并且可能较为严重[4]。

5. 手术出血

术中或术后可能出现大出血[4]。在某些情况下，手术可能是无症状患者（特别是男性患者）首次面临的止血挑战。对于止血较困难的黏膜组织（如鼻、咽或前列腺）进行手术时，出血可能特别严重。拔牙后出血是一个特别的问题，部分 VWD 患者在拔牙后数小时出现延迟性出血。

6. 胃肠道出血

胃肠道出血在 VWD 患者中也有发生，主要见于成人，且可能很严重[4]。出血的来源有时很难确定。小肠或结肠血管发育不良与 VWD 有关，特别是那些缺乏 VWF 高分子量多聚体的患者[13]。

7. 其他出血症状

此外，VWD 患者其他出血症状包括结膜出血或眼睛出血、性交后出血、牙齿或其他脓肿出血以及腹膜后出血。

四、特定状态

1. 儿科——阳性家族史的价值

评估儿童是否患有 VWD 尤为困难。VWD 患儿常见瘀斑和鼻出血，但健康儿童也经常有这些症状。成人 VWD 的一些典型症状（如月经过多和术后出血）在儿科中并不普遍或难以评估。出血性疾病的患儿可能没有做过手术，而达到月经初潮年龄的女孩也可能仍有一些难以辨别的症状和需要治疗的表现。VWD 患儿的出血症状与更严重的出血性疾病患儿不同，尤其是在新生儿期，因为脑出血、脐部残端出血或包皮环切术后出血等症状通常很少见。这些儿科特有症状在 VWD 患儿中的真实发生率尚不清楚。

评估儿科患者时面临巨大的挑战，在这种情况下，阳性家族史可能会提高个人出血的预测率。常染色体显性遗传是 VWD 最常见的遗传模式，一级亲属 VWF 水平越低，患 VWD 的可能性越呈指数增长[14]。然而，并非所有患者都能找到阳性家族史，特别是轻型 VWD 患者，原因可能是不完全外显和表达异质性。因此，在某些情况下，只有通过仔细的临床评估才能指导治疗。目前，已经开发了专门针对儿科的出血评估工具[9, 11, 15, 16]，并且已经完成了儿童和成人之间一致性定量评分系统的开发工作[17, 18]。

2. 女性——妇科评估的价值

多项研究报道，在月经过多/月经大出血（heavy menstrual bleeding，HMB）女性中 VWD 患病率约为 15%[19-22]。如表 9.1 所示，患有 VWD 的女性经常伴有 HMB，然而，正常女性也可能出现这种情况。因此，HMB 可以被认为是一种敏感的、但非特异性的 VWD 表征。HMB（定义为每个月经期失血量＞80mL）是女性 VWD 患者面临的最重要的临床问题之一，因此，仔细的妇科评估是评估女性 VWD 患者的关键组成部分。可预测 VWD 的临床妇科病史特征包括自月经初潮以来的月经过多，以及较高的月经失血图评估表（pictorial bleeding assessment chart，PBAC）积分[19]。PBAC 评分＞100 与月经出血量＞80mL[23] 显著相关；血凝块＞2.5cm、血清铁蛋白降低、1 小时内需要更换卫生巾也被证明与＞80mL 的月经出血量相关[24]。

此外，一些研究报道了 VWD 中子宫内膜异位症、息肉和肌瘤等妇科问题的发生率增加[12]。这可能并不真正反映发病率增加，而是因为有潜在的出血性疾病，这些情况可能更容易被关注。因此，盆腔检查是妇科评估的重要组成部分；然而，妇科器质性异常并不能排除 VWD 的可能性。

用于普通人月经过多的标准治疗方法，如口服避孕药或纤溶酶抑制剂，对治疗潜在 VWD 的女性月经过多也有效。然而，重要的是要认识到这些治疗方法可能不仅影响 VWD 患者的实验室检查，还影响患者的其他皮肤黏膜出血症状。因此，在使用此类药物之前，应进行仔细的病史（包括症状的严重程度等）评估。

五、出血评估工具

多年来，许多研究者试图通过问卷来标准化出血史，以便更有效地鉴别患者和正常人。1995 年，Sramek 等[5] 发表了他们对已知有出血性疾病的患者和健康对照组进行出血问卷调查的经验。在鉴别方面，最有价值的问题是创伤后出血，如扁桃体切除术或拔牙（但不包括分娩）后出血，以及家庭成员中是否存在出血性疾病。有趣的是，这些问题仅在筛查中具有鉴别价值，而在转诊背景下则没有，这可能是因为转诊人群已经经过预先筛选，并具有明显的出血症状。目前存在许多其他工具来评估疑似/确诊 VWD 患者的出血性症状（表 9.2）。

表 9.2　已发表的出血评分工具

工具	研究人群	结果	积分体系	中位/平均年龄
“维琴察”出血问卷调查[6]	1 型 VWD 肯定携带者	评分，但数据分析建立在出血次数的基础上	半定量	1 型肯定携带者 49 岁，1 型 38 岁，对照 49 岁
出血分级系统[9]	ITP	总体和特定部位的严重程度等级	半定量	5（8/12~17）岁
鼻出血严重程度评分[11]	复发性鼻出血	轻度和重度	半定量	8.8（3~16）岁
病童医院出血调查问卷[15]	VWD	出血患者和非出血者	半定量	9.4（1.5~18）岁
出血评估图[23]	月经过多	评分	定量	N/A
监测工具[25]	月经过多	分析个体的每个症状	定量	39（13~53）岁
儿科出血问卷[17]	对儿童进行 VWD 前瞻性调查	评分	定量	8.3（6/12~17）岁
MCMDM-1VWD 出血问卷[26]	1 型 VWD	评分	定量	37（1~91）岁
简版 MCMDM-1VWD 出血问卷[27]	VWD 和 1、2、3 型 VWD 的前瞻性研究	评分	定量	40（11~81）岁
ISTH-BAT[28]	N/A	评分	定量	N/A
自我评估版 ISTH-BAT[29]	1 型 VWD，正常，成人前瞻性调查 VWD	评分	定量	39（18~91）岁

ISTH（国际血栓和止血协会）；ITP（免疫性/特发性血小板减少性紫癜）；VWD（血管性血友病）；N/A（Not Applicable，不适用）。

在过去的 20 年中，量化出血症状对 VWD 诊断的价值已得到广泛认可。与其他分类系统相比，这种方法有许多潜在的优势，包括促进出血严重程度变异性探索、为治疗决策提供信息，以及为同行之间提供有效的沟通手段。意大利维琴察的一组研究人员开发并验证了一份定量出血问卷[6]。使用此问卷时，将参与者报告的所有出血症状的程度积分相加，得到出血评分。出血症状评分从 0（无症状或轻微症状）到 3 分（需要医疗干预的症状）。为了提高出血评分的敏感性和特异性，该评分系统后续进行了修订，将可能的评分范围，扩展为-1 级（如两次拔牙或手术等重大止血挑战后没有出血）到 4 级（需要强有力的医疗干预，如输注凝血因子浓缩物或手术控制的出血症状）[26]。

欧洲 1 型 VWD 诊断和管理的分子和临床标志物研究项目（molecular and clinical markers for the diagnosis and management of type 1 VWD，MCMDM-1VWD）使用了该修订版本，并发现出血评分与 VWF 水平密切相关。出血评分越高，罹患 VWD 的可能性越大，并且自发性黏膜皮肤出血评分预示着手术或拔牙后出血风险的增加。基于本研究的 1 型 VWD 的优势比见图 9.1。该问卷的精简版在基层医疗机构中用于 VWD 诊断的前瞻性分析，结果显示其敏感性为 100%，特异性为 87%，阳性预测值为 0.20，阴性预测值为 1[27]。较差的阳性预测值主要是由于 VWD 与血小板功能障碍等其他疾病在皮肤黏膜出血症状存在重叠。

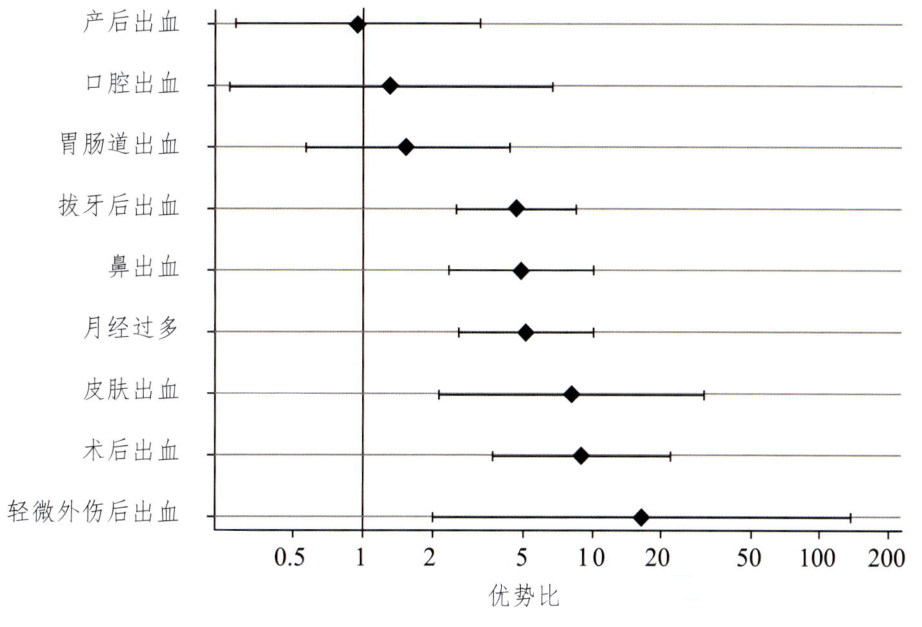

图 9.1 1 型血管性血友病与 1 分及以上积分相关的优势比

转载自 Tosetto 等 [26]，John Wiley & Sons 许可。

另一个涉及出血定量的研究领域是区分 VWD 亚型之间的出血严重程度。表 9.1 中的数据显示，尽管 3 型 VWD 患者和 1 型、2 型 VWD 患者皮肤黏膜出血症状上有大量重叠，但是 3 型患者的出血频率更高。出血评分也遵循同样的模式，即 3 型>2 型>1 型评分 [27]。一项有趣的研究评估了亚型间的差异，甚至比较了 3 型 VWD 肯定携带者和健康对照组之间的出血症状。与对照组相比，3 型肯定携带者报告了更多的鼻出血、皮肤出血和术后出血 [30]，这进一步强调 VWD 症状的异质性。

为了在出血评估领域更好地开展国际合作，协调现有评估工具，ISTH 成立了工作组，目的是开发和验证一套适用于成人和儿科的综合评分系统和问卷，并于 2010 年发表 [28]。ISTH-BAT 的评分要点见表 9.3。最初公布的正常出血评分范围为：成年男性 0~3 分，成年女性 0~5 分，儿童无论男女均为 0~2 分 [31]。使用相同评分要点的自我评估版 ISTH-BAT 于 2015 年开发并发表，已被证实是 VWD 的有效筛查工具 [29]。最近的研究表明，成年女性 ISTH-BAT 出血评分的正常范围随年龄而变化，18~30 岁女性为 0~4 分，31~50 岁女性为 0~5 分，52~88 岁女性为 0~6 分 [32]。

表 9.3 国际血栓与止血学会出血评分工具（ISTH-BAT）出血评分

分值	症状						
	鼻出血	皮肤出血	小伤口出血	口腔出血	胃肠道出血	血尿	拔牙出血
0	无/微量	无/微量	无/微量	无/微量	无/微量	无/微量	无/微量/无拔牙史
1	每年>5次，或每次超过10分钟	暴露区域有≥5个，或直径>1cm的瘀斑	每年>5次，或每次超过10分钟	正在出血	正在出血（排除消化性溃疡、门静脉高压、痔疮和血管发育不良）	可见肉眼血尿	出血次数等于或低于拔牙次数的25%，没有干预
2	仅需就诊咨询	仅需就诊咨询	仅需就诊咨询	仅需就诊咨询	仅需就诊咨询	仅需就诊咨询	出血次数大于拔牙次数的25%，没有干预
3	压迫、灼烧或抗纤溶治疗	广泛的或更大的瘀斑	手术止血	手术止血或抗纤溶治疗	手术止血或抗纤溶治疗	手术止血，铁剂治疗	再次缝合或压迫止血
4	输血或替代治疗（使用血液成分或rFⅦa止血）或去氨加压素	自发性血肿需要输血干预	输血、替代治疗或去氨加压素	输血、替代治疗或去氨加压素	输血、替代治疗或去氨加压素	输血、替代治疗或去氨加压素	输血、替代治疗或去氨加压素

分值	症状						
	手术出血	月经过多	产后出血	肌肉血肿	关节积血	中枢神经系统出血	其他出血
0	无/微量/无手术史	无/微量	无/微量/无分娩史	无	无	无	无/微量
1	出血次数等于或低于手术次数的25%，没有干预	仅就诊或频繁更换卫生巾（间隔<2小时），或有血块、月经量大或PBAC积分>100	仅就诊或者使用催产素或者恶露>6周	创伤后，无需治疗	创伤后，无需治疗	—	正在出血
2	出血次数大于手术次数的25%，没有干预	每年超过两次影响正常工作或学习，或者需要抗纤溶或激素或铁剂治疗	铁剂治疗或抗纤溶治疗	自发性，无需治疗	自发性，无需治疗	—	仅需就诊咨询

续表

分值	症状						
	手术出血	月经过多	产后出血	肌肉血肿	关节积血	中枢神经系统出血	其他出血
3	手术止血或抗纤溶治疗	需要激素和抗纤溶联合治疗，或者初潮后至今上述治疗>12 个月	需要输血、替代治疗、去氨加压素，或需要在麻醉下检查，和（或）使用子宫球囊/包填塞子宫	自发性或创伤性，需要去氨加压素或替代治疗	自发性或创伤性，需要去氨加压素或替代治疗	硬膜下出血，任何治疗	手术止血，抗纤溶治疗
4	输血、替代治疗或去氨加压素	急性月经增多需要住院或急诊治疗或者需要输血或替代治疗或去氨加压素或者需要子宫扩张和刮宫或子宫内膜消融或者子宫切除术	需要重症监护手术干预治疗（如子宫切除术、髂内动脉结扎、子宫动脉栓塞、子宫缝合止血术）	自发性或创伤性，需要手术或输血	自发性或创伤性，需要手术或输血	颅内出血，任何治疗	输血、替代治疗或去氨加压素

基于 BAT 价值的认知加深，最近 ASH/ISTH/NHF/WFH VWD 诊断指南中对其做了多项推荐[33]。包括强烈建议在基层医疗机构中使用经过验证的 BAT 作为筛查工具，以决定谁需要做 VWD 特异性的血液检测；以及建议在综合性医疗机构中将 BAT 纳入患者的诊断检查项目，以帮助记录出血的严重程度[33]。

虽然 BAT 具有临床价值，但因来源于维琴察出血问卷仍有明显的局限性。对于每种出血症状，BAT 只记录最严重程度的评分，而不考虑其发生的次数。这样，即使评分达到满分，也不能反映重型患者的出血频率。此外，当前的 BAT 无法捕捉出血症状随时间的变化，而是对出血病史的累积评估。最后，尽管 ISTH-BAT 已被翻译成德语、意大利语、挪威语、西班牙语[34]和日语，但关于 BAT 的研究主要是用英语进行的。

六、结论

出血史是评估 VWD 患者的重要组成部分，因此必须谨慎进行。标准化的出血评估工具和定量评分系统互为补充，以提高出血症状的准确评估。

第十章　血管性血友病的实验室诊断——表型

Emmanuel J.Favaloro　Ulrich Budde

卫　嘉　陈振萍　译　　戴　菁　王学锋　校

一、引言

VWD 是最常见的先天性出血性疾病之一。约 1% 的人群其实验室检测值低于参考范围[1]，然而，真正的 VWD 患病率要远低于此（1：10 000~1：3000）。据估计，瑞典的患病率为 125/1 000 000，该国人口同质性很高，且出血性疾病患者记录完善。因此，需要进行临床观察以区分单纯的实验室现象和临床相关疾病。此外，循环中 VWF 的浓度与 ABO 血型相关[2]。O 型血个体的 VWF 半衰期比其他血型者更短，其 VWF 水平平均低 25%。因此，对于 O 型血，VWF 浓度为 35% 可能属于“正常”，而对于其他血型，则被认定为“减低”。VWF 水平和性别无关，但从 40 岁开始，每 10 年就会增加约 6%。VWF 作为急性期蛋白的特性使问题更加复杂，因为其水平会在“应激状态”下短期升高，或在妊娠或恶性疾病期间长期升高。因此，对于实验室定义的“低 VWF”个体，若无出血倾向的个人史或家族史，通常会排除遗传性 VWD 而非获得性血管性血友病综合征（acquired von Willebrand syndrome，AVWS）。

对于任何目标个体，区分其是轻型 VWD 患者还是低 VWF 的健康个体显得尤为重要。一方面，健康个体可能终生都会被贴上“出血患者”的标签（包括急救卡、保险文件等），而另一方面，短期内检测参数正常的 VWD 患者可能会被错误归类为健康个体，从而无法得到恰当的治疗。因此，通常需要进行多项检测以确诊或排除疑似诊断（表 10.1）。

VWD 表型的诊断试验包括：①筛查诊断试验，出血时间（有时用于资源匮乏的环境）、具有高剪切应力的系统（通常用于替代更具侵入性的出血时间）、活化部分凝血活酶时间（aPTT）；②扩展诊断试验，VWF 抗原（VWF:Ag）、VWF 糖蛋白Ⅰb 结合（GPⅠbB）测定（即 VWF:RCo、VWF:GPⅠbR 或 VWF:GPⅠbM）、FⅧ活性（FⅧ:C）、VWF:GPⅠbB/VWF:Ag 比值（反映 VWF:RCo/Ag、VWF:GPⅠbR/Ag 或 VWF:GPⅠbM/Ag）、FⅧ:C/VWF:Ag 比值；③特殊诊断试验，VWF 胶原结合能力（VWF:CB）、“替代”VWF“活性”测试（如“VWF:Ab”）（该检测类别反映了使用与 VWF 上的表位反应的单克隆抗体，否则会与血小板 GPⅠb 结合）、瑞斯托霉素诱导的血小板聚集（RIPA）、VWF 前导肽（VWF:AgⅡ）、VWF 多聚体分析、VWF 与 FⅧ结合能力（VWF:FⅧB）。

表 10.1 VWD 的典型实验室模式[a]

实验室检查		VWD 亚型					
		1	2				3
			2A	2B[b]	2N	2M	
筛查试验	PT	正常	正常	正常	正常	正常	正常
	aPTT	升高（/正常）	升高（/正常）	正常（/升高）	升高（/正常）	正常（/升高）	升高
	血小板计数	正常	正常	低（/正常）	正常	正常	正常
	PFA-100/200（闭合时间，CT）	延长（/正常）	延长/不关闭	延长/不关闭	正常	延长/不关闭	延长/不关闭
诊断试验[c, d, e]	FⅧ:C	低（/正常）	低（/正常）	低（/正常）	成比例降低	正常/低	低（<0.2U/mL）
	VWF:Ag	低（<0.5U/mL）	低（/正常）	低/正常	正常（/低）	正常/低	极低（<0.05U/mL）
	VWF:GPⅠb 结合[f]	低（/偶尔正常）	低（<0.3U/mL）	低（/偶尔正常）	正常（/低）	低（/正常）	极低（<0.05U/mL）
	VWF:CB	低（/偶尔正常）	极低（<0.15U/mL）	低（<0.4U/mL）	正常（/低）	低（/正常）	极低（<0.05U/mL）
	VWF:GPⅠbB/VWF:Ag[g, h]	正常（>0.7）	低（<0.7）	低（<0.7）	低（<0.7）	低/正常	可变-不使用
	VWF:CB/VWF:Ag[g, h]	正常（>0.7）	低（<0.7）	低（<0.7）	低（<0.7）	低/正常	可变-不使用
VWD 分型诊断试验	VWF:FⅧ结合试验（结合的FⅧ/结合的VWF）	正常（>0.6）	正常（>0.6）	正常（>0.6）	低（<0.6）	正常（>0.6）	可变-不使用
	RIPA-瑞斯托霉素低剂量（0.5mg/mL）	缺如	缺如	存在	缺如	缺如	缺如
	RIPA-瑞斯托霉素低剂量（1.0mg/mL）	减低（/正常）	减低	正常	正常	减低（/正常）	缺如
	RIPA-瑞斯托霉素低剂量（1.5mg/mL）	减低（/正常）	减低（/正常）	正常	正常	—	缺如
	VWF 多聚体模式	正常模式，VWF 减少	大至中分子多聚体缺少	大分子多聚体缺少	正常	减少（/正常）正常 VWF 多聚体分布（但可能存在异常条带）	多聚体“缺失”

aPTT（活化部分凝血活酶时间）、PT（凝血酶原时间）、RIPA（瑞斯托霉素诱导的血小板聚集）、VWF（血管性血友病因子）。

[a] 表中的值仅是近似指导值，不同实验室可能有不同的参考范围；[b] 假性或“血小板型”VWD模式与2B型VWD类似；[c] VWF和FⅧ值≥0.5U/mL通常被认为是正常的，但单个或个别“正常”检测结果不能排除VWD；[d] VWF和FⅧ值＜0.5U/mL通常被认为是异常的，但单个或个别“异常”检测结果并不能诊断VWD；[e] 正常参考范围因实验室、试验和方法的不同而有所区别，O型血个体的VWF值预计较低；[f] GPⅠb结合试验是反映测定VWF与血小板受体（糖蛋白Ⅰb，GPⅠb）结合活性的试验［目前此类测定分为3种：①经典的瑞斯托霉素辅因子（VWF:RCo）测定，通过血浆VWF与含有瑞斯托霉素和血小板的测试试剂（通常是固相的或冻干的）相互作用来反映血小板的聚集；②更现代的VWF:GPⅠbR测定，通过血浆VWF与含有瑞斯托霉素和包被重组（“R”）GPⅠb的乳胶颗粒或磁性颗粒的测试试剂相互作用来分别反映乳胶颗粒的聚集或化学发光反应；③同样现代的VWF:GPⅠbM测定，通过血浆VWF与含有包被重组GPⅠb功能获得性突变（“M”）的乳胶颗粒的测试试剂相互作用来反映乳胶颗粒的凝集或使用ELISA法检测颜色反应］；[g] 对于2A型VWD，当VWF:CB比VWF:GPⅠbB试验对高分子量VWF的缺少更敏感时，VWF:CB/Ag比值可能低于VWF:GPⅠbB/Ag比值；[h] 对于2M型VWD，VWF:GPⅠbB/Ag或VWF:CB/Ag的不一致取决于2M型VWD定义的特异性缺陷［即血小板黏附和（或）基质黏附缺陷］，但迄今为止定义的大多数2M型VWD个体表现出固有的VWF血小板黏附缺陷（没有固有的VWF-胶原黏附缺陷），因此在这些2M型病例中，VWF:GPⅠbB/Ag比值将明显低于VWF:CB/Ag比值，此外随VWF:CB方法的不同，VWF:CB对特定VWF缺陷的敏感性可能存在差异，化学发光法比ELISA法更敏感。

VWF糖蛋白Ⅰb结合（VWF:GPⅠbB）试验是测定VWF与血小板受体（糖蛋白Ⅰb；GPⅠb）结合活性的试验，目前该试验分为3种：①经典瑞斯托霉素辅因子（VWF:RCo）测定；②更现代的VWF:GPⅠbR测定，使用重组（“R”）GPⅠb；③更现代的VWF:GPⅠbM测定，使用重组功能获得性突变（“M”）的GPⅠb。

二、筛查诊断试验

1. 出血时间

出血时间是初级止血的整体检测方法，可用于评估血小板质量和数量缺陷、VWD、血管壁疾病，甚至贫血等情况[3]。在上述情况下，出血时间可能会延长。出血时间延长是VWD患者的特征，在其首次报道中被反复描述。然而，在轻型VWD中，其结果往往变化较大，且通常在正常范围内。随着更灵敏的、不依赖操作者且基本无创的体外方法的广泛应用，出血时间变得越来越不重要。因此，出血时间不再是诊断VWD的必要检测手段，但在替代性实验室检查受限的发展中国家，出血时间检测仍被继续使用。

2. PFA-100/200 和其他整体的剪切应力试验系统

现在有几种仪器可以检测“整体初级止血”的某些方面特征，如锥板分析仪等，但其中最知名的设备是 PFA-100，或者其进阶产品 PFA-200[4]。由于 VWF 在初级止血过程中起关键作用，这些仪器对 VWF 的存在与否以及 VWF 的功能障碍都非常灵敏，因此可用于诊断或排除 VWD。例如，PFA-100 对所有重型 VWD（包括 2A 型、2M 型、2B 型和 3 型）的检测敏感性为 100%，对 1 型 VWD 的敏感性随血浆 VWF 水平而变化，但平均可检测到约 80% 的病例。然而，和出血时间一样，这些仪器对参与初级止血的其他成分也很敏感，如血小板数量和活性，有时还有其他血液成分，如血细胞比容。它们对抗血小板药物（尤其是阿司匹林）也有不同的敏感性。因此，这些仪器并不能特异性检测 VWD，检测结果异常不一定提示该病的存在，但其正常结果可用于排除重型 VWD，故可用作 VWD 的阴性预测工具[5]。此外，这些仪器还适用于去氨加压素治疗的监测，可从功能上表征 VWD。

3. 活化部分凝血活酶时间

活化部分凝血活酶时间（activated partial thromboplastin time，aPTT）并不是 VWD 的诊断试验。对于 FⅧ明显降低的患者，aPTT 可能会延长，而且可以检测出大多数 2N 型 VWD 以及重型 VWD。然而，大多数 VWD 患者具有足够高的 FⅧ活性以维持正常的 aPTT。在任何情况下，aPTT 延长都必须排除血友病 A 和血友病 B 相关的 FⅧ和 FⅨ缺乏，以及 FⅪ、FⅫ、高分子量（high-molecular-weight，HMW）激肽原、前激肽释放酶的缺乏，还有干扰性抑制物（如狼疮抗凝物）的存在[6]。FⅫ轻度减低较为常见。因此，在对延长的 aPTT 进行诊断评估时常会检出许多“无关”的患者。FⅫ和 VWF 联合缺陷曾被归类为一种特殊类型（圣地亚哥型 VWD），然而，事实证明这种关联纯属巧合。也有研究表明，由于存在大量的生物学、病理学和分析性的变异因素可影响 aPTT，因此 aPTT 对轻型血友病并不敏感，同样也不适用于轻型 VWD 的识别。

4. 血小板黏附

VWF 是血小板黏附过程中最重要的蛋白质，因此 VWF 的数量或质量异常均会导致血小板黏附缺陷。血小板黏附的评估与出血时间一样，也是功能性 VWF 活性测试[7, 8]。然而，所需的平行板流体力学实验不适合常规检查，但在自动或半自动设备（如 PFA-100/200）上可检测高剪切应力状态下血小板的黏附功能。

5. 血小板计数

血小板计数是一项用于排除其他原发性止血疾病并可能识别 2B 型或血小板型（假性）VWD（platelet type-VWD，PT-VWD）患者的一线检查。此类患者可能因 VWF 的反应性差异而出现持续性或间歇性血小板减少症，这表明血小板受体（GPⅠb）和 VWF A1 结构域之间的相互作用增强。

三、扩展诊断试验

1. FⅧ/VWF 复合体测定

为确保结果具有可比性，要求实验室采用经世界卫生组织（WHO）标准品校准的标准参考品[9]；每个实验室应确定自己的参考范围。是否有必要将 O 型血和非 O 型血患者的正常范围分开仍存在争议。

（1）凝血因子Ⅷ（FⅧ）

FⅧ在 VWD 患者中可能较低，原因可能是 VWF 结合缺陷（2N 型 VWD），或是 VWF 对 FⅧ的稳定和保护作用缺失。最常用于测定 FⅧ促凝活性（FⅧ:C）的试验是基于使用缺乏 FⅧ血浆的 aPTT 系统。发色底物法 FⅧ:C 检测不容易受到干扰抗体和检测变量的影响，但此方法不常用。可以使用酶联免疫吸附试验（enzyme-linked immunosorbent assay，ELISA）方法测定 FⅧ抗原，但对于诊断目的作用不大，目前极少使用。

（2）VWF 抗原（VWF:Ag）

VWF（蛋白质或“抗原”——VWF:Ag）浓度的测定对于检查初级止血缺陷以及确诊或排除遗传性 VWD 或 AVWS 是必不可少的。该检测对于区分 VWF 减少和（或）功能障碍也至关重要。

Zimmerman 等[10]发明的具有历史里程碑式意义的 VWF:Ag 免疫电泳测定法已不再使用[11]。相比之下，使用多克隆和（或）单克隆抗血清的 ELISA 法灵敏度更高，在低 VWF 浓度下有更好的重现性[11]。目前广泛使用的是基于乳胶颗粒的快速方法，该方法能实现相对便宜、快速（约 15 分钟）且精确的 VWF:Ag 测定[12]，但可能会因类风湿因子和脂血症等潜在干扰而受限。另一种新兴技术是化学发光法，它提供了目前最好的检测重现性和最低的 VWF 检测极限灵敏度[12]。上述所有 VWF:Ag 检测都有商业化试剂盒。

超过 80% 的 VWD 患者存在 VWF:Ag 降低，而其余患者可能处于正常水平。轻型 VWD 患者有时会达到正常范围下限，特别是在应激状态下[13]。2B 型和 PT-VWD 患者中也常观察到正常水平的 VWF:Ag。VWF 水平处于 0.3~0.6U/mL 低值或临界低值的患者，其 FⅧ-VWF 复合物的血型相关性也许会导致诊断困难[14-17]。

最后，低水平的 VWF:Ag（<0.3U/mL）虽然可以用于诊断 VWD，但无法区分 VWD 的类型（如是 1 型 VWD 还是 2 型 VWD）。因此，如果仅检测 VWF:Ag 而不与评估 VWF 功能的检测相结合，对疑似 VWD 的检查是不完整的。

（3）评估 VWF 与其血小板受体 GPⅠb 结合能力的检测方法

血小板 VWF 受体 GPⅠb 是 VWF 的主要功能配体，通过介导血小板黏附、活化及聚集，促进体内血小板栓子的形成。该类检测现在有三种不同的测定法[18]，统称为 VWF:GPⅠb 结合（或 VWF:GPⅠbB）检测[19]。

1）瑞斯托霉素辅因子活性（VWF:RCo）

该方法是最早的（“经典”）VWF:GPⅠbB 检测法[19-23]。在体外实验中，血小板在瑞斯托霉素和 VWF 存在的情况下会相互作用。使用洗涤（或福尔马林固定或冻干）的血小板时，瑞斯托霉素的存在可以促进 VWF 与其受体 GPⅠb 相结合。VWF:RCo 活性检测的原理：将正常血小板（洗涤、固定或冻干）、固定量的瑞斯托霉素（通常为 1.0mg/mL 或更高浓度）以及不同稀释度的标准品或患者血浆在合适的条件下混合，并根据标准血浆的凝集结果定量评估患者血浆的凝集活性。新鲜的、固定的、冻干的或冷冻的血小板都适用，但新鲜血小板在短时间内就会变质。因此，通常使用保存的血小板，目前商业化的洗涤和固定血小板已被广泛使用。该反应可以在聚集仪、测试板、血小板计数器或越来越多的自动血凝分析仪上进行。瑞斯托霉素也可以用博托霉素替代。

然而该方法自创建以来就一直存在变异性大的问题，尽管经过了多种尝试仍未得到有效解决[24]。另一个严重问题是常规诊断实验室对低水平 VWF 测定的敏感性较差[24, 25]。由于这些问题，VWF:RCo 检测越来越多地被“现代替代方法”所取代[17-19, 24]。

目前已有数种类似于“VWF:RCo”的替代检测方法被报道过，但迄今为止这些方法既没有商业化，也未得到广泛使用。有研究报道，与 VWF:Ag 检测相比，ELISA 法可能具有更好的标准化程度和更低的 VWF 检测灵敏度[26]，其原理是 VWF 可与固相重组 GPIb 发生结合。此外，使用流式细胞术的替代测定法也有相关报道[27]。

1 型 VWD 患者的 VWF:RCo 和 VWF:Ag 水平一致（或相似）。2 型（A、B 和 M）VWD 以及 PT-VWD 患者常通过 VWF:Ag＞VWF:RCo 来识别（即使两项检查结果均在正常范围内）。由于 VWF:RCo 能够检测 VWF 和 GPIb 之间的相互作用，该检测（或其他可供替代的 VWF:GPIbB 检测方法）成为确诊 2 型 VWD 不可或缺的试验。

2）VWF:GPIbR

VWF:GPIbR 是 VWF:RCo 的一种现代“替代法”。该方法是一种 GPIb 结合检测方法，已实现商业化，其检测的可重复性（或低变异性）更好、对低 VWF 水平的检测灵敏度更高。

有两种商业化试剂可供选择。第一种是乳胶凝集检测，类似于经典的 VWF:RCo，其中血小板已被附着有重组 GPIb（即 GPIbR）的乳胶颗粒取代，是利用瑞斯托霉素辅助展开 VWF 构象，使其可结合和凝集乳胶颗粒[19]，相比 VWF:RCo，该方法具有更好的可重复性和对低水平 VWF 敏感性[24, 28-29]。另一种替代方法是在 AcuStar 的仪器上使用磁性颗粒［代替血小板（即 VWF:RCo）或乳胶颗粒（通过上述乳胶凝集的 VWF:GPIbR）］通过化学发光法进行检测[19, 30]，在所有配有商业化试剂的 VWF:GPIb 结合检测方法中[24, 29]，该方法具有最低的变异性和最佳的低 VWF 水平检测灵敏度，可以检测低于 0.01U/mL 的 VWF 水平。

3）VWF:GPIbM

VWF:GPIbM 是 VWF:RCo 以及 VWF:GPIbR 的另一种现代“替代方法”。它是另外一种 GPIb 结合检测方法，与 VWF:RCo 相比，具有更好的可重复性（或低变异性）以及更好的低 VWF 水平检测灵敏度。该检测有两种方法可供选择。第一种是基于 ELISA 检测平台，该方法已在美国用于 VWD 诊断[31]。第二种是市售的乳胶凝集检测，类似基于乳胶的 VWF:GPIbR，但其中重组 GPIb 已被功能获得性的重组“突变体”GPIb（即 GPIbM）所取代[18, 19]。这些测定方法不需要瑞斯托霉素来帮助打开 VWF，而是凭借功能获得性 GPIb 突变体可与天然 VWF 自行结合。从机制上讲，这与使用 PT-VWD 血小板聚集天然 VWF 的原理本质上是相似的。与 VWF:RCo 相比，该方法具有更好的可重复性和对低水平 VWF 的检测敏感性[24, 28, 29]。

（4）胶原结合能力（VWF:CB）

尽管胶原结合是 VWF 功能的关键部分，代表着受损内皮与血小板之间的桥梁，但常规诊断方法组合通常不包括胶原结合试验。这种情况存在地域差异。在澳大利亚，大约 50% 的 VWF 检测实验室采用 VWF:CB 进行 VWD 的诊断或排除[24, 29]。在欧洲，这一比例约为 30%，而在北美，比例小于 10%。某种程度上，这是出于监管方面的考虑，VWF:CB 检测在澳大利亚和欧洲获得了监管机构的批准，但在美国尚未获批。

VWF:CB 检测可以使用Ⅰ型、Ⅲ型胶原二者的组合物或胶原片段，有时还可以使用其他类型的胶原（如Ⅵ型）[33-37]。这些检测不仅可以发现罕见的孤立性胶原结合缺陷患者[33-38]，也是诊断大分子多聚体缺失的 2 型 VWD 患者及 AVWS 的首选检测[33]。

Zimmerman 项目的结果特别具有启发性，强调了不同胶原类型之间的反应活性差异[34, 35]。总之，目前未包含 VWF:CB 的 VWF 组合检测项目会导致容易出现出血并发症的 VWD 患者被漏诊[33-37]。

VWF:CB 通常采用 ELISA 法进行检测，但化学发光法的使用正在逐渐增多，基于流式细胞术的方法也有相关报道[33]。ELISA 法测 VWF:CB 在技术上与 VWF:Ag 的 ELISA 法相似，但依赖于 VWF 黏附胶原的能力。尽管其作为体内相关性指标的潜在意义尚未被完全认识，但 VWF 与组织基质（包括胶原）的结合是损伤后体内主要的止血机制。这种黏附活性与 VWF:GPⅠb 结合试验（即 VWF:RCo、VWF:GPⅠbR 和 VWF:GPⅠbM）所确定的功能活性不同且互补。

优化后的 VWF:CB 主要选择性地检测高分子量 VWF（即功能、黏附性和热稳定性最强的 VWF 形式），并且比 VWF:GPⅠb 结合试验对这些更敏感。然而检测效能受多种因素影响，并非所有 VWF:CB 检测的表现完全一致。标准化的问题延迟了该检测方法更广泛地纳入实验室实践，阻碍了其进一步推广。在 ELISA 法中，Ⅰ/Ⅲ型胶原混合物（来自马或牛肌腱）通常比纯化的人源Ⅲ型胶原制剂更能优先检测高分子量 VWF[38]。然而，最灵敏的 VWF:CB 检测法是在 AcuStar 仪器上使用商业化试剂的化学发光 VWF:CB 检测[30, 39]。在所有比较过的 VWF:CB 试验中，这种特殊的检测方法具有最佳的检测可重复性和对低水平 VWF 的检测敏感度[24, 29]，并且与 AcuStar 平台上执行的其他 VWF 检测（如 VWF:Ag、VWF:GPⅠbR）一样，可检测到低于 1U/mL 的 VWF 水平。

此外，还有大量不同的基于 ELISA 的商业试剂盒可供使用，这些试剂盒通常基于Ⅲ型胶原，据文献报道，其中只有一种针对Ⅵ型胶原。这些基于 ELISA 的试验在检测重现性和高分子量 VWF 检测敏感性方面差异很大，有时表现不佳，导致对 VWF:CB 评价较差[24, 28, 29]。

除 VWF:GPⅠb 结合试验（如 VWF:RCo、VWF:GRⅠbR 或 VWF:GPⅠbM）之外，联合使用 VWF:CB 检测可显著减少 VWD 的误诊[24, 29]。虽然 VWF:RCo、VWF:GRⅠbR 或 VWF:GPⅠbM 检测本质上是可以相互替换的，但 VWF:CB 不应被视为这些检测的替代方法，而应作为补充检测使用。

（5）VWF:Ab

该检测是一类利用单克隆抗体（“Ab”）针对 VWF 蛋白表位的检测，这些表位原本与血小板上的 GPⅠb 受体结合[18]。这些检测可通过 ELISA 或乳胶凝集试验进行。由于这些抗体可以检测 VWF 上的功能位点，因此该领域的部分工作人员将其视为“活性”检测。此外，由于靶向的 VWF 结合位点原本是与 GPⅠb 结合的，这些检测已被纳入 ISTH 科学和标准化委员会（scientific and standardization committee，SSC）的“血小板依赖性血管性血友病因子活性的命名和方法学”中。然而，上述 VWF:Ab 在试验中产生某些功能特性的说法存在缺陷。这些检测方法确实具有优先检测高分子量 VWF 的能力，因此对功能缺陷型 VWD（例如 2A 型和 2B 型）具有一定的敏感性，但这可能是由于抗体的亲和力或亲和特性而不是本身的功能特性。无论如何，在几项比较研究中，VWF:GPⅠb 结合试验（例如 VWF:GPⅠbR 和 VWF:GPⅠbM）以及优化的 VWF:CB 试验往往对高分子量 VWF 的减少以及 VWD 质的缺陷更敏感[24，29，40，41]。

（6）功能性 VWF 抗原比值的比较效用

如前所述，VWF 质的缺陷表现为 2 型 VWD，其"亚型"伴有特异性缺陷特征（即 2A 型高分子量 VWF 缺乏，2B 型对 VWF 高度敏感，2M 型不是由高分子量 VWF 缺乏引起的功能障碍，2N 型 VWF 与 FⅧ结合缺陷）。相比之下，1 型和 3 型是量的缺陷，其特征是 VWF 减少（1 型）或缺乏（3 型）。尽管 1 型 VWD 中 VWF 较低，但残余 VWF 功能正常；通过各种检测方法测得的血浆 VWF 结果相似。因此，VWF:Ag、VWF:CB 和 VWF:GPⅠb 结合试验（即 VWF:RCo、VWF:GPⅠbR 或 VWF:GPⅠbM）结果往往会彼此"一致"或相似。相反，代表功能缺陷的 2 型 VWD 变异则表现为 VWF:Ag 和功能试验参数之间的检测结果不一致，不一致的类型反映了 VWD 的亚型。即 2A 型和 2B 型 VWD 患者由于缺乏高分子量 VWF 以及存在影响 VWF 功能的突变，其 VWF:GPⅠb 结合试验（即 VWF:RCo、VWF:GPⅠbR 或 VWF:GPⅠbM）和 VWF:CB 试验的结果往往低于 VWF:Ag 的检测结果。使用功能性 VWF/抗原比值（即 VWF:RCo/Ag、VWF:GPⅠbR/Ag、VWF:GPⅠbM/Ag 和 VWF:CB/Ag）可对这些结果进行客观的定量评估[42]。总之，这些比值在 2A 型和 2B 型 VWD 中均降低（主要是因为高分子量 VWF 的缺失），而在 2M 型 VWD 中，大多数病例表现为 VWF 与 GPⅠb 结合的选择性缺失，仅 VWF:GPⅠb 结合/Ag 比值降低，即低 VWF:RCo/Ag、VWF:GPⅠbR/Ag 和（或）VWF:GPⅠbM/Ag，但 VWF:CB/Ag 正常。

因此，功能性 VWF/抗原比值与血浆 VWF 水平评估的联合使用有助于鉴别 1、2A、2M、2B 和 3 型 VWD。同样，使用 FⅧ/VWF:Ag 比值可帮助识别 2N 型 VWD 和血友病，二者可通过 VWF:FⅧ结合试验或分别通过 VWF 和 F8 基因的遗传分析来进一步鉴别[17]。虽然这一过程目前在常规实验室诊断中广泛应用，但理想的临界值仍不确定，大多数实验室使用 0.6 或 0.7 作为临界值。值得注意的是，英国血友病中心医生组织建议的临界值为 0.6[43]，而最新国际指南建议的临界值为 0.7[17]（"优于 0.5"）。根据我们的经验，最佳临界值取决于检测方法，虽然我们更倾向于 0.7 而不是 0.5，但我们中有人主张在其实验室中继续使用 0.6，因为这是基于化学发光法的最佳临界值，可以将 1 型（VWF 缺乏）VWD 与 2 型（高分子量 VWF 缺乏）样本完全区分[24，29，44]。若使用其他检测方法，北美专业凝血实验室协会则确定 0.7 为首选临界值[28]。

这些功能性 VWF/抗原比值的使用可以和去氨加压素激发实验相互补充，以更好地表征 VWD 患者的功能特征。

2. 瑞斯托霉素诱导的富血小板血浆聚集

瑞斯托霉素诱导的富血小板聚集（ristocetin-induced agglutination in platelet-rich plasma，RIPA）试验的主要目的是确定 VWF 和 GPⅠb 之间相互作用的增加情况（即 2B 型 VWD 和 PT-VWD）[45]。1 型、2A 型和 2M 型 VWD 患者可能表现出反应性降低，但也存在一些不一致的情况，因此 RIPA 试验不是区分这些亚型的必需检测。Bernard-Soulier 综合征（BSS）、GPⅠb 缺失/功能障碍以及 3 型 VWD（血浆 VWF 缺失）的患者，即使在高浓度瑞斯托霉素情况下也不会出现凝集反应。由于该反应需要使用患者的富血小板血浆，因此 RIPA 必须在当地实验室进行，无需运送到偏远的中心实验室。

使用瑞斯托霉素浓度梯度（浓度在 0.1~1.5mg/mL）进行 RIPA 试验非常重要[46, 47]。虽然所有 2B 型患者的瑞斯托霉素敏感性都会增加（根据该亚型的定义），但 2 型 VWD 亚型的表现具有异质性，且通常无法与健康者或 1 型 VWD 患者区分开来[36]。使用洗涤血小板进行 RIPA 混合试验可用于区分 2B 型患者与 PT-VWD 患者[47, 48]，而血浆 VWF 检测（译者注：此处应为 RIPA）加上其他的 Bernard-Soulier 综合征特征（如大血小板、血小板减少症）和血浆 VWF 检测可用于鉴别 BSS 和 3 型 VWD。

3. 博托霉素诱导的富血小板血浆聚集

与瑞斯托霉素不同，蛇毒博托霉素诱导 VWF 与 GPIb 结合与分子多聚体化程度无关。因此，博托霉素诱导的富血小板血浆聚集（botrocetin-induced aggregation in platelet-rich plasma，BIPA）理论上可以区分 2A 型和 2M 型 VWD[49]，因为 2M 型的特点是 BIPA 正常而 RIPA 异常，而 2A 型 VWD 的两种试剂诱导结果均异常。然而，是否适用于 2A 和 2M 的所有情况尚未经过系统性验证，并且 BIPA 尚未广泛运用，仅在专业实验室中开展。

4. 洗涤血小板结合试验

对于血小板计数极低的患者无法进行 RIPA，一些实验室发现很难利用 RIPA/RIPA 混合试验来区分 2B 型和 PT-VWD[47, 48]。在这种情况下，可以通过评估 2B 型 VWF 与血小板的高亲和力结合，而 2A 型 VWD 和 PT-VWD 患者的 VWF 与血小板的低亲和力结合来辅助诊断[50]。2B 型 VWD 患者的 VWF 通常在极低浓度瑞斯托霉素条件下会自发结合，但来自 2A 型和 PT-VWD 患者的 VWF 则不会结合或仅在高浓度瑞斯托霉素条件下发生结合。相反，PT-VWD 患者的血小板与正常 VWF 的结合亲和力显著高于正常血小板或其他 VWD 亚型（包括 2A 型和 2B 型 VWD）的血小板。

具体操作时，向洗涤并固定的正常（患者）血小板和患者（正常）血浆的混合物中，逐步加入不同浓度的瑞斯托霉素（0~1.2mg）。混合物在室温下孵育至少 30 分钟，通过离心将血小板与血浆分离，并检测上清液中未与血小板结合的 VWF:Ag。由于该试验的复杂性，目前仅由少数专业实验室开展，未常规使用。

5. VWF 前肽（VWFpp 或 VWF:AgⅡ）

在 VWF 的合成过程中，前肽在多聚体化完成后被裂解，并与成熟的 VWF 一起分泌。前肽的消除与 VWF 无关，不受患者血型的影响，且在 AVWS 患者中也不会发生变化。任何情况下，随着 VWF（遗传性或获得性）消除的加强，VWFpp 与 VWF:Ag 之间的比值都会上升[51]。因此，VWFpp 的测定可能有助于检出血浆 VWF 半衰期较短的患者[52, 53]。然而，该试验可能达不到 100% 敏感[54, 55]，最新的 VWD 诊断指南也未将其列为推荐检测项目[17]。

VWFpp 可通过 ELISA 法进行检测，使用特异性多克隆或单克隆抗体作为捕获抗体和检测抗体，或通过荧光方法进行检测。

四、VWF 质量的变化

1. VWF 多聚体

多聚体分析的目的是对患有遗传性 VWD 或 AVWS 的患者进行（亚）分型。在某些特殊病例中只能通过多聚体分析来确诊 VWD。在 TTP、溶血性尿毒症综合征或脓毒症等其他疾病中，VWF 结构可以为临床提供有用的信息。

UB（作者之一）采用的方法原理严格遵循由 Lämmli[56] 首创并由 Ruggeri 和 Zimmerman 首次发表的方案[57]。十二烷基硫酸钠作为离子去污剂，结合大孔径琼脂糖凝胶电泳分离 VWF 多聚体。然后，使用亲和纯化的 I^{125} 标记 VWF 抗体进行孵育，各个条带以放射自显影方式成像。不同浓度的琼脂糖凝胶可显现出低、中、高分辨率的条带。由于放射性方法已不再流行，并且凝胶厚度超过 1mm 会造成技术困难（洗涤和抗体孵育过程中的扩散时间极长），因此最初的放射性方法已进行了多次改进。这些凝胶实验的周转时间或检验时长至少为 5 天。通过从凝胶转移到合适的膜（例如硝化纤维或尼龙）上可以大幅缩短这个时间。由于某些高分子量 VWF 多聚体的分子量超过 10×10^3kb，因此需要采取特殊的预防措施才能定量转移整组多聚体。所有相关技术的改进均有描述，包括扩散、真空印迹、半干转法和湿转法。非放射性方法的缺点是常规酶法（如碱性磷酸酶或辣根过氧化物酶标记的抗体及其经典底物）的灵敏度较低，且无法通过增加蛋白质的量来克服这一问题，因为血浆的充分稀释是获得最佳结果的先决条件。血浆稀释度低于 1∶10 会导致条带和亚带的分布模式异常，其表现类似于先天性分子缺陷。除了尝试提高灵敏度（如使用链霉亲和素/生物素）之外，发光法的使用也达到了与放射性方法同样甚至更好的灵敏度[58]。光反应时效短的特性也得到了改善，现代新型底物的活性持续时间可超过 24 小时。逻辑上，下一步是从传统的 X 射线胶片作为介质转向使用高灵敏度电荷耦合器件摄像机进行视频检测，这种摄像机最大限度地提高了凝胶检测的灵敏度和便捷性。这些性能卓越的相机系统比 X 射线胶片能检测到更多的变异体，而且鉴于这些新的信息采集手段，对旧胶片的回顾性分析也可以识别以前“隐藏”的异常条带。此方法的有效性最好通过检测特定突变来证明。在 1 型 VWD 诊断和管理的分子和临床标志物（MCMDM-1VWD）研究中[59]，所有入组家庭的受累成员中均可分离并检测到异常多聚体突变（即特异性>98%；另三个家族的突变在文章发表后也被检测到）。对于 AVWS 患者的诊断也同样有效[54]。其他任何检测甚至方法组合都无法实现类似的诊断效能。

为了获得理想结果，需要在完整的多聚体模式中显示多聚体的存在或缺失，以及评估通过剪切力和 ADAMTS13（一种具有血小板反应蛋白 1 型基序的去整合素样金属蛋白酶 13）的作用翻译后生成的区带的结构。VWF 在低分辨率凝胶中的迁移效果优于高浓度琼脂糖凝胶。这有助于很好地区分大分子多聚体缺失、超常多聚体或正常的样本（图 10.1），但仍无法检测到结构异常的变异体。因此，使用中等分辨率的凝胶作为标准凝胶的优点在于，它不仅能很好地显示大分子多聚体，还能识别结构缺陷，很少需要更高分辨率的凝胶（图 10.2）。

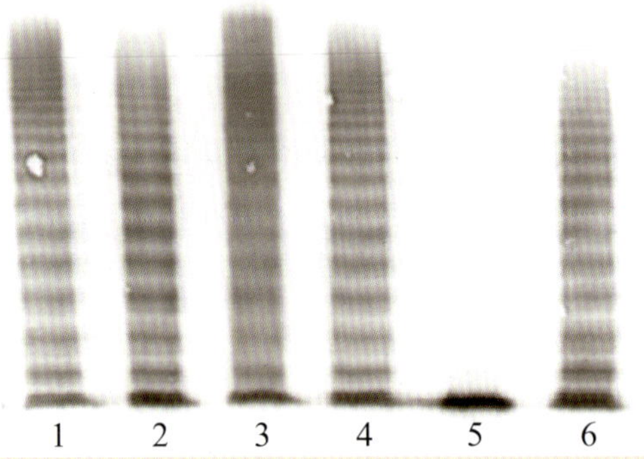

图 10.1 低分辨率（1.2%LGT-琼脂糖）不连续凝胶中的正常血浆和 VWD 变异体

染料前沿位于凝胶的底部，大分子多聚体位于凝胶的上部。泳道 1 为正常血浆（30 份混合）；泳道 2、4 和 6 为 2A 型 VWD，大分子多聚体有明显但轻微的丢失。泳道 3 为 1 型 VWD，呈涂抹状；泳道 5 为来自重型获得性血管性血友病综合征患者的血浆，该综合征由意义不明的 IgGκ 型单克隆丙种球蛋白病引起。仅存在原聚体。

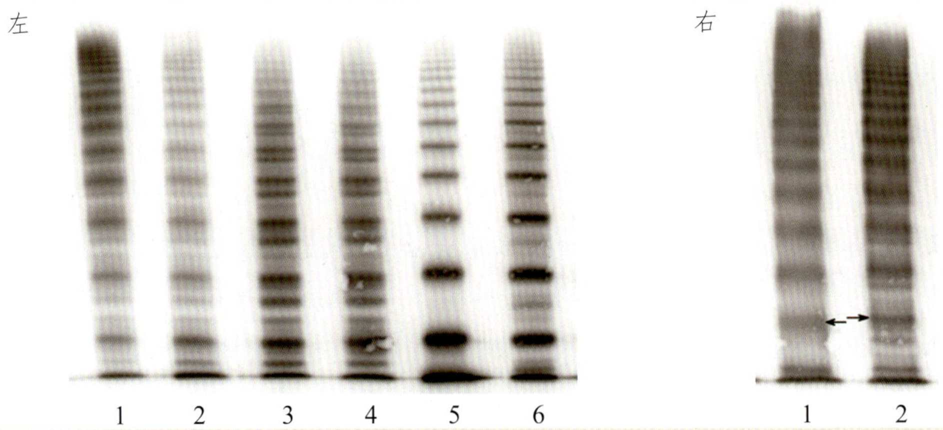

图 10.2 中等分辨率（1.6%LGT-琼脂糖）不连续凝胶中的正常血浆和 VWD 变异体

染料前沿位于凝胶的底部，大分子多聚体位于凝胶的上部。左图泳道 1 为正常血浆（30 份混合）；泳道 2 为 2A 型，所有多聚体均存在，但大分子多聚体相对缺少；泳道 3 为 2A 型，大分子多聚体缺少且蛋白水解亚带增加；泳道 4 为 2B 型，大分子多聚体缺少且蛋白水解亚带增加（注意 2A 型和 2B 型可能显示相同的多聚体模式，具体取决于相关的突变）；泳道 5 为 2A 型（IIC），大分子多聚体严重缺少，原聚体增加，且无蛋白水解；泳道 6 为 2A 型（IID），大分子多聚体缺少，中间条带代表奇数寡聚体，无蛋白水解。右图泳道 1 为正常血浆（30 份混合）；泳道 2 为 1 型，显示所有增加的超正常多聚体。右图显示寡聚物之间通常“无 VWF”空间被无定形物质充满，不存在蛋白水解亚带（涂抹型图案），并且寡聚物在凝胶中跑得更快（箭头），羧基端的半胱氨酸突变会形成一个新的分子内环，阻碍分子的打开（速度更快），并使其难以被 ADAMTS13 接近（蛋白水解带重度减少）。

尽管通过肉眼就可以识别泳道内大分子多聚体的缺失或异常的定量分布，但仍需要对条带进行客观的定量评估。

尽管显像密度分析可用于任何方法的检测结果，但它最适合处理存储在微芯片上的图像数据。目前，寡聚体分类现已被广泛接受（图 10.3），即 1~5 为小分子多聚体、6~10 为中分子多聚体、大于 10 表示大分子多聚体。

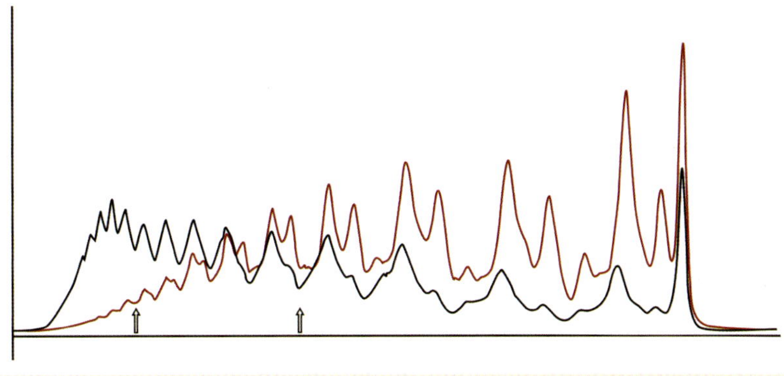

图 10.3　在中等分辨率凝胶中 VWF 多聚体的密度可视化

电泳方向是从左到右（即大分子多聚体位于左侧）。红色为正常血浆，黑色为 2A 型患者的血浆。左侧箭头标记了大分子（＞ 10）和中分子（6~10）多聚体之间的界限，右侧箭头标记中分子和小分子（1~5）多聚体之间的界限。三联体结构中的蛋白水解变化也清晰可见。

EJF（作者之一）使用了一种 VWF 多聚体检测的替代方法。这是一种适合广泛诊断应用的半自动方法[60, 61]。多聚体条带可通过光密度测定法进行定量，高分子量多聚体与 VWF 活性/Ag 比值相关[62]。然而，该方法缺乏上面详述方法的精细细节。

2. VWF 片段

血浆中 VWF 分子的大小受 ADAMTS13 调节。ADAMTS13 诱导的蛋白水解导致超大分子多聚体部分的丢失，并产生特定片段——五联体亚带。由于每种质量异常的 VWF（2N 型除外）均显示亚带模式的改变，因此理论上 VWF 亚基的评估有助于 VWD 变异型的诊断。VWF 的不同遗传异常会导致蛋白水解作用增强（如“经典”IIA 和IIB 型）或减弱（如IIC、IID 和IIE 型）。病理状态下剪切应力增加导致蛋白水解作用增强也可能具有临床意义。与正常血浆相比，血小板计数升高的疾病也表现出片段增加。另外，在 AVWS 中抗 VWF 抗体所致的清除增加也可能导致蛋白水解片段减少。由于亚基分离、大小测定和检测的方法较为繁琐[63]，迄今为止，这些方法尚未用于疑似 VWD 患者的常规诊断。

3. VWF 的 FⅧ结合能力（VWF:FⅧB）

该试验是评估 VWF 结合 FⅧ的能力，并用于 2N 型 VWD 的鉴别诊断，通常与血友病相鉴别，而不是与其他类型的 VWD 进行区分[64-67]。在 2N 型 VWD 中，VWF 与 FⅧ的结合功能异常，导致血浆中 FⅧ的半衰期显著缩短，从而引起血浆 FⅧ浓度降低。该检测通常用 ELISA 法进行。尽管已有多种检测方法改良的报道，但通常遵循一定的原则［FⅧ-VWF 复合物通过单克隆或多克隆抗 VWF 抗体固定在微孔板上→通过孵育和随后的高浓度 $CaCl_2$ 洗涤，将已与 VWF 结合的内源 FⅧ从复合物中去除→通过与已知量的 rFⅧ共同孵育来检测结合的 VWF 对 FⅧ的结合能力→结合的 FⅧ的量通过 FⅧ（显色）法或通过与酶标记的抗 FⅧ抗体共同孵育（ELISA）来测定→ VWF 的量可使用平行 ELISA 和标记的抗 VWF 抗体或通过替代方法单独检测→计算每单位 VWF 结合的 FⅧ的量（FⅧ结合/VWF）］。若检测结果显示结合的 VWF 和结合的 FⅧ比例失衡（即 FⅧ:VWF 比值＜0.6），则提示 2N 型 VWD 缺陷。对具有血友病临床表现的新诊断个体都应进行该项检测，尤其是当遗传方式不符合经典模式（血友病为性别连锁，而 2N 型 VWD 则不是）的情况下。

4. VWF 抗体/抑制物

与血友病 A 和 B 的情况相比，抗 VWF 同种抗体的形成在 3 型 VWD 患者中较为罕见。在伴随淋巴组织增生性疾病的 AVWS 患者中可表现出典型的抗体反应，其表现为回收率低且血浆滞留时间短。然而，只有少数患者（约 10%）会检测到抑制性抗体。因此，目前的方法似乎对此类抗体的敏感性较差。由于现在新型 VWF 浓缩制剂在上市许可审批过程中必须进行此类抗体的检测，因此未来有必要研发更有效的检测方法[68]。

（1）间接法

使用含有 VWF 的浓缩物、去氨加压素或潜在的大剂量免疫球蛋白治疗后，血浆回收率和滞留时间的改变可能提示抗 VWF 抗体的存在，但这种模式也会出现于某些类型的先天性 VWD 中。同样，若已排除遗传性 VWD，VWF 前肽与 VWF:Ag 的高比值可能表明周转率增加，从而提示存在清除性抗体。

（2）直接法

对于那些降低 VWF 功能特性的抗体，虽然可采用与 FⅧ和 FⅨ的 Bethesda 法相似的方法进行检测，但采用的是 VWF:CB、VWF:RCo、VWF:GPⅠbR、VWF:GPⅠbM、VWF:FⅧB 和 VWF:Ag[68-71] 等方法进行 VWF 的测定。在具体操作时先将适当稀释的患者血浆与正常血浆混合，并在特定的温度下孵育一定的时间。由于与 FⅧ/FⅨ抗体相比，这些抗体对时间和温度的依赖性要小得多，因此孵育的时间和温度并不是关键因素。通常，孵育温度设定为37℃，时间在0.25~1 小时。标准品以及阳性和阴性对照应与患者样本一起孵育。在孵育结束后，根据所选试验确定样本的残余活性，并根据 Bethesda 法确定抑制物滴度（即使用 0.5~2BU 的正常取值范围，并根据稀释倍数进行校正）。

此外，已有研究报道使用固定化、纯化的 VWF 进行基于 ELISA 的检测方法[54，68，72-74]。然而，ELISA 法可能会受到非常高的本底干扰（尤其是用抗人 IgM 作为检测抗体时，还有使用抗人 IgG 时）。其原因是 VWF 带有 ABO 血型抗原，而每个人的血浆中都至少含有一些针对 ABO 血型决定簇的抗体。这一问题可以通过使用来自无法形成 ABO 血型物质的非人类物种的重组 VWF 来解决。在任何情况下，由于这种高本底特性，试验应通过适当的阳性和阴性对照严格进行质量控制。

由于 VWF 是一种多功能大蛋白质，因此有必要通过所有可行的检测手段来识别潜在的抗体[68-71]。此外，通过 ELISA 检测到的抗体也可能超过 Bethesda 法测到的抗体数量，特别是考虑到清除性（非功能性抑制）抗体存在的可能性也许会大于功能性抑制抗体的可能性[68]。

五、特殊人群中 VWD 诊断

1. 新生儿和幼儿的诊断

关于新生儿和幼儿 VWD 的诊断具有一定程度的挑战。首先，由于缺乏止血应激史，有关个人史的临床信息有限。新生儿诊断轻度 1 型 VWD 通常很困难，因为其体内 VWF 水平存在生理性升高。此外，在过度兴奋、哭闹的幼儿中，由于应激反应会诱导 VWF 释放，可能会导致检测到假性正常水平。因此，1 型 VWD 可能会被漏诊，并且准确的 VWF 水平检测需在出生满 6 个月后进行。然而，患有 2 型 VWD 的新生儿和幼儿很少会表现出正常表型，应进行有效诊断。同样，由于重度 3 型 VWD 患者存在 VWF 的绝对缺乏，即使在新生儿中也很容易诊断。为明确诊断，可以使用脐带血或胎盘血液样本进行检测。重要的是要认识到 3 型 VWD 患者（尤其是幼儿）若仅检测了 FⅧ:C 但未同时检测 VWF，很可能被误诊为 A 型血友病。此外，对于患有血小板减少症的新生儿，在排除更常见的病因后，还应考虑其是否可能存在 2B 型 VWD、PT-VWD 或 TTP 的诊断，以避免治疗错误。

2. 妊娠期诊断

在妊娠期间，特别是在妊娠晚期，VWF 水平会增加两倍以上。在 1 型 VWD 患者中，这种变化可能会导致 VWF 水平正常化，从而增加诊断难度。然而 VWF 的正常化可能无法为孕妇提供完整的治疗方案，因为其 VWF 水平在分娩后迅速降至初始水平，并且可能会发生晚期出血（或迟发性产后出血）。目前无法解释的一个现象是，大约 30% 的孕妇会出现大分子多聚体的缺失[69]，但这种缺失并不会导致明显的临床问题。

六、VWD 的综合诊断策略

1. 去氨加压素试验有助于 VWD 的诊断和功能表征

DDAVP 是一种用于治疗 VWD 的非输注疗法，可导致内皮细胞储存的内源性 VWF 释放。去氨加压素仅对特定类型的 VWD（通常为 1 型，以及部分 2 型）有效。除了治疗或评估潜在的治疗反应外，去氨加压素激发试验也可用于对 VWD 进行功能表征[75, 76]。去氨加压素促使 VWF 释放入血，VWF 浓度在 30 分钟内达到峰值，随后由于清除和蛋白水解机制（包括 ADAMTS13），浓度会随着时间的推移而降低。在 VWD 中，通过不同检测方法对 VWF 的释放和清除模式进行差异检测，有助于表征 VWD 的特定类型。例如，轻度 1 型 VWD 的模式较为经典，VWF 水平升至基线水平的 2~4 倍后，随着时间的推移而降低，并在 24 小时内降至基线水平。此外，VWF:CB 可以更好地反映去氨加压素最初释放的超高分子量 VWF，因此 VWF:CB 最初检测到的 VWF 水平往往高于 VWF:Ag 和 VWF:GPⅠb 结合试验的结果。换言之，输注去氨加压素后，VWF:CB/Ag 比值上升幅度通常高于 VWF:GPⅠb 结合/Ag 比值（通常>1.0）。相比之下，2A 型 VWD 的模式则有所不同，去氨加压素倾向于增加 VWF:Ag 水平，使其远高于 VWF:CB 或 VWF:GPⅠb 结合水平。因此，VWF:CB/Ag 和 VWF:GPⅠb 结合/Ag 比值均无上升趋势，多数病例<0.7。而 2M 型 VWD（GPⅠb 结合缺陷病例）则呈现另一种模式，去氨加压素后 VWF:CB/Ag 比值保持正常，

VWF:GPⅠb 结合/Ag 比值仍然较低（通常<0.7）。

2. VWD 诊断的算法路径

实验室诊断或排除 VWD 可采用算法辅助，在该领域工作 30 多年的相关研究人员提供了几种算法方案，这些方案在很大程度上与英国血友病中心医生组织推荐的方案相吻合[43]，包括使用初始四项检测组合，包含 FⅧ:C、VWF:Ag、VWF:CB，以及一项 VWF:GPⅠb 结合试验（这在早期版本包括英国指南中为 VWF:RCo）[43]。随着新型 VWF:GPⅠb 结合检测试验 VWF:GPⅠbR 和 VWF:GPⅠbM 的推出，可以很容易地替代 VWF:RCo。此外，与英国指南一致[43]，实验室还使用 0.6 的临界值来界定正常的 VWF 活性/Ag 比值（见于 1 型 VWD）与异常比值（2 型 VWD 的 A、B 和常见的 M 亚型）。新的国际指南则建议首先进行一个三项组合检测[17]，包括 FⅧ:C、VWF:Ag 和 VWF:GPⅠb 结合试验，而 VWF:CB 被降级为表征 2 型 VWD 的补充试验。新指南还建议将 VWF 活性/Ag 比值的临界值定为 0.7（而非 0.5）。虽然认可 0.7 的比值临界值优于 0.5，但临界比值在一定程度上取决于所使用的试验方法和试验组合。因此，对澳大利亚实验室使用的化学发光法而言，0.6 的比值效果最佳[24, 29]。虽然作为国际指南发表，这个最新的指南被批评为可能过于以北美为中心[17]，因为 VWF:CB 检测在北美没有得到很好的体现，而且即使开展，往往使用的是优化程度/诊断性较低的 ELISA 法[28]。

尽管初始三项检测组合对于那些难以支持初始四项检测组合的实验室来说较为实用，但也必须认识到，采用初始三项检测组合会导致 VWD 误诊率升高，这些实验室误诊 VWD 的可能性是使用四项检测组合的两倍[24, 29, 77]。在澳大利亚的室间质评中，这已成为过去 20 年来长期存在的一个问题[24, 25, 29, 77, 78]。此外，除非实验室进行 VWF:CB 检测或多聚体分析，否则 2M 型 VWD 无法被正确诊断，并且数据显示，当使用三项检测组合时，2M 型 VWD 的误诊率甚至高于正确诊断率[79]。

因此，澳大利亚实验室继续提倡使用四项检测组合，认为将 VWF:CB 纳入初始检测优于三项检测组合，并于近期发布了更新的算法方法[33]。

七、展望

VWF:RCo 试验正逐渐被其他 VWF:GPⅠb 结合试验（即 VWF:GPⅠbR 和 VWF:GPⅠbM）所取代，部分原因在于最新的 VWD 诊断指南的支持[17]。尽管 ELISA 法的检测下限可低于 0.01U/mL，但目前大多数实验室使用的乳胶试验可能具有更高的检测低限值，一些实验室报告的 VWF 缺乏（3 型 VWD）样本的水平高达 0.1U/mL[24, 25, 29, 77]。然而，与大多数 ELISA 试验相比，基于乳胶的试验可以完全自动化，且在 15 分钟内完成紧急样本检测。将这些试验纳入检测清单也意味着 VWF 活性/Ag 比值将变得越来越可靠[24, 25, 29, 77]。然而，根据其中一位成员的经验，化学发光法展现出最大的前景，其检测变异性最小，对低水平 VWF 的检测效果最佳，可低至<0.01U/mL。化学发光法也被证明在 VWD 误诊方面问题最少，尤其是鉴别 1 型（VWF 缺乏）和 2 型（高分子量缺乏）VWD 样本方面表现优异[24, 25, 29, 77]。

第十一章　血管性血友病的分子诊断——基因型

Pamela Christopherson　Robert R.Montgomery　Veronica H.Flood

戴　菁　译　郑昌成　王学锋　校

一、VWD 基因检测的介绍及其作用

VWF 的基因位于 12 号染色体短臂，由 52 个外显子组成，基因组 DNA 全长约 178kb[1]。外显子片段长度从 40bp 到最大 1.3kb（第 28 号外显子）不等。除了片段长度大之外，VWF 基因本身还因其高度多态性以及 22 号染色体上存在复制 VWF 基因第 23~34 号外显子的假基因而变得更加复杂[2]。VWF 基因转录生成 9kb mRNA，翻译生成含 2813 个氨基酸的前体蛋白，其中包含 22 个氨基酸组成的信号肽、741 个氨基酸的前肽和 2050 个氨基酸的成熟亚单位[1]。成熟的 VWF 蛋白包含多聚体化所必需的功能域，在 D'D3 域与 FⅧ结合，在 A1 域与血小板糖蛋白Ⅰb（GPⅠb）结合，在 A1 和 A3 域与胶原蛋白结合，在 C4 域与血小板糖蛋白Ⅱb-Ⅲa（GPⅡb-Ⅲa）结合（图 11.1）[3]。

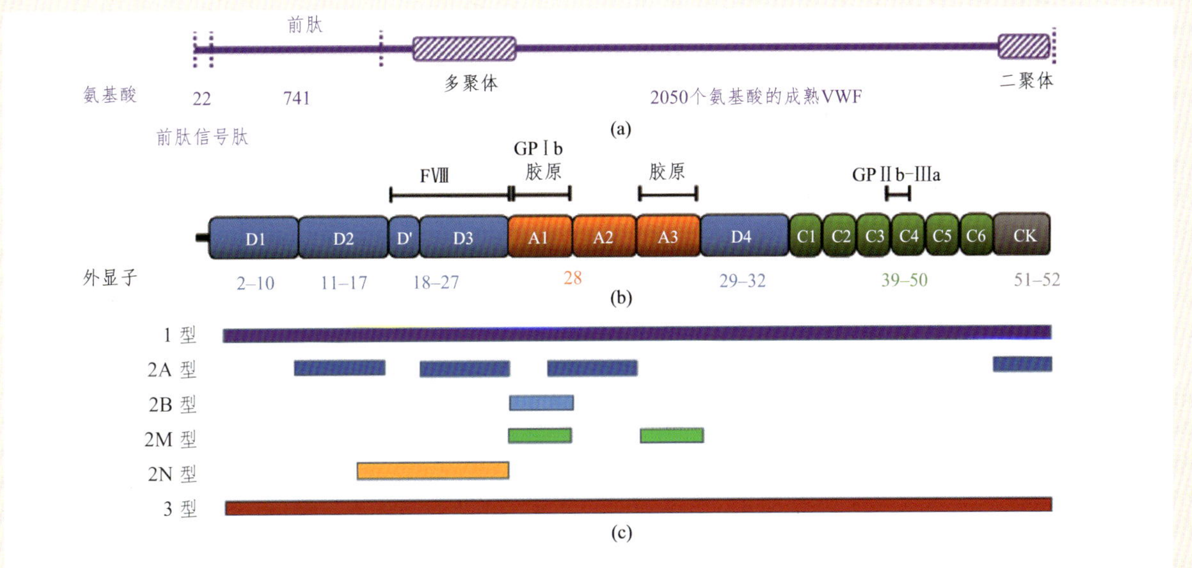

图 11.1　VWF 的结构和功能

(a) VWF 前体蛋白的结构；(b) VWF 结构域和相应的外显子；(c) 按 VWD 类型划分的 VWF 变异位置。显示多聚体化、二聚体化和配体结合位点的位置。

VWD 通常由 VWF 基因编码区和调控区的致病性变异引起，可分为定量和定性缺陷亚型。1 型 VWD 由 VWF 部分量缺失引起，是最轻微的一种类型，而 3 型 VWD 涉及严重的量的缺陷，无法检测到 VWF 蛋白。2 型 VWD 是由 VWF 结构或功能异常引起，并进一步分为 4 种变异型 VWD：① 2A 型以高分子量 VWF 多聚体减少或缺失为特征；② 2B 型为 VWF 与血小板结合功能的增强；③ 2M 型是由与血小板或胶原蛋白相互作用减弱引起；④ 2N 型是由与 FⅧ结合减弱引起。正确诊断 VWD 对于确定适当的治疗方法和改善预后至关重要。

尽管大多数 VWD 病例可以通过实验室检测表型进行诊断，但在某些情况下，仍需要考虑进行基因型分析。例如，当缺乏相关实验室检测（瑞斯托霉素诱导的血小板聚集、多聚体、FⅧ结合实验）、检测方法的高变异性（VWF 瑞斯托霉素辅因子活性）或因检测限制无法对 VWD 做出明确诊断时，鉴定 VWF 变异有助于明确诊断，尤其是 2 型 VWD。了解基因变异并对患者进行准确分型，有助于根据 VWD 亚型选择适当的治疗方法。如果鉴定出已知的致病变异，携带者检测、家族相关人员检测和产前诊断可以帮助家庭了解患病风险、决定是否进行遗传咨询以及确认表型诊断，特别是在 2 型和 3 型 VWD 中。基因检测的另一个重要方面是能够区分 2N 型与轻型血友病 A、2B 型与血小板型 VWD（PT-VWD）以及 2M 型与常见 VWF 基因变异（p.D1472H）导致的 VWF:RCo 减少的患者。越来越多高质量的 VWF 基因型-表型相关性数据可用于将患者准确分型，并指导临床管理和治疗决策。

本章将介绍分子诊断中使用的技术、导致 VWD 遗传缺陷的范围、变异致病性的评估、VWD 类型的分子谱以及 VWF 基因型分析中面临的挑战。

二、VWD 分子诊断技术的应用

1. 直接 Sanger 测序

VWD 的基因分析通常采用直接 DNA 测序来鉴定 VWF 的基因变异。从外周血中提取基因组 DNA，并设计用于检测 VWF 外显子序列的引物，引物通常包括 M13 尾部，以便使用通用的正/反向引物来简化聚合酶链式反应（polymerase chain reaction，PCR）技术[4]。当发现有可疑变异时，需要对目的片段进行二次扩增，并采用正向和反向测序进行验证，可以用单向引物分别做双向 Sanger 测序以明确诊断[5]。当突变定位于特定的 VWF 外显子时，Sanger 测序最为方便。然而，由于外显子片段大、数量多，在进行全基因分析时可能会比较耗时。此外，Sanger 测序无法检测到大的缺失或重复，可能会遗漏一些内含子或剪接位点突变，而这取决于所使用的引物。此外，也有可能检测不到位于引物退火位点的突变。

2. 二代测序

二代测序正在迅速成为一种更普遍、更快速、更经济的技术，从而取代 Sanger 测序[6]。二代测序是对整个 VWF 基因测序的首选方法，通常包括完整编码区以及内含子-外显子交界的侧翼序列。该技术使用通过对基因组 DNA 进行杂交、扩增和大规模平行测序捕获。二代测序检测到的可疑候选突变需通过 PCR 和 Sanger 测序进行确认。根据所使用的计算机软件工具，在二代测序分析中，大拷贝数变异（包括缺失和重复）的检测可能具有挑战性[7]。

3. 拷贝数变异分析

拷贝数变异分析是另一项重要的基因检测技术。因为据报道，VWF 基因的大片段外显子和全基因缺失占 1 型和 3 型 VWD[8] 致病变异的 4%~12%，甚至在 VWF 基因中存在更罕见的外显子重复[9]。

多重连接探针扩增是一种拷贝数变异分析的检测方法，它使用一组定制探针，通过 PCR 扩增，然后利用电泳分离产物。将获得的数据与对照样本进行比较，以确定拷贝数[10]。其优点是成本相对较低，只需要一台热循环扩增仪和毛细管电泳仪，其主要的缺点是每个外显子的探针数量有限，因此很难确定断点。

阵列比较基因组杂交分析是检测缺失或重复导致的拷贝数变异分析的另一种方法[11]，它使用多个长约 60bp 的寡核苷酸探针，以避免多个序列变异、重复序列和假基因。患者基因组 DNA 和参考样本经变性、荧光染料标记和杂交后，对阵列进行清洗、扫描和分析。其优势在于灵敏度，这得益于探针的数量和大小，以及确定断点的能力，并可通过 PCR 和测序加以确认。

三、变异致病性评估

虽然鉴定基因变异有助于确认或进一步了解患者的表型，但评估 VWF 变异的致病性需要仔细的解释和分类。除了需要全面的临床实验室结果外，临床意义和基因型-表型相关性还需要详细和最新的变异信息。因此，临床基因检测应在具备解读特定疾病基因分析和血液病的专业知识的正规中心进行。这些中心配备了高水平的生物信息学分析方案和多学科团队，其中可能包括血液学专家、科学家和遗传顾问。以下内容描述了用于 VWF 遗传评估和分类的指南和资源（表 11.1）。

表 11.1 基因变异解释资源

数据库名称	网址	信息
人类基因组变异协会	https://varnomen.hgvs.org/	序列变异名称
NCBI 参考基因序列数据库	https://www.ncbi.nlm.nih.gov/refseq/	参考序列数据库
Ensembl	https://www.ensembl.org/index.html	参考序列数据库
EAHAD LOVD VWF 数据库	https://dbs.eahad.org/upcoming-vwf-db/	VWF 变异数据库
ClinVar	https://www.ncbi.nlm/nih/gov/clinvar/	人类突变数据库
基因组聚合数据库	https://gnomad.broadinstitute.org/	人类基因突变人群数据库
NHLBI 精准医学跨组学	https://topmed.nhlbi.nih.gov/	人类 WGS 和蛋白组学数据库
英国生物信息库	https://www.ukbiobank.ac.uk/	人类基因和生物信息库
CADD	https://cadd.gs.washington.edu/	突变算法预测程序

续表

数据库名称	网址	信息
REVEL	https://sites.google.com/site/revelgenomics/about	突变算法预测程序
剪切 AI	https://spliceailookup.broadinstitute.org	剪切位点预测软件

NCBI（美国国立生物技术信息中心）；EAHAD（欧洲血友病和相关疾病协会）；LOVD（Leiden 开放变异数据库）；NHLBI（美国国立心脏、肺和血液研究所）；CADD（联合注释依赖耗竭）；REVEL（罕见外显子组变异整合学习）。

所有的基因变异都按照人类基因组变异协会[12]制定的标准使用统一的命名法进行描述。这包括强制建议使用字母前缀（“c”表示编码 DNA，“p”表示蛋白质），以及一个字母或三个字母（首选）的氨基酸代码并带编号。应使用可靠来源、公认、公开及描述清晰的 VWF 参考序列，如 NCBI 参考基因序列数据库或 Ensembl。

VWF 基因变异的特征和致病性分类需要多种证据来源。美国医学遗传学与基因组学学会和美国分子病理协会已制定了解释和分类序列变异的标准和指南[13]。目前建议基于人群数据、计算机或计算数据、功能数据和共分离数据等相关证据，将变异分为致病、可能致病、意义不明确、可能良性或良性。

尽管应考虑到变异数据的收集、整理和审查方式，但大型在线数据库是获取已报告变异信息的有用来源。开放变异数据库（Leiden open variation database，LOVD）中的 VWF 数据库是欧洲血友病和相关疾病协会凝血因子数据库的一部分，该数据库列出了已发表和未发表的常见和罕见的变异，及其相关的 VWD 类型和提交者拟议的致病性。ClinVar 是另一个公开的、全面的资料来源，可用于检索已报告的 VWF 变异。它包含的基因突变档案涵盖对相关临床意义的解释。每个提交的突变位点都有一个与所提供的标准相关联的评审意见，以帮助对结论的解释。VWD 突变管理专家小组已经成立，未来将制定规则用于规范管理 VWF 基因突变信息，这将有助于解释突变，并帮助将突变信息整理工作标准化。虽然 LOVD VWF 数据库和 ClinVar 目前仅包含未经整理的变异解释，但我们强烈建议向这些数据库提交新的以及先前确定的 VWF 变异，以拓宽现有基因型-表型相关性和分类的证据。

使用人群数据库对于确定大样本人群中 VWF 变异的频率至关重要，以此来确定它们是常见还是罕见。在健康人群中高频率出现的变异可以提供证据支持其为非致病性变异。由大量研究人员开发的基因组整合数据库包含来自世界各地的合作项目的外显子组和基因组序列，包括千人基因组和外显子组整合数据库[14]。基因组整合数据库已成为最大和最流行的参考人群数据库，其中 v2 包含 125 748 个外显子组和 15 708 个基因组（GRCh37 比对），v3 包含 76 156 个基因组（GRCh38 比对），v2 是大多数编码变异的首选[15]。最佳做法是使用 popmax 等位基因频率，即在欧洲人群、拉丁美洲人群/混血美国人群、非洲人群/非裔美国人群、南亚人群和东亚人群中最高的等位基因频率。其他值得考虑的大型公共数据库包括

NHLBI 精准医学跨组学[16]以及包含表型数据的其他生物库，如英国生物库。

使用计算机或计算预测程序是另一种有助于评估基因变化对蛋白质功能影响的工具。过去更常用的程序包括 PolyPhen2、SIFT 和 MutationTaster。但是，CADD 已经成为首选的变异预测程序之一，因为它整合了现有工具的数据来提供单一注释评分[17]。CADD 评分可预测错义和插入/删除变异的危害性。CADD 量表的 C 评分为 1~99，评分越高表示危害性越大：评分＞10 表示预测为 10% 的最有害变异，而评分＞20 则表示 1% 的最有害替代。REVEL 为预测错义变异的致病性提供了另一种方法。该模型整合了来自 MutPred、FATHMM v2.3、VEST 3.0、Polyphen-2、SIFT、PROVEAN、MutationAssessor、MutationTaster、LRT、GERP++、SiPhy、phyloP 和 phastCons 的评分。REVEL 评分为 0~1，分数越高的变异被认为致病性越强[18]。由于各种计算机程序的算法不同，有必要使用多个计算机程序进行预测。据报道，CADD 和 REVEL 针对多种类型变异分析都表现良好[19]。当使用计算机工具作为确定致病性的独立来源时应谨慎，因为它们只能提供一种预测。

还有一些程序可以预测剪接位点变异的影响。一个被广泛接受的工具是剪切 AI，它已被证明优于其他各种基因变异预测的计算机工具[20]。剪切 AI 通过分析 mRNA 前转录物是剪接位点供体、剪接位点受体还是两者都不是来注释遗传变异，其 δ 分值为 0~1，其中 0.8 被认为是评估剪切位点变异的高精度临界值[21]。

功能研究是进一步支持被鉴定变异位点致病性的一个重要方面。大多数已建立的评估 VWF 变异对蛋白质的产生和功能的影响研究基于细胞表达或动物模型。例如，体外转染重组 VWF 并在细胞模型中表达候选变异，可以将 VWF 蛋白的合成和功能与患者的表型进行比较。使用来自患者外周血的内皮集落形成细胞是最近采用的一种新方法，它提供了一个更符合生理学的模型来研究基因变异对 VWF 合成、加工、储存和分泌的影响[22]。动物模型提供了一种体内模型，通常用于解决体外方法无法解决的止血问题，例如评估 VWF 变异体的半衰期、出血和对蛋白质相互作用的影响。虽然以前发表过许多功能研究，但大多数 VWF 变异尚未被探索以确定其致病机制[23]。

四、VWD 的分子谱

1. 1 型 VWD

1 型 VWD 占所有病例的 65%~80%，其特征是 VWF 的量轻度缺乏，呈常染色体显性遗传，且外显率和表现度可变。1C 型 VWD（清除型）是 1 型的亚型，其特征是 VWF 在体内存在时间缩短，具有常染色体显性遗传模式。在 55%~70% 的病例中发现了 VWF 变异，这些突变分布于整个基因的编码区、启动子区和剪接位点区域。因此，我们必须检测整个 VWF 基因，包括拷贝数变异分析[24]。大多数已鉴定的变异都是杂合错义突变，但也涉及剪接位点、缺失和无义变异。据报道，1 型 VWF 的主要致病机制是这些基因突变可导致 VWF 生成和分泌减少或清除增加[23]。对疑似 1C 型可通过测序帮助明确诊断从而制定合适的治疗方案，通常需要补充 VWF 浓缩物而不是去氨加压素。然而，基因分析对 1 型 VWD 的实用性受到限制，因为很难建立基因结果与致病机制之间的关联，从而不利于治疗方法的选择，而且在大约 30% 的病例中并未发现致病 VWF 变异。

2. 2 型 VWD

2 型 VWD 占所有病例的 20%~25%，是由 VWF 质的缺陷引起。基因检测在确诊 2 型 VWD 和区分 2A、2B 和 2M 型 VWD 方面尤为有用。2 型基因缺陷通常定位在特定的功能域，因此可以进行靶向外显子测序来代替整个基因分析 [25]。

2A 型为常染色体显性遗传，由于蛋白水解增加、分泌减少、储存缺陷或多聚体化异常导致的高分子量 VWF 缺失 [26]，从而引起血小板依赖性结合缺陷。大多数 2A 型 VWF 变异为发生在 ADAMTS13 裂解位点附近 A2 结构域中的错义变异，不过突变也可以出现在涉及多聚体化的 D2、D3 和 CK 结构域（图 11.1）[27]。

2B 型为常染色体显性遗传，其特征是由于 VWF A1 结构域中的 GPⅠb 结合位点内错义变异而导致与血小板结合增强（图 11.1）[23]。在近期发表的 VWD 诊断指南中，建议在低剂量瑞斯托霉素诱导的血小板聚集实验的基础上对 28 号外显子进行靶向测序，以区分 2B 型和 2A 型，因为致病性 2B 型变异仅存在于该区域 [28]。对 2B 型患者进行正确诊断至关重要，因为去氨加压素会加重血小板减少症，所以禁用该药物。如果在疑似 2B 型患者的 VWF 基因中未发现变异，则应进一步研究血小板型 VWD 及其 GPⅠbα 基因进行诊断。

2M 型 VWD 为常染色体显性遗传，其特征是在正常多聚体存在的情况下，VWF 与血小板或胶原蛋白的结合存在缺陷。大多数 2M 型 VWD 基因变异为错义变异，主要出现在 A1 结构域（负责 GPⅠb 和胶原蛋白的结合）和 A3 结构域（负责胶原蛋白的结合）（图 11.1）。对于 VWF 活性减少的患者需要进行基因检测，以避免将携带常见 p.D1472H 变异的个体误诊为 2M 型 VWD，因为该变异可导致 VWF:RCo 实验室检测值假性降低 [29]。

2N 型为常染色体隐性遗传，与 FⅧ结合力下降有关，通常以纯合或复合杂合方式遗传，常见于两个 2N 基因变异或一个 2N 和一个无义变异。导致 2N 型的变异大多位于 FⅧ结合区，包括 D'、D2 和 D3 区域（图 11.1）[23]。VWD 诊断指南建议使用 VWF 与 FⅧ结合试验（VWF:FⅧB）或靶向测序来确诊 2N 型 [28]。临床可通过基因检测来区分 2N 型和 A 型血友病，对疾病治疗和家庭遗传咨询来说都至关重要，因为这两种疾病的遗传模式不同。

3. 3 型 VWD

3 型 VWD 是一种罕见的常染色体隐性遗传病，表现为重度的量缺陷，导致 VWF 水平无法被检测到。在 80%~95% 的 3 型 VWD 病例中发现 VWF 致病性变异，其中大多数是在整个基因中发现的纯合或复合杂合无效变异，包括无义、移码、剪接位点和大缺失，然而，也会检测到错义变异 [30, 31]。虽然基因检测不是诊断 3 型的必要条件，但它有助于产前基因诊断和区分严重 1 型 VWD（VWF 水平非常低但可检测到）。虽然 3 型 VWD 是常染色体隐性遗传，但由于 VWF 变异的不完全外显性和可变表现性，肯定携带者可能并非无症状 [30, 32]。如果对 3 型 VWD 进行基因检测，则应包括全基因组测序以及采用阵列比较基因组杂交或多重连接探针扩增方法进行的拷贝数变异分析。

五、VWD 基因分型的挑战和未来

由于 VWF 基因具有高度多态性，因此很难确定基因型-表型相关性以及候选变异是否与疾病相关。在不参考美国医学遗传学与基因组学学会变异解释指南的情况下，应谨慎地将独特的新变异归类为致病变异。此外，随着人们对遗传变异与临床意义相关性理解的不断加深，可能有必要对先前分类 VWF 变异的解释进行审查和更新。

约有 30% 的 1 型病例在其 VWF 基因中未发现明确的致病变异，其中大多数病例表现出中等偏低的 VWF 水平（>0.3U/mL）[24]。有些病例可能更复杂，可能涉及 VWF 内含子或转录调控区域或其他遗传修饰因子，包括 ABO 血型基因[33]。

最近，GWAS 进一步证实了影响 VWF 水平的其他位点的遗传修饰因子。多项研究结果表明，包括 CLEC4M、STXBP5 和 STAB2 在内的几个基因位点与 VWF 的合成、分泌和清除有关[24]。随着对 VWF 修饰基因的不断深入了解，这些基因有可能被纳入 VWD 遗传分析的范畴。

· 致谢 ·

作者感谢为 Zimmerman 团队提供基金资助的 NIH、NHLBI 项目，项目编号为 P01HL081588、P01HL144457、HL126810、R01HL139847、R01HL112614。

第十二章　1 型 VWD 和低 VWF 的临床、实验室和分子标记

David Lillicrap

朱铁楠　译　　郑昌成　赵永强　校

一、引言

自 1926 年首次描述以来，对 VWD 的临床以及基本的病理生理学的认识已经取得了显著的进展。现在普遍认为，这种常见的遗传性出血性疾病是一组包含多种 VWF 质或量异常在内的复杂疾病。前述 VWF 质或量的异常进而影响到了其与血小板表面受体（GPⅠb 和 GPⅡb-Ⅲa）、FⅧ以及各种类型胶原等生物配体之间的相互作用。

20 世纪 70 年代以前，除重型 VWD（3 型）以外，对该病的其他变异型知之甚少。后期研究者采用不同的实验方法先后发现了 VWF 的电泳迁移率异常以及 VWF 与 GPⅠb 和 FⅧ的异常结合。这些发现表明除了常见的 VWD 定量缺陷外，还有多种功能异常可导致患者的出血表现。

1 型 VWD 是该疾病最常见的类型，60%~80% 的患者表现为该类定量异常。根据 2006 年 ISTH VWF 委员会提出的 VWD 分类方案[1]，1 型 VWD 包括如下特征，即 VWF 数量部分减少、血浆 VWF 可能含有突变亚基但功能正常、大分子 VWF 多聚体的比例并无明显降低。

二、1 型 VWD 的流行病学

虽然 VWD 是最常见的遗传性出血性疾病，但目前对 VWD 不同临床亚型患病率的全面调查仍然匮乏。这主要归因于该疾病的实验室诊断较为困难，因此从大规模人群中获得高质量证据变得极具挑战。此外，对登记组研究收集的数据也需要谨慎地对待。受研究设计的影响，已报道的 VWD 患病率存在很大的差异。例如，在两项经常被引用的纳入超过 1800 名儿童的前瞻性流行病学研究中，有 0.8%~1.3% 的研究对象符合 VWD 的诊断[2, 3]。VWD 的诊断标准包括个人史和家族史中有皮肤黏膜过度出血的情况，且 VWF 活性（瑞斯托霉素辅因子活性）水平低于正常值。由于未进行其他 VWF 实验室检测（如 VWF 抗原和多聚体分析），这些病例的具体临床亚型仍然难以确定。然而可以明确的是，部分确诊病例出血表现非常轻微，很少有患者表现出严重的出血倾向[4]。

近期的一项评估症状性 VWD 对基层医疗影响的研究显示，在 10 000 例研究对象中，VWD 的患病率为 0.1%[5]，其中每 9 例患者有 8 例临床特征符合 1 型 VWD。

对三级医疗中心先天性出血性疾病门诊中的 VWD 患者进行的一项调查显示，1 型 VWD 患者占所有 VWD 患者的 70%~80%[6]。

近期对 VWD 分型的更新，特别是将 VWF:Ag 水平在 0.3~0.5U/mL，但无出血表现的患者定义为低 VWF，已被应用到患者的临床管理之中[7, 8]。与之相反，如果 VWF:Ag 水平轻度下降但伴有临床出血倾向，则仍归类于 1 型 VWD 患者[9]。

三、1 型 VWD 临床特征

1 型 VWD 患者的皮肤黏膜出血表现差异显著。虽然 1 型 VWD 患者出血表现的影响因素尚未完全明确，但血浆 VWF 水平、性别、年龄都会对患者出血表现产生影响。血浆 VWF 水平较低的患者或是女性和成年患者出血表现更为常见。在上述人群中，由于女性和成年患者有更多的出血概率，其阳性出血史也更为常见。

1 型 VWD 患者的皮肤黏膜出血表现主要包括皮肤易青紫、月经增多、鼻出血、创面出血时间延长、拔牙或手术后出血和产后出血。软组织和关节出血少见，且通常与外伤有关。由于男性和儿童患者相对缺乏对止血功能的挑战（如月经和分娩等情况），其出血表现并不显著。

出血评分的应用价值已在 1 型 VWD 患者中进行了评估[10]。鉴于皮肤黏膜过度出血史是该疾病诊断的要素之一，而正常人群亦常有上述症状发生，因此区分生理性和病理性的出血表现就显得十分重要。两项针对 1 型 VWD 患者的研究结果支持应用标准化的调查问卷和出血评分来区分患者和正常个体。

第一项研究对 42 例 1 型 VWD 肯定携带者（子代患病且至少有 1 例其他直系亲属患病）与 215 名正常对照个体进行了比较，采用标准问卷和评分系统进行评估[11]。在该研究中，依据出血症状的严重程度（从无症状到需要住院或输血治疗）分别给予 0~3 分的评分。该研究定性分析的结果显示，77% 的正常个体从未发生过出血事件，而 12% 的 1 型 VWD 肯定携带者也未报告有出血现象。肯定携带者最常见的出血表现为皮肤瘀青和术后出血。≥3 种的出血表现对 1 型 VWD 诊断的敏感性和特异性分别为 50% 和 99.5%。在男性正常对照个体中，98.8% 的定量出血评分≤3；在女性正常对照个体中，99.2% 的定量出血评分≤5。该项研究结果显示，拔牙后出血和皮肤出血的评估模型对 1 型 VWD 诊断的阳性预测值和阴性预测值分别为 8.9% 和 99.8%。

第二项研究是欧盟资助的 MCMDM-1 研究的一部分，对 1 型 VWD 患者的出血症状进行了系统性的评估。该研究对 907 例受试者（417 例 1 型 VWD 患者和 490 例非患病个体）采用了与上述研究相同的标准化出血问卷进行评估[12]。该研究对评分系统做了小幅的修改，将高危情况下（拔牙、手术和产后）无出血事件记为 -1 分。在该研究中，与 1 型 VWD 关联性最强的出血症状为小创面出血、手术出血、皮肤出血和月经增多。相比而言，产后出血、口腔出血和胃肠道出血在 1 型 VWD 患者和非患病个体中均很常见。

在 MCMDM-1 研究中，定量出血评分的所有五分位数均与 VWF:Ag、VWF:RCo 和 FⅧ:C 呈明显负相关。此外，虽然 1 型 VWD 先证者和其他家系中受累成员的 VWF:Ag、VWF:RCo 和 FⅧ:C 水平近似，但前者出血评分要高于后者（9 *vs* 5，$P<0.0001$）。这一发现表明，在临床研究的背景下，先证者更常因出血表

现而被诊断，而其他受累的家系成员则可能多是基于实验室检查而获得诊断。该研究另外一项重要的发现是，基于自发性出血事件的皮肤黏膜出血评分对手术或拔牙后出血的预测能力至少不低于血浆 VWF 和 FⅧ水平。

总之，近期文献表明，使用标准化和经过验证后的出血问卷和评分系统有助于确定 1 型 VWD 的诊断和预测该疾病患者未来手术相关出血风险。

四、1 型 VWD 实验室诊断

1 型 VWD 是指血浆 VWF 数量的部分缺乏，因此确定 VWF 的阈值似乎并不困难。目前的挑战是虽然诊断标准看起来非常直观，但事实上对于 1 型 VWD 的诊断界值一直存在广泛的争议[9, 13-15]。

VWF:Ag 和 VWF 活性是确定诊断的关键实验室检查指标，其中 VWF 活性用于检测 VWF 与血小板结合能力，可选择瑞斯托霉素辅因子活性测定或 VWF 与 GPⅠb 结合测定[16]。在 1 型 VWD 患者中，VWF 抗原及活性应呈等比例降低，即活性与抗原比值＞0.6（0.5~0.7，具体取决于检测试剂和检测方案）。VWF:Ag 的定量检测方法相对稳定且一致，但采用瑞斯托霉素辅因子活性测定 VWF 活性在标准化方面存在公认的不足。采用各种 GPⅠb 结合试验来测定 VWF 与血小板的结合功能，显著改善了 VWF 活性的定量检测[16]。除方法学的挑战之外，诸多环境和遗传因素也会为 VWF 检测结果的解读带来困难[17]，例如：①急性生理应激导致 VWF 暂时性升高；②妊娠期间的 VWF 水平升高；③正常月经周期 VWF 水平的波动；④雌激素应用导致的 VWF 水平升高；⑤全身病理状态（如感染或肿瘤）导致的 VWF 水平升高；⑥随年龄增长伴随的 VWF 水平升高；⑦不同 ABO 血型个体 VWF 正常值的差异。

这些环境因素可导致血浆 VWF 水平的显著波动。因此当临床高度怀疑 VWD 时，应考虑多次重复检测。如果临床证据充分，多数医生会重复测定 2~3 次。

虽然急性应激导致的血浆 VWF 水平升高可以确定是内皮细胞 Weibel-Palade 小体中贮存的 VWF 被释放所致，但大多数情况下 VWF 水平变化的机制尚未明确。雌激素和高龄导致的 VWF 水平持续升高可能与其对转录的影响或是导致蛋白清除率的改变有关。

多项研究均显示在月经周期中，VWF 和 FⅧ水平会发生变化[18, 19]。在月经来潮期间水平最低，而在卵泡晚期达峰值。目前，对于哪一个水平代表 VWF 真正的基线水平仍存有争议。

另外一个影响 VWF 水平的因素是种族。非洲裔人群 VWF:Ag 水平高于高加索人群 15%~20%，但 VWF 活性水平（VWF:RCo）则相近[20]。

如上所述，目前对于诊断 1 型 VWD 的 VWF 水平临界值仍未达成共识。主要的争议在于如何定义 VWF 水平位于 0.3~0.5U/mL 的人群[9, 14]。在大多数实验室中，这一数值均低于正常参考范围（2.5 百分位）。但该程度的 VWF 水平减低与出血事件的相关性并不一致，而 VWF 水平＜0.4U/mL 与 1 型 VWD 的诊断更为相关[21]。虽然 VWF 轻度缺乏个体罕见自发性出血，但仍存在术后过量出血的风险。对于血浆水平＜0.3U/mL 的患者，诊断为 1 型 VWD 的争议较少，虽然也有学者认为该阈值仍然偏高。

虽然大多数的三级医疗中心可常规检测 VWF:Ag、VWF:RCo 和 FⅧ:C 活性，但合理的质量控制和使用经过认证的标准血浆对于保障检测结果的可靠性仍至关重要。

除测定 VWF:Ag、VWF:RCo 和 FⅧ:C 活性外，对于 1 型 VWD 疑诊患者的初始评估可能还会涉及 VWF 多聚体的检测，以进一步排除 2 型 VWD 的可能性。然而如果 VWF:RCo 与 VWF:Ag 的比值持续＞0.7，则可能不需要进一步筛查 2 型 VWD。一项大型欧洲 1 型 VWD 研究显示，约 38% 的病例存在多聚体异常[22]。然而大多数情况下这些 VWF 多聚体仅有轻微异常（最高分子量多聚体的少量缺失），仅有少数情况下存在高分子量 VWF 多聚体的显著缺失。事实上大多数实验室并不能对上述两种情况进行有效区分，而且这种区分也并无诊断价值。

另外一种开始应用于 VWD 诊断的血浆 VWF 实验室检测是 VWFpp 测定。VWFpp 在高尔基体内由 VWF 的成熟单体裂解而成，并以二聚体形式分泌于血浆中。近期研究表明，VWFpp 和 VWF:Ag 水平的比值可作为 VWF 存活时间的替代指标[23, 24]。当 VWFpp/VWF:Ag＞2 时，提示 VWF 从血浆中的清除加快，而后者是 1 型 VWD 患者的发病机制之一。然而目前大多数临床实验室尚未开展 VWFpp 的检测。

五、1 型 VWD 遗传学研究

在以往的教科书中，1 型 VWD 通常被认为是经典的常染色体显性遗传病。然而近期的证据表明，虽然该疾病的表型确实符合杂合状态，但更准确地说，该疾病呈现为一种复杂的遗传性状，其中多种遗传和环境因素会对患者临床表型产生影响。

作为一种遗传性疾病，大多数 1 型 VWD 患者理应都具有阳性家族史。然而事实却并非如此。这可能与以下因素相关：① 1 型 VWD 表型不完全外显；②表型差异显著；③轻型患者可能无症状，特别是男性和儿童。鉴于 1 型 VWD 在临床和实验室评估方面面临的诸多挑战，有学者建议采用基于贝叶斯方法的概率性诊断策略[25]。在该方法中，基于血浆 VWF 水平和家族史的似然比是预测 1 型 VWD 诊断的最重要影响因素。

1 型 VWD 的不完全外显性已被发现超过 30 年。初步估计表明，大约有 60% 携带 VWF 突变基因的个体可能表现出临床表型[26, 27]。近期的分子遗传学研究提供的证据表明，该疾病的外显率随 1 型 VWD 突变类型而异。例如，1 型 VWD 最常见的突变之一——Y1584C 外显率约为 70%，而其他类型的突变如 R1315C 和 R1205H 则表现为完全外显。除了不完全的外显性外，在同一家系中 1 型 VWD 患者的表型也存在显著差异[26]。目前尚缺乏足够的信息来解释在某种特异基因型中发生该现象的原因。

虽然 VWF 的基因突变是导致患者表型差异的最直接影响因素，但越来越多的证据表明其他遗传因素对血浆 VWF 水平也会产生显著的影响。迄今为止，在这些遗传修饰因素中已知影响最大的就是 ABO 血型。

六、ABO 血型和 1 型 VWD

早在 1987 年人们就已发现 ABO 血型可影响血浆 VWF 和 FⅧ水平[28]。O 型人群的 VWF 和 FⅧ水平要比非 O 型人群低 25%~30%。因此，1 型 VWD 人群中 O 型血患者占比高于其他血型患者就不足为奇，而2型VWD患者中各血型的比例则与一般人群相当。

单卵双胞胎和异卵双胞胎研究表明，约30%的VWF:Ag水平的遗传变异是由ABO血型导致的[29]。

除了复杂的N-和O-连接的糖基化模式外，VWF还可以发生血型A、B和H抗原寡糖的修饰[30]。在O型血人群中，糖基转移酶缺失可导致H抗原未被进一步添加糖链修饰。多个研究团队的工作已揭示这种糖链对血浆中VWF水平的影响：①O型血个体血浆VWF水平减低25%~30%；②O型血个体VWF清除加速；③O型血个体ADAMTS13介导的VWF裂解增强。更为重要的是，研究显示不同ABO血型个体内源性VWF清除半衰期存在显著差异，O型血个体的半衰期约为非O型血个体的40%（分别为10小时和25小时）[31]。O型血个体的VWF前肽与VWF:Ag的比值较非O型血个体升高（1.6 *vs* 1.2），这一结果进一步支持了这一发现。近期研究显示，VWF前肽与VWF:Ag的比值升高与VWF从循环中加速清除有关。最后一个可能导致血浆VWF水平减低的机制是，ABO血型似乎可以影响VWF对ADAMTS13降解的敏感性，O型血个体VWF较非O型血个体更易被ADAMTS13降解[32]。

总之，流行病学研究表明，O型血人群具有更低的VWF和FⅧ水平，而随后的机制研究显示，O型血人群VWF从血浆中清除加快。目前尚没有证据表明O型血型可导致出血倾向的增加。VWF水平具备一种复杂的数量性状，O型血型是其重要的遗传性影响因素之一。在加拿大以及欧洲部分国家对超过300例1型VWD患者进行的分子遗传学研究结果表明，O型血型降低VWF水平的效应在轻型（VWF水平为0.3~0.5U/mL）的1型VWD患者最为突出[33, 34]。在VWF水平＜0.3U/mL的患者中，O型血患者占比并无明显升高。

因此，基于上述原因，不建议针对不同ABO血型设立不同的VWF正常值。

虽然目前尚无确切的证据表明其他的糖基化修饰在人类1型VWD发病机制中的作用，但1型VWD小鼠模型研究却支持该机制存在的可能。在血浆VWF水平较低的RIIIS/J近亲繁殖小鼠品系中，N-乙酰半乳糖氨基转移酶在血管内皮细胞中的异位表达被认为是可能的发病机制[35]。该酶通常仅在肠道上皮中表达。这种糖基转移酶的细胞类型特异性表达改变导致了血浆VWF聚糖修饰模式的变化，进而导致修饰后的VWF半衰期显著缩短并导致血浆中VWF蛋白缺失。该发现以及ABO血型与VWF水平的相关性提示，血浆VWF水平其他的遗传性影响因素可能在蛋白质翻译后修饰，尤其是糖基化过程中发挥作用，进而改变VWF蛋白的生物合成、分泌和循环动力学。

七、VWF基因突变和1型VWD

几项大规模研究对1型VWD的分子遗传学致病机制进行了深入阐述。2006—2007年在欧洲和英国、加拿大同期进行的研究共提供了305例1型VWD的初步分子遗传学信息[33, 34, 36]。随后又有多篇来自其他地区针对1型VWD的大型遗传学研究发表[37-40]。

所有已报道的1型VWD遗传学研究结果相似，并提示这些发现至少在欧洲裔患者群体中具有广泛的适用性。

上述研究发现在1型VWD患者的VWF基因突变中，错义突变约60%、启动子变异约15%、剪切突变约 10%、小缺失/插入约 5%、无义突变则较为罕见。另外还报道：①在约 50% 的 1 型 VWD 家系中，患者表型与 VWF 基因相关[41, 42]；②约 65% 的 1 型 VWD 先证者中可发现候选 VWF 基因突变；③目前已发现超过 200 种不同的候选 VWF 基因突变；④约 60% 的候选 VWF 基因突变为错义突变；⑤在 15%~20% 的病例中可发现 1 种以上的候选 VWF 基因突变；⑥血浆 VWF 水平较低的患者（特别是<0.3U/mL）VWF 基因突变检出率更高。

除上述一般性的观察性研究外，早期的欧盟研究还通过 VWF 多聚体分析确定了部分基因突变的发病机制，而这种分析是其他研究未进行的。当患者存在 VWF 多聚体分布异常（通常为高分子量多聚体的轻微丢失）时，约 95% 的先证者可检出候选 VWF 基因突变[33]。相反，当患者 VWF 多聚体分布正常时，约 55% 的先证者可检出候选 VWF 基因突变。

关于遗传异质性最初的证据来自近期连锁分析研究的结果。欧盟的一项研究纳入了具有更多患者的大型 1 型 VWD 家系，其中约 70% 的家系显示与 VWF 基因连锁[41]。然而在排除 VWF 功能异常后，该比例降至 50%。在另外一项加拿大的研究中，对患病人数较少的小型家系进行观察，发现 1 型 VWD 家系表型与 VWD 基因型相关联的比例为 41%[42]。上述两项连锁分析研究着重提示还存在可导致患者出现 1 型 VWD 表型 VWF 基因以外的其他遗传位点突变。该结果可进一步解释为什么在大约 35% 的 1 型 VWD 先证者中未能发现 VWF 基因突变。

来自欧盟和加拿大、美国的研究充分证明在血浆 VWF 水平更低的患者中，发现 VWF 基因突变的可能性更高。加拿大的研究显示，在 VWF 水平<0.3U/mL 的先证者中，有 75% 可检出 VWF 基因突变，而在>0.3U/mL 的患者中仅有 49% 可检出[34]。欧盟研究发现，当 VWF 水平<0.15U/mL 时，VWF 基因突变的检出率可增加 20 倍[33]。然而仍然会有少数病例（加拿大研究中占 2%），虽然 VWF 水平很低（<0.2U/mL），但对 VWF 基因启动子区、编码区和剪切位点测序均未能发现变异。

上述分子遗传学研究的另外一项发现是，1 型 VWD 是 3 型 VWD 的一种罕见杂合形式，而导致 3 型 VWD 发生的无义突变仅在少数 1 型 VWD 患者中被发现。

八、重现性 1 型 VWD 候选基因突变

随着 1 型 VWD 分子遗传学研究的数量增加，越来越多的 VWF 重现突变被报道。

在所有研究中，Y1584C 是最为常见的变异，检出率为 8%~15%。该错义突变导致 VWF A2 结构域中一个高度保守的氨基酸发生了替换，并插入了一个新的半胱氨酸，其在 A2 的分子模型中表现为溶剂暴露位点。在加拿大的研究中，该变异与始祖多态性单倍型相关[43]。Y1584C 变异杂合子的 VWF 水平约 0.4U/mL，而罕见的该突变纯合子 VWF 水平约 25%。Y1584C 的表型外显率约为 70%，在 1 型 VWD 患者中该变异几乎总是伴随着 O 型血型共遗传。针对 Y1584C 突变潜在致病机制的研究表明，细胞内滞留和对 ADAMTS13 蛋白水解的易感性改变可能是其 VWF 水平降低的原因[43-45]。

在最初欧盟和美国、加拿大针对 305 例 1 型 VWD 先证者研究中，发现的第二位常见突变是 R1205H“维琴察”突变。大约 3% 的先证者携带该位点的变异，并且在欧盟的研究中，该位点突变几乎

都会导致 VWF 多聚体结构的异常。R1205H 杂合子患者 VWF 水平均<0.15U/mL，其外显率为 100%。研究发现，该错义突变与快速清除的表型相关。虽然患者对 DDAVP 初始反应良好（VWF 水平可升高 5~10 倍），但疗效短暂[46]。

其他重现性突变还包括 R1315C（欧盟研究中占 2%，几乎均伴有多聚体异常）、R854Q 和 R924Q。上述变异均发生于高突变的精氨酸密码子（由于 CpG 二核苷酸序列中胞嘧啶的自发脱氨基）。R854Q 和 R924Q 变异导致 VWF 水平降低的机制尚未明确。R854Q 纯合突变可导致 2N 型 VWD，但该表型本质上是隐性遗传。针对 R924Q 变异的研究表明，在体外研究中谷氨酰胺取代的 VWF cDNA 产物未能产生 VWD 表型。因此，该位点变异可能是另一种尚未阐明的致病性突变标志[47，48]。

九、1 型 VWD 非编码区变异

在最初的 305 例 1 型 VWD 先证者研究中，对基因突变特征进行分析发现，在 VWF 基因的 5' 侧翼序列存在多个核苷酸变异。其中 2%~7% 的先证者存在转录起始位点-1046 位核苷酸 C 到 T 的转换。此外，1 例加拿大患者表现为 VWF 轻度减低，其 VWF 近端启动子区存在 13 个核苷酸的缺失。进一步的体外研究显示，后一种突变可导致与患者血浆 VWF:Ag 相一致的表型[49]。除了这些早期发现外，越来越多的证据表明，在 VWF 基因的上下游均存在其他重要的转录调控元件，这些转录调控元件破坏可能导致 VWF 表达的显著降低。

十、1 型 VWD 与 VWF 的清除加速

虽然已经发现众多候选 VWF 基因突变，但其中大部分的致病机制仍不清楚，特别是绝大多数的错义突变。既往发病机制研究的焦点是生物合成和分泌缺陷，这些缺陷可通过体外表达研究来进行评估。

近期探索中的发病机制之一是 VWF 的清除加速。R1205H“维琴察”突变就是该发病机制的代表，可导致血浆半衰期显著缩短至<2 小时[46]。基于现有的研究结果，1 型 VWD 清除加速亚型常见于 5%~15% 的 1 型 VWD 患者中，且具有以下特征：①基线 VWF:Ag<0.3U/mL，且通常<0.15U/mL；②血浆 VWF 前肽与 VWF:Ag 的比值升高 2~10 倍；③ DDAVP 治疗后初期 VWF 水平显著升高（>4 倍，且常>10 倍），但随后 VWF 水平迅速下降（4 小时内）；④血浆 VWF 半衰期<3 小时；⑤ VWF 多聚体轻微异常（存在超高分子量多聚体或卫星三重态条带的减少）；⑥发生于 D3 或 D4-CK 结构域的错义突变。

迄今为止，已发现的与 VWF 清除加速表型相关的错义突变包括：D3 结构域的 R1205H、C1130F/G/R、W1144G、C1149R 突变；D4-CK 结构域的 S2179F 和 C2671Y 突变。这一类 1 型 VWD 的变异型目前被命名为 1C（清除）亚型，且对该表型的全面评估仍有待进一步研究。

十一、1 型 VWD 疾病特征的未来研究方向

虽然目前对 1 型 VWD 的致病性突变进行了初步调查，但导致这种复杂性状疾病的更多发病机制仍有待探索（图 12.1）。欧洲和北美洲正在进行的研究将会进一步加深对该疾病的认知[40, 50, 51]。除了需要深入理解近期发现的错义突变、非编码区突变和剪切突变的作用机制外，未来的研究还需要识别和发现内含子区域和远端调控序列中可能影响 VWF 表达的变异。

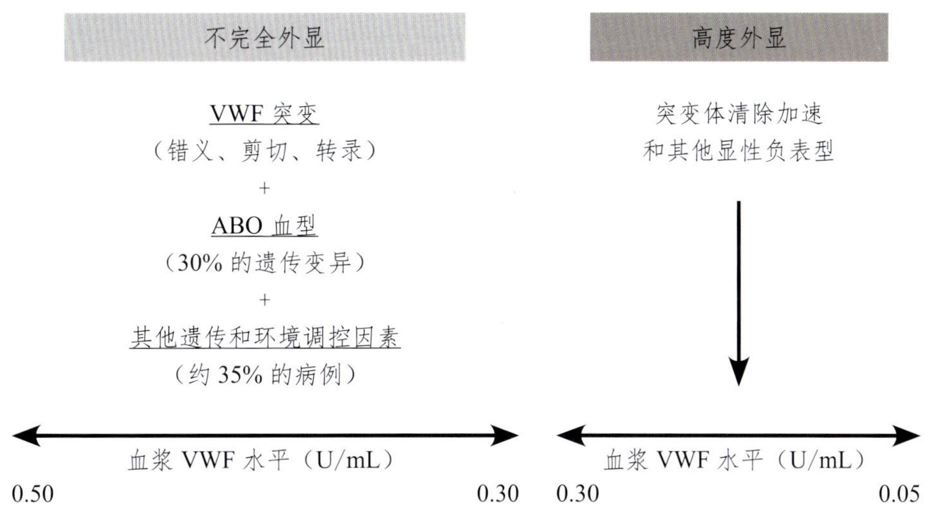

图 12.1 1 型 VWD 和低 VWF 的遗传学机制

未来研究的兴趣点之一是发现可调节 VWF 血浆水平的新遗传学因素。最近获得的连锁和 VWF 突变数据证实，在大约 35% 的 1 型 VWD 患者中可能存在其他基因的致病作用。全基因组关联研究的结果表明至少有 17 个不同的基因位点会对血浆 VWF 水平产生不同程度的影响，这也是寻找 VWD 新突变位点的初步尝试[52]。目前仍然难以通过简单的基因检测来诊断 1 型 VWD，这一定量性状的遗传学调控因素还存在诸多的未解之谜。

第十三章　1C 型 VWD 的临床和分子标记

Heather Clift　*Veronica H.Flood*　*Sandra L.Haberichter*

殷　杰　译　　余自强　赵永强　校

一、引言

VWD 是一种 VWF 功能异常或合成减少的出血性疾病。VWD 的分型诊断具有挑战性，因为 VWF 蛋白具有复杂的生物合成过程，涉及广泛的翻译后修饰以及细胞内运输和分泌离散通路的建立[1]。这些异常可能发生在 VWF 合成过程的任何阶段，导致新的 VWD 变异型的涌现。随着有关 VWD 变异型发现的不断增多，这些变异型的分类方法也随之改变以满足新的类型。1987 年，Ruggeri 和 Zimmerman 提出了 VWD 的第一个官方分类方法。根据是否存在数量减少（I型）或功能异常（II型）将变异型分为两大类[2]。随后，增加了第三种类型（III型）患者，此型以隐性遗传、VWF 完全缺乏且病情严重为特征。1994 年，ISTH 科学与标准化委员会 VWF 分委会发布了一套严格基于表型数据的精简分类系统，以应对不断出现的 VWD 亚分类[3, 4]。新的 VWD 分类系统包括 1 型、2A 型、2B 型、2M 型、2N 型和 3 型。源于研究的继续发展，随之而来的是更多新的疾病类型分类。最新增加的是 1C 型，这是 1 型 VWD 的一个亚类，定义为 VWF 的部分量的缺乏。现在，1C 型 VWD 的显著特征是在 DDAVP 作用下 VWF 水平显著而短暂的升高[5]。

最近被 ISTH 认可的 1C 型 VWD（涉及变异的 VWF 生存期缩短或清除增加），部分是靠测量 VWFpp 与 VWF:Ag 的比值[6]或通过监测 DDAVP 后 VWF:Ag 水平来确诊。15%~20% 的 1 型 VWD 患者表现为清除明显增加[6-8]，现将其归入 1C 型。

1C 型 VWD 的特点包括：① VWF:Ag 水平＜0.003U/mL，常＜0.0015U/mL；② VWFpp/VWF:Ag 比值升高（＞2.0）；③ Weibel-Palade 小体和 α-颗粒中储备的 VWF 正常，而这些在 3 型 VWD 中缺乏；④早期 DDAVP 反应显著（VWF 增加 4~10 倍），随后 VWF 水平迅速下降（4 小时后）；⑤ VWF 半衰期＜3 小时；⑥ VWF 多聚体正常或轻微异常，可存在超大分子量多聚体、卫星三重条带减少，或高分子量多聚体轻度减少；⑦目前证实的 6 个错义突变位于 D3、D4 和 C6 区。

虽然目前对 VWF 的清除机制基础知之甚少，但蛋白质糖基化或构象的改变有可能导致 VWF 对一种或多种清除受体的亲和力增强。这些可能的清除受体被鉴定为巨噬细胞半乳糖型凝集素（MGL）、低密度脂蛋白受体相关蛋白 1（LRP1）、C 型凝集素结构域家族 4 成员 M（CLEC4M）蛋白和稳定素-2（Stabilin-2）[9]。尚未发现 ADAMTS13 对 VWF 的蛋白水解与 VWF 清除率之间存在关联。此外，高分子量和低分子量多聚体的清除速率相似，这表明 VWF 的清除与多聚体大小无关[10-12]。

二、流行病学

据估计，每 100~10 000 人中就有 1 人罹患 VWD。2018 年，全球约有 78 500 人已被诊断为 VWD。1 型 VWD 是三种类型中表现最轻微也是最常见的（占所有患者的 75%）。1 型 VWD 多见于女性（占 66%），通常因月经过多和产后出血而被发现。在美国，1 型 VWD 患者中高加索人更为常见（85%），而非洲裔美国人相对少见（7%）。

1 型 VWD 患者的症状和体征轻微，患者主动就诊率较低，因而容易被漏诊[13]。在确诊的患者中，15%~20% 的患者表型为 1C 型[6-8]。然而，由于 1C 型是 1 型 VWD 的一种相对较新分类，以前诊断为其他类型 VWD 的患者〔如维琴察型、2M 或 2A（IIE）〕，现在可能被归为 1C 型。随着对 VWD 的了解越来越多，术语也在不断变化。例如，2006 年，ISTH 将维琴察型从 2M 型重新归为 1 型 VWD，一些文献将具有明确 1C 型表型的患者称为 1 型维琴察[14]。2008 年的一项研究[15]发现，1 型 VWD 患者中有 1/3 实际上应该被诊断为 2M 型或 2A 型（IIE），但根据质量标准，他们现在被归类为 1C 型。

另一个误诊的例子是美国齐默尔曼项目的结果，该项目纳入了 140 例 1 型 VWD（VWF:Ag＜0.3U/mL）患者[16]。重要的是，41% 的患者血浆 VWF 水平显著降低（通常＜0.15U/mL），同时血浆 VWFpp/VWF:Ag 比值增加（＞3.0），与 VWF 清除增加一致。同样，WiN 研究纳入了 380 例 1 型 VWD 患者，所有患者 VWF:Ag 水平≤0.3U/mL[17]。与美国的研究结果一致，46% 的 1 型 VWD 患者 VWFpp/VWF:Ag 比值增加（＞2.2），与清除增加一致。

影响 VWD 正确诊断的另一个障碍是：大多数实验室使用 VWF:Ag 与 VWF:RCo 比值来将患者分为 1 型、2 型或 3 型。然而，1C 型甚至 2M 型患者的 VWF:Ag 水平通常很低（＜0.2U/mL 甚至＜0.1U/mL）。许多商用 VWF:RCo 测定法的下限为 0.1~0.2U/mL，低于此下限则报告为“＜0.1U/mL 或＜0.2U/mL”。使用 VWF:RCo/VWF:Ag 比值来定义 1C 型或 2M 型的问题在于，这种方法不够敏感且不够准确，可能导致误诊。

三、临床特征

1C 型 VWD 患者与典型的 1 型 VWD 患者症状相同。然而，由于这些患者本质上 VWF 清除率增加，因此治疗方案有时也需要做相应调整。DDAVP 是 1 型 VWD 患者的典型治疗方法，但对于 1C 型 VWD 患者可能效果不佳（图 13.1）。虽然 DDAVP 可以快速控制出血发作，并且 1C 型 VWD 患者 Weibel-Palade 小体和血小板 α-颗粒中 VWF 储存正常，但这类患者的持续出血可能更需要 VWF 替代治疗[18]。在 1C 型 VWD 患者中，VWF 半衰期常常小于 3 小时。然而，一项研究发现，当 1C 型 VWD 患者接受 Humate-P 替代治疗时，输入的 VWF 具有正常的生存期。例如，1 例患者输注 Humate-P 后，其 VWF 半衰期为 11.8 小时[6]。这表明，1C 型 VWD 患者内源性 VWF 的特性似乎为清除增加，但是这些患者并不会以相同的方式清除输入的 VWF。

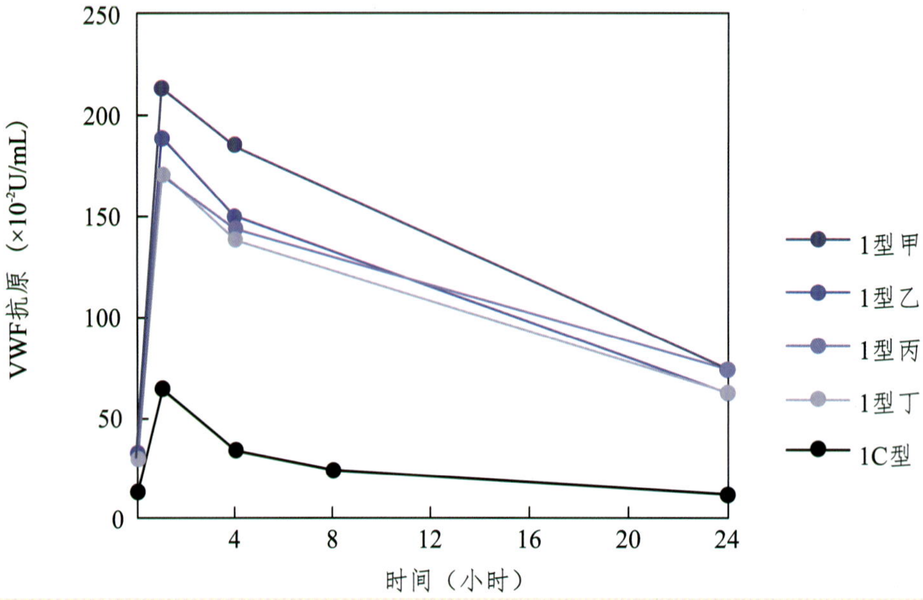

图 13.1　1 型 VWD 与 1C 型 VWD 患者 DDAVP 试验结果比较

尽管两组患者在给予 DDAVP 后 VWF: Ag 水平立即升高，但 1C 型 VWD 的清除率增加，导致 4 小时后快速恢复到基线水平。

尽管 DDAVP 用于治疗 VWD 已有 40 年的历史，但针对 VWD 确诊患者采用客观标准评估生物学或临床反应的前瞻性研究却很少 [19]。然而，有一项研究观察到，在 1 型和 2 型 VWD 患者中，1 型 VWD 患者的应答率为 27%，整体上优于 2 型患者（应答率为 18%）。研究还观察到，1 型 VWD 患者的 DDAVP 反应率往往低于以往的研究报道 [20]。由于之前的研究样本量很小（1988 年研究中有 14 例患者，2004 年研究中有 66 例患者），并且使用了不可靠的测量方法（如 VWF:RCo 水平）来得出结论，因此有必要对各型 VWD 患者的 DDAVP 有效性进行前瞻性研究。

虽然 1C 型患者被归为一组，但存在一些因素可能导致症状和治疗反应的差异。如前所述，在 1C 型患者 VWF 基因中已发现了 6 种错义突变，但这些突变如何影响 VWF 的清除速率仍然未知。然而，一项研究发现，携带维琴察突变（R1205H）的 1C 型患者发生需要就医或治疗的自发性出血风险明显低于 C1130F 突变的患者 [21]。两个队列患者间的基础 FⅧ或 VWF 水平与出血无关，因为维琴察突变患者的 FⅧ或 VWF 水平较低。有一假说认为这与 VWF 多聚体模式的差异有关，维琴察突变患者血浆中存在超大 VWF 多聚体，理论上其止血效率更高，而 C1130F 突变患者中观察到高分子量多聚体却相对减少，这一假说可以解释维琴察突变患者出血症状较轻的原因。

四、实验室诊断和 1 型 VWD 清除增加的研究

最近，越来越多的研究旨在更好地识别不同类型的 VWD。如前所述，传统的检测主要集中在 VW-

F:Ag/VWF:RCo 比值，通常用于区分不同类型的 VWD（1 型、2A 型、2B 型和 3 型）。然而，该比值在区分 2 型 VWD 的亚类中最有用[22]。一些研究中心根据 VWF:RCo/VWF:Ag 比值（0.6~0.7）来定义 2 型变异型[15, 22-26]。在 VWF:Ag 水平较低（低于 0.2U/mL）的情况下，如 1 型（译者注：似应为 1C 型）和 3 型 VWD，VWF:Ag 检测不准确，因此 VWF:RCo/VWF:Ag 比值不能用作鉴别诊断工具。需要采用新的检测方法和比值，如 VWF:GPⅠbM 比值（VWF:GPⅠbM/VWF:Ag）、VWF:FⅧ结合比值（VWF:FⅧB/VWF:Ag）、VWF:CBⅢ比值（VWF:CBⅢ/VWF:Ag）和 VWFpp 比值（VWFpp/VWF:Ag）来正确识别患者的 VWD 类型[27]。

如前所述，VWFpp 比值在区分典型 1 型 VWD 和 1C 型 VWD 时最有用。然而，该比值也有可能用于区分 3 型和严重 1C 型 VWD（VWF 非常低或检测不到）[28]。Sanders 等使用 VWFpp/VWF:Ag 和 FⅧ/VWF:Ag 比值研究了一大组 1 型、2 型和 3 型 VWD 受试者，以确定导致 VWD 表型的病理机制（VWF 生存期缩短、VWF 分泌减少，或两者兼有）[29]。本研究强调了 VWFpp 水平在识别真正的 3 型 VWD 患者中的重要性。一些患者的 VWF:Ag 水平严重降低，但其 VWFpp 水平仍可检测到或保持正常，这表明是 VWF 生存期缩短，而不是 VWF 合成缺失。目前，仅少数诊断实验室开展 VWFpp 测定，因此 VWD 常规诊断检查组套中并未包含该检测。然而，其可能是诊断组套的一个有价值的补充，特别是在 VWF:Ag 水平明显降低的患者中。此外，在某些类型的获得性 VWD、2B 型和一些 2A 型患者中 VWFpp/VWF:Ag 比值升高，提示 VWF 清除增加[30]。Haberichter 等人使用 VWFpp/VWF:Ag 比值完成了两项初步研究，证明了在新发现的 1C 型 VWD 中存在 VWF 清除增加[6, 7]。

第一项研究报道了 4 个家系中的重度 1 型 VWD，其特征是血浆 VWF:Ag 和 FⅧ:C 水平低，VWF:RCo 平行降低，并呈显性遗传规律[6]。这些家系中患者 VWF 半衰期为 1~3 小时，而 VWFpp 的半衰期正常，并且 VWFpp/VWF:Ag 平均比值为 4.1（2.1~6.4）。这些比值超出正常范围（0.54~1.98）的 2 个标准差。此外，DNA 测序显示受累患者存在单一（杂合性）VWF 突变。在 2 个家系中发现了 S2179F 突变，而另外 2 个家系中发现了 W1144G 突变，这些突变此前均未见报道[6]。本研究表明，稳态血浆 VWFpp 与 VWF:Ag 的比值可以用来鉴别 VWF 半衰期缩短的患者。VWFpp/VWF:Ag 比值显著增加能够区分所有家系中受影响的个体和未受影响的个体，且 VWFpp/VWF:Ag 比值显著增加伴 VWF:Ag 降低表明存在真正的遗传缺陷和 VWF 清除增加表型。

在第二项研究中，8 例患者 VWF:Ag 水平低于 0.3U/mL[7]。其中 7 例患者 DDAVP 反应强劲，VWF 半衰期显著缩短，这一现象可通过显著增加的稳态血浆 VWFpp/VWF:Ag 比值进行预测。此外，每个个体中均发现了已报道的与 VWF 生存期缩短相关的 VWF 突变。因此，稳态 VWFpp/VWF:Ag 比值的显著增加预示着 VWF:Ag 水平显著降低的患者 VWF 半衰期缩短。这些资料表明，在中重度 1 型 VWD 患者亚群中存在 VWF 生存期缩短的现象。

人们希望最近开发的 ELISA 能够在单个平板上测量 VWF 的各种活性，从而准确且标准化地筛选 VWD[27]。当对 160 例参加齐默尔曼 VWD 分子和临床生物学项目的患者进行队列测试时，该检测能够识别到 1C 型、2A 型、2B 型、2M 型或 2N 型 VWD，总体准确率为 92.5%。总的来说，VWF 多重活性检测比将 VWF 活性检测送到专业实验室进行血小板、FⅧ和胶原结合或 VWFpp 水平检测更好。然而，由于不同实验室之间的检测结果可能存在差异，且基于不同的标准，最新版的 VWD 诊断指南有条件地推荐使用 DDAVP 试验，而非 VWFpp/VWF:Ag 比值。具体而言，在 DDAVP 输注后 1 小时和 4 小时进行血液检查，以确认 1C 型 VWD 患者的 VWF 清除率增加[5]。

五、1C 型 VWD 的遗传学和特异性突变

目前在 VWF 清除率增加的患者中已发现 6 种突变。这些突变是 C1130F/G/R、R1205H、W1144G、C1149R、S2179F 和 C2671Y，分别位于 VWF 的 D3、D4 和 C6 区（图 13.2b），所有具体位点见表 13.1。从图 13.2 可以看出，这些突变（6 个中的 4 个）大部分位于 VWF 的多聚体化区。其中，维琴察突变（R1205H）和 C1130 突变是文献中报道最多的[10, 31, 32]。虽然这些突变对 VWF 的多聚体化没有显著影响，但十二烷基硫酸钠凝胶电泳分析发现，这些多聚体的卫星带存在细微差异。具体来说，R1205H 突变患者的 VWF 多聚体卫星带减少，而 C1130G 或 C1130R 突变患者的 VWF 多聚体则完全没有卫星带[7]。这些结果表明，ADAMTS13 对突变的 VWF 蛋白水解程度降低。然而，没有证据表明蛋白水解缺乏是这些 1C 型患者 VWF 清除率增加的原因[32]。

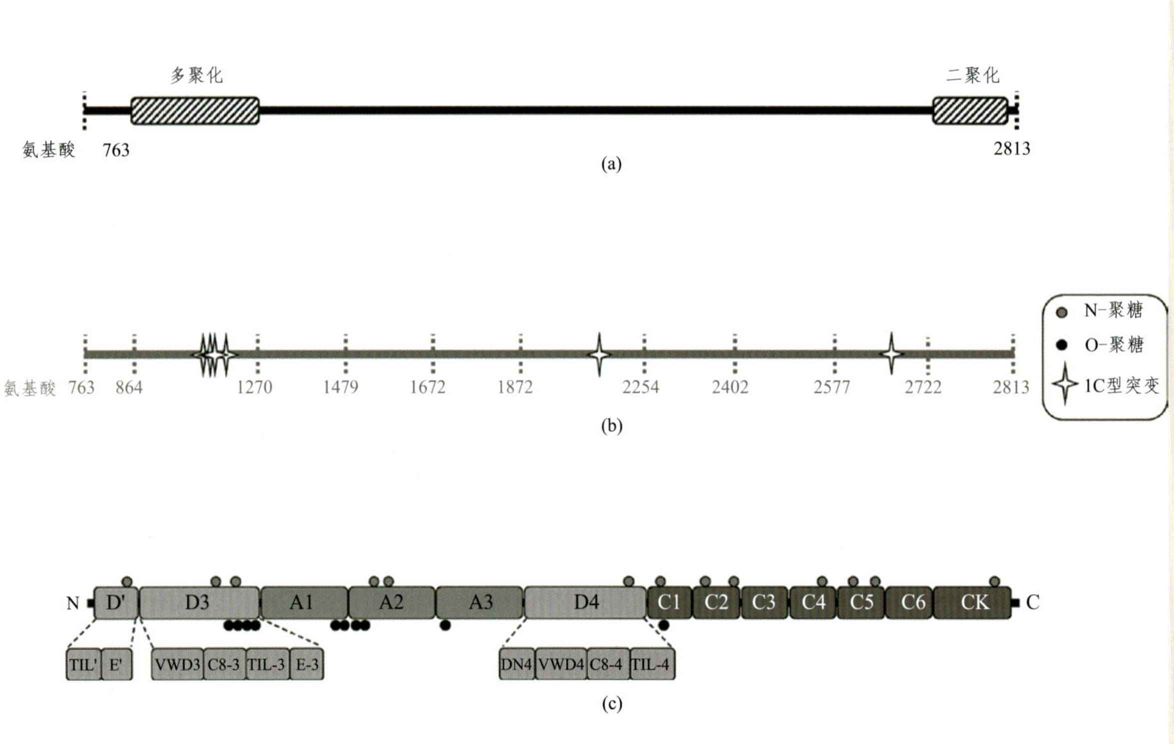

图 13.2　VWF 上突变位点和糖基化位点的比较

（a）成熟 VWF 蛋白结构线性图上二聚体化和多聚体化区域的大致位置。（b）1C 型 VWD 患者中常见突变的大致位置。（c）VWF 结构域和亚结构域内 N-和O-糖基化位点的大致位置。

表 13.1 VWF 的糖基化位点

糖基化类型	功能区	残基位点	糖基化类型	功能区	残基位点
N-型糖	D'	N857		CK	N2790
	D3	N1147	O-型糖	D3	T1248
	D3	N1231		D3	T1255
	A2	N1515		D3	T1256
	A2	N1574		D3	T1263
	D4	N2223		A1	T1468
	C1	N2290		A1	T1477
	C2	N2357		A2	S1486
	C2	N2400		A2	S1487
	C4	N2546		A3	T1679
	C5	N2585		C1	T2298
	C5	N2635		/	/

即使已经明确识别了很多种基因突变，但既往 VWD 分类上的混淆仍然存在。在 2A 型（IIE）和 1 型 VWD 中都报道了 C1130 突变。一项研究[33]发现，C1130F 突变体是 6 个 2A 型（IIE）家系中出现的 5 个半胱氨酸突变之一。该突变体最初被报道为 1 型 VWD，因其导致清除率增加，但多聚体的异常不足以归类为 2 型 VWD[33]。

如前所述并在图 13.2 中清晰描述的，在 1C 型 VWD 患者中发现的大多数突变位于 D3 结构域。这些突变体（W1144G、R1205H、C1130F 和 C1149R）已在许多研究中被证实[10, 34, 35]。总的来说，这些数据表明 D3 区的这一特定结构可能包含 VWF 存在或清除的决定性因素[36]。D3 区的突变可能干扰多聚体组装，减少 VWF 分泌，增加 VWF 清除和（或）降低 VWF 对 FⅧ的亲和力[37]。

六、聚糖在增加 VWF 清除中的作用

VWF 是一种高度糖基化的蛋白质，包含 13 个 N-聚糖[38]和 10 个 O-聚糖位点（图 13.2c 和表 13.1）[39]。除多个糖基化位点以外，VWF 聚糖的表达在个体间存在显著的异质性，甚至在健康人群中也是如此。这种变化包括末端唾液酸化和 ABO（H）血型表达上的差异[40]。所有这些因素对疾病模式变化影响重大，而非微不足道。

然而，目前已有共识认为糖基化变化与 VWF 清除率增加相一致。在五个独立的研究中，末端唾液酸化的减少被认为与 VWF 清除率的增加有关，特别是 α（2–6）连接的唾液酸化。与其他血浆糖蛋白一样，酶法去除 VWF 末端唾液酸与体内 VWF 半衰期显著缩短有关[41-43]。此外，小鼠特定唾液酸转移酶（ST3Gal4）的基因失活可引起 VWF 清除率显著增强，进而导致血浆 VWF 水平降低[44]。

在 VWD 患者中也观察到这种唾液酸的丧失。爱尔兰的一项研究分析了 110 例患者（均为 O 型血，VWF 低水平）与 68 名健康受试者的 VWF 糖基化模式[40]。在低 VWF 亚组患者中发现糖基化异常。特别是在低 VWF 患者中，末端 α（2–6）连接的唾液酸化减少，而半乳糖暴露却继发性增加。此外，在 VWF 清除增强的患者中，观察到半乳糖暴露与 VWF 预计半衰期之间呈负相关。总之，这些发现支持了这种假设，即在至少一个亚组患者中，末端唾液酸化的缺失有助于促进清除增加，从而解释低 VWF 的病理生理学机制。

此外，一些研究结果表明，某些突变可直接或间接导致 VWF 糖基化异常。糖基化位点的突变，尤其是 N1515 和 N1574 位点，已被证明可以显著影响 VWF 的清除[43, 45, 46]。然而，在 1C 型 VWD 中经常发生的 W1144G 和 S2179F 突变并不在糖基化位点，但却导致了小鼠模型中 VWF 的异常糖基化。其原因尚不清楚，但结果显示 VWF 半衰期明显缩短[44, 47]。

七、结论

根据最近的一些研究，1C 型 VWD 已被广泛认同并纳入 VWD 的分类体系。这些研究表明，1C 型 VWD 是 1 型 VWD 的一个亚类，其特征为内源性 VWF 表达量部分减少，这主要是由于 VWF 生存期缩短或清除增加所致。在诊断方面，可以通过测量 VWFpp/VWF:Ag 比值[6]或监测 DDAVP 给药后 1~4 小时的 VWF:Ag 水平来确定。此外，1C 型 VWD 有以下特征：①正常或轻微异常的多聚体，即存在超大分子量多聚体、多聚体卫星条带减少，或者高分子量多聚体轻微减少；②存在可能影响 VWF 糖基化或多聚体组装的错义突变，导致清除率增加。识别 VWF 生存期减少的表型在临床上具有重要意义，因为这些患者的内源性突变的 VWF 清除增加，因此他们更可能从 VWF 替代治疗中受益，而不是 DDAVP 治疗。

第十四章　2A 型 VWD 的临床和分子标记

Reinhard Schneppenheim　Giancarlo Castaman

李　云　余自强　译　　吴润晖　赵永强　校

一、引言

VWD 是一种遗传性出血性疾病，其特征是出血表现和实验室表型不均一[1]。根据 ISTH 分类，VWD 可分为三种类型，具体取决于 VWF 的数量减少（1 型 VWD 和 3 型 VWD）或质量异常（2 型 VWD，包括 2A 型、2B 型、2M 型及 2N 型四种亚型）[2]。在质量异常中，2A 型 VWD 的特征包括 VWF 依赖性血小板黏附缺陷和（或）VWF-血小板相互作用减弱，伴有不同程度的高分子量多聚体缺失[1, 3]。2A 型 VWD 占所有 VWD 病例的 10%~18%。实验室检查以 VWF 活性和抗原比值异常为特征，该比值通常低于 0.6（译者注：原著 0.6 有误，应为 0.7），在高分子量多聚体（high molecular weight multimers，HMWM）完全丧失的患者中该比值可能更低。根据德国中心实验室的大量 VWD 患者数据集，2A 型 VWD 是 VWF:Ag≤0.5U/mL 患者群中最常见的亚型（图 14.1）。在本研究中，共有 5774 例 VWD 患者，其中 2494 例 VWF:Ag 上限<0.5U/mL，1503 例患者诊断为 2 型 VWD，其中 1053 例患者（70%）被诊断为 2A 型，表现为 VWF-HMWM 显著减少或缺失，并且出现相应凝血初期的 VWF 功能缺陷，即 VWF:胶原结合（VWF:CB）缺陷、VWF 与血小板 GPⅠbα 结合（VWFGPⅠbα:B）缺陷和（或）VWF-瑞斯托霉素辅因子（VWF:RCo）缺陷[4]。

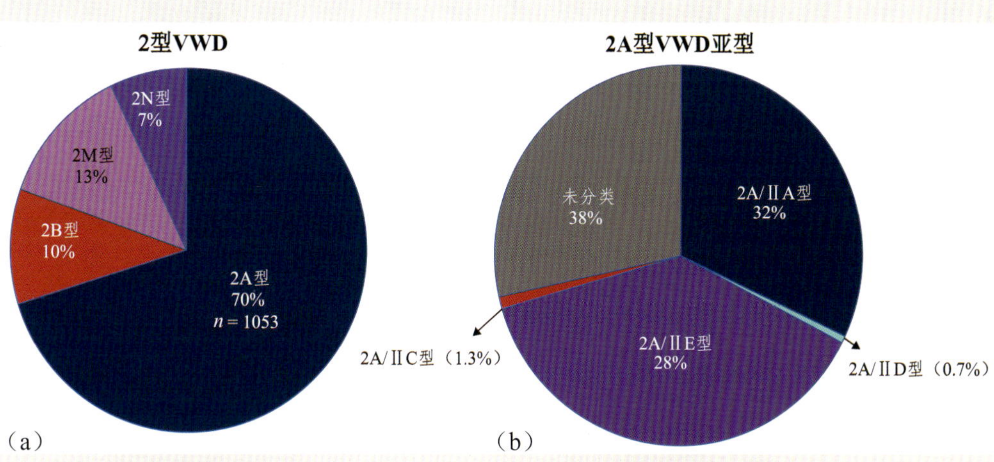

图 14.1　VWD 表型的频率分布

(a) 1503 例 2 型 VWD 患者群体中亚型的频率。(b) 1035 例 2A 型 VWD 患者中亚型的频率，“未分类”指 VWF 高分子量多聚体相对减少但未明确划分到已定义亚型的患者。数据来自德国 Medilys 实验室，由汉堡的 S.Schneppenheim 和 U.Budde 提供。

二、病理生理学

VWF-HMWM 在凝血初期最为活跃，可有效地与受损血管壁内皮下不同类型的胶原蛋白和血小板 GPⅠbα 结合。这一过程可激活血小板内信号传导，最终导致血小板活化和大分子 VWF 多聚体与血小板 GPⅡb-Ⅲa 结合。这些 VWF/血小板聚集体为后续的凝血过程提供了基质。因此，VWF-HMWM 缺乏会损害与胶原蛋白的结合、与血小板 GPⅠbα 的结合以及与血小板 GPⅡb-Ⅲa 的结合，最终导致出血表型[5]。不同的致病机制导致 2A 型 VWD 亚型具有广泛表型。这些亚型对应特定的致病机制，可通过对 VWF 多聚体分析进行分类（图 14.2）。这些亚型包括 VWF 单体在其羧基末端 CK 结构域的二聚体化缺陷、VWF 二聚体到 VWF-HMWM 的多聚体化缺陷，和（或）由于 D1、D2 和 D3 结构域突变导致其在ⅡC 和ⅡE 亚型中的分泌受损，以及突变型 VWF-HMWM 对 ADAMTS13 蛋白水解的敏感性增强，后者可伴 VWF 在细胞内滞留，从而导致经典的 2A/ⅡA 亚型[7-9]。

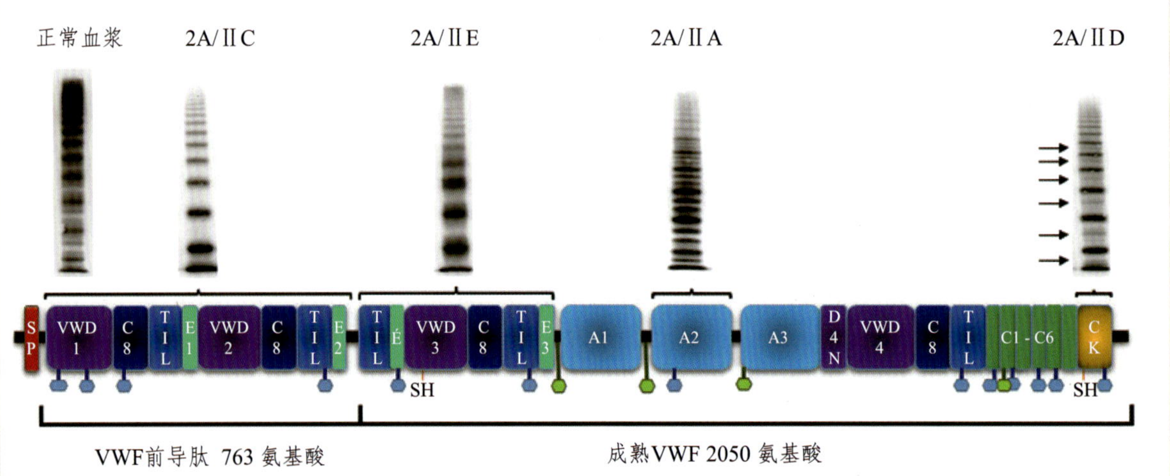

图 14.2　四种不同 2A 型 VWD 亚型的多聚体分布，根据其在 VWF 中的突变位置进行定位

正常血浆中的 VWF 多聚体呈现典型的三重态结构，即中央带、上下两侧蛋白水解亚带。2A/ⅡC 亚型的特点是 VWF-HMWM 显著减少，且蛋白水解亚带缺失。2A/ⅡE 亚型显示全谱多聚体带，但大分子多聚体显著减少，仅可见内部蛋白水解亚带，因此 ADAMTS13 对 VWF 的蛋白水解减少。VWD2A/ⅡA 多聚体显示明显的蛋白水解亚带和显著减少的 HMWM。2A/ⅡD 亚型是由 VWF CK 结构域中的半胱氨酸突变引起，具有特征性多聚体分布，即多聚体中可见奇数 VWF 单体（箭头），这是由于二聚体化缺陷导致的[6]。

三、临床表现

2A 型 VWD 的出血表现主要与 VWF 缺陷有关，而非 FⅧ减少，后者常比 VWF 活性降低程度更轻微。因此该类型患者肌肉、关节出血很罕见，而黏膜出血（口腔出血、鼻出血、月经过多和胃肠道出血）则很常见。近期通过使用出血问卷，改进了不同类型 VWD 出血倾向的诊断和特征描述[10, 11]。在 WIN 研究中，1 型、2 型和 3 型 VWD 之间的出血评分（BS）存在显著差异：中位数分别为 9（-2~31）、13（-1~33）和 19.5（1~35）（P<0.001），且 2A 型患者的 BS 总分在 2 型患者中最高[12]。研究还表明，BS 数值越高，患者的生活质量越低，因此 2A 型 VWD 患者的生活质量可能会因 BS 高于均值而显著下降[12]。一项针对 2A 型及 2M 型 VWD 患者进行的为期 2 年的前瞻性研究显示，育龄女性 2A 型 VWD 患者出现月经过多的发生率明显高于 2M 型 VWD 患者，每百人年发生率 40.9（95%*CI* 25.7~64.9）*vs* 22.0（95%*CI* 12.1~39.7）（P<0.05），消化道出血的发生率也更高（每百人年发生率 58.7 *vs* 5.7，P<0.0001）[13]。近期，一项为期一年的意大利前瞻性研究中，2A 型 VWD 患者的出血事件与其他类型患者（除 3 型 VWD 以外）相比更频繁，几乎均为皮肤黏膜出血[14]。最重要的是，2A 型 VWD 及 3 型 VWD 患者胃肠道出血风险更高[14]。

四、实验室诊断

准确诊断 2A 型 VWD 需基于以下几项实验室检测，包括 VWF 抗原测定（VWF:Ag）、VWF-血小板结合试验——通常指 VWF-瑞斯托霉素辅因子活性测定（VWF:RCo）或更新的检测方法（如 VWF:GPⅠbM、VWF:GPⅠbR）以及 FⅧ凝血活性测定（FⅧ:C）。

在凝血筛查试验（PT、部分凝血活酶时间、血小板计数）中，只有当患者的血浆 FⅧ水平显著降低时，aPTT 才会延长。PFA-100（血小板功能分析仪）通过模拟小血管壁损伤后体内的初期凝血过程，能够检测 VWF 显著降低（<0.2U/mL 或<0.25U/mL）的情况，其灵敏度较高（90%），因此大多数 2A 型 VWD 患者的闭合时间通常会明显延长[15]。

VWF:Ag 对 2A 型 VWD 患者的诊断价值有限，因为部分患者 VWF:Ag 正常。此时，唯有通过功能参数（VWF:CB、VWF:GPⅠb）与 VWF:Ag 之间的比值才可诊断。VWF:RCo 活性是评估 VWF 与其血小板 GPⅠb 受体相互作用的传统检测方法，尽管并非一种生理方法。瑞斯托霉素可诱导 VWF 的构象变化，从而暴露 A1 结构域，与 GPⅠb 结合并产生与 VWF 功能成比例的血小板凝集。VWF:RCo/VWF:Ag 比值<0.7 表明存在质量异常的 VWF（2 型 VWD）[16]。由于 VWF:RCo 的高变异性和低灵敏度，最近引入并验证了新的检测方法。VWF:GPⅠbR 无需使用完整的血小板，仅使用黏附于微粒上的重组 GPⅠbα 片段[17]。相反，VWF:GPⅠbM 使用含有两个功能获得性突变的重组 GPⅠbα 片段来诱导 VWF 的自发结合，无需使用瑞斯托霉素[18]，但会引入非生理突变的 GPⅠb 受体。这两种检测方法都具有变异系数低、比 VWF:RCo 更灵敏的检测下限以及出色的 VWF:RCo 相关性等特点[19]。然而，与 VWF:GPⅠbR 相比，VWF:GPⅠbM 不受非洲裔美国人群体中常见 VWF 突变的影响[20]。

VWF 保护 FⅧ在循环中不被快速清除。正常人 FⅧ:C/VWF:Ag 比值约为 1，而 2A 型 VWD 患者的比值则有所降低。

VWF胶原结合活性（VWF:CB）是一项重要的检测，可用于疑似2A型VWD的患者，特别是在无法进行多聚体分析的情况下。VWF:CB检测VWF与血管损伤部位暴露胶原结合的能力，该能力与高分子量多聚体有关，2A型或2B型VWD患者的VWF:CB降低[21]。1型VWD患者VWF:CB/VWF:Ag比值约为1，而VWF:CB/VWF:Ag比值<0.6表明缺乏高分子量多聚体，如2A型或更罕见的特殊胶原结合缺陷，而VWF A1和A3结构域中的高分子量多聚体均未缺失。2M型VWD的VWF多聚体正常，该比值正常。VWF:CB通常通过ELISA检测，该方法比新近推出的自动快速化学发光法更便宜[22]。一般使用Ⅰ型或Ⅲ型胶原混合物，以提高特异性[23]。VWF A3结构域与Ⅰ型和Ⅲ型胶原蛋白结合，而A1结构域与Ⅳ型和Ⅵ型胶原蛋白结合，但对后者相互作用的检测方法尚未普及[24，25]。

尽管传统的琼脂糖凝胶电泳非常耗时，但传统的VWF多聚体分析仍然是对2型VWD进行可靠分类的首选方法[26]。

一种半自动化、快速且足够灵敏的VWF多聚体检测方法已于近期问世，但只能检测VWF-HMWM的显著缺失[27]。

尽管浓度降低，1型VWD中可见所有分子量的多聚体，而3型VWD中则会缺如。在2A型、2B型VWD中观察到高分子量多聚体的缺失，而在2M和2N型VWD患者中的分布正常[28]。2A型VWD中的VWF-HMWM缺失可能比2B型VWD更严重[26]。

在富血小板血浆中，以不同浓度的瑞斯托霉素诱导VWF-血小板聚集试验（RIPA）有助于区分2A型和2B型VWD。这是因为2B型VWD（以及血小板型VWD）即使在低剂量的瑞斯托霉素浓度（≤0.6 mg/mL）下也会发生血小板聚集，而较严重的2A型VWD，即使在2mg/mL的瑞斯托霉素剂量下也不会聚集[16，29]。一种瑞斯托霉素诱导的VWF结合ELISA试验可以替代RIPA测定，该试验通过加入捕获剂野生型重组GPⅠbα片段和患者血浆，随后与不同浓度的瑞斯托霉素一同孵育，通过过氧化物酶标记的抗VWF抗体和比色法检测结合的VWF。

VWF-FⅧ结合（VWF:FⅧB）试验在2A型VWD中是正常的，该项检测是诊断2N型VWD所必需的。

VWFpp以1∶1的比例与VWF一起被释放至血浆中[30]。其测量值可作为VWF合成和分泌的替代指标。VWFpp/VWF:Ag比值增高可用于鉴别血浆中VWF半衰期缩短的患者，通常称为1C型（清除型），如维琴察突变。VWFpp/VWF:Ag比值在2A型及2B型VWD中常稍有增高[31]。该检测方法尚未被广泛应用。

五、分子标记

2A型VWD的不同表型及其发病机制可以解释为：VWF单体二聚体化过程需要完整的羧基末端VWF CK结构域和蛋白质二硫键异构酶A1，后者在Cys^{2811}的帮助下催化VWF氨基酸Cys^{2771}和Cys^{2773}之间的二聚体化[32]。这些二聚体随后通过在各自的VWF D3结构域的Cys^{1099}和Cys^{1142}之间形成二硫键进一步聚合[33, 34]，形成不同大小的较大分子量聚合物，即多聚体。最终，这一过程会生成仅由偶数个单体组成的多聚体[35]。

然而，CK 结构域中 3 个半胱氨酸中的任何一个突变，都会导致 VWF 单体的二聚体化缺陷[36-38]。在具有无效等位基因的纯合或复合杂合状态下，这种突变会导致严重的多聚体化缺陷，D3 聚合体内仅存在一个由半胱氨酸桥连接的二聚体，无法生成更大的多聚体。在杂合状态下，仅产生少量的高分子量多聚体，这会对 VWF 在凝血初期、VWF:CB、VWF:GPⅠbα 和 VWF GPⅡb-Ⅲa 结合的功能活性产生负面影响。

多聚体化缺陷也可见于前肽的 D 结构域和成熟 VWF 的 D3 结构域中。有一组突变会抑制多聚体化，常累及半胱氨酸残基，但也累及其他氨基酸[39]。D3 结构域中的大多数杂合突变会导致“较轻微”的表型，称为 2A/ⅡE 型 VWD，此型可见各种大小的 VWF 多聚体。然而，即使存在所谓的超大分子量多聚体，其含量较低（图 14.2）。患者的 VWF 多聚体带型显示蛋白水解亚带的明显缺失，尤其是各个多聚体的外部亚带缺失。2A/ⅡE 型 VWD 的多重突变体导致了这种多聚体表型，只有在缺乏 ADAMTS13 活性的情况下，蛋白水解带才会完全缺失。

严重的多聚体化缺陷伴单个多聚体的蛋白水解带完全缺失是 2A/ⅡC 型的特征[40]（图 14.2）。突变型 VWF 甚至可能仅由一个二聚体组成，但在大多数情况下会出现一些高分子量多聚体带，且没有任何蛋白水解亚带。这些表型中缺乏较大分子量 VWF 多聚体以及几乎完全缺乏蛋白水解条带，并不表示 VWF 对 ADAMTS13 的蛋白水解产生抵抗，而是严重的 VWF 功能缺陷（VWF:CB、VWF GPⅠbα:B）所致。因为只有最高分子量的 VWF 才能充分结合胶原蛋白和血小板，并在剪切条件下展开，暴露位于 A2 结构域中 Tyr^{1605} 和 Met^{1606} 之间的 ADAMTS13 蛋白水解裂解位点[41]。多数突变发生在 D1 和 D2 结构域，少数发生在 D3 结构域中。

1994 年，Gaucher 等在 2 例不相关的患者中发现了导致 2A/ⅡC 型 VWD 的首个突变，在 VWF 前肽的 D1 和 D2 结构域中存在不同的双等位基因突变[42]。随后，其他学者报道了导致相似表型的其他突变[43-47]。除功能缺陷外，这些患者的 VWF:Ag 水平也降低。1993 年，Ledford 等报道了相似表型的ⅡC 型 VWD 家系，呈现显性遗传规律，其 VWF:Ag 显著升高，被命名为迈阿密ⅡC 型[48]。尽管当时致病突变尚未明确，但后来通过多重连接依赖性探针扩增技术鉴定为 VWF9-10 号外显子的大量框内复制。ADAMTS13 在变性条件下对重组突变体 VWF 进行蛋白水解，结果表明突变体 VWF 对蛋白酶存在内在抗性[49]。此外，另外 2 个家族分别由于 D3 结构域中的 p.Met^{1051}Thr 和 p.Cys^{1099}Tyr 突变出现相似表型，其多聚体分布几乎相同，且完全缺乏蛋白水解 VWF 亚带，这些患者的 VWF:Ag 水平升高至 3U/mL，但功能活性严重降低（Schneppenheim，未发表数据）。其中，p.Cys^{1099}Tyr 突变尤其引人关注，因其是 D3 结构域中与 Cys^{1142} 共同直接参与多聚体化过程的氨基酸之一[32, 33]，这种突变会导致多聚体化缺陷。

迄今为止，对不同 2A 亚型 VWD 的描述主要集中在高分子量多聚体的生物合成受损，而高分子量多聚体是血小板依赖性止血所必需的。然而，2A/ⅡA 亚型 VWD 的病理机制还存在另一个问题，即 ADAMTS13 对 VWF-HMWM 的蛋白水解增强，从而导致 VWF 功能丧失。

VWF 功能受 ADAMTS13 调控，以防止发生血栓事件[50]。VWF-A2 结构域中 ADAMTS13 裂解位点

（Tyr[1605] 和 Met[1606]）的分子缺陷是导致蛋白水解敏感性增加及 VWF-HMWM 缺失的原因。在 VWF 基因鉴定和克隆后不久，Ginsburg 等在 VWD 患者中发现了第一个分子缺陷，即位于 VWF A2 结构域的突变[51]，随后也发现了其他突变[52-55]。有些突变经过重组表达后，发现这些重组蛋白易于被 ADAMTS13 切割，如 p.Arg[1597]Trp、p.Met[1528]Val、p.Gly[1629]Glu 和 p.Ile[1628]Thr，这些突变均导致 VWF-HMWM 的缺失。当这些突变型重组蛋白暴露于重组 ADAMTS13 时，会重现 2A/ⅡA 型 VWD 表型。此外，一些突变还表现出内在的 VWF 多聚体化和分泌缺陷（如 p.Ser[1506]Leu），主要导致高、中分子量多聚体的缺失[7]。

综上所述，2A 型 VWD 是 VWD 中表型变化最大的类型，其发病机制涉及 VWF 生物合成缺陷、分泌受损以及对 ADAMTS13 蛋白水解的敏感性增强等多种影响因素共同作用的结果[56]。

六、治疗

治疗或预防 2A 型 VWD 患者出血事件的药物与治疗 VWD 的药物一致，即去氨加压素和 VWF-FⅧ浓缩物。去氨加压素是一种合成的血管升压素类似物，可诱导轻型血友病 A 和 VWD 患者的内皮细胞释放储存的 VWF 和 FⅧ，从而暂时纠正缺陷[1, 29, 57, 58]。可皮下注射去氨加压素（浓缩剂型），或以 0.3μg/kg 剂量稀释在 50~100mL 生理盐水中静脉注射，输注时间不少于 30 分钟。一般而言，具有止血作用的VWF-FⅧ水平在血浆中可持续8~12 小时。根据出血类型和严重程度，每 12~24 小时可重复输注一次[57]。然而，由于重复给药可能导致反应逐渐降低，因此该药物只能重复使用 2~3 天[59]。该药也可以鼻内喷雾剂给药，但其吸附速率不一，FⅧ和 VWF 平均增加水平较低。因此，需进行去氨加压素试验以评估患者的药物反应情况，并在输注前、输注后 1 小时（峰值）和 4 小时后分别检测 FⅧ和 VWF 水平[58]。虽然大多数 1 型 VWD 患者对这种药物反应良好，但多数 2A 型 VWD 患者并未表现出临床有效性或呈现出较大的异质性[60]（图 14.3）。例如在之前的一项意大利研究中，接受测试的 2A 型 VWD 患者中观察到 26% 的有效反应率，而其中 84% 的患者接受了 VWF-FⅧ浓缩物治疗[61]。通常，使用去氨加压素后，FⅧ和 VWF:Ag 水平会显著增加，但 VWF:RCo 水平仍显著降低或仅有轻微增加。因此，虽然对于少数 2A 型 VWD 患者，可考虑用该药物治疗轻微出血或用于轻微侵入性手术，但绝大多数需要治疗或预防的临床情况仍需使用 VWF/FⅧ浓缩物进行治疗[62]。所有 VWF-FⅧ浓缩物对 2A 型 VWD 均具有临床疗效且安全性良好，其剂量和频率应根据临床情况调整（表 14.1）[29, 62]。使用剂量取决于浓缩物中 VWF 含量。如果患者的 FⅧ水平已经正常或仅略有降低，甚至因炎症触发因素而升高，建议使用不含 FⅧ的浓缩物。尤其对于在短期内需要重复给药（如大手术）的情况下，这种方法可以避免潜在的固有血栓风险。同样，对于因反复皮肤黏膜出血（如胃肠道出血）而需要长期预防的患者，也应避免非必要、持续的 FⅧ水平升高，因为 VWF 会进一步稳定内源性合成的 FⅧ导致其水平升高。重组 VWF 目前尚未大量使用，但其在手术和长期预防中可能发挥重要作用，重组 VWF 完全不含 FⅧ，可避免 FⅧ蓄积，且具有完整的多聚体结构[63, 64]。迄今为止，在 2A 型 VWD 患者中尚未发现抗 VWF 的抑制物。

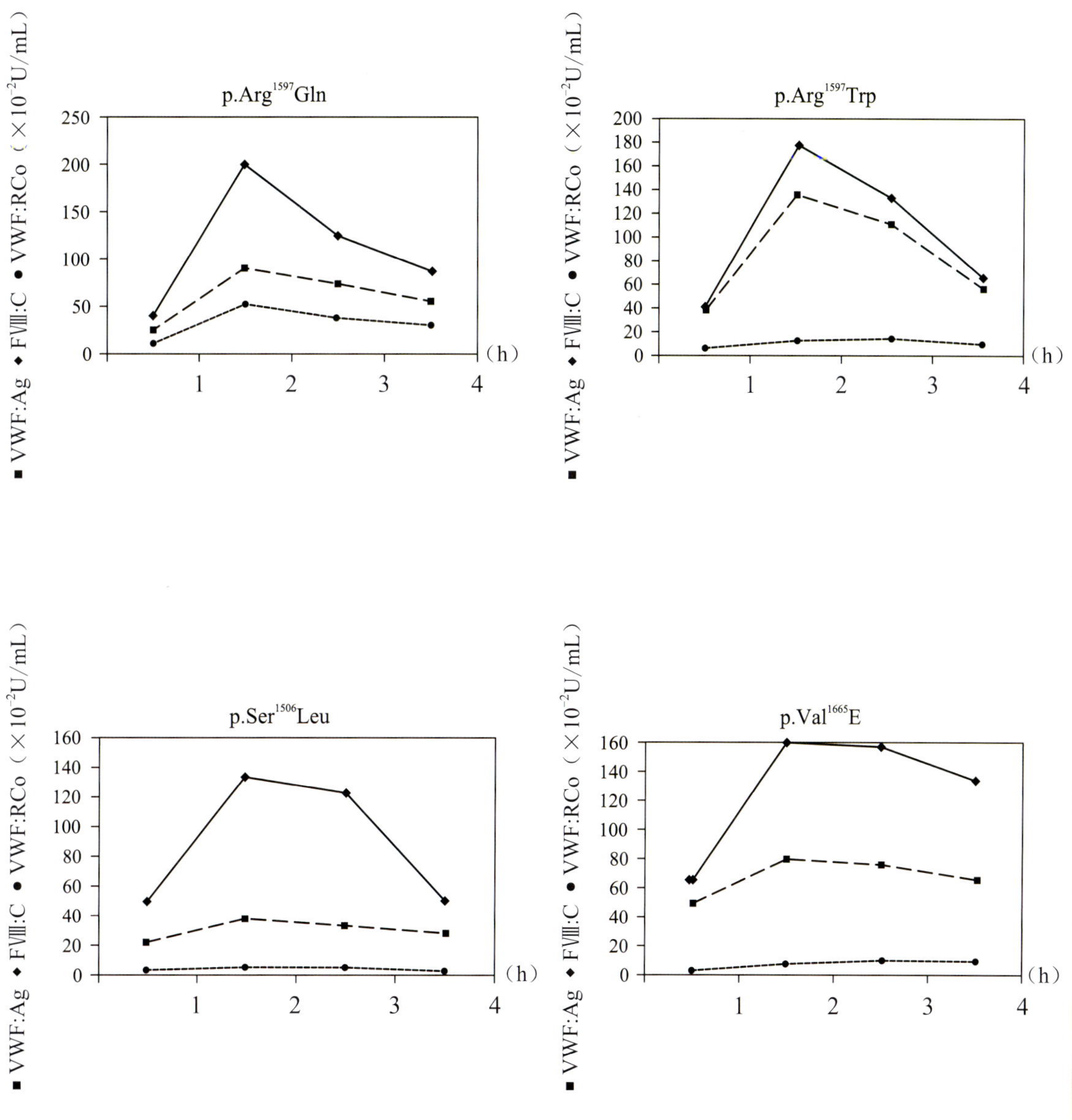

图 14.3 在 4 例存在不同 VWF 突变体的 2A 型 VWD 患者中，检测输注去氨加压素后 FⅧ和 VWF 测量值变化趋势

接受去氨加压素治疗后，所有患者的 FⅧ基本恢复正常，其中 p.Arg^{1597}Gln 突变患者的 FⅧ几乎增高 5 倍，该患者 VWF: Ag 和 VWF: RCo 也短暂升高。其余患者的 VWF: Ag 明显增高而 VWF: RCo 并未或几乎未增加，而 p.Ser^{1506}Leu 突变患者 VWF: Ag 增高也不明显，这与合成缺陷有关（G.Castaman 和 R.Schneppenheim，个人数据）。

表 14.1 2A 型 VWD 的出血治疗及手术预防推荐

临床情况	血浆 VWF 谷水平目标（U/mL）	去氨加压素有反应者	去氨加压素无反应者
临床相关的非大出血	＞0.3	每 12~24 小时一次 DDAVP（0.3 μg/kg 体重），直至出血停止	立即注射 50U/kg 体重 VWF/FⅧ浓缩物，然后每 24 小时注射 30U/kg，直至出血停止
大出血（危及生命）	＞0.5	立即给予 50U/kg 体重 VWF/FⅧ浓缩物，然后每天 30~50U/kg 体重，直至出血停止	
拔牙/内窥镜检查	＞0.5	术前单剂量 DDAVP（0.3μg/kg 体重）；建议口服氨甲环酸（15~25mg/kg/d，分 3 次服用）	术前单剂量 30~50U/kg 体重 VWF-FⅧ浓缩物
小手术	＞0.3	对于非黏膜组织手术，每 12~24 小时使用 DDAVP（0.3μg/kg 体重），直至完全愈合（通常 2~4 天）	术前注射 40U/kg 体重 VWF-FⅧ浓缩物，然后每 24 小时注射 30U/kg 体重，直至完全愈合（通常 5~7 天）
大手术	＞0.5	术前给予 50U/kg 体重 VWF-FⅧ浓缩物，然后每天给予 30~50U/kg 体重，维持 FⅧ:C 和 VWF:RCo 水平在 0.8~1.0U/mL，直至术后 36 小时；后减至 30U/kg 体重，直至完全愈合（通常为 5~10 天）：若基础 FⅧ水平较高，则考虑使用不含 FⅧ（包括 rVWF）的浓缩制剂。考虑预防性抗血栓形成	
分娩和产褥期	＞0.5	每日剂量 40U/kg 体重，连续 3~4 天；建议在治疗后口服氨甲环酸（15~25mg/kg/d，分 3 次服用）2 周	
长期预防	谷浓度＞0.3	每 2~3 天 30~40U/kg 体重；考虑使用不含 FⅧ的浓缩物，包括重组 VWF	

改编自参考文献[57]。

第十五章　2B 型 VWD 的临床和分子标记

Giancarlo Castaman　　*Augusto B.Federici*

马雨欣　武文漫　译　　张　磊　王学锋　校

一、引言

VWD 是一种常见的常染色体遗传性出血性疾病，由 VWF 数量、结构或功能缺陷所致。VWF 是一种多聚体黏附蛋白，在血液凝固过程中发挥重要作用，它能够促使血小板与暴露的内皮下组织结合，促进血小板黏附与聚集，同时，VWF 在血液循环中结合并稳定 FⅧ。VWD 分为 6 种不同的类型，其中 1 型和 3 型 VWD 主要由于 VWF 部分或完全数量缺陷导致，另外 2 型 VWD 的四种亚型则反映了 VWF 不同形式的功能缺陷。2 型 VWD 表现出广泛的功能异常异质性，这种异质性与 VWF 蛋白中致病突变的位置密切相关 [1]。

在 2 型 VWD 中，2B 型 VWD 具有独特的病理生理学特征和实验室表型 [2]。Ruggeri 等首次描述了这一现在被归类为 2B 型 VWD 的患者。这些患者表现出明显的出血倾向，且血浆 VWF 水平不同程度的降低，与健康对照组和其他类型的 VWD 患者相比，较低浓度的瑞斯托霉素即可引起 RIPA[3]。研究发现，2B 型 VWD 患者的血浆中缺乏 VWF 多聚体。这是由于异常的 VWF 与血小板膜上的 GPⅠbα 受体之间的相互作用增强，导致异常的 VWF 被过度清除 [4]。相当大比例的患者血小板计数会下降至基线水平，而使用 DDAVP 后，突变 VWF 在血浆中的浓度增加可能会诱发或加重血小板减少症 [5，6]。

二、病理生理学

2B 型 VWD 是一种罕见的常染色体遗传性出血性疾病，约占所有 VWD 病例的 5%。此病由 VWF A1 结构域的功能获得性突变引起 [6，7]。约 50% 的患者表现出轻至中度的血小板减少。在手术、感染及妊娠等临床情况下，内皮细胞释放异常 VWF 增加可能会导致病情加重 [6，7]。2B 型 VWD 患者的 VWF-HMWM 减少是由于 ADAMTS13 蛋白酶水解作用增强所致 [8]。最新研究表明 80% 的患者存在 VWFpp/VWF:Ag 比值异常，提示 VWF 的清除率也有所增加 [9]。

2B 型 VWD 除了影响与 GPⅠbα 的相互作用外，最新的研究结果表明可能对血小板的产生具有一定影响。在 2B 型 VWD 患者的外周血涂片中，除了血小板聚集体外，亦可能观察到巨大血小板 [7，10]。蒙特利尔血小板综合征（主要表现为血小板减少并伴有大血小板和出血症状）实际上是由 p.Val^{1316}Met 突变引起的 2B 型 VWD[11]。在 2B 型 VWD 患者中，巨核细胞的形态发生了改变，产生的血小板不仅形态异常，而且数量也少于正常对照，表明在巨核细胞成熟过程中，异常 VWF 与 GPⅠbα 的持续相互作用影响了这些患者的血小板形成[12]。最近，Casari 等发现在 2B 型 VWD 小鼠模型中，血小板的循环存活时间较短，这可能是 2B 型 VWD 血小板计数较低的原因[13]。进一步分析显示，2B 型 VWF 主要存在于 2B 型 VWD 小鼠模型的血小板表面，这表明 VWF 与血小板结合对于诱导血小板减少是必不可少的[13]。VWF-血小板复合物被肝脏和脾脏中的巨噬细胞高效摄取，从而加速了其清除过程[14，15]。2B 型 VWF 构象活性形式的循环水平增加也会促进巨噬细胞与 VWF 的结合。巨噬细胞的耗竭导致患有最严重的血小板减少症的 p.Val^{1316}Met VWF 突变小鼠的血小板计数增加了 2~3 倍[13]。此外，通过剪切应力激活 VWF 可以增强巨噬细胞的摄取，从而显著促进 VWF 的清除[15]。

综上所述，2B 型 VWD 患者血小板减少是由于异常血小板存活时间缩短，以及肝脏和脾脏中巨噬细胞加速清除异常 VWF-血小板复合物共同作用的结果[16]，这表明 2B 型 VWD 不仅是凝血性疾病，也是一种血小板疾病。因此，当合并血小板减少的 2B 型 VWD 患者发生出血时，除了使用 VWF/FⅧ浓缩物外，输注血小板也是必要的治疗策略[16]。

此外，该研究团队最新的研究结果表明，2B 型 VWD 患者还存在血小板功能障碍[17]。2B 型 VWF 与 GPⅠbα 的结合，导致血小板纤维蛋白原整合素受体 αⅡbβ3 的激活减少，从而引发血小板信号传导失调，这种失调使得血小板的聚集、分泌以及扩展功能严重受损。血小板功能障碍会增加因 VWF-HMWM 丢失和血小板减少的低 VWF 水平带来的出血风险[18]。另外，LRP1 在剪切力依赖的巨噬细胞介导的 VWF 清除中起主要作用，并且仅在高剪切力条件下与 VWF 结合[14，15，19]。VWF 的 A1 结构域包含一个与 LRP1 相互作用的位点，该位点的暴露受到特定 2B 型 VWD 突变的调控[20]。一些 2B 型 VWD 突变在没有剪切应力的情况下也能与 LRP1 结合[20]。此外，在小鼠模型中，即使没有剪切应力，巨噬细胞 LRP1 也会促进 p.Arg^{1306}Gln 和 p.Val^{1316}Met 突变对 VWF 的清除，这解释了这些 2B 型突变的清除率增加的机制[20]。

三、临床表现

与经典 2 型变异和 VWF-HMWMs 缺失的患者一样，2B 型 VWD 患者主要表现为皮肤黏膜出血。2B 型 VWD 患者的出血严重程度和频率以及对替代治疗的需求与 2A 型 VWD 患者相似，但比典型的 2M 型和 1 型 VWD 患者更为严重[21]。从临床角度来看，血小板计数低于 $140 \times 10^3/\mu L$ 的 2B 型 VWD 患者，其出血风险约为血小板计数正常的 2B 型 VWD 患者的 5 倍[7]。然而，由于致病突变不同，不同类型 VWD 出血风险存在较大差异。因此，当 RIPA 结果增强时，进行基因突变检测至关重要，以识别那些面临有严重出血风险的患者。研究表明，鼻出血、牙龈出血和月经过多较为常见，尤其在儿童时期。由于血浆中 FⅧ 水平尚可，关节出血则相对较少见，此外，还有与胃肠道血管发育异常相关的反复性胃肠道出血报道[22]。

四、实验室诊断

在 2B 型 VWD 中，与致病突变密切相关的实验室检查结果具有广泛的异质性。在 RIPA 检测中，所有不同类型的突变均表现出对低浓度瑞斯托霉素的高度敏感性。向患者富含血小板的血浆中加入 0.5mg/mL 的瑞斯托霉素后 3 分钟内就能够诱导至少 30% 的血小板聚集，这说明患者对瑞斯托霉素具有高反应性。在某些突变中（如 p.Pro^{1266}Leu），RIPA 需要较高剂量才能实现；而在另外一些突变中（如 p.Val^{1316}Met），即使在较低剂量时（甚至 0.3mg/mL），RIPA 也能发生。2B 型 VWD 患者中 VWF:Ag 和 VWF:RCo 水平存在不同程度的降低，但也有报道显示接近正常的情况。VWF:RCo/VWF:Ag 比值可能保持正常，这与 2A 型和 2M 型 VWD 患者有所不同。此外，2B 型 VWD 患者中 FⅧ的水平可能是正常或略有降低。根据持续进行的 2B 型 VWF 和血小板相互作用的程度，其水平存在波动 [7]。与血小板减少症更密切相关的突变（如 p.Val^{1316}Met、p.Arg^{1308}Cys）通常会导致高分子量甚至中等分子量多聚体的丢失，而之前定义的纽约/马尔默亚型（p.Pro^{1266}Leu）患者的多聚体分布通常是正常的 [7, 23, 24]。然而，所有新型 ELISA 检测方法（如 VWF:GPⅠb 和 VWF:GPⅠbM）对于检测 2B 型患者中 HMWM 丧失导致的低 VWF 活性不敏感，因此测得的 VWF 活性通常比传统检测方法更高 [25]。与已证实的与特异性 LPR1 受体的结合增加一致，VWFpp 与 VWF:Ag 比值升高 [19]，这是 VWF 清除率增高的敏感指标 [26, 27]。

2B 型 VWD 必须与血小板功能异常导致的 PT-VWD 区分开来。在 PT-VWD 中，血小板 GPⅠbα 的功能获得性突变同样会导致血浆 VWF-HMWM 丢失、血小板减少和 RIPA 反应增强 [28, 29]。目前已使用多种实验室方法，如冷沉淀诱发试验和简化的 RIPA 混合试验来区分这两种疾病 [29]。但只有通过鉴定 GP1BA 基因中的特定突变，才能明确不同的病理生理过程 [30]。最近的研究证据显示，PT-VWD 患者的出血倾向较轻 [31]，通常需要使用血小板浓缩物而不是替代性的 VWF 治疗。

如果患者存在遗传性慢性血小板减少症，并且血涂片上出现大血小板，应考虑 2B 型 VWD 的可能性。这有助于避免错误的治疗方法，包括使用皮质类固醇和脾切除术。

五、分子标记

与 2A 型一样，2B 型 VWD 是最早被证明存在特定致病性 VWF 突变的 VWD 类型之一 [32, 33]。对 A1 结构域中负责与血小板 GPⅠbα 受体相互作用的特定片段的鉴定，促使了对编码 A1 结构域的 VWF 基因的第 28 号外显子的研究 [32, 33]（图 15.1）。一些位于 28 号外显子的突变与 2B 型 VWD 相关，大多数突变的表达实验已清楚地证明了氨基酸变化的致病作用。VWF 基因第 28 号外显子中 2B 型 VWD 表型相关的基因突变位点包括 p.Pro^{1266}Leu/Gln、p.His^{1268}Asn/Asp、p.Met^{1304}Val、p.Met^{1304}insMet（插入）、p.Arg^{1306}Trp、p.Arg^{1306}Gln、p.Arg^{1306}Leu、p.Arg^{1308}Cys、p.Arg^{1308}Pro、p.Ile^{1309}Val、p.Ser^{1310}Phe、p.Trp^{1313}Cys、p.Val^{1314}Lys、p.Val^{1314}Asp、p.Val^{1316}Met、p.Pro^{1337}Leu、p.Arg^{1341}Trp、p.Arg^{1341}Gln/Pro/Leu、p.Ile^{1372}Ser、p.Leu^{1460}Val、p.Ala^{1461}Asp/Val。大多数 2B 型 VWD 突变为错义突变，其中 p.Arg^{1306}Trp、p.Arg^{1308}Cys、p.Val^{1316}Met 和 p.Arg^{1341}Gln 占观察到突变的 80%~90% [34]。具有某些突变（如 P.Ile^{1309}Val、p.Val^{1316}Met）的患者在发生临床表现时或发生临床表现之后表现出 VWF-HMWM 丢失（表 15.1）[7]。研究表明，先前报道为纽约/马尔默型 VWD 的 p.Pro^{1266}Leu 突变 [23, 24] 通常不会导致 VWF-HMWM 丢失和血小板减少症（表 15.1）[6, 7]。血小板减少症与循环中 2B 型 VWF 的构象活性形式水平呈负相关，2B 型 VWF 可能自发与 GPⅠbα 发生相

互作用[7]。最近发现了 1 例具有 2B 型 VWD 表型的患者，其实验室检查结果也符合 2B 型 VWD，包括轻度血小板减少[35]。该患者携带 2 种不同的 VWF 基因突变（p.Arg924Gln 和 p.Ala2178Ser），但这些突变与 2B 型 VWD 的发病机制无关[35]。然而，这些顺式突变稳定了 VWF 单体的部分拉伸和开放构象。透射电镜和原子力显微镜观察到，即使在静态条件下，这种拉伸的构象也形成了丝状结构[35]，从而导致 2B 型 VWD 样表型。

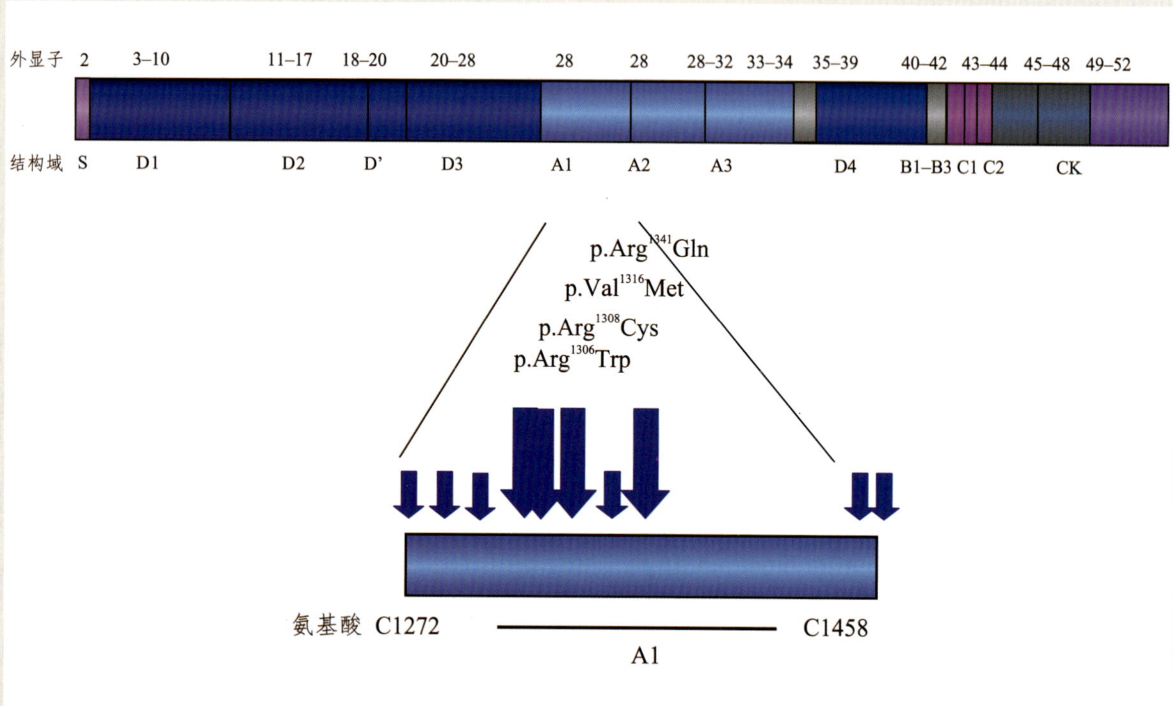

图 15.1　VWF A1 结构域中常见的 2B 型突变位置

表 15.1　不同 2B 型 VWD 突变对应的出血评分中间值、血小板基础值以及在触发过程中的变化

基因突变	血小板基础值	触发过程中血小板计数变化	出血评分中间值
p.Pro1266Gln	正常	正常	0.5
p.Pro1266Leu	正常	正常	2.0
p.Arg1308Leu	正常	正常	3.0
p.Pro1337Leu	正常	正常	3.0
p.Arg1306Trp	低至正常	轻度减少	8.0
p.Ile1309Val	低至正常	轻度减少	4.0
p.Arg1341Gln	正常	轻度减少	5.0

续表

基因突变	血小板基础值	触发过程中血小板计数变化	出血评分中间值
p.Arg1341Trp	正常	轻度至中度减少	7.0
p.Arg1308Cys	低至正常	中度减少	9.0
p.VAl1316Met	轻度减低	重度减少	13.0

修改自参考文献[7]。

六、治疗

2B 型 VWD 患者通常需要进行替代疗法，特别是那些具有显著出血和（或）血小板减少风险的患者，其给药剂量和时间与其他需要替代治疗的VWD类型相似[36,37]。对于需要接受重大手术的2B型VWD患者，治疗目标是在术前至少几天内将 FⅧ和 VWF 的血浆水平维持在 0.8~1.0U/mL，并在术后的 5 或 7 天内保持在 0.5U/mL 以上。对于严重病例，通常在手术前 0.5~1 小时给予 50U/kg 的 VWF:RCo 负荷剂量，术后 2 天内每日给予相似剂量。对于自发性出血事件或预防侵入性操作期间的出血，单次或每日 20~60U/kg 的 VWF:RCo 剂量（取决于出血的严重程度）在 2 或 3 天内能够有效止血。当发生持续出血时，内皮细胞释放异常 VWF 的刺激增加可能会加重血小板减少，因此需密切监测患者的血常规。

DDAVP 在一些无显著血小板减少的 2B 型 VWD 患者中可能具有临床疗效[38]，并且有明确证据表明某些突变（如 p.Pro1266Leu、p.Arg1308Leu）在接受 DDAVP 治疗后不会引起血小板减少[7]。然而，对于那些已经表现出血小板减少或已知携带可能加重血小板减少相关突变的患者，应谨慎使用该药物，最好避免使用。

近年来，研究开发出一些新型 2B 型 VWD 治疗药物[38]。Rondoraptivon pegol（BT200）是一种聚乙二醇化适配体，通过与 VWF 的 A1 结构域结合减少 VWF/FⅧ的清除，从而增强其效能[39]。在一项前瞻性 2 期临床试验中，2B 型 VWD 患者进行了 Rondoraptivon 的皮下注射治疗，结果显示患者血浆中的 VWF:Ag 和 FⅧ浓度显著增加（VWF:Ag 从中位数 64% 增至 143%，FⅧ从 67% 增至 134%）。在所有血小板减少症患者中，血浆中的 VWF:RCo 和胶原结合活性增加，VWF-HMWM 出现，血小板减少情况有所改善。因此，这种药物代表了一种新的潜在选择，可用于 2B 型 VWD 患者的预防和治疗，并将在这些患者中进行 2b/3 期临床试验[39]。

2B 型 VWD 患者在妊娠期间可能会导致或加重血小板减少。为了应对这种情况，一些患者在分娩时采用了替代疗法，有些还接受了血小板输注[40-43]。然而，由于这些患者仍然面临出血并发症的风险且安全 VWF 水平仍不明确，因此目前的治疗方法仍然是基于经验的。迫切需要国际共识和指导，以改善这些患者的预后[43]。

VWF 的同种抗体很少见，主要发生在具有纯合无效突变包括基因缺失致无法合成 VWF[44] 的 3 型患者中。最近有报道称，2B 型 VWD 患者（p.Arg^{1308}Cys）接受替代治疗后出现了针对 VWF 的同种抗体[45]。这些抗体似乎只对 VWF A1 结构域的活性血小板结合构象具有特异性[45]。根据这份报告，建议在进行替代治疗的 2B 型 VWD 患者中，尤其是那些之前接受过最低限度治疗的患者，在强化治疗后测量 FⅧ/VWF 活性，以便更好地评估抗体的出现和对替代治疗的影响。

七、结论

2B 型 VWD 是一种罕见的与 VWF 相关的出血性疾病，该病具有广泛的实验室和临床表型的异质性，并且病理生理学机制较复杂。准确鉴定导致 2B 型 VWD 的突变不仅有助于将其与 PT-VWD 区分开来，还有助于预测出血的严重程度，并为制订个体化的治疗方案提供指导。

第十六章　2M 型 VWD 的临床和分子标记

Maissaa Janbain　Sandra L.Haberichter　Veronica H.Flood

曲鑫淼　刘　葳　译　　殷　杰　杨仁池　校

一、引言

2M 型 VWD 表现为 VWF 存在功能上的缺陷，但仍保留正常的高分子量多聚体分布。关于 2M 型 VWD 的发病率报道存在差异，有些研究认为发病罕见，而有些研究则认为 2M 型在 2 型 VWD 中较为常见。一项法国研究显示，2M 型仅占 2 型 VWD 的 8%[1]。另一项美国研究中，该比例高达 23%[2]，但在该研究中，2 型 VWD 患者仅占所有新诊断患者的 4%，因此 2M 型 VWD 的整体患病率仅为 1%[2]。根据转诊中心的数据预测，2M 型 VWD 患者大概占所有 VWD 患者的 20%[3]。

二、2M 型 VWD 的临床特征

2M 型 VWD 患者通常表现为黏膜出血[4]，但相较于 2A 型 VWD 患者，其出血表现可能会更轻。Castaman 等的一项大型研究数据显示，与 2A 型 VWD 相比，2M 型 VWD 的自发性出血率（尤其是消化道出血率）更低[5]。此外，该研究还发现月经过多和鼻出血是 2M 型 VWD 最常见的临床表现[5]。然而，也有研究认为 2M 型 VWD 的一些亚型出血风险更高[6]。对 VWD 患者而言，既往出血史可能是预测未来出血风险最重要的因素[5，7]。

三、2M 型 VWD 的实验室分类

2M 型 VWD 的典型特征是 VWF 血小板结合活性与 VWF:Ag 的比值降低，同时多聚体分布正常。用于诊断 2M 型 VWD 的实验室标准为 VWF:Ag 正常或轻度降低、多聚体分布正常，和 VWF 血小板结合活性（VWF:GPⅠbM 或 VWF:RCo）降低、VWF:GPⅠbM/VWF:Ag 比值（或 VWF:RCo/VWF:Ag 比值）降低，或 VWF:CB 降低、VWF:CB/VWF:Ag 比值降低。但目前依据实验室检测准确诊断 2M 型 VWD 仍较为困难，一项研究表明，只有 29% 的病例能被准确诊断为 2M 型 VWD，其余 71% 会因为试验项目不足、对测试结果的错误理解以及分析误差等问题出现误诊[8]。用于检测 VWF 血小板结合活性的最常见方法是利用瑞斯托霉素诱导 VWF 与 GPⅠbα 结合。虽然 VWF:RCo 测定已经使用了数十年，但仍需要注意如下问题。

最新研究提出了不同的测定方法来评估 VWF 血小板结合活性，包括 VWF 直接结合血小板 GPⅠbα 的检测、基于瑞斯托霉素诱导 VWF 与重组野生型 GPⅠb 片段结合的试验（VWF:GPⅠbR）和基于 VWF 与功能获得性突变型 GPⅠb 片段自发结合（不依赖瑞斯托霉素）的试验（VWF:GPⅠbM）[9]。其中，VWF:GPⅠbM 测定方法因为避免瑞斯托霉素引起的误差，所以具有重复性好、自动化的优点，但仍无法完整测量 VWF 的生理功能[10]。一项加拿大研究显示，很多最初被诊断为 1 型 VWD 的患者实际上是 2M 型 VWD，其中 VWF:RCo/VWF:Ag 比值＜0.4 与遗传变异存在显著相关[11]。这表明 VWF:RCo/VWF:Ag 比值轻度降低的患者很难被正确地分类为 1 型或 2M 型 VWD[11]。

VWF 与胶原蛋白的结合活性对于准确诊断 2M 型 VWD 的一些亚型至关重要。2M 型 VWD 部分亚型存在与内皮下胶原结合的功能缺陷，因此仅评估血小板结合活性可能会遗漏这些亚型的诊断。首次报道的 VWF 胶原蛋白结合功能缺陷的亚型变异是 p.S1731T[12]，随后发现多个 VWF A3 区中的突变导致 2M VWD[13-15]。但在检测胶原结合功能缺陷方面仍面临的一个挑战是 VWF 胶原结合（VWF:CB）测定中的差异性[16]。

VWF 已被证明可以与几种不同的内皮下胶原结合。通过 A3 区，VWF 仅能与Ⅰ型和Ⅲ型胶原结合[17]。此外，VWF 也能通过 A1 区与Ⅳ型和Ⅵ型胶原结合[18, 19]。在进行 VWF:CB 检测时，大多使用Ⅰ型胶原、Ⅲ型胶原或两者的组合。Favaloro 等对 VWF:CB 测定之间的差异进行了深入研究，结果表明使用Ⅰ型和Ⅲ型胶原二者组合的检测方法能够更好地鉴别胶原蛋白结合的功能缺陷[16, 20]。

2M 型 VWD 可能表现为 VWF 和血小板结合缺陷（VWF:RCo/VWF:Ag 或 VWF:GPⅠbM/VWF:Ag 比值降低）和（或）胶原结合缺陷（VWF:CB/VWF:Ag 比值降低），只要观察到多聚体分布正常均可归为 2M 型 VWD。目前已经提出了通过 VWF 血小板结合活性和 VWF:CB 检测来诊断 2M 型 VWD 的方法[21, 22]。图 16.1 展示了诊断 2M 型 VWD 的检测流程。

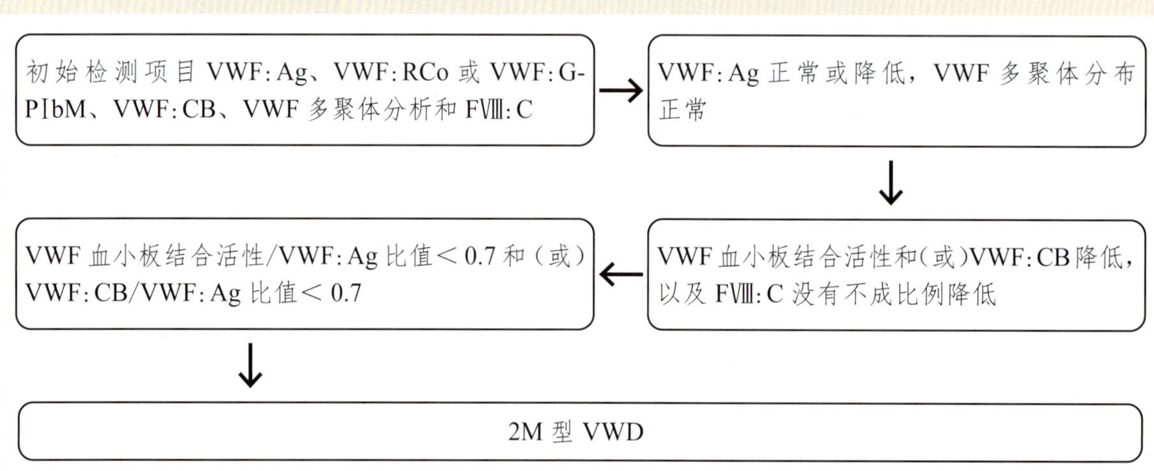

图 16.1　诊断 2M 型 VWD 的检测流程图

基因测序在一些病例也应该考虑。FⅧ:C（因子Ⅷ活性）；VWF:Ag（VWF 抗原）；VWF:CB（VWF 胶原结合活性）；VWF:GPⅠbM（VWF 与血小板糖蛋白Ⅰb 突变体结合活性）；VWF:RCo（VWF 瑞斯托霉素辅因子活性）。

四、瑞斯托霉素在 VWF 检测中的问题

既往研究中，VWF:RCo 主要用于评估 VWF 与血小板的结合活性。然而，VWF:RCo 检测本身存在较高的变异性，检测结果缺乏实验室内和实验室间的可重复性[23, 24]。低估 VWF:RCo 值可能会导致 1 型 VWD 甚至未患 VWD 的患者被误诊为 2M 型 VWD。因此，一些出血表现较轻的患者可能实际上并不属于 2 型 VWD，甚至可能未患 VWD，却被误诊为 2M 型 VWD。

VWF:RCo 检测在遇到影响 VWF 瑞斯托霉素结合区的 VWF 突变时会产生错误结果。其中最为著名的是 p.P1467S 变异，因为该变异位于 VWF A1 上与瑞斯托霉素结合的区域，导致患者的 VWF:Ag 和 VWF:GPⅠbM 检测结果正常，但 VWF:RCo 检测结果非常低[25]。在一项研究中有 63% 的非洲裔美国人和 17% 的高加索人携带有 p.D1472H 变异，这个更为常见的变异同样也位于 VWF 与瑞斯托霉素结合区域[26]。在这项研究中，p.D1472H 纯合突变的健康对照者的 VWF:RCo/VWF:Ag 比值平均值为 0.66，虽然实验室检测结果符合 2M 型 VWD 的诊断标准，但这些个体没有出血表现，且 VWF:GPⅠbM 检测结果正常[26]。图 16.2 展示了携带 p.D1472H 变异的个体中 VWF:RCo/VWF:Ag 比值的降低情况。进一步研究表明，1 型 VWD 患者携带 p.D1472H 变异不会增加出血风险[27]，而且相关的小鼠模型也没有出现出血增多的现象，这些研究都支持 VWF:RCo 检测在携带良性遗传变异的个体中会出现错误低值的观点[28]。

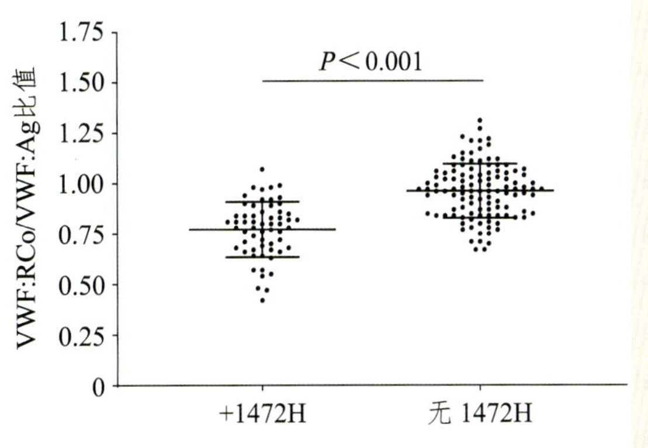

图 16.2　与没有 1472H 变异的健康对照相比，携带 1472H 变异的健康个体的 VWF:RCo/VWF:Ag 比值较低

所有个体被纳入 Zimmerman 计划作为健康对照。*Y* 轴为 VWF: RCo/VWF: Ag 比值，*X* 轴左侧为携带 1472H 等位基因的杂合或纯合个体（+1472H），右侧为仅携带 D1472 等位基因的纯合个体（无 1472H），并显示平均值 ±1 的标准差。

五、2M 型 VWD 的遗传变异

2M 型 VWD 的遗传机制与 2M 型 VWD 致病相关的关键区域密切相关（图 16.3）。大多数变异位于与血小板 GPⅠbα 结合的 VWF A1 结构域[29]。其中一些已明确会导致 2M 型 VWD 变异（包括 p.S1285F、p.R1315C、p.G1324S、p.G1324A、p.S1358N、p.F1369I、p.R1374C、p.R1374H、p.A1377V+p.R1379C、p.S1387I、p.S1394F、p.Q1402P、p.I1416N、p.I1416T、p.I1425F）以及缺失变异（包括 del1392-1402 和 delK1405-1408）[30-40]。VWF A1 区还存在与Ⅳ和Ⅵ型胶原结合的位点，此处变异也会导致 2M 型 VWD[18, 19, 41]。

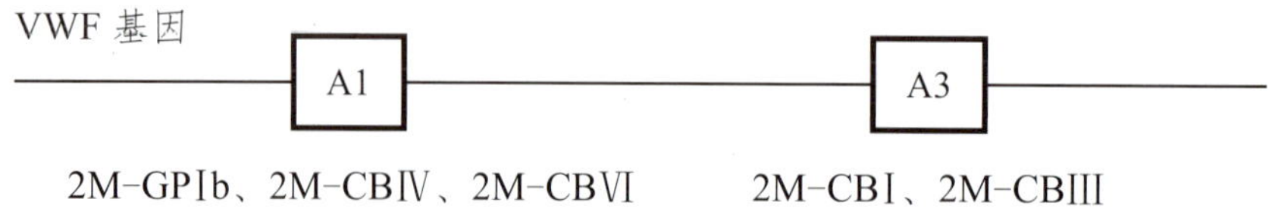

图 16.3　VWF 基因示意图

A1 区存在 2M 型结合血小板 GPⅠb 缺陷（2M-GPⅠb），伴Ⅳ和Ⅵ型胶原结合缺陷（2M-CBⅣ，2M-CBⅥ）；A3 区存在 2M 型结合Ⅰ和Ⅲ型胶原缺陷（2M-CBⅠ，2M-CBⅢ）。

Ⅰ型和Ⅲ型胶原与 VWF A3 结构域结合，一些报道已经证明了 2M 型 VWD 基因突变存在于这一区域，包括 VWF 基因的第 29 至 32 外显子[42]，已报道的 A3 区突变包括 p.1731T、p.W1745C、p.M1761K、p.S1783A 和 p.H1786D[12-15]。

虽然基于 VWF 的功能测定面临着许多问题，但 VWD 相关基因检测很有价值，尤其是 VWF 基因具有高度多态性，这意味着携带相关基因变异的个体并不一定患病[43]。更复杂的是，有些突变归类既是 2M 型又是 2A 型，或者既是 2M 型又是 1 型，尤其是 VWF 1374 位氨基酸的变异，有的研究将其分类为 2M 型，也有研究将其分类为 2A 型[44，45]，有趣的是，最初的报道也认为很难将这些突变归为 2A 型和 2M 型[31]，也许这种特定变异可能存在不同的病理生理学机制。其他变异在实验室检测方面也存在难以准确分类为 2A 型或 2M 型的问题[46，47]。

六、2M 型 VWD 的治疗

2M 型 VWD 的治疗与其他 2 型 VWD 相似，一般情况下去氨加压素治疗是有效的，需要注意的是，对于面临大型手术的患者，常需要使用 VWF 因子浓缩物[48]。但也有研究表明，2M 型 VWD 对去氨加压素的反应不佳[45，49]。2M 型 VWD 的致病机制涉及 VWF 功能缺陷，而去氨加压素虽然可以提高循环中 VWF 的水平，却不能修复潜在的功能缺陷。所以，即使去氨加压素可以在一定程度上缓解临床症状，对于面临重大出血或手术时，建议使用 VWF 因子浓缩物来提高功能正常的 VWF 因子水平[50]。此外，对于 2M 型 VWD 的患者，合并缺铁者应积极补充铁剂，出现月经过多者则建议使用性激素治疗[51]。

七、结论

2M 型 VWD 虽然较难诊断，但仍属于 VWD 的一个重要类型。尤其该亚型表现为 VWF 胶原结合和血小板结合缺陷。主要的实验室检测包括 VWF:GPⅠbM（或 VWF:RCo）和 VWF:CB，但并不是所有 2M 型 VWD 都会表现出 VWF:GPⅠbM/VWF:Ag 和 VWF:CB/VWF:Ag 比值降低[22]。在治疗上，尤其是在外科手术中，需要考虑 2M 型 VWD 患者对去氨加压素反应不佳的问题。

第十七章　2N 型 VWD 的临床和分子标记

Jenny Coudemand　　*Mélanie Daniel*

马雨欣　武文漫　译　　吴润晖　杨仁池　校

一、引言

2 型 VWD 是一种 VWF 结构或功能缺陷引起的显性或隐性遗传性出血性疾病。这些缺陷导致 VWF 无法在血管损伤部位正常介导血小板黏附或有效结合 FⅧ。2N 型 VWD 是一种隐性遗传疾病，其特征表现为 VWF 上 FⅧ的结合位点结构改变，导致 FⅧ与 VWF 的相互作用显著减少或完全丧失。1989 年，法国首次发现了 2N 型 VWD。当时，3 例出血时间正常的患者，尽管其 VWF 水平处于正常或略低范围，且 VWF 多聚体模式无异常，但其 FⅧ:C 却显著降低[1, 2]。该疾病的发病机制在 1 例来自诺曼底的患者中被首次阐明，因此这种特殊的表型被命名为诺曼底型 VWD[3, 4]。经典的 2N 型表型表现为 FⅧ:C 相对于 VWF 水平的不成比例下降，因此可能会被误诊为轻型或中间型血友病 A 或血友病 A 携带者。鉴别诊断至关重要，因为这对患者的临床管理和遗传咨询具有重要影响。

2N 型 VWD 并非罕见疾病，在所有 2 型 VWD 中占比达 5%~10%[5-12]。由于其隐性遗传特征，在近亲婚配率高的国家，这种疾病可能更为常见。例如在伊朗，2N 型 VWD 占所有 2 型 VWD 病例的 19%[13]，而在印度则占所有 VWD 类型的 10%（图 17.1）[14]。

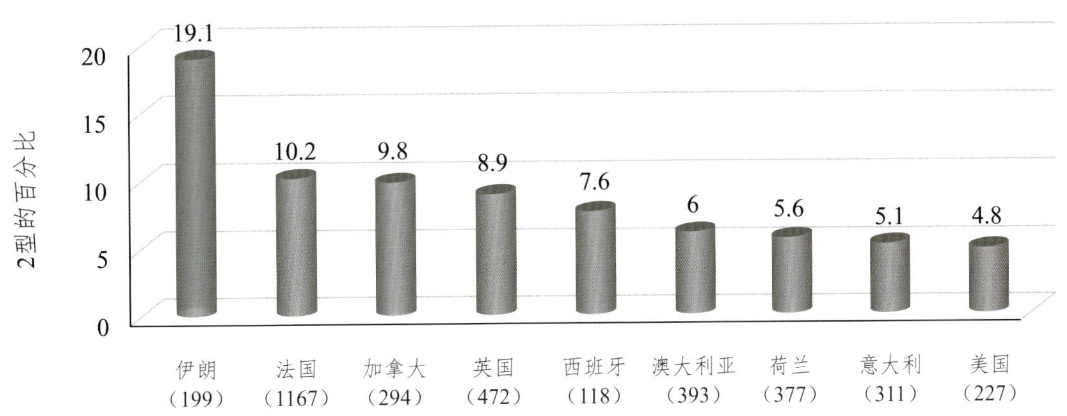

图 17.1　不同国家 2N 型 VWD 在 2 型 VWD 中的占比情况

二、VWF 与 FⅧ的相互作用

血浆中的 VWF 是血液循环中 FⅧ的载体蛋白。在生物体内，FⅧ与 VWF 结合形成紧密但非共价的血浆 FⅧ/VWF 复合物对于 FⅧ的存活至关重要。

FⅧ结合位点位于成熟 VWF 亚基的 N-末端，更具体地说是在由 VWF 基因合成的 VWF 前导肽分子的 D' 结构域和 D3 结构域的 N-末端部分。只有在弗林酶切割掉 D1 和 D2 前肽后，FⅧ结合位点才会暴露出来[15]。某些突变可能导致 VWF 前肽未能被切割，从而抑制 FⅧ的结合和稳定。根据 VWF 的新结构域划分，D' 被证明由两个结构域组成：胰蛋白酶样抑制剂（TIL'，766–827 位氨基酸残基）和 E'（829–863 位氨基酸残基），而 VWD3（867–1031 位氨基酸残基）则代表 D3 的 4 个结构域（VWD3、C8-3、TIL3、E3）的 N-末端部分[16]（图 17.2）。FⅧ可能通过两个空间结构相邻但不连续的结合位点与 VWF 相互作用：一个位于 TIL' 结构域，另一个位于 C8-3 结构域[17]。最严重的 2N 型表型，其 FⅧ:C 水平最低，是由 TIL' 突变引起的[18]。高分辨率冷冻电子显微镜研究显示，硫酸化的 FⅧ-a3 p.Tyr1680 直接与 VWD-D'p.Arg816 的侧链相互作用，导致最严重的 2N 型 VWD[19]。

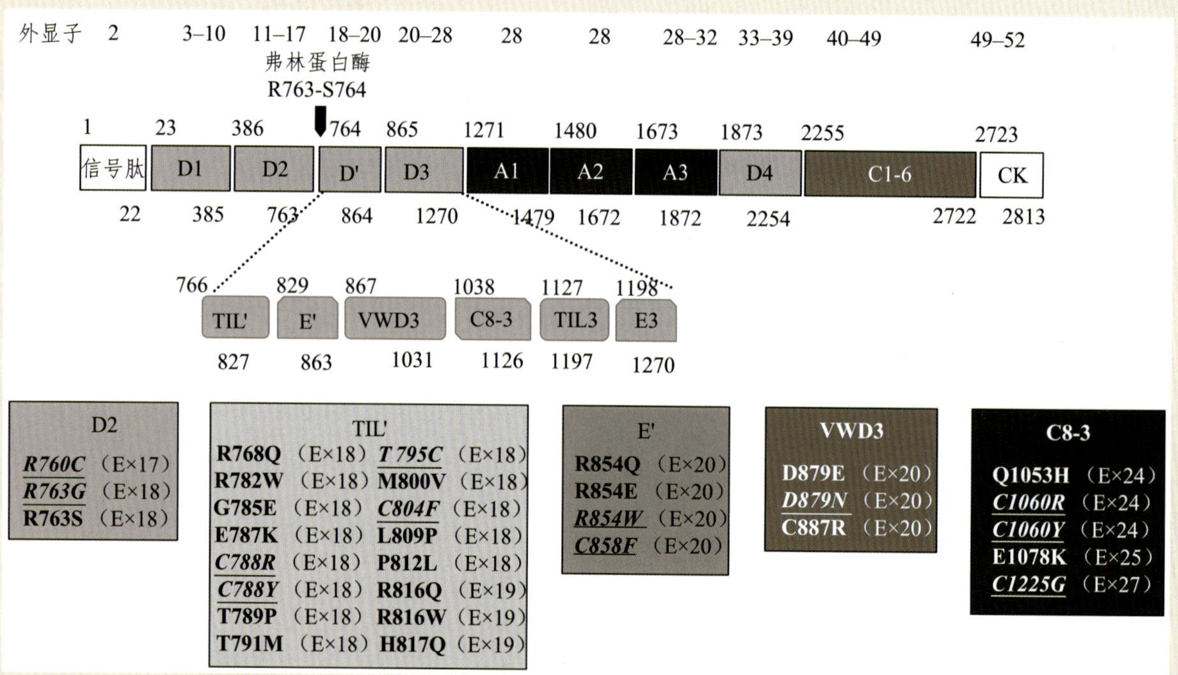

图 17.2 已报道的 2N 型 VWD 突变位点汇总（根据 de Jong A&Eikenboom J.Thromb Res，2017）

突变位点用斜体表示，下划线表示存在异常 VWF 多聚体模式，突变位点所在外显子部位用括号表示。

在 2N 型 VWD 中，VWF 的 FⅧ结合位点发生改变，导致 FⅧ与 VWF 的相互作用减弱或消失，从而将 FⅧ的半衰期缩短至 1~2 小时[20]。未与 VWF 结合的 FⅧ更容易被活化蛋白 C[21] 和因子Ⅹa[22] 水解，并且更迅速地被脂蛋白受体相关蛋白降解[23]。当 FⅧ/VWF 复合物完全缺失时，血浆中的 FⅧ水平会显著降低，导致更严重的 FⅧ缺乏症。

三、实验室诊断

2N 型 VWD 的典型特征是 FⅧ缺乏而 VWF:Ag 水平正常或略低，FⅧ水平通常在 0.01~0.4U/mL[24]，可以通过一期法、二期法、显色底物法或免疫学方法进行测定。FⅧ水平取决于 VWF 与 FⅧ结合能力缺陷的严重程度，而该缺陷严重程度直接由致病突变的性质决定。与仅导致 VWF:FⅧB 降低的突变（如 p.Arg^{854}Gln 和 p.Gln^{1053}His）相比，导致 VWF:FⅧB 完全丧失的突变具有更低的 FⅧ水平[25]。通常情况下，2N 型 VWD 患者的 VWF:Ag 水平可维持在正常或轻至中度减少的状态，这导致 FⅧ:C/VWF:Ag 比值显著下降至低于 0.7。在那些完全失去 VWF:FⅧB 的患者中，该比值会降至低于 0.3[25]。特别是涉及半胱氨酸残基的变异（如 p.Cys^{788}Arg、p.Cys^{788}Tyr、p.Tyr^{795}Cys、p.Cys^{858}Phe、p.Cys^{1225}Gly 等），可能会影响血浆 VWF 形成正常多聚体结构的能力，但通常情况下，VWF 多聚体模式是正常的（如 p.Arg^{854}Gln、p.Arg^{816}Trp、p.Thr^{791}Met 等）[26-28]。

2N 型 VWD 的表型诊断依赖于体外检测血浆中 VWF 与外源 FⅧ结合的能力，该检测能够快速区分 2N 型 VWD 与轻型或中间型血友病 A。1989 年首次描述的 VWF:FⅧB 测定法[1]是一种免疫测定方法，包括以下 4 个步骤：①在包被单克隆抗 VWF 抗体的微孔板上固定血浆中的 VWF；②通过加入氯化钙释放内源性 FⅧ；③与去除 VWF 的外源纯化 FⅧ共同孵育，以促使血浆中的 VWF 与 FⅧ结合；④通过显色法测量结合的 FⅧ，并使用第二种抗 VWF 单克隆抗体测量固定的 VWF。需要建立两条参考曲线，一条用于量化固定的 VWF，另一条用于量化结合的 rFⅧ。所得回归线的斜率反映了 VWF:FⅧB 活性。结合的 FⅧ表达为固定的 VWF 的函数。人工制备的异常血浆对照（正常对照和已知严重 2N 型患者血浆等量混合）可用于确定正常 VWF:FⅧB 范围的下限。只有当 VWF:FⅧB 显著降低或完全消失才能诊断为 2N 型 VWD。当 VWF:FⅧB 仅轻度降低（与异常对照类似）时，对应于 2N 型 VWD 突变携带者的无症状状态。

虽然最初的检测方法经过后来简化[29-32]并适配了商业试剂[33, 34]，但在随后的几年里，因其仍然是一种复杂的技术，故只有少数几家止血实验室在使用。随后出现的商业 ELISA 试剂盒，使得更多实验室能够采用这种检测方法[35]。与初始测定原理一致，结合态 FⅧ的表达量仍以固定浓度 VWF 为参照基准。患者血浆中的 VWF:FⅧB 结果需以正常血浆为对照，以百分比形式呈现。为确保有效区分正常、中度和严重结合缺陷，该测定必须具有足够的准确性：VWF:FⅧB 水平高于 70% 或 80% 被视为正常范围，30%~65% 为中度下降，5%~20% 为严重下降，低于 5% 时为零结合。只有在 VWF:FⅧB 的水平完全缺乏或显著减少时，才能确诊为 2N 型 VWD。中度降低的 VWF:FⅧB 可能表明个体携带 2N 型突变的杂合状态，然而这种情况本身无法单独解释 FⅧ活性（FⅧ:C）的缺乏。通常情况下，携带 2N 型突变的杂合个体其 FⅧ水平处于正常范围内。因此，对于仅 VWF:FⅧB 中度降低且伴有孤立性 FⅧ缺乏的患者，不应简单将其诊断为 2N 型 VWD，而应优先进行 F8 基因分析以确认其 FⅧ缺乏的遗传机制。

四、分子分析

在 2N 型 VWD 中，首次发现的 VWF 基因缺陷是一种错义突变，这一变异导致诺曼底地区的一个患者在 791 位点处的苏氨酸被甲硫氨酸替换，表现为纯合突变 [1, 2]。自此以后，更多的 VWF 基因错义突变被发现，其中大多数已通过表达研究得到确认 [36]。这些错义突变主要分布在 VWF 基因的第 18 至 27 号外显子之间，影响了 FⅧ结合域 D' 和部分 D3 的氨基酸残基。根据最新的 VWF 结构数据，这些突变主要集中在 TIL'、E'、VWD3 和 C8-3 结构域。TIL' 结构域中的突变导致 2N 型 VWD 中最严重的临床表现，因为该结构域内的氨基酸（尤其是第 19 号外显子中的 Arg^{816}）直接与 FⅧ的酸性 A3 结构域发生相互作用，而后者被认为是与 VWF 结合时亲和力最强的位点 [37]。在 2N 型 VWD 中，最常见的突变是 E' 结构域中的第 20 号外显子的 p.Arg^{854}Gln 变异，此外一些位于 VWD3 和 C8-3 结构域上的突变，可能会影响 FⅧ结合位点的构象。迄今为止，在 TIL3 和 E3 结构域中尚未发现与 2N 型 VWD 相关的突变。另外，D2 结构域中的 Arg^{760} 和 Arg^{763} 突变可能会干扰弗林蛋白酶的作用，导致前肽持续存在，从而降低成熟 VWF N-末端部分与 FⅧ的结合能力。除了影响 VWF:FⅧB 外，某些突变还会改变血浆 VWF 多聚体的组成（如高分子和中分子等多聚体的缺失或超大多聚体的存在）。这些突变在图 17.2 中以斜体和下划线突出显示。

在所有报道过 2N 型 VWD 的国家中，超过 90% 的 2N 型 VWD 患者存在 p.Arg^{854}Gln 突变 [35, 38-41]。这一种突变的高频率可能与其在杂合状态下的显著流行有关，据估计，在欧洲和美国的健康人群中，其突变率为 1%~2%[42-44]，而在意大利，这一比例甚至高达 5%。据推测，这一突变可能早在一万年前就已存在 [45, 46]。

在一项涉及 121 例法国 2N 型 VWD 患者（不包括携带者）的研究中，112 例患者（92.5%）被发现携带 p.Arg^{854}Gln 突变，其中 55 例患者（45%）是 p.Arg^{854}Gln 的纯合子（R854Q Hmz），46 例患者（38%）同时携带了一个无效等位基因（R854Q/3），11 例患者（9%）为 p.Arg^{854}Gln 与其他 2N 型突变的复合杂合子，包括 p.Arg^{768}Gln、p.Thr^{791}Met、p.Arg^{816}Trp/Gln、p.Cys^{858}Phe、p.Gly^{887}Arg、p.Cys^{1060}Arg、p.Glu^{1078}Lys 等（R854Q/非R854Q 2N）。其余 9 例患者未携带 p.Arg^{854}Gln 突变（7.5%），其中 4 例是 p.Arg^{816}Trp 的纯合子，另外 5 例患者是其他 2N 型突变（p.Cys^{788}Tyr、p.Thr^{791}Met、p.Leu^{809}Pro、p.Cys^{1060}Arg）搭配无效等位基因（非 R854Q 2N/3）[47]。总体而言，70 例患者为 2N/2N 基因型（58%），51 例患者为 2N/3 基因型（42%）（图 17.3）。在该队列中，p.Arg^{854}Gln 突变的存在与否显著影响了患者的表型特征和临床表现。

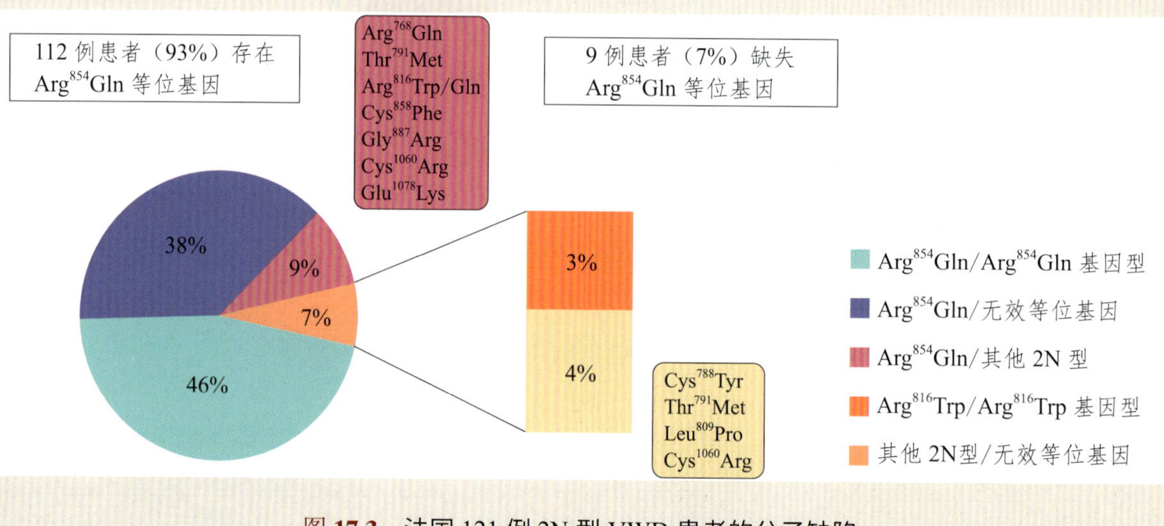

图 17.3 法国 121 例 2N 型 VWD 患者的分子缺陷

这些患者的表型特征根据 p.Arg[854]Gln 的存在与否有显著不同（表 17.1）。112 例 p.Arg[854]Gln 阳性患者的中位 FⅧ.C 水平轻度下降（0.23U/mL），而在未发现 p.Arg[854]Gln 突变的 9 例患者中，该水平严重下降（0.04U/mL）。两组的中位 VWF:Ag 水平没有显著差异（分别为 0.67U/mL 和 0.83U/mL），但需要注意的是，4 例 p.Arg[816]Trp 纯合突变患者的 VWF:Ag 水平显著高于 5 例复合杂合子（非 R854Q 2N/3）患者的水平。因此，p.Arg[854]Gln 阴性受试者的中位 FⅧ:C/VWF:Ag 比值（0.07）显著低于 p.Arg[854]Gln 阳性受试者（0.33）。除 1 例患者外，其余患者的 FⅧ:C/VWF:Ag 比值均<0.7。所有 p.Arg[854]Gln 阳性患者的 VWF:FⅧB 的中位值显著降低（15%），且所有这类患者的 VWF:FⅧB 均低于 30%。相比之下，在 9 例 p.Arg[854]Gln 阴性患者中该值几乎为零（1%）。

表 17.1　法国 121 例 2N 型 VWD 患者的表型、临床特征及 p.Arg[854]Gln 突变分析

临床特征			Arg[854]Gln 阳性	Arg[854]Gln 阴性
生物学表型	*n*		112	9
	FⅧ:C（×10^{-2}U/mL）	中位数[a]	23（16~30）	4（2~6）
		范围	4~78	2~7
	VWF:Ag（×10^{-2}U/mL）	中位数	67.5（51~91）	83（25~118）[b]
		范围	26~189	11~185
	FⅧ:C/VWF:Ag	中位数	0.33（0.26~0.41）	0.07（0.05~0.11）
		范围	0.09~0.74	0.01~0.18
	VWF:FⅧB（%）	中位数	15（12~19）	1（1~1）
		范围	1~30	1~3
临床概况	*n*		90	9
	诊断时年龄（岁）	中位数	25（10~43）	5（3~11）
		范围	1~75	1~23
	诊断情况	出血	23%	89%
		术前	61%	—
		家族病史	16%	11%
	出血（Tosetto）评分	中位数	4（2~7）	14（10.5~17.5）
		范围	−2~14	6~27
		评分时年龄	37（21~56）	33（24~67）

续表

临床特征		Arg854Gln 阳性	Arg854Gln 阴性
	性别比（女/男）	1.5	3.5
	BS＞5	32（35%）	9（100%）
治疗方案	去氨加压素	44（49%）	2（22%）
	VWF 浓缩物	33（37%）	8（89%）
	无治疗	28（31%）	1（11%）

[a] 四分位数间距（第 25 至第 75 百分位数）；[b] 4 例 p.Arg816Trp 纯合突变患者 VWF:Ag 介于 0.99~1.85U/mL（中位数 1.18U/mL）。

五、2N 型 VWD 诊断流程

基于临床观察结果和文献综合资料，针对 2N 型 VWD 可按以下流程进行诊断分析（图 17.4）。

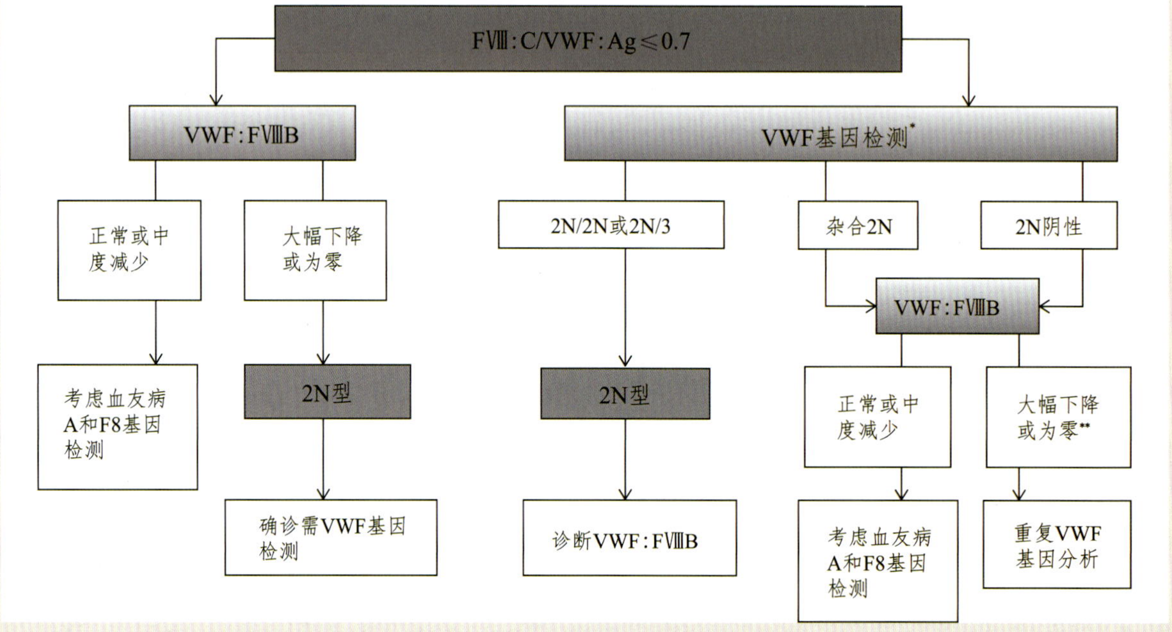

图 17.4 2N 型 VWD 诊断的推荐流程

* 建议优先对 VWF 基因的 17~27 号外显子进行检测，因为这些区域包含 2N 型突变位点（特别是 20 号外显子）。若发现任何突变，建议进一步对整个基因进行全面检测，寻找可能引发无效等位基因甚至其他形式 VWD 的相关突变。** 根据现有理论推测可能存在该情况，但既往未有相关描述，这种情况应再次检测 VWF 基因。

当 FⅧ:C/VWF:Ag 比值低于 0.7 时，应考虑 2N 型 VWD 的可能性。若无血友病 A 家族史，建议评估 VWF:FⅧB。若 VWF:FⅧB 正常或中度降低，则可以排除 2N 型 VWD，并需根据 FⅧ缺乏的程度考虑轻型或中间型的血友病 A，此时建议进行 F8 基因分析。相反，若 VWF:FⅧB 严重降低或完全缺失，则支持 2N 型 VWD 的诊断，通常通过分子分析确定相关的遗传变异（例如 2N/2N 或 2N/3）。

在无法轻易获得 VWF:FⅧB 测定结果的情况下，可以考虑直接进行分子分析。需注意，在超过 90% 的 2N 型 VWD 患者中，20 号外显子中的 p.Arg^{854}Gln 突变通常以纯合状态出现，或与无效等位基因复合杂合，更罕见的情况是该突变与定位于 D' 和 D3 结构域的另一个 2N 型变异共存。若仅在杂合状态下检测到 p.Arg^{854}Gln 或其他 2N 型变异，且整个 VWF 基因中未发现其他变异，则不足以支持 2N 型 VWD 的诊断。此时，需测量 VWF:FⅧB。若 VWF:FⅧB 正常或仅中度下降，则可能存在血友病 A，血友病 A 和 2N 型 VWD 可能同时发生 [48, 49]。若 VWF:FⅧB 显著下降，则有可能存在尚未报道的新的 2N 型突变，此时应进行重复的分子分析并将患者视为 2N 型 VWD 患者。

根据国际指南，VWF:FⅧB 测定和基因诊断被视为患者临床诊断工作中相互补充的方法 [50]。

六、临床症状

2N 型 VWD 的出血症状本质上取决于 FⅧ:C 水平，其表现通常类似于轻型血友病 A，主要表现为创伤后软组织出血、术后或拔牙后的出血并发症，故 2N 型 VWD 的诊断往往会与轻型血友病 A 混淆 [51, 52]。自发性出血症状一般并不严重，主要特征包括瘀斑、鼻出血、月经过多和肌肉血肿。相对而言，关节积血和胃肠道出血较为罕见。具有初级止血障碍特征的皮肤和黏膜出血更可能发生在 VWF 水平较低且多聚体结构异常的患者。总的来说，所报告的出血综合征并不十分严重，其出血评分为 6（Tosetto，中位数）[40] 或 8~10（ISTH BAT，中位数）[45] 或 3~11 [41]。然而，这些研究队列中的大多数并未包含具有最为严重表现且携带 p.Arg^{854}Gln 以外突变的 2N 型患者。

在法国 2N 型 VWD 患者队列中，观察到 90 例 p.Arg^{854}Gln 阳性患者和 9 例 p.Arg^{854}Gln 阴性患者的出血表现存在显著差异（表 17.1）。一般而言，p.Arg^{854}Gln 阳性患者的诊断年龄分布广泛（1~75 岁），但大多数病例在成年（25 岁）时被确诊，其中 61% 是在术前检查中发现。与之相比，p.Arg^{854}Gln 阴性患者通常在儿童时期（5 岁）被诊断，其中 8 例患者表现为出血症状，另有 1 例患者具有明显的家族病史。

在 p.Arg^{854}Gln 阳性和阴性组中，BS 评分（Tosetto）的计算年龄大致相同（37 岁 *vs* 33 岁），但在阴性组中 7 例为女性患者（占总数的 78%，7/9）。仅有 35% 的 p.Arg^{854}Gln 阳性患者表现出较高的 BS（＞5）；然而，在 R854Q/3 和 R854Q/其他 2N 杂合子中，BS 增加的比例较 p.Arg^{854}Gln 纯合子更为显著。p.Arg^{854}Gln 阳性患者的中位 BS 评分为 4。相比之下，所有 p.Arg^{854}Gln 阴性患者的 BS 均较高（中位评分 14）。

根据出血表现来看，p.Arg^{854}Gln 阳性患者主要表现为创伤后出血，尽管 60% 的女性患者出现月经过多的情况（图 17.5）。几乎没有患者出现关节积血或中枢神经系统出血。未经诊断的患者中，出现 BS 最高的情况通常是由术后或牙科手术引起的。相比之下，p.Arg^{854}Gln 阴性患者病情非常严重，大部分患者表现出各种自发性和创伤后出血，包括月经过多、血肿、关节积血和中枢神经系统出血。

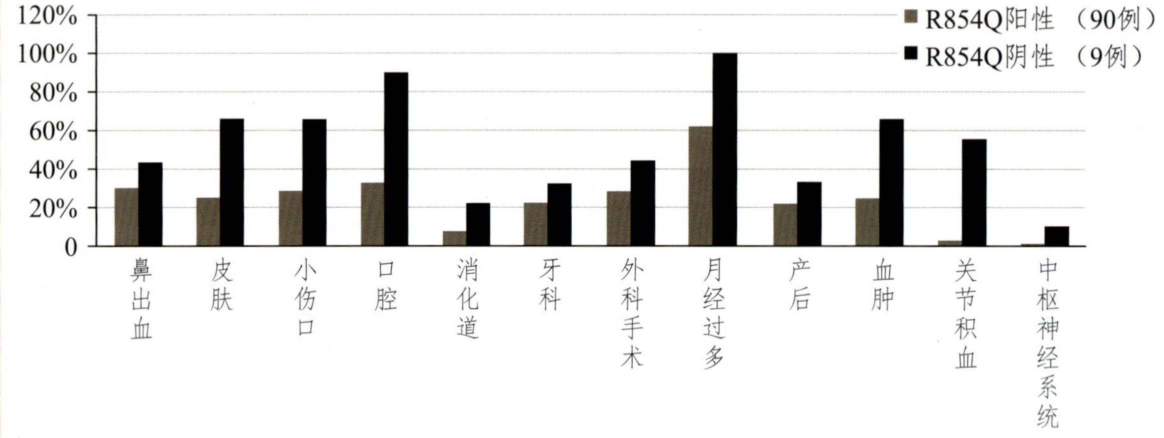

图 17.5　在法国 121 例 2N 型 VWD 患者队列的 99 例患者中观察到的出血表现

仅对年龄超过 15 岁的女性进行月经过多评分。仅对至少生育过一次的女性进行产后出血评分。

七、治疗选择

大多数 2N 型 VWD 患者很少发生自发性出血事件，但发生出血时应采用与其他常见的 VWD 类型相同的治疗方法，包括使用氨甲环酸或激素疗法[53]。在进行手术、侵入性操作或处理严重出血时，需采取额外的止血措施。对于携带 p.Arg^{854}Gln 突变的女性患者，其血浆 FⅧ:C 水平与大多数患有中度 VWD 的女性一样，会在妊娠晚期逐渐增加并恢复正常[54-56]。然而，对于携带其他 2N 型突变的患者，其 FⅧ:C 水平可能仍然偏低[57-59]。在这种情况下，必须考虑实施特定的治疗方案。

对于大多数 2N 型 VWD 患者而言，DDAVP 是一种有效的治疗选择。DDAVP 输注后，不论其突变类型和基础 FⅧ水平如何，在峰值时测得的 FⅧ:C 通常会增加 3~20 倍[20，60]。然而，除了 p.Arg^{854}Gln 外，其他一些 2N 型突变（如 p.Arg^{816}Trp、p.Cys^{1060}Arg 等）会导致严重的 FⅧ缺乏（<0.1U/mL）。对于这些患者而言，DDAVP 输注后 FⅧ:C 水平不会超过 0.2U/mL，因此去氨加压素并不适用。此外，这些患者的 FⅧ消除半衰期约为 3 小时，比其他常见型 VWD 的 FⅧ半衰期（5~8 小时）要短[20，61]。在输注后 2 小时进行检测时，大多数存在 p.Arg^{854}Gln 突变且被视为“良好反应者”的患者，其 FⅧ:C 水平仍维持在正常范围（>0.5U/mL）。然而，在其他一些患者中，FⅧ水平下降得更为迅速。对于携带 2N 型和无效等位基因复合杂合的患者，DDAVP 能够纠正 VWF:Ag 和 VWF:RCo 的缺陷，其疗效与在 1 型 VWD 患者中观察到的效果相当。因此，尽管 DDAVP 不能纠正 VWF 与 FⅧ的结合[20]，但对于大多数 2N 型 VWD 患者而言，只要试验剂量已被证实在适当时期内达到并维持止血性 FⅧ:C 水平，仍可能是一种有效的预防或治疗干预手段，这也符合国际指南的建议[53]。若 DDAVP 不适用，则需考虑使用浓缩因子替代疗法以控制或预防出血。

当 DDAVP 治疗无效或存在禁忌证时，2N 型 VWD 患者必须依赖 VWF 浓缩物治疗，通过恢复与内源性 FⅧ的结合能力，以纠正 FⅧ水平。根据法国的临床实践经验表明，所有类型的 VWF 浓缩物均可使用，包括含有 VWF 和 FⅧ的制剂以及含有极少量或不含 FⅧ的 VWF 制剂[62]。目前重组人 VWF 浓缩物的应用仍非常有限[63]。在使用低 FⅧ含量的 VWF 浓缩物时，初次注射 VWF 时可能需要额外补充 FⅧ，从而无需等待内源性 FⅧ稳定即可迅速提升 FⅧ水平。此外，由于 2N 型 VWD 患者输注的 FⅧ无法与内源性 VWF 稳定结合，即使 VWF 水平正常，单独使用不含 VWF 的标准 FⅧ浓缩物仍不适宜，且 FⅧ会在血液循环中被迅速清除，最终导致治疗无效。因此，FⅧ浓缩物的疗效缺失可能成为一个警示信号，暗示患者的低 FⅧ水平可能并非由轻型或中间型血友病 A 引起[52]。

根据法国队列数据（表 17.1），49% 的 p.Arg^{854}Gln 阳性患者曾在手术或侵入性操作过程中接受过至少一次 DDAVP 治疗，37% 接受过 VWF 浓缩物治疗，而 31% 的患者未接受任何治疗。在 9 例 p.Arg^{854}Gln 阴性患者中，有 2 例因口腔小手术接受了 DDAVP 治疗，8 例患者在不同情况下接受了 VWF 浓缩物来作为治疗或预防措施。仅有 1 例 10 岁的女孩至今未接受过任何治疗。此外，根据经验，在进行 BS 评分计算时发现，36 例至少生育过一次的 p.Arg^{854}Gln 阳性女性中，仅有 3 例（8%）在分娩时需要接受 DDAVP、VWF 浓缩物或输血治疗（Tosetto BS 评分 3 级）。相比之下，按照相同标准筛选的 6 例 p.Arg^{854}Gln 阴性女性中，有 2 例（33%）在分娩时接受了上述其中一种治疗方法。

一般情况下，不建议 2N 型 VWD 患者使用 FⅧ治疗。但 FⅧ浓缩物 BIVV001 例外，该制剂通过将 VWF-D'D3 结构域与 B 结构域缺失的重组 FⅧFc 融合蛋白的 Fc 结构域和两个 XTEN 多肽共价连接，使输注的 FⅧ不再依赖内源性 VWF[64]。当 BIVV001 注射到血友病患者体内时，其 FⅧ半衰期增加了 3~4 倍[65]。这种类型的浓缩物对于最严重的 2N 型 VWD（如 p.Arg^{816}Trp）患者特别有效。这些患者的 FⅧ水平极低（<0.05U/mL），但 VWF 水平正常甚至升高。使用 VWF 浓缩物治疗会导致在纠正患者 FⅧ水平之前，VWF 水平急剧增加，而使用 BIVV001 可以避免这些超高 VWF 水平的出现。

针对具有极低 FⅧ水平且面临反复出血风险的严重 2N 型 VWD 患者，可以考虑使用 VWF 浓缩物进行预防性治疗。最新实验数据表明，在这种情况下使用艾美赛珠单抗疗法可能是一种有效的治疗选择[66]。此外，越来越多的文献报道了在严重 2N 型 VWD 中超说明书应用艾美赛珠单抗的案例[67-70]。同时，2N 型 VWD 小鼠模型的发展可能有助于治疗研究，特别是针对最严重的 2N 型 VWD[71，72]。

八、结论

当 FⅧ相对于 VWF 出现不成比例地减少时，应怀疑患者患有 2N 型 VWD。此外，需要明确区分 2N 型 VWD（常染色体隐性遗传病）与轻型或中型血友病 A，以便向患者家属准确传达遗传风险。必要时，应采用 VWF 浓缩物进行治疗，而非 FⅧ。

2N 型 VWD 的诊断依赖于 VWF:FⅧB 的显著降低，如果 VWF:FⅧB 水平仅中度下降，则可以排除 2N 型 VWD。突变位点位于 VWF 的 FⅧ结合区，跨越 D' 结构域和部分 D3 结构域。在 2N 型 VWD 患者中，p.Arg^{854}Gln 突变非常常见，超过 90% 的患者至少在一个等位基因上携带该突变。在大约一半的病例中，另一个等位基因几乎不表达或完全不表达 VWF，这解释了为何在家族中可能识别出 3 型 VWD 携带者或中度 1 型 VWD 患者。携带 p.Arg^{854}Gln 突变或其他 2N 型突变的杂合子个体不应被视为 2N 型 VWD 患者，他们仅为携带者，除非合并其他出血性疾病，否则不会表现出临床症状。

携带 p.Arg854Gln 突变的患者通常只表现出轻微的出血症状，但在遭受外伤或手术时，他们面临严重出血的风险，因此早期诊断至关重要。这类患者可以通过使用 DDAVP 进行有效治疗。相比之下，携带其他 2N 型突变的患者通常患有严重的出血性疾病，其 FⅧ水平极低（<0.05U/mL），这使他们从儿童时期起即面临多种严重的出血并发症风险。特别严重的 2N 型 VWD 患者的确诊率尚不明确，不过这种类型可能比 3 型 VWD 更为少见。目前，这些患者需要接受 VWF 替代治疗，但未来的治疗方案仍有望进一步优化和改进。

第十八章　3 型 VWD 的临床、实验室和分子标记

Luciano Baronciani　　Augusto B.Federici

徐　圆　杨　宇　王玉华　译　　殷　杰　杨仁池　校

一、概述

1. 定义

3 型血管性血友病（type 3 von Willebrand disease，VWD3）是由于患者几乎完全缺乏 VWF 所致，属一种常染色体隐性遗传疾病，患者的杂合子亲属表现为轻微或无出血症状。大多数 VWD3 患者的 VWF:Ag 水平低于检测下限，且 FⅧ浓度降低（＜0.1U/mL），因此，VWD3 常被描述为“重型 VWD”。然而，“重型 VWD”这一术语可能会引起误解，因其有时也被用于描述 VWF 水平极低且有症状的 1 型血管性血友病（type 1 VWD，VWD1）患者。但 VWD1 与 VWD3 有明显区别，因为 VWD1 为常染色体显性遗传，其基线 VWF 水平通常可检测到，并且在使用 DDAVP 后，VWF 水平可以升高[1, 2]。

2. 历史

最早对一个 VWD3 家系的描述是由芬兰赫尔辛基女执事医院的内科医生 Erik A.von Willebrand 报道的。1924 年 4 月，来自波斯尼亚湾（位于芬兰和瑞典之间）奥兰群岛弗格勒市的 5 岁女患儿因严重的鼻腔和牙龈出血被送医。其父母为近亲婚配，家族中存在出血史——11 个兄弟姐妹均存在出血症状（其中 3 人因胃肠道出血或月经过多而死亡）。Erik von Willebrand 于 1926 年首次描述了这种新型出血性疾病，并在最初发表的文章中详细阐述了该病的临床和遗传特征[3, 4]。与典型的遗传性出血性疾病——血友病相比，这种疾病在男、女中均受影响，且以黏膜出血为主要症状。出血时间延长而血小板计数正常是最重要的实验室异常表现，并且怀疑与血管壁系统性病变相关的血小板功能障碍可能是导致该疾病的病因。von Willebrand 将这种新型疾病命名为“遗传性假性血友病”[3, 4]。到了 20 世纪 50 年代，随着抗血友病因子（FⅧ）的初步测量方法的出现，几名临床医生描述了一些表现为出血时间延长且 FⅧ减低的男性和女性病例。1957 年，Inga-Marie Nilsson 和同事重访奥兰群岛，研究了最早的 VWD3 家系中的 15 例患者（图 18.1），并证实这些患者具有与瑞典病例相同的临床和实验室特征[5]。

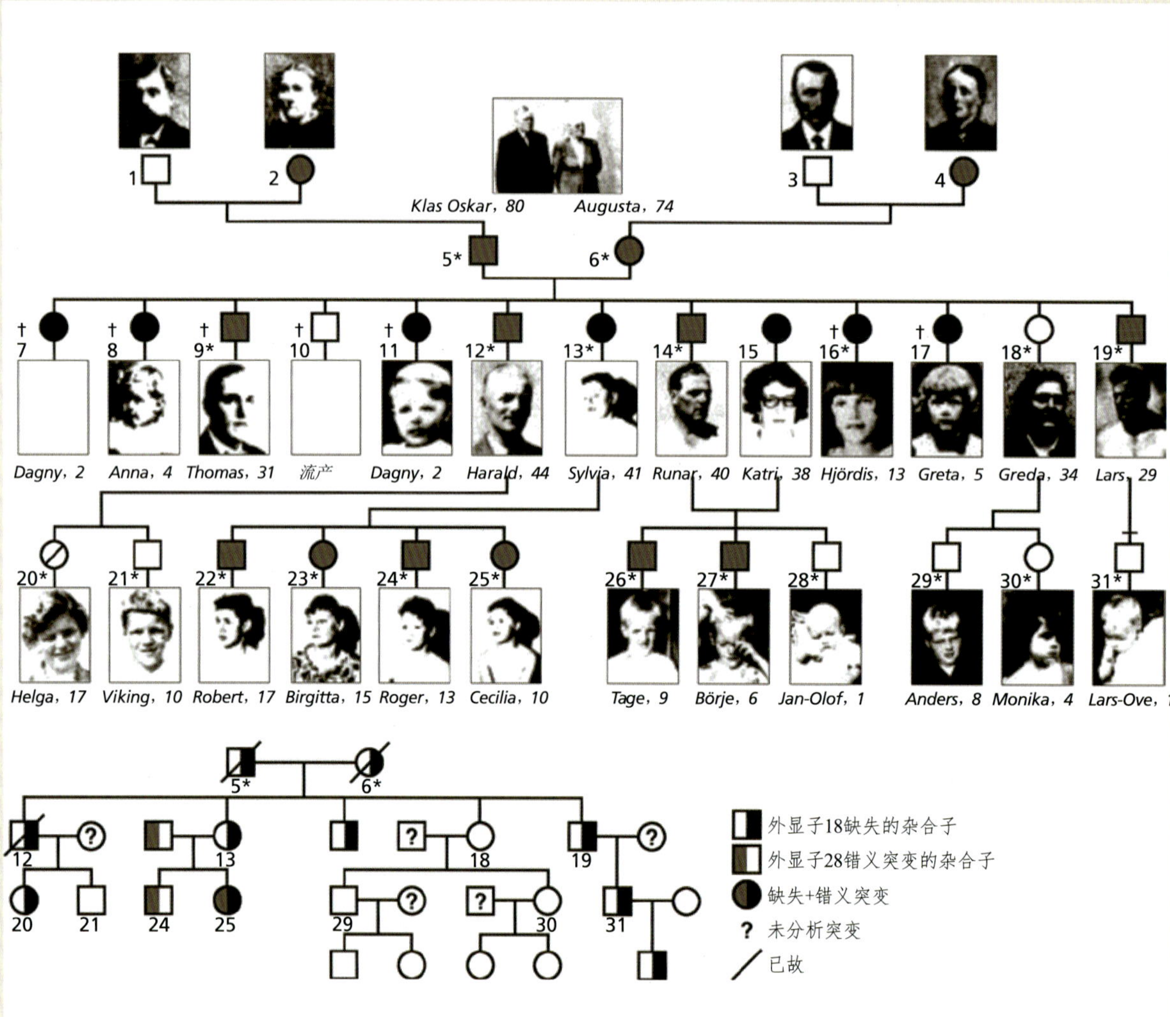

图 18.1　Föglö S 家族家系谱（Blombäk）历史图片[113]（John Wiley & Sons，Inc.）

3. 流行病学

VWD3 的患病率非常低，为每百万人口 0.1~5.3 例[6-8]，且各国之间差异显著（表 18.1）。阿拉伯人群的发病率最高，南欧人群的发病率最低。由于缺乏回顾性和前瞻性研究，大多数国家的 VWD3 的实际患病率仍然未知。意大利的 48 个血友病中心近期发表了登记数据[9]，在登记的 1650 例病例中，筛查出 96 例 VWD3 患者（占 5.8%），患病率为每百万人口 1.6 例[9]。

表 18.1　VWD3 的患病率

地区/国家	每百万人口患病率	参考文献
阿拉伯	5.30	Berliner 等[8]

续表

地区/国家	每百万人口患病率	参考文献
斯堪的纳维亚	2.40~3.12	Mannucci 等 [6]
其他西欧国家	0.11~0.55	Mannucci 等 [6]
以色列	1.60	Mannucci 等 [6]
北美洲和加拿大	1.38	Weiss 等 [7]
欧洲（包括以色列和伊朗）	1.51	Weiss 等 [7]

二、VWD3 的临床特征

由于 VWF 严重缺乏，VWD3 患者通常满足准确诊断任意类型 VWD 所需的 3 个主要标准：①儿童期即有阳性出血史；②血浆 VWF 活性降低；③具有出血家族史，且为常染色体隐性遗传 [10]。患者的主要临床表现为明显的黏膜出血和术后长期渗血。在女性患者中，月经过多是非常常见的临床表现。与其他类型的 VWD 相比，由于 FⅧ浓度较低，大多数 VWD3 患者可能会出现软组织及关节出血。迄今为止，只对极少数病例症状进行了详细报道 [11-13]。根据 Silwer 的最初报道 [11]，研究人员专门对伊朗和意大利 VWD3 患者的症状及患病率进行了评估：这两组患者中最常见的症状是鼻出血、月经过多和拔牙后出血，但也有 33%~45% 的患者出现血肿和关节出血（表 18.2）。已有多项研究评估 VWD 出血症状的敏感性和特异性。在一项针对 VWD1 携带者进行的多中心研究中，月经过多和鼻出血对该疾病的预测效果较差，而皮肤出血和拔牙后出血则是对诊断更为敏感的临床表现 [14]。在一项涉及 154 个家系的大型欧洲研究中，研究人员通过一份详细问卷，收集了受累和未受累家庭成员的 12 种出血症状信息，并在另外 200 例正常个体中进行了评估，从而计算了出血严重程度评分（bleeding severity score，BSS）[15]。尽管针对 BSS 的研究最初是在 VWD1 患者中进行的前瞻性研究，但一项纳入 796 例意大利 VWD 患者的大型队列研究发现，这一方法似乎对所有类型的 VWD（包括 VWD3）均有效 [16]。这项对所有 VWD 患者的前瞻性研究表明，BSS 可以作为预测 VWD 出血风险的有效指标。6 个意大利血友病中心招募的 49 例 VWD3 患者，在入组时进行了详细的问卷调查以计算 BSS，并在接下来的 12 个月内，对患者的出血事件进行了前瞻性观察。在计算出血率时，仅考虑随访开始后的首次出血事件。正如预期，在 BSS 高于 10 的 VWD3 患者中，以百分比/年（95%*CI*）为单位的出血发生率为 73.3（44.5~102），远高于其他类型的 VWD。然而，研究人员在 VWD3 患者队列的 Kaplan-Meier 无出血生存曲线中观察到了 4 种不同的模式，这表明该组患者具有高度异质性（图 18.2）。通过包含所有变量的多变量模型计算，BSS＞10 是出血最显著的决定因素（*HR* 5.5，2.8~10.89）[16]。

表 18.2　不同队列的血管性血友病（VWD）患者和正常个体中出血症状的患病率（%）

VWD 症状	伊朗[a]	意大利[b]			斯堪的纳维亚[c]	
鼻出血	77	61	63	66	62	5
月经过多	69	32	32	56	60	25
拔牙后出血	70	31	39	53	51	5
血肿	n.r.	13	14	33	49	12
轻微伤口出血	n.r.	36	40	50	36	0.2
牙龈出血	n.r.	31	35	56	35	7
术后出血	41	20	23	41	28	1
产后出血	15	17	18	26	23	19
胃肠道出血	20	5	8	20	14	1
关节出血	37	3	4	45	8	0
血尿	1	2	5	12	7	1
中枢神经系统出血	n.r.	1	2	9	n.r.	0

[a] 3 型 VWD 348 例；[b] 左列 1 型 VWD 671 例，中列 2 型 VWD 497 例，右列 3 型 VWD 66 例；[c] 左列 VWD 264 例，右列正常人 500 人；n.r. 未报告（not reported）。数据来源 Federici 等[13]、Silwer[11]、Lak 等[12]。

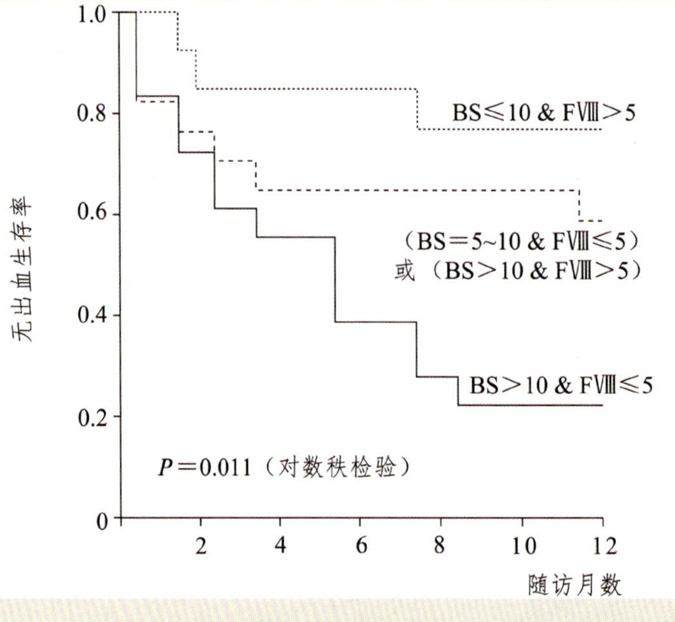

图 18.2　根据 BSS 和 FⅧ水平计算的 49 例意大利 VWD3 患者的无出血生存曲线

对这组意大利 VWD3 患者进行仅 12 个月的前瞻性观察后所获得的研究结果，促使了另一项专门针对重型 VWD3 病例的国际前瞻性临床研究的开展。VWD3 国际登记抑制物前瞻性研究（type 3 von Willebrand international registries inhibitor prospective study，3WINTERS-IPS）是一项由研究人员发起的非营利性、非干预性、多中心的欧洲-伊朗回顾性和前瞻性观察研究，专门针对 VWD3 患者。3WINTERS-IPS 旨在评估由欧洲和伊朗研究者招募的大型 VWD3 队列（200 例以上）的临床表型，以更好地表征其遗传背景下的实验室特点，并评估用于治疗出血症状的制品的疗效和安全性。

在患者入组时，研究人员将回顾性的临床和实验室数据录入在线数据库，同时将血浆和 DNA 样本送至中心实验室，以确认 VWD3 的基因型和表型诊断。在 223 例无亲属关系的 VWD3 患者中，与作为对照的 VWD1 患者相比，BSS 和相关出血事件均有增加[17]。在 VWD3 患者中，还观察到一系列关节和胃肠道出血（表 18.3，图 18.3）。

表 18.3 被调查患者的临床及实验室特征（定量变量以中位数和四分位数形式报告）

临床及实验室特征		3WINTERS-IPS[1]	MCMDM-1 VWD[2]	*P* 值[3]
性别	男	94（42.2%）	175（42.0%）	0.964
	女	129（57.8%）	242（58.0%）	—
出血评分等级	≤3	18（8.1%）	138（33.1%）	<0.001
	4~7	33（14.8%）	121（29.0%）	—
	8~15	70（31.4%）	129（30.9%）	—
	>15	102（45.7%）	29（7.0%）	—
ABO 血型[4]	非 O 型	119（54.6%）	160（38.4%）	<0.001
	O 型	99（45.4%）	257（61.6%）	—
入组时年龄（岁）		29（16~43）	35（20~48）	<0.001
诊断时症状数量		5（4~7）	3（2~5）	<0.001
出血评分		15（8~20）	6（3~10）	<0.001
诊断时中位 VWF:Ag（U/mL）		0（0~0.02）	0.35（0.202~0.52）	<0.001

[1] 3WINTERS-IPS（*n*=223），3 型血管性血友病国际登记抑制物前瞻性研究；[2] MCMDM-1VWD（*n*=417），1 型血管性血友病诊断的分子和临床标志物及管理；[3] *P* 值采用中位数检验计算；[4] 在 3WINTERS-IPS 队列中有 5 例患者的 ABO 血型未能确定。

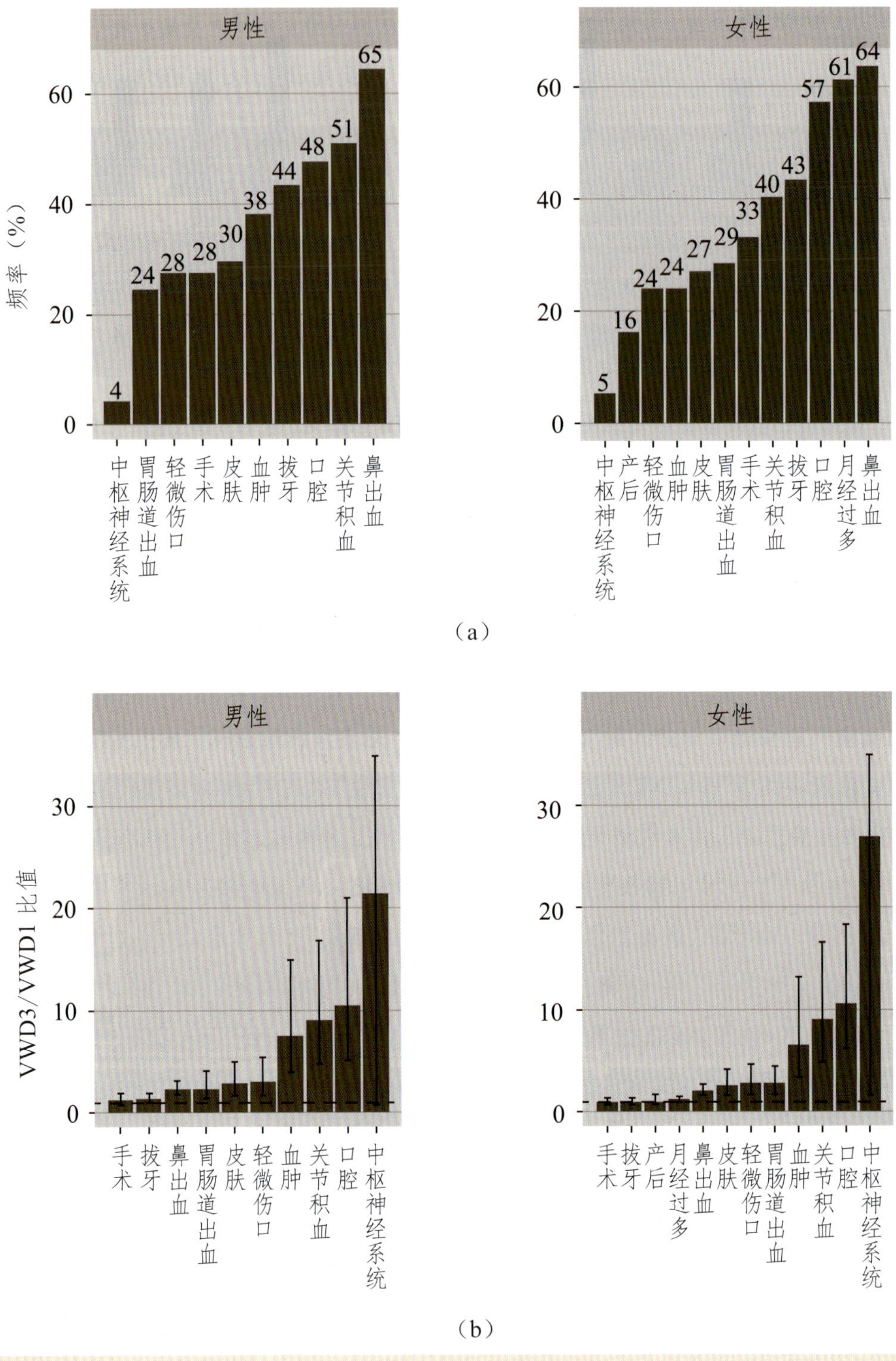

图 18.3 VWD3 患者中临床相关出血症状频率以及 VWD3 相比 VWD1 的症状频率比值

（a）柱状图上方数字表示百分比频率；（b）水平虚线表示相等（频率相似，比值=1）。另图中也显示比值的 95%*CI*，当 95%*CI* 的下限高于相等线时，表示该症状在 VWD3 中出现的频率高于在 VWD1 中出现的频率。

三、VWD3 的实验室诊断

与其他类型的 VWD 不同，VWD3 患者由于存在严重的 VWF 和 FⅧ缺陷，诊断相对容易，而其他类型 VWD 的诊断通常需要在不同时间重复多项实验室检查。此外，当患者的凝血筛查试验出现异常时，则提示可能患有 VWD3。部分凝血活酶时间（PTT）通常由于 FⅧ浓度低（＜0.1U/mL）而延长，血小板计数正常，且伴随出血时间延长，都是 VWD3 的初筛标志。出血时间通常显著延长（＞35 分钟），这是由于血浆和血小板中 VWF 水平低到无法检测到所致。使用血小板功能分析仪 PFA-100 评估闭合时间，可以快速且简便地测量在高剪切应力下 VWF 依赖的血小板功能，由于这项检测可在全血中进行，因此是儿童患者或不适宜做出血时间测定患者的替代检测方法。该系统对 VWD3 筛查具有敏感性及可重复性，但给予 VWF/FⅧ浓缩物后，闭合时间无法纠正[18]。在血小板计数正常、出血时间显著延长、PTT 异常且 FⅧ水平降低的患者中，VWD3 应当始终通过测量血浆中 VWF:Ag 水平来确诊。虽然有多种 VWF:Ag 的检测方法，但最敏感的是 ELISA。根据定义，VWD3 中 VWF:Ag 水平＜0.01U/mL 且不可检测。然而，对于 VWF:Ag 水平极低但可测量的患者是否应被诊断为 VWD3，仍存在一些争议。在 VWD3 患者中，血小板的 VWF 也应检测不到，但在 VWD3 杂合突变携带者中，血小板和血浆中的 VWF 含量是异质性的[19]。由于 VWF:Ag 水平过低或检测不到，因此对 VWF 活性的测量方法，如 VWF:RCo 和 VWF:CB 使用受到限制。在 VWD3 患者中，血浆和血小板中的多聚体分析可能仅显示出 VWF 单体，而缺乏二聚体或四聚体。以上所有检测对于确认 VWD3 中 VWF 的完全缺失都具有重要意义。

对患有遗传性 VWD3 的患者来说，在接受替代治疗时产生针对 VWF 的同种抗体是一种罕见的并发症。一项基于 150 例患者检测结果的国际调查发现，该并发症的发生率为 7.5%~9.5%[20]。然而，关于如何检测 VWD3 患者中的抗 VWF 抗体，尚未达成一致共识。目前仅有少数专业实验室能够进行检测，采用类似于血友病中检测抑制物的 Bethesda 方法，通过将患者和正常人血浆在 37℃ 下孵育 2 小时后，检测其 VWF 和 FⅧ活性。抗 VWF 抑制物的滴度计算方式如下：将不同稀释度的 VWF 患者血浆与正常血浆等比例混合，与正常混合血浆对照进行比较，测定患者血浆将正常血浆活性抑制至 50% 时的稀释度。此外，一些研究者也通过在正常的富血小板血浆中使用瑞斯托霉素诱导的血小板聚集（RIPA）来测定抗 VWF 抑制物[20]。实际上，应进行全面的 VWF 相关检测，包括抗 VWF:Ag、抗 VWF:RCo、抗 VWF:CB 和抗 FⅧ。由于 VWD3 患病率相对较低、分子诊断的成本高且难度大、抗 VWF 抗体难以识别，以及目前对全球该疾病流行情况的了解有限，故这种罕见并发症的临床-分子诊断和管理尚不清楚。

在 3WINTERS-IPS 项目纳入的 213 例 VWD3 患者的大队列中，研究者对抗 VWF 抑制物的发生率进行了前瞻性分析[21]。研究发现，在无效等位基因纯合子突变的 VWD3 病例中，有 6% 的患者出现了抑制物，这些抑制物通过间接 ELISA 和两种基于 Bethesda 的不同抑制物检测方法得以测定（图 18.4）。

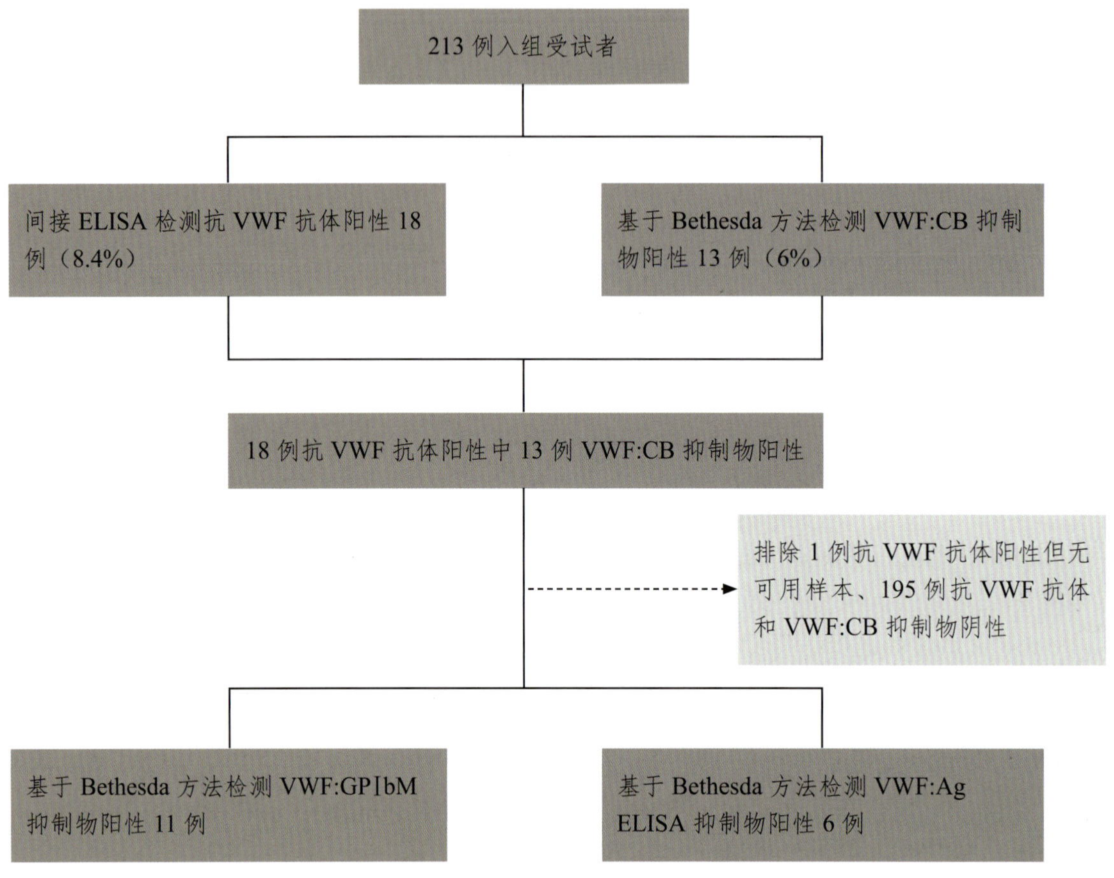

图 **18.4**　工作流程及相关结果

使用间接 ELISA 检测方法，对 213 例受试者进行了所有抗 VWF 的抗体（不区分中和抗体与非中和抗体）的筛查，同时使用基于 Bethesda 的方法检测了 213 例受试者残余的 VWF: CB，以检测 VWF 抑制物。对 17 例抗 VWF 抗体阳性且能够获得血浆样本的受试者，分别使用了两种基于 Bethesda 的方法检测了 VWF: GPⅠbM 和 VWF: Ag ELISA 抑制物。* 1 例患者只存在 VWF: GPⅠbM 抑制物。

四、VWD3 的分子标记

1. 遗传模式

VWD3 以常染色体隐性遗传方式遗传，这意味着当父母双方均为无症状的 VWF 基因缺陷杂合子（携带者）时，其子女有 25% 的概率患病。1973 年，Veltkamp 和 van Tilburg 通过对重症患者及其无症状的父母的观察，报道了该疾病常染色体隐性遗传的证据 [22]。随着分子生物学技术的发展，人们得以识别 VWF 基因缺陷。通常，VWD3 患者因其父母为近亲结婚而呈现纯合子突变。表 18.4 总结了文献中报道的 VWF 突变类型，包括基因缺失和插入、无义突变、剪接位点突变和错义突变。

表 18.4 VWD3 中的分子遗传缺陷

缺陷类型	核苷酸变化	氨基酸变化	外显子	参考文献
大片段基因缺失	完整的 VWF 基因缺失		1-52	Shelton-Inloes 等[23]、Ngo 等[24]、Schneppenheim 等[25]、Eikenboom 等[26]、Schneppenheim 等[27]
	大部分 VWF 基因缺失		1-3	Mohl 等[32]
	大部分 VWF 基因缺失		6-16	Xie 等[33]
	大部分 VWF 基因缺失		17-18	Abuzenadah 等[31]
	大部分 VWF 基因缺失		22-43	Mancuso 等[29]
	大部分 VWF 基因缺失		23-52	Baronciani 等[30]
	大部分 VWF 基因缺失		33-38	Mancuso 等[29]
	大部分 VWF 基因缺失		42	Peake 等[28]
	大部分 VWF 基因缺失		未指定	Schneppenheim 等[25]
mRNA 表达缺陷	无 VWF mRNA 可检测		不适用	Eikenboom 等[36]
无义突变	c.171C>A	C57X	3	Abuzenadah 等[31]
	c.229C>T	Q77X	4	Castaman 等[48]
	c.592C>T	Q198X	6	Castaman 等[48]
	c.652C>T	Q218X	6	Baronciani 等[30]
	c.666G>A	W222X	7	Baronciani 等[30]
	c.970C>T	R324X	8	Schneppenheim 等[25]、Gupta 等[41]
	c.1093C>T	R365X	9	Baronciani 等[30]、Bahnak 等[37]、Baronciani 等[44]、Castaman 等[48]
	c.1117C>T	R373X	10	Baronciani 等[30]、Gupta 等[41]
	未报道	W553X	14	Gupta 等[41]
	c.1693C>T	Q565X	14	Gupta 等[41]
	c.1830C>A	Y610X	15	Baronciani 等[44]
	c.1858G>T	E620X	15	Zhang 等[39]
	c.1926G>A	W642X	15	Baronciani 等.[44]
	c.1930G>T	E644X	15	Baronciani 等[30]
	c.2116C>T	Q706X	16	Baronciani 等[30]

续表

缺陷类型	核苷酸变化	氨基酸变化	外显子	参考文献
	c.2848G>T	E950X	22	Titapiwatanakun 等[60]
	c.3427G>T	E1143X	27	Wetzstein 等[50]
	c.3800T>A	L1267X	28	Gupta 等[41]
	c.3931C>T	Q1311X	28	Gupta 等[41]、Casan 等[42]、Surdhar 等[43]、Baronciani 等[44]、Gupta 等[45]、Castaman 等[48]
	c.4013C>G	S1338X	28	Baronciani 等[30]
	c.4036C>T	Q1346X	28	Baronciani 等[30]
	c.4368C>A	Y1456X	28	Xie 等[47]
	c.4626C>G	Y1542X	28	Baronciani 等[30]
	c.4975C>T	R1659X	28	Baronciani 等[30]、Zhang 等[35]、Zhang 等[39]、Hagiwara 等[40]、Gupta 等[41]
	c.5557C>T	R1853X	32	Zhang 等[35]、Zhang 等[39]
	c.5692C>T	Q1898X	34	Mohl 等[32]
	c.5941G>T	E1981X	35	Baronciani 等[44]
	c.6385G>T	E2129X	37	Baronciani 等[30]
	未报道	Y2392X	42	Abuzenadah 等[31]
	c.7300C>T	R2434X	43	Baronciani 等[44]
	c.7603C>T	R2535X	45	Schneppenheim 等[25]、Eikenboom 等[26]、Abuzenadah 等[31]、Zhang 等[35]、Eikenboom 等[36]、Zhang 等[39]、Enayat 等[63]
	c.7630C>T	Q2544X	45	Baronciani 等[44]
插入	c.276insT	移码	4	Enayat 等[63]
	c.893insG	移码	8	Xie 等[47]
	c.1657insT	移码	14	Zhang 等[39]
	c.2734insT	移码	21	Abuzenadah 等[31]
	c.3259insT	移码	25	Gupta 等[41]
	c.3737insCC	移码	28	Gupta 等[41]
	c.4331ins8	移码	28	Gupta 等[41]
	c.4414insC	移码	28	Baronciani 等[44]

续表

缺陷类型	核苷酸变化	氨基酸变化	外显子	参考文献
	c.4415insG	移码	28	Abuzenadah 等[31]、Baronciani 等[44]
	c.4975insC	移码	28	Zhang 等[39]
	c.7130insC	移码	42	Eikenboom 等[26]、Baronciani 等[30]、Baronciani 等[44]
	c.7139insT	移码	42	Baronciani 等[44]
	c.7173insT	移码	42	Gupta 等[41]
	c.7449insA	移码	44	Abuzenadah 等[31]
	c.7674insC	移码	45	Baronciani 等[30]
缺失	c.191delG	移码	3	Baronciani 等[30]
	c.276delT	移码	4	Baronciani 等[44]
	c.410del13	移码	5	Enayat 等[63]
	c.788del24	263del8	7	Baronciani 等[44]
	c.1384delG	移码	12	Gupta 等[41]
	c.1930del20	移码	15	Zhang 等[39]
	c.2016del4	移码	16	Baronciani 等[44]、Castaman 等[48]
	c.2157delA	移码	16	Baronciani 等[44]
	c.2269delCT	移码	17	Baronciani 等[44]
	c.2435delC	移码	18	Schneppenheim 等[25]、Baronciani 等[30]、Mohl 等[32]、Zhang 等[39]、Zhang 等[46]、Gazda 等[49]、Wetzstein 等[50]
	c.2516delG	移码	19	Enayat 等[63]
	c.2641delC	移码	20	Abuzenadah 等[31]
	c.3385delAG	移码	26	Abuzenadah 等[31]
	c.3622delT	移码	27	Mohl 等[32]
	c.3938delG	移码	28	Gupta 等[41]
	c.4092delAC	移码	28	Baronciani 等[44]
	c.4449delG	移码	28	Eikenboom 等[26]
	c.4635delG	移码	28	Schneppenheim 等[25]
	c.6182delT	移码	36	Baronciani 等[30]、Castaman 等[48]

续表

缺陷类型	核苷酸变化	氨基酸变化	外显子	参考文献
	c.7294delGT	移码	43	Baronciani 等[44]
	c.7683delT	移码	45	Baronciani 等[44]
	c.8241del9	2748del3	51	Baronciani 等[30]
剪接位点突变	c.658-3C>A	不适用	7	Enayat 等[63]
	c.1110-1G>A	不适用	10	Baronciani 等[30]
	c.1534-3C>A	不适用	14	Eikenboom 等[26]、Castaman 等[48]
	c.1946-4C>T	不适用	16	Baronciani 等[44]
	c.2453-1G>C	不适用	19	Castaman 等[48]
	c.3108+5G>A	不适用	23	Baronciani 等[44]
	c.3379+1G>A	不适用	25	Baronciani 等[44]
	c.5053+1G>T	不适用	28	Abuzenadah 等[31]
	c.5053+1G>A	不适用	28	Baronciani 等[44]
	c.5170+10C>T	不适用	29	Baronciani 等[30]
	c.6977-1G>C	不适用	41	Baronciani 等[30]
	c.7437G>A	不适用	43	Zhang 等[39]
	c.7729+7C>T	不适用	45	Baronciani 等[44]
	c.7770+1G>T	不适用	46	Castaman 等[48]
	c.8155+3G>T	不适用	50	Mertes 等[57]
错义突变	c.100C>G	R34G	3	Abuzenadah 等[31]
	c.139G>C	D47H	3	Baronciani 等[44]
	c.253T>C	S85P	4	Baronciani 等[44]
	c.257T>A	V86E	4	Gupta 等[41]、Gupta 等[45]
	c.421G>T	D141Y	5	Baronciani 等[44]
	c.421G>A	D141N	5	Baronciani 等[44]
	c.449T>A	L150Q	5	Zhang 等[39]、Zhang 等[59]
	c.817C>T	R273W	7	Gupta 等[41]、Allen 等[58]
	c.823T>A	C275S	7	Baronciani 等[30]

续表

缺陷类型	核苷酸变化	氨基酸变化	外显子	参考文献
	未报道	N318K	8	Gupta 等 [41]
	c.1131G>T	W377C	10	Schneppenheim 等 [25]
	c.1152T>G	C384T	10	Enayat 等 [63]
	c.1280T>A	I427N	11	Cli 不适用数据库（突变 ID 为 100178）
	未报道	R854Y	20	Castaman 等 [48]
	c.3212G>T	C1071F	24	Baronciani 等 [44]
	基因转换		28	Eikenboom 等 [26]
	c.3943C>T	R1315C	28	Zhang 等 [39]、Zhang 等 [58]
	c.4027A>G	I1343V	28	Castaman 等 [48]
	c.5191T>A	S1731T	30	Castaman 等 [48]
	c.5380A>G	K1794E	31	Gupta 等 [41]
	c.6187C>T	P2063S	36	Abuzenadah 等 [31]
	c.6520T>G	C2174G	37	Baronciani 等 [30]
	c.6965A>T	E2322V	40	Titapiwatanakun 等 [60]
	c.7085G>T	C2362F	42	Eikenboom 等 [26]
	c.7433G>A	R2478Q	43	Titapiwatanakun 等 [60]
错义突变，二聚体化区域	c.8012G>A	C2671Y	49	Eikenboom 等 [26]
	c.8216G>A	C2739Y	51	Zhang 等 [39]
	c.8262T>G	C2754W	52	Schneppenheim 等 [62]
	c.8411G>A	C2804Y	52	Baronciani 等 [30]
	c.8416T>C	C2806R	52	Montogmery 等 [61]

2. 大片段基因缺失

在 20 世纪 80 年代末，研究者通过 Southern 印迹技术首次发现了 VWD3 患者中的分子缺陷。Shelton-Inloes 等 [23] 在 19 例 VWD3 患者中发现了 2 例 VWF 基因完全缺失的纯合子，而 Ngo 等 [24] 则在 6 例 VWD3 患者中发现了完全的纯合子和杂合子缺失。在 20 世纪 90 年代，Schneppenheim 等 [25] 在 28 例德国 VWD3 患者中发现了一个基因完全缺失的纯合子和一个基因部分缺失的杂合子，此外，他们在 5 例意大利 VWD3 患者中发现了一个基因完全缺失的杂合子 [26]。Schneppenheim 等 [27] 进一步精确测定了具有相同基因缺陷的患者中基因缺失的程度，缺失量为253 246个碱基对（Δ253kb）。在这些患者中发现了相同的基因断点，这促使研究者推测这些德国和意大利患者可能具有相同的遗传背景。迄今为止，已报道了7种VWF基因部分缺失的纯合子，包括外显子1-3、6-16、42、33-38、22-43、23-52和17-18[28-33]。在这些突变中，只有Alu序列介导的外显子1-3缺失在多例患者中被发现，且这一缺失也是匈牙利VWD3患者中最常见的基因缺陷[32]。

3. 无义突变

自首次VWD3研究以来[23, 24]，大多数VWD3患者不会出现大片段的基因缺失，而是存在更细微的突变，如单核苷酸替换或小片段缺失和插入。几个研究小组尝试通过分析VWF编码区中的11个CGA精氨酸密码子来识别这些缺陷。这些密码子包含CpG二核苷酸（真核生物DNA甲基化的主要位点），易导致突变产物TpG形成[34]。因此，在密码子CGA中的碱基C被替换为T时，引入了一个终止密码子（TGA）。研究者通过对这11个精氨酸密码子的筛选，识别出了4种无义突变（R365X、R1659X、R1853X、R2535X）[35-38]。直到采用单链构象多态性分析、构象敏感凝胶电泳和化学切割错配分析等筛选技术，并结合直接DNA测序，才实现了对许多VWD3突变的完整鉴定。迄今为止，已经识别出30多种不同的无义突变（表18.4）。其中，有7种位于上文提到的11个CGA密码子上。R1659X和R2535X是最常见的突变，R2535X在来自瑞典[35, 39]、荷兰[36]、德国[25]、意大利[26]和土耳其[31]的患者中均有报道，R1659X则在芬兰[35, 39]、日本[40]、伊朗[30]和印度[41]的患者中被发现。此外，突变Q1311X〔c.3931C>T（译者注：此处原著描述为c.3831C->T，查看参考文献应该描述为c.3931C>T）〕最初由Casana等报道[42]，后来在来自不同国家的多例患者中也有发现[43-45]。在这些病例中，除1例患者外[42]，其余患者c.3931C>T突变总是伴随周围一个或多个核苷酸替换，这种现象是由VWF基因与其假基因之间的基因转换所致[43]。

4. 小片段缺失和插入

目前，在VWD3患者中已报道了30多种小片段缺失或插入[25, 26, 30-32, 39, 41, 44-50]（表18.4）。正如在VWD3患者中所预想的那样，除了两种突变（c.8241del9和c.788del24）以外，这些缺陷都会引起移码突变，进而导致提前出现终止密码子。这些缺失和插入并不是在周围DNA序列中随机发生的，研究表明，这些缺失和插入的发生与病变位点附近DNA区序列中的直接重复、反向重复和对称序列密切相关[51]。其中10种片段缺失发生在相同核苷酸的连续序列中（AA、TT、TTT、GGG、GGGG、GGGGG、TTTTTT、CCCCCC），3种发生在二核苷酸的连续序列中（ACACAC、GTGTGTGT、CTCTCTCTCT）。在相同核苷酸的连续序列中（GG、TTT、CCC、CCCC、CCCCC、CCCCCC、CCCCCCC）发现了6种单碱基插入。根据Efstratiadis等的报道，9个和24个核苷酸的缺失突变周围均存在重复序列（CCA、CTGGAGT），这可能与复制叉位置的滑链错配有关[52]。

目前，除了c.2435delC突变（从转录起始处编号为c.2680delC）外[53]，只有少数几类突变被报道过不止一次。这个位于外显子18的单个胞嘧啶缺失最初被认为是瑞典VWD3患者中最常见的突变，约占突变等位基因的50%[53]。在Erik von Willebrand最早研究的VWD3患者中也有报道[54]。c.2435delC突变在德国[25]、波兰[49]、匈牙利[32]中患病率较高，而在意大利患者中该突变较少见[26, 44, 48]，此外，在美国[54]、土耳其[31]、伊朗[44]、印度[41, 44]和希腊[41]的VWD3患者中未发现此类突变。c.2435delC突变在北欧地区的高发生率支持了“起源效应”假说，表明这种突变的高频率并非由于该位点是突变热点所致，而是由于共同的遗传起源。连锁研究显示，瑞典人群中的 c.2435delC 突变可能具有共同的起源[39]，但在德国和波兰，这些突变病例大多与不同的单倍型相关，表明其起源可能不同[25, 49]，这种差异可能源于重组或重复序列的不稳定性[55]。首次在意大利患者中报道的 c.7130insC 突变[26]也在 3 例印度无关病例中发现[30, 44]，但这些患者显示出不同的单倍型（VNTR1-VNTR2：意大利 8-3 与印度 12-7），这支持这种插入突变具有独立起源的观点。

此外，c.2016del4[44, 48]和 c.6182delT[30, 48]的缺失突变也被多次报道，但这些突变都发生在同一人群中，因此这些患者很可能拥有共同的祖先。

5. 剪接位点突变

迄今为止，已经报道了超过 15 个剪接位点突变（表 18.4）。然而，其中大多数核苷酸替换在 mRNA 水平上尚未得到证实。因此，与无义突变和移码突变相比，这些核苷酸替换应仅被视为假定突变。尽管如此，其中一半的替换影响了 +1或-1 位点的鸟嘌呤，因此很可能会改变正常的剪接过程。在这些剪接位点突变中，仅有两种突变在 mRNA 水平上进行了评估：突变 c.1534-3C＞A[26]（或根据人类基因命名工作组为 IVS13-3C＞A[56]）和突变 c.8155+3G＞T[57]（IVS50+3G＞T）。这两种突变均导致了终止密码子出现过早，其中一个在受体剪接位点（IVS13-3C＞A），导致翻译过程中跳过第 14 号外显子，另一个在供体剪接位点（IVS50+3G＞T），跳过第 50 号外显子。在这些剪接位点突变中，尚未发现明显的共同突变——只有 c.1534-3C＞A 突变在多个研究中被报道，但所有患者都来自同一个国家[26, 48]。

6. 错义突变

在 VWD3 患者中，错义突变并不常见。与大片段缺失、无义突变和移码突变不同，错义突变只能被视为潜在的致病突变，因为氨基酸替换与低水平 VWF 之间的因果关系尚未完全明确。此外，这些错义突变导致 VWF 定量缺陷通常难以理解。然而，在 VWD3 患者中已经报告了大约 30 种候选的错义突变[25, 26, 30, 31, 39, 41, 44, 48, 58-64]。在一组以 DDAVP 输注后 FⅧ:C 显著增加[65]为特征的常染色体隐性遗传的严重 VWD 患者中，发现了一个错义突变，该错义突变导致半胱氨酸残基 C2362F 的丢失[26]。这类先证者多为 C2362F 纯合突变或复合杂合子，其中第二个等位基因是一个无效等位基因（剪接缺陷、无义突变或移码突变）。由于无效等位基因的存在，复合杂合子的表型与纯合子相似[26]。体外实验显示，全长突变体 VWF-C2362F 蛋白存在分泌障碍和细胞内滞留现象[66]。尽管 VWF C2362F 的蛋白水解增加[67]，但转染实验表明，这并非由于重组 VWF-C2362F 对 ADAMTS13 的易感性增加所致[66]。在 VWD3 中鉴定出的错义突变中，几乎有一半位于 VWF 的前肽区域，其中只有 3 个（D141Y、R273W 和 C275S）在 COS-7 细胞中表达。体外研究表明，这些突变严重影响了 VWF 多聚体化过程，导致重组突变体 VWF 在细胞内滞留[68]。

VWD3 中的错义突变具有异质性，但可能存在通过共同机制导致 VWF 缺乏的突变亚群。其中一个亚群可能是 VWF C-末端区域的半胱氨酸残基突变，该区域负责 VWF 前体亚基的二聚体化[69]。已报道的 6 种导致 C-末端半胱氨酸缺失的突变，包括 C2671Y[26]、C2739Y[39]、HYC2748-2750del[30]、C2754W[58]、C2804Y[30]和 C2806R[55]，研究显示 C2754W[56]和 C2806R[55]突变后 VWF C-末端二聚体化障碍。

五、在 3WINTERS-IPS 患者中发现的其他 VWF 分子标记

关于 VWD3 基因型的信息主要来自 3WINTERS-IPS 临床研究的结果[70]。3WINTERS-IPS 共纳入 231 例 VWD3 患者，其中 134 例为纯合子（欧洲 57 例，伊朗 77 例），50 例为复合杂合子（欧洲 43 例，伊朗 7 例）。VWD3 的基因型在欧洲 VWD3 中比在伊朗 VWD3 中更具异质性，而伊朗 VWD3 群体则有更多的新发突变。VWD3 患者整体队列中 VWF 基因缺陷的图示分布如图 18.5。

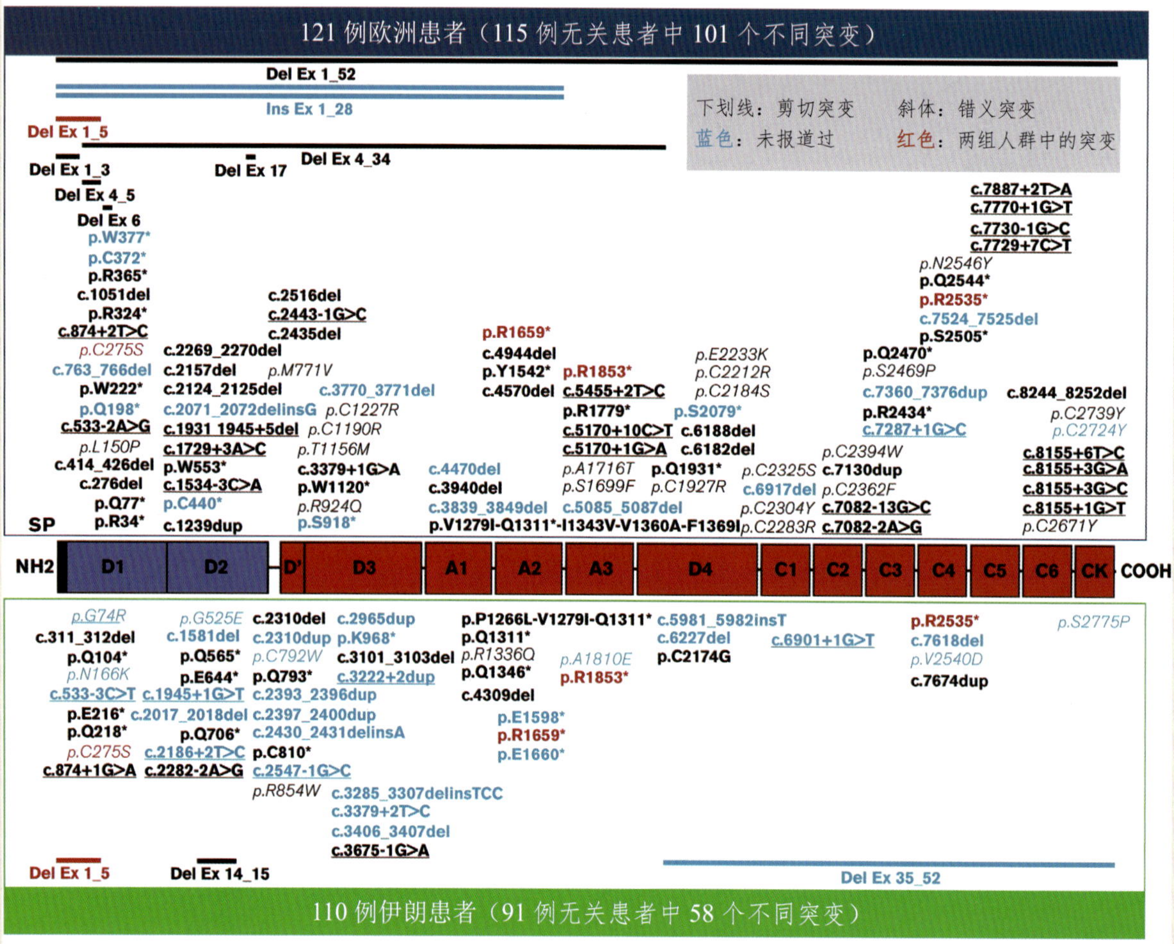

图 18.5 3WINTERS-IPS 队列中发现的 154 个突变的分布情况

此图展示了具有同源重复结构域的前体 VWF 多肽结构。上图为欧洲人群中发现的突变，下图为伊朗人群中发现的突变。错义突变以斜体表示，潜在的剪接位点突变则以下划线标注。在两个种群中发现的 5 种突变以红色字体表示。在欧洲血友病和相关疾病协会、HGMD 或 Ensembled 数据库中尚未报告的突变以蓝色字体表示。

六、VWD3 的产前和分子诊断

与血友病相比，大多数 VWD 患者表现出相对较轻的出血症状。因此，产前诊断主要适用于已知父母为 VWD3 携带者的情况，尤其当第一个受影响的孩子已经确定有基因缺陷时。在已经确定存在 VWF 缺陷的父母中，可以对新生儿进行诊断，但 VWD 的表型诊断应在儿童期后进行确认，并与其他家庭成员的表型进行比较。过去，产前诊断是通过 PCR 扩增 VWF 基因中的可变数目串联重复序列来进行的[71]。如今，产前诊断可以通过 PCR 扩增在先证者中发现的 VWF 基因突变或缺失所在的区域来进行。由于 VWD3 患儿可能携带 VWF 基因缺失，使其易于产生抗 VWF 的同种抗体，因此在开始对 VWD3 幼儿进行外源性 VWF 浓缩物广泛治疗之前，应考虑进行 VWF 基因缺失筛查。目前，已有新的方法可用于大片段缺失的筛选[72]。

七、VWD3 出血的治疗和预防

治疗的目标是纠正止血的双重缺陷，即由于 VWF 不足或缺失导致的血小板黏附异常，以及由于 FⅧ水平低下导致的内源性凝血功能异常[73]。目前主要有两种治疗方法：①去氨加压素（DDAVP），可以促使内皮细胞释放内源性 VWF；②含有外源性 VWF 的 VWF/FⅧ浓缩物。

由于 VWD 患者对 DDAVP 的反应取决于内源性 VWF 的合成能力而导致 VWD3 患者通常对 DDAVP 无反应[74, 75]，所以 VWD3 患者不能使用 DDAVP 作为常规治疗。然而，最近报道了一组常染色体隐性遗传的严重 VWD 患者，在 DDAVP 输注后，其 FⅧ:C 增加到接近正常水平（0.49~0.7U/mL）[65]。这些患者 VWF:Ag 浓度非常低但仍可测到（0.005~0.035U/mL）且在 DDAVP 输注后增加到 0.08~0.09U/mL。其中 1 例患者甚至在使用 DDAVP 的情况下顺利进行了拔牙手术，且未出现并发症。因此，对 DDAVP 的这种反应仅代表一种特殊类型，这些 DDAVP 的输注数据不适用于所有的 VWD3 患者。此外，DDAVP 可以作为替代治疗的辅助药物，研究表明在接受冷沉淀治疗的患者中，使用 DDAVP 可缩短出血时间，且与内源性 VWF 的释放无关[76]。

VWF/FⅧ浓缩物是 VWD3 患者的首选治疗方法。在 VWD 的管理中，血浆来源的 VWF/FⅧ浓缩物的最低要求包括：①必须含有能够纠正一期止血缺陷并稳定内源性 FⅧ生物活性的 VWF 分子（VWF 含量可以与外源性 FⅧ的含量不相关）；②应该经过灭活病毒的处理；③在临床使用前，应该在相对较大数量的 VWD 患者中通过回顾性或前瞻性的临床试验进行药代动力学和疗效评估[73]。市面上有许多 VWF/FⅧ浓缩物可供选择，但只有少数几种能够满足这些要求（表 18.5）。VWF/FⅧ浓缩物可用于出血时紧急止血（按需治疗）、预防手术期间出血（手术前预防治疗），以及预防特定部位的复发性出血（二级长期预防治疗，secondary long-term prophylaxis，SLTP）。关于 VWD 患者药代动力学和临床疗效的前瞻性研究首次发表于 2002 年[77]。该研究共纳入 53 例接受双重病毒灭活的 VWF/FⅧ浓缩物（Alphanate）治疗的患者，共治疗了 87 次出血，其中 39 例患者接受 71 次手术或侵入性诊断操作。该 VWF/FⅧ浓缩物在 86% 的自发性出血发作和 71% 的外科或侵入性手术中，具有良好的临床反应[77]。两项回顾性研究和一项前瞻性研究，使用了 Fanhdi 浓缩物，其制造工艺与 Alphanate 非常相似[78-80]。

表 18.5　血管性血友病因子（VWF）的血源性浓缩物

浓缩物		纯化过程	病毒灭活	VWF:RCo/Ag	VWF:RCo/FⅧ	可用地区
在 VWD 患者中有已发表活性数据的浓缩物	Alphanate	肝素亲和 CT	SD；干热	0.006U/mL	0.012U/mL	德国、意大利、英国、美国
	Biostate	沉淀/肝素亲和 CT	SD；干热	0.008U/mL	0.020U/mL	亚洲及澳大利亚
	Fanhdi	沉淀、肝素亲和 CT	SD；干热	0.006U/mL	0.016U/mL	西班牙、意大利
	Haemate-P	聚合高分子电解质沉淀	巴氏灭菌法	0.008U/mL	0.025U/mL	亚洲、欧洲和美国
	Wilate	亲和 CT、分子筛	SD；干热	0.007U/mL	0.008U/mL	德国
	Wilfactin	离子交换 CT，亲和 CT	SD；NF；干热	0.007U/mL	0.060U/mL	法国
VWF 活性有限或 VWD 中无发表研究的浓缩物	Emoclot	离子交换 CT	SD；干热	0.005U/mL	0.012U/mL	巴西、意大利
	Immunate	离子交换 CT	SD；蒸汽加热	0.002U/mL	0.002U/mL	欧洲
	Innobrand	离子交换 CT	SD	0.007U/mL	0.025U/mL	法国
	Koate DVI	沉淀、分子筛	SD；干热	0.005U/mL	0.012U/mL	美国
	8Y	肝素/甘氨酸沉淀	干热	0.003U/mL	0.008U/mL	英国

CT（层析）、NF（纳米过滤）、SD〔有机溶剂-去污剂，磷酸三丁酯与聚山梨酯、吐温，或辛基酚聚醚（按：原文中“otoxynol”考虑为 octoxynol 之误，故翻译为“辛基酚聚醚”）、聚乙二醇辛基苯基醚〕、VWD（von Willebrand 病）。

Haemate-P/Humate-P 是一种中等纯度的 VWF/FⅧ浓缩物，在 VWD 中广泛使用。该制品于 1984 年在欧洲获批上市，并于 1999 年进入美国市场，该制品的药代动力学研究于 1998 年发表，是一项共纳入 6 例 VWD3 患者的单中心研究 [81]。随后，加拿大血友病中心于 2002 年发表了一项回顾性研究结果 [82]。其他发表研究包括两项关于 Haemate-P/Humate-P 在意大利 VWD 患者中疗效和安全性的回顾性分析 [83, 84]，以及在美国进行的两项关于 Haemate-P/Humate-P 在紧急出血和紧急手术事件中使用的前瞻性多中心、开放、非随机研究 [85, 86]。另一项基于药代动力学进行剂量优化的 Haemate-P/Humate-P 在择期手术中的前瞻性研究的结果也已发表 [87]。

自 2005 年起，德国已经报道了 Wilate 在 VWD 管理中的使用情况 [88]，并且在急性出血事件、外科手术干预和 SLTP 中的疗效和安全性的结果也已经发表[89]。Biostate 是一种可在澳大利亚和亚洲使用的 VWF/FⅧ浓缩物，其药代动力学和临床疗效数据，也已被报道[90, 91]。一种低浓度 FⅧ血浆来源的 VWF 浓缩物于 1992 年在法国推出，其在 3 型 VWD 中的第一项药代动力学研究于 1996 年发表[92]。这种浓缩物的改进版本（Wilfactin）几乎不含 FⅧ，已在两项大型法国和欧洲研究中进行评估，并且药代动力学数据已经发表[93]。在 VWD3 患者中，含 FⅧ和不含 FⅧ的浓缩物在 VWF:RCo 和 VWF:Ag 方面没有显著差异，唯一的差异是在不含 FⅧ的浓缩物中，FⅧ增加的时间大约延迟了 6 小时。因此，在 VWD3 急性出血或急诊手术中，建议给予外源性 FⅧ[93]。法国和欧洲研究的临床疗效结果已报道[94]。

总体而言，目前尚无回顾性或前瞻性临床研究证据表明，表 18.5 中列出的这些 VWF/FⅧ浓缩物（Alphanate、Biostate、Fanhdi、Haemate-P/Humate-P、Wilate 和 Wilfactin）在疗效方面存在差异，这是因为尚未开展将这些浓缩物直接进行相互比较的临床研究。根据现有的临床数据，这些 VWF/FⅧ浓缩物在 VWD 患者的出血管理或预防中均有效。

最近，血浆来源的 VWF 浓缩物（plasma-derived VWF concentrates，PD-VWFC）的疗效和安全性也在 3WINTERS-IPS 项目的研究中进行了评估。在欧洲和伊朗，使用的 PD-VWFC 的类型由当地研究人员决定。共有 108 例患者接受了按需（on-demand，OD）或 SLTP 的 PD-VWFC 治疗，并完成了为期 2 年的前瞻性研究。这些 PD-VWFC 的疗效和安全性遵循 FDA 制定的循证医学框架，并通过标准化审评流程进行评估。在欧洲/伊朗研究人员使用的 PD-VWFC 中，93/108（86%）的 VWD3 患者接受了 HAE-MATE-P/VONCENTO 治疗。69/93（74%）的患者接受了 OD 治疗，用于管理 629 次出血事件（包括 83% 的黏膜出血和 17% 的关节出血），其中 96% 的患者疗效良好。共有 25 次出血事件（月经过多 11 次、胃肠道出血 7 次、关节出血 4 次和鼻出血 3 次）报告为中度/较差反应。24/93（26%）的 VWD3 患者在入组时接受了 SLTP 治疗。与之前的回顾性 OD 治疗相比，这些患者在 SLTP 期间的年化出血率（annualized bleeding rate，ABR）显著降低了 66%。仅有 2 例胃肠道出血患者出现复发，且未报告严重不良反应。在此试验中，VWD3 患者队列结果表明，这些 PD-VWFC 在治疗或预防罕见和严重 VWD 患者的黏膜和非黏膜出血方面是有效且安全的，接受 SLTP 治疗的患者 ABR 可以显著降低[95]。

重组 VWF 于 2009 年进入临床试验阶段[96]。Vonicog alfa 是一种高度纯化的制品，采用转基因中国仓鼠卵巢细胞系，在不含动物或人类蛋白的细胞培养基中生产，最终制剂仅残留微量 FⅧ。由于 Vonicog alfa 是在不存在 VWF 切割蛋白酶 ADAMTS13 的情况下生产的，其含有在一期止血中最活跃的超大分子量 VWF 多聚体，生理状态下这些多聚体储存于内皮细胞和血小板中，但在正常血浆中不存在[97, 98]。经过多项评估其药代动力学、安全性以及治疗出血事件或预防手术出血的临床试验后[99-102]，这种重组 VWF 现已在美国和许多欧洲国家用于临床实践。由于存在高止血活性 HMWM，故 Vonicog alfa 也被提议用于 SLTP[103]。

对于那些在多次输血后产生抗 VWF 同种抗体的罕见 VWD3 患者，使用 VWF/FⅧ浓缩物不仅无效，还可能因免疫复合物的形成导致输注后过敏反应[104]，这些反应可能会危及生命。为了避免这种情况，一例接受紧急腹部手术的患者接受了重组 FⅧ治疗，因为该制剂不含 VWF，故不会引起过敏反应。由于 FⅧ在没有 VWF 载体时，半衰期非常短，手术后 10 天内必须通过持续静脉输注大剂量的重组 FⅧ，以使血浆中FⅧ水平保持在0.5U/mL以上[105]。另一种可能的治疗方法是重组活化凝血因子Ⅶ（rFⅦa），可以按照与抑制物阳性的血友病A患者相同的剂量和方案治疗[105，106]。

八、二级长期预防治疗

严重VWD患者可能会频繁出现关节出血，尤其是在FⅧ水平低于0.1U/mL时，其中一些患者会像中型血友病A一样发展为靶关节病变。此外，一些患者会出现复发性消化道出血（通常胃肠道无明显病变），需要每天或隔天治疗1次。最后，有些儿童会频繁地发生鼻出血，甚至导致贫血。对于这些频繁和严重出血的患者，最佳治疗方法是定期使用VWF浓缩物进行预防，而不是在出血时按需治疗。最大的二级预防经验来自瑞典，共收集了35例严重VWD患者[107]。一项来自意大利的VWD患者研究中也实施了二级预防[108]。这两项回顾性研究表明，预防治疗相对于按需治疗的成本效益需要进一步评估。事实上，自此以后，这一假设已经在不同的VWD类型中得到证实，包括使用血浆源性和（或）重组VWF浓缩物的VWD3患者的SLTP方案[109-111]。

九、展望

总的来说，目前可用于治疗VWD的方法已经相当令人满意。对于VWD3患者，VWF/FⅧ浓缩物是唯一可用的治疗形式。尽管在制造过程中大多数浓缩物都使用了多种病毒灭活方法，但它们来源于血浆的事实仍令人担忧。Haemate-P/Humate-P是唯一一种仅使用一种病毒灭活方法（巴氏灭菌法）的浓缩物，但该制剂的安全记录是无可挑剔的。尽管现状令人满意，但已经有了开发重组VWF的先进计划。这种只含有VWF的制品需要与FⅧ同时使用，以控制急性出血和预防重大手术时的严重出血。此外，通过基因替代疗法部分纠正VWD的尝试也在进行中[112，113]。

·致谢·

感谢Luigi Flaminio Ghilardini博士提供了本文中的图片。

第十九章　儿童血管性血友病

Robert F. Sidonio Jr　　*Jorge Di Paola*

魏沄沄　吴润晖　译　　杨林花　余自强　校

一、引言

Erik von Willebrand 在赫尔辛基女执事研究所担任内科医生时，接诊了 1 例来自波罗的海奥兰群岛的 5 岁女孩 Hjördis，这例患儿因严重鼻出血就诊。Hjördis 是家系 11 个孩子中的第 9 个，此前该家系已有 4 个孩子因无法控制的出血而早逝。von Willebrand 医生开始调查这个家系，Hjördis 成为这个遗传性假性血友病（现称为 VWD）奥兰群岛家系的先证者。不幸的是，在 8 年后 Hjördis 死于第四次经期大出血。这个病例揭示了儿童和青少年 VWD 的独特表现。

尽管 VWD 的临床表现和症状在儿童和成人之间差异不大，但在诊断和治疗时，某些特定方面是儿童人群（此处定义为出生后至 18 岁）所独有的。本章主要探讨儿童 VWD 的特点。

二、儿童血管性血友病的诊断

1. 临床表现和筛查试验

许多 VWD 患者在儿童期被诊断。大多数 VWD 患儿因大量黏膜出血或出血性家族史，经家庭医生或儿科医生转诊到儿科血液科医生处就诊。大多数情况下，转诊医生已经进行过多项筛查试验包括全血细胞计数、凝血酶原时间（PT）、活化部分凝血活酶时间（aPTT）和纤维蛋白原活性，以期排除其他出血性疾病，也可能还进行如血小板功能分析仪（PFA-100）或一系列有限的 VWF 试验。因此，儿科血液学家的初步评估应包括回顾个人史和家族史，体格检查（重点关注运动能力亢进、瘀斑、血肿等），血液涂片检查，并回顾已经完成的实验室检查。

VWD 相关的出血主要累及皮肤和黏膜，儿童 VWD 患者中自发性关节出血或深层肌肉出血相对少见。皮肤出血表现可以通过其大小、隆起程度和分布进行分类，包括瘀点、紫癜和血肿。瘀点可发生在 VWD 中，但更多见于血小板数量或功能障碍，常见于衣物缝线受压点或物体受压部位[2]。VWD 的紫癜（1~3cm）常比血友病等疾病的紫癜小，通常只出现在幼儿下肢或儿童的骨质表面处。病例中出现 4~5 个小的紫癜性病变可能提示血小板-血管出血性疾病，如 VWD。血肿也可出现于 VWD，在重型 VWD 中更为常见，与肌内注射或损伤有关，并且更可能是因子缺乏性出血的特征。还应密切注意病变的分布和高度，因其有助于区分 VWD 相关出血与其他原因出血，如血管性疾病或非意外伤害（儿童虐待）。例如过敏性紫癜（一种儿童血管炎性疾病），患儿皮损高于皮肤，并常分布于受力面和下肢[3]。不寻常的或有规则的皮肤病变图形（手印、线性分布等）可能提示了非意外伤害的可能性。同时需要注意的是，VWF 的轻度减低可能伴有非意外伤害的诊断，但不一定是主要原因[4]。

出血症状与 VWF 水平的相关性较弱，在成人中受年龄、性别和严重程度的影响因人而异，在儿童中可能更甚，因为儿童可能缺乏任何明显的止血困难表现。根据美国疾控中心世界数据收集项目，男孩首次出血事件的平均年龄（3.3 岁）略早于女孩（4.3 岁），并且在更严重的病例中更早。1 型和 2 型 VWD 最常见的首次出血事件为鼻出血和口腔出血，3 型 VWD 最常见的首发出血事件为包皮环切术和口腔出血[5]。总体而言，在美国疾控中心世界数据收集项目中登记的 VWD 男孩相比于女孩，其出血发生率更高、诊断时间更早、治疗制剂的使用率更高，当仅考虑中度和重度 VWD 时，这种性别特异性趋势不太明显[6]。

血小板疾病和 VWD 的临床表现都与黏膜表面出血相关，包括鼻出血、口腔出血、消化道出血、血尿和月经过多。鼻出血似乎在无潜在出血疾病的儿童中更常见，但仔细问诊可以将"正常的"或明显的鼻血管相关性鼻出血与 VWD 和血小板疾病相关的鼻出血区分开来。与 VWD 相关的鼻出血通常为双侧鼻孔，持续时间超过 10 分钟甚至 15 分钟，不给予医学干预或自行适当压迫不会自发停止，不仅发生在夜间，而且无季节性影响。月经过多是年轻女性的常见症状，据估计，10%~15% 月经过多的青春期女孩患有血小板功能障碍或 VWD[7, 8]。这种出血表现将在关于青少年的章节中进行更全面地描述。如果拔牙（包括智齿）、扁桃体切除术和其他外科手术后出血增加，也应怀疑存在 VWD。

VWD 的诊断需结合出血倾向评估，出血倾向可以通过标准访谈定性完成，且使用出血问卷能够收集到标准化的出血记录。儿科出血问卷已被证明在儿童 VWD 诊断中具有较高的阴性预测值。该问卷由 Paula James 研究小组[9]开发，旨在确定是否有必要对有出血症状的儿童进行 VWD 筛查，评分≥3 视为异常。最近，ISTH 的出血评估工具（BAT）被证实可以使用并根据正常值（成人男性 0~3、女性 0~5、儿童 0~2）[10]自行完成判定，规范出血症状的记录。2021 年，一个国际指南小组建议在考虑是否有必要进行止血检测时使用这些经过验证的出血评估工具。当患者首次就诊时，应使用 BAT 作为筛查工具，但如果转诊患者已有异常实验室检查结果或为 VWD 患者的一级亲属则不再考虑使用 BAT 筛查。专家小组建议使用经过验证的 BAT 来持续记录出血倾向[11]。

值得注意的是，VWF 是一种急性时相反应物，在应激、疾病、炎症和活动性出血时会升高。因多次静脉穿刺尝试而受惊的幼儿，VWF 水平可能不能反映患儿的"真实"基线水平，可考虑在健康稳定状态下进行复测[12]。在急性损伤和术后即刻评估 VWD 时，明确需要重复凝血试验也是至关重要的。Brown 和 Doshi 的研究小组调查了住院和门诊中 VWD 重复检测的效果。令人惊讶的是，尽管在应激诱导状态下进行评估，但约 70% 的 VWD 患者在第一次评估时即可通过实验室诊断（VWF 抗原或活性＜0.5U/mL）。重要的是，当 VWF 抗原和（或）活性＞1.0U/mL 时阴性预测值＞93%，表明在重复检测时 VWF 水平很少从＞1.0 降至＜0.5U/mL[13, 14]。

综上，现有可用的实验室筛查方法对于儿科血液医生而言，价值非常有限。因此，在临床实践中，如果个体有明显的黏膜皮肤出血史，并且有 VWD 家族史或出血评分异常，应进行专业的 VWD 实验室检测。图 19.1 给出了一种诊断儿童 VWD 的简单流程。

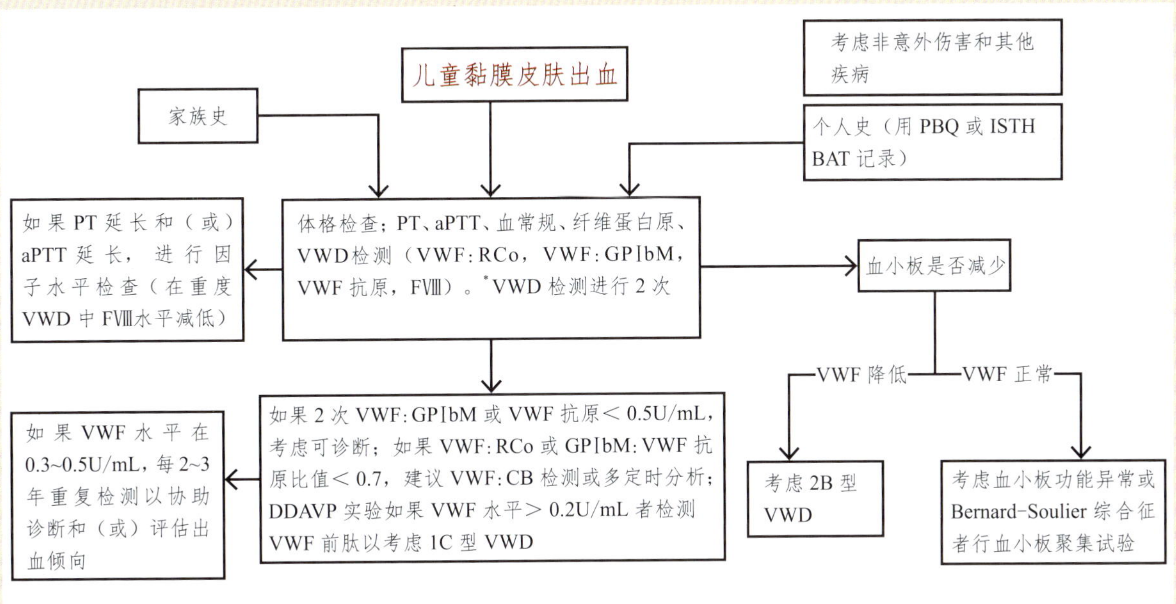

图 19.1　儿童伴皮肤黏膜出血诊断 VWD 的拟定流程

出于教学目的，某些方面进行了省略。BAT（出血评估工具）；DDAVP（1-去氨基-8-*D*-精氨酸加压素）；PBQ（儿童出血问卷）；PT（凝血酶原时间）；PTT（部分凝血活酶时间）。

三、1 型 VWD 与低 VWF 水平的诊断争议

在过去的数十年里，轻度（1 型）VWD 的定义一直存在争议。临界正常血浆 VWF 水平是一个连续的变量，可能是出血的许多危险因素之一。血浆 VWF 水平在 0.3~0.5U/mL（0.5kU/L）并不能自动将个体划分为疾病组[15]。对于儿科血液医生来说，当医生必须在术前对患者进行分类并确定其出血风险时，这种概念上的困境成为一个关键问题。术前评估以排除 VWD 是常见的问诊原因，必须决定如何预防出血。

轻度 1 型 VWD 异质性显著，在临床实践中，超过 2/3 的低 VWF 水平患者无症状或只有轻微的出血症状，大多数情况下与一般“健康”人群难以区分。因此，患病率问题与出血症状的准确描述密切相关，且最终与如何定义 1 型 VWD 和低 VWF 密切相关。两项针对学龄儿童的流行病学研究报告显示，意大利北部和美国的患病率分别为 0.8% 和 1.3%[16, 17]。这些研究中的诊断标准是基于个人和家族出血史加上 VWF 水平减低。有趣的是，在意大利的相关研究中，对诊断为 1 型 VWD 的儿童进行了 13 年的随访，尽管连续检测 VWF 瑞斯托霉素辅因子（VWF:RCo）活性，但只有 1 例儿童有阳性出血史。此外，Biron 等[18]的研究表明，VWF 水平的中度减低对严重术后出血缺乏预测能力。自 2006 年以来，“低 VWF”亚组未被包括在内，在最近的国际指南中，VWF 水平 0.3~0.5U/mL 伴异常出血被诊断为 1 型 VWD。这主要是担心受影响的患者被边缘化，因为诊断不明确会限制患者进入血友病治疗中心的机会[11]。

在两个最大的试验（Zimmerman 项目和 LoVIC 研究）中，包括因子水平为 0.3~0.5U/mL 的患者，大多数 VWF 减低的患者有异常出血，因子水平 0.3~0.4U/mL 组和因子水平 0.4~0.5U/mL 组患者之间的出

血评分相似。有趣的是，因子水平＜0.3U/mL 的患者与 0.3~0.5U/mL 的患者相比，出血评分仅略增高。作者建议将其归类为 VWF 减低，选择使用抗纤溶药物进行出血预防和管理，并每 2~3 年复查 VWF，监测其水平是否上升到“正常范围”。目前尚不清楚这种升高是否与出血倾向的正常化相关；如果升至正常，那么仔细排除诊断是合理的，但如果不是这样，应考虑在不排除诊断的情况下进行持续评估和监测。

综上，VWF 水平轻度降低（0.3~0.5U/mL）应被视为出血的危险因素，如果出血评分异常，则标记为轻度 VWD/低VWF 水平，并且在大多数情况下应谨慎使用大剂量抗纤溶药物并适当使用 DDAVP。

四、新生儿 VWD

除非婴儿有明显的家族史，通常情况下极少有新生儿期确诊 VWD。产前诊断仅推荐于已知的 3 型 VWD 携带者。一些患有 3 型 VWD 新生儿可能存在 VWF 大片段缺失，在使用外源性含有 VWF 的浓缩物替代治疗后容易产生同种抗体，这些抗体也可引起严重的过敏反应[12]（发生率在 2.6%~9.5%），故在替代治疗前，进行基因检测可能是必要的。

众所周知，妊娠期妇女的几种凝血因子可显著升高（包括 VWF 和 FⅧ:C）[20]。VWF 是一种非常大的多聚体蛋白，无法穿过胎盘屏障，因此母体中该蛋白的升高对新生儿 VWF 水平的影响很小。此外，脐带血检测不能用于诊断，检测的时间点也存在争议，故通常在胎儿 6 个月大后或在考虑手术之前进行检测。尽管有一些个案报道，但胎儿和新生儿期严重的VWD相关出血是罕见的，即使在重型病例中也是如此[21-24]。包皮环切术后出血在未接受预防性替代治疗的 3 型 VWD 男性中有报道，但在其他类型的 VWD 中很少见。对于伴持续性血小板减少和巨大血小板的新生儿，应特殊考虑 2B 型 VWD 的诊断，因其可能与其他血小板疾病十分相似[25]。

五、儿童期获得性血管性血友病综合征（AVWS）

AVWS 是一种相对罕见的出血性疾病，该病在成人中与多种疾病相关，包括但不限于骨髓增生性疾病、自身免疫性疾病和单克隆免疫球蛋白血症[26-29]。

在儿童中，基本上有 3 种获得性疾病与低 VWF 水平和出血相关：先天性（或获得性）甲状腺功能减退症、先天性心脏病和肾母细胞瘤。这些关联不仅基于理论原理，更重要的是，当患者治疗原发病时，VWF 水平会回升到正常范围，出血症状消失[30]。例如，当甲状腺功能减退，患者接受甲状腺激素替代治疗时，其 VWF 水平在甲状腺功能恢复正常后立即恢复正常[31]。甲状腺功能减退似乎与 VWF 合成减少有关[30]。

据报道，一些患有先天性心脏病的儿童（如室间隔缺损[32]和肺动脉高压[33]），其 VWF 水平下降，主要是由于获得性的大分子量 VWF 多聚体减少。这与成人主动脉狭窄患者可观察到 AVWS 相似，并且与这些病例类似的是，手术干预后 VWF 水平恢复正常[34]。VWF 减少的机制尚不清楚，但这些解剖缺陷的高剪切应力特征似乎对 VWF 多聚体产生了影响，使其更容易被 VWF 蛋白酶 ADAMTS13 切割[35]。

肾母细胞瘤是在儿童时期出现的肾脏肿瘤，已被报道与 AVWS 相关。该疾病的发病机制尚不完全清楚，但有报道称，肿瘤分泌透明质酸可能导致 VWF 水平降低[36, 37]。在考虑手术干预的可能性时，建议在诊断时进行 VWF 评估。因为在手术切除或化疗后，VWF 水平可能会恢复正常。

在上述任何一种 AVWS 病例中，急性出血治疗与 1 型 VWD 患者出血治疗相似，即给予 DDAVP 或使用含 VWF 的浓缩物。

六、青少年 VWD

在女性患者中，青少年期 VWD 通常因月经过多而被诊断。虽然老年女性的 HMB 主要与解剖学原因有关，但无排卵周期是青少年 HMB 的常见原因。然而，在过去的 10 年中，人们逐渐认识到轻度出血性疾病在 HMB 女性中的高发率[7, 8, 38, 39]，但只有少数文献专门讨论了青少年时期 HMB 的问题。Mikhail 等[40]报道了一项回顾性研究，对 61 例 11~19 岁的青少年患者进行了全面评估，这些患者被转诊到血友病治疗中心。研究发现，其中 36% 的患者存在 VWF 水平减低（<40%）。最近，在美国佐治亚州亚特兰大市进行的一项为期约 2 年的质量改进项目中，Brown 等报道急诊科因急性 HMB 就诊的少女中低 VWF 或轻度 VWD 的发生率约为 7.5% 且大多数是在 Brown 等提出时发现的[14]。这与美国得克萨斯州达拉斯的门诊队列研究形成对比，在该队列中，转诊到年轻女性诊所的青春期女孩中，VWD/低VWF 的患病率为 27%，这可能反映了转诊偏倚的影响[41]。由于 VWD/低VWF 在患有 HMB 的青春期女孩中的患病率较高，因此考虑对 VWD 进行调查是合理且具有成本效益的[42]。

青少年 VWD 患者的 HMB 治疗与成年女性 HMB 治疗遵循相同原则。然而，一些干预措施，如在年轻女孩中使用复方口服避孕药，可能涉及复杂的家庭和文化背景问题。此外，对于青少年患者，选择手术（如子宫内膜消融或子宫切除术）是不合理的。美国儿科学会和美国妇产科医生学会最近支持尽早考虑宫内节育器（长效可逆避孕装置）、复方口服避孕药和孕酮来缓解 HMB。一种合理的非激素治疗选择是口服氨甲环酸，目前，VWF 浓缩物在月经过多出血治疗中的作用也正在研究中[43]。如儿童部分所述，在儿童和成人时期，出血特征存在性别差异。青春期男性的 VWD 诊断比较罕见，而且很可能局限于创伤后或手术后的操作性出血。女性患者则更容易发生出血误诊[44]。

七、儿童治疗策略

1. 一般原则

儿童和成人 VWD 治疗的基本原则非常相似。对于 1 型 VWD 患者，其 VWF 蛋白水平和功能活性通常呈现中度减低。在大多数出血事件中，这类患者主要接受 DDAVP 治疗，在一些大手术或危及生命的出血时，使用含有 VWF 的浓缩物治疗。同样，一些 2 型 VWD（VWF 功能异常）患者可能会在某些出血发作时使用 DDAVP 治疗，但更有可能使用含有 VWF 的浓缩物。与成人相似，患有 3 型 VWD 的儿童使用含 VWF 的制剂进行治疗。此外，辅助治疗也成功地用于儿童 VWD。例如，氨基己酸被广泛应用于黏膜出血和外科手术，如扁桃体切除术和智齿拔除。由于阿司匹林和非甾体抗炎药影响血小板功能，故 VWD

患儿应避免使用这些药物。

2. DDAVP

DDAVP 是抗利尿激素血管升压素的合成类似物，在过去 30 年中广泛用于治疗轻中度出血性疾病的出血发作。第十六章详细介绍了 DDAVP 在 VWD 中的使用情况，本章重点关注其与儿科相关的内容。与成人一样，强烈建议进行 DDAVP 的治疗性试验，以确定儿童对药物的反应性，以及评估其在未来治疗干预中的适用性。DDAVP 有效的阳性标准是 VWF 抗原和活性水平至少达到基线水平的 2 倍，VWF 和 FⅧ:C 水平均增至＞0.5U/mL 且持续至少 4 小时[45]。DDAVP 的剂量为 0.3μg/kg，加入 25~50mL 生理盐水中，静脉滴注 20~30 分钟。同样剂量的皮下注射也已被证明有效[46]。该药也可以鼻内给药，鼻内制剂浓度为 1.5mg/mL[47, 48]。

青少年和成人（体重＞50kg）鼻内 DDAVP 剂量为 300μg（每侧鼻孔 150μg 或各一喷）。体重＜50kg 的儿童，推荐剂量为 150μg（一喷）。学龄前儿童很难使用鼻内给药，因其通常缺乏鼻内药物治疗的配合能力。此外，严重的鼻漏可能会影响吸收。市面上有一种更加稀释（100μg/mL）的 DDAVP 用于治疗尿崩症和遗尿症。对于临床医生来说，重要的是要知晓这种特殊制剂对治疗 VWD 是无效的。

使用 DDAVP 会导致液体潴留，必须采取适当限制液体的预防措施，以避免可能出现的严重电解质紊乱。由于这一并发症，2 岁以下儿童（或体重＜15kg）应谨慎使用。若干病例表明，儿童鼻内或静脉使用 DDAVP 与严重低钠血症和癫痫发作有关。在大多数病例中，这种情况会因同时使用低渗溶液或缺乏液体限制而加剧[49, 50]。如果幼儿必须使用 DDAVP，则强烈建议应在给药后的首个 24 小时内密切监测，持续监测电解质水平，限制液体，避免使用低渗液体[50]。如果每天给予多次剂量的 DDAVP，极有可能产生快速的 DDAVP 耐药性[51]。如果已遵循液体限制要求，目前没有数据支持需要连续监测血清钠（3~18 岁儿童）。

3. 替代治疗

当患儿出现对 DDAVP 无反应的出血或严重到出血需要更积极的干预治疗时，通常推荐使用含 VWF 的浓缩物进行替代治疗（通常适用于大出血和手术）。大多数含 VWF 的浓缩物除了含有 VWF 外，还含有 FⅧ。虽然 VWF 替代治疗的大多数数据主要来自针对成人的临床试验，但这些浓缩物的长期应用历史已证明其可用于儿童出血和外科手术[52-54]。对严重 VWD 进行预防性治疗，可显著减少难治性鼻出血、口腔出血和对其他治疗方案无反应的 HMB 患者的出血发作次数，并可预防 3 型 VWD 儿童的关节病变[55-57]。无论 VWD 的严重程度如何，如果有严重和反复发作性出血史（包括 HMB），国际 VWD 指南小组建议进行因子预防治疗，并定期评估[45]。

八、结论

VWD 是一种常见的出血性疾病，通常在儿童时期确诊。这一诊断可能对患病儿童和家庭的生活方式和医疗保健产生重大影响。因此，有必要了解这种疾病在儿童时期的特点，并通过出血评分、专业的凝血检查、良好的体格检查和相关病史资料分析，对其进行系统的诊断。这种方法可能有益于确保准确的 VWD 诊断分型和管理，并成功过渡到成人治疗。

第二十章　女性血管性血友病

Rezan Abdul Kadir

戴佳雯　刘　葳　译　　张　磊　余自强　校

一、引言

VWD 是女性中最常见的遗传性出血性疾病，其临床表现与产科、妇科出血并发症风险增加有关。VWD 是一种常染色体疾病，男女皆可发病，但由于女性在生育期间面临的止血挑战，其症状通常更为严重，对健康和生活质量的影响也更为显著[1, 2, 3]。1926 年，Eric von Willebrand 博士首次报道了 VWD，其早期病例中严重出血表现主要见于女性家族成员[4]。然而，直到 20 世纪 90 年代末，研究才报道在 HMB 的女性中有未被诊断出的 VWD[5, 6]，女性患者特有的健康问题才逐渐受到关注。在过去 20 年里，随着确诊的女性患者数量增加，人们对女性 VWD 的认识也不断提高。2017 年，世界血友病联盟的全球调查报告指出，2007—2015 年，女性 VWD 患者增加了 79%[7]。然而，大多数女性患者在疾病诊断和获得护理方面仍有延迟。欧洲血友病联盟对 709 例遗传性出血性疾病女性患者进行的调查显示，女性确诊时的中位年龄为 16 岁[8]。本章旨在讨论 VWD 女性患者在生殖健康方面所面临的问题及其管理策略。

二、妇科

1. HMB 患者 VWD 的筛查和诊断方法

HMB 是妇科的一种常见症状，约 25% 的经期女性会受到其困扰[9]。高达 1/5 的 HMB 患者可能存在未被诊断的潜在出血性疾病，其中最常见的是 VWD 和血小板功能缺陷[10-12]。因此，HMB 不仅是一个重要的出血症状，还可以作为识别和诊断 VWD 的预测指标。一项系统综述显示，在 11 项研究共涉及 988 名女性中，VWD 的总患病率为 13%（置信区间 11%~15.6%）[10]。此外，初潮后出现的 HMB 与 VWD 密切相关。在 150 例 HMB 患者中，有 17% 的患者被诊断为遗传性出血性疾病，而在那些月经初潮时即出现 HMB 的患者中，这一比例高达 65%[6]。其他重要特征包括家族出血史和在面临止血挑战后出现过度出血的病史，伴有多种出血症状的女性更有可能存在潜在出血性疾病[6]。对于存在 HMB 的儿童和妇女的评估应包括详细的月经史、妇科史和一般出血史，尤其是黏膜出血、拔牙、手术和分娩后的出血史。为了获得客观和标准化的出血症状评估，建议使用标准化工具，如 ISTH 出血评估工具（BAT），将其作为初始筛查工具，以确定哪些患者需要转诊并接受 VWD 特异性检测[13]。家庭医生和妇科医生是最早接触到

HMB 儿童和妇女的医疗人员，提高这些临床医生的认识，并对采集出血症状病史和使用 BAT 进行教育和培训，将有助于早期识别那些需要转诊，并接受止血评估的患者，从而实现疾病的早期诊断和及时治疗。对于哪些 HMB 患者应转诊尚未达成共识，不同指南使用的标准各不相同。以下列出了一些需要进行止血测试的 HMB 患者[3]：①初潮后 HMB；②急性 HMB 或需要输血的异常子宫出血；③ HMB 且药物治疗无效（手术治疗前，尤其是子宫切除术前）；④反复排卵期出血；⑤ BAT 评分≥5 分；⑥遗传性出血性疾病家族史。VWD 的诊断应遵循 ASH/ISTH/NHF/WFH 2021 指南推荐的诊断路径[13]。

2. 女性 VWD 患者的妇科问题

（1）HMB 评估

HMB 通常是 VWD 女性患者以及 VWF 水平较低的女性患者最常见的症状[3, 14]。由于不同研究中对 HMB 的定义存在差异，且缺乏有效且简单的月经失血量评估方法，文献报道的 HMB 患病率也有所不同。在临床上，不建议对月经期间的失血量进行客观评估，HMB 通常定义为经期大量失血，进而影响女性的身体、社会、情感和（或）物质生活质量[15]。PBAC 是一种简单的工具，可以对月经失血量进行半定量评估，推荐在 VWD 研究中用于定义 HMB[16]，并有助于临床实践中的疗效监测。使用 PBAC 评分系统，若以 100 分和 185 分作为诊断 HMB 的临界值，则分别有 74% 和 71% 的 VWD 患者被诊断为 HMB[17, 18]。其他推荐的 HMB 定义标准包括月经出血持续 8 天或更长时间、每 2 小时即渗透卫生巾的出血量、需要在夜间更换卫生巾或反复排出血凝块[16]。与普通人群相比，所有这些 HMB 的特征在 VWD 患者中更为普遍[1, 17, 18]。

HMB 对女性 VWD 患者的健康和生活质量有显著影响，包括铁缺乏症或缺铁性贫血、住院、需要输血/血液制品以及生活质量受损，如学校/工作和社会活动受限[8, 14, 19-23]。在一项包含 81 例 1 型女性 VWD 患者的研究中，64% 的女性患者有贫血[1]。在另一项包含 120 例低 VWF 的女性患者研究中，有 46% 的 HMB 患者发生了缺铁性贫血[14]。据报道，女性 VWD 患者的生活质量评分显著低于男性患者[2]。在同一项研究中，与男性患者相比，女性患者接受大学教育的比例较低（男性 35%，女性 5.5%）。在瑞典的一项共纳入 30 例女性 VWD 患者的研究中，超过 2/3 的患者报告总体生活活动受限，包括日常活动、情绪、家庭生活、家务、度假、休闲活动、性生活和社会关系，并且 SF-36 的躯体疼痛维度评分显著低于瑞典一般人群[22]。

（2）HMB 管理

HMB 症状常被低估且漏报率高，从而导致诊断和治疗延误。一项针对 30 例女性 VWD 患者的研究显示，50% 的患者在个人评估时自述有 HMB，但在自述月经正常的患者中，有 71% 临床特征符合 HMB 诊断[22]。因此，建议对患有 VWD 的女孩、妇女和家庭进行月经问题的教育，并建议定期到血友病治疗中心（HTC）复查，以便早期发现并及时治疗 HMB[24]。这对青春期女孩和围绝经期妇女尤为重要，因为这两个时期无排卵周期增加，发生异常子宫出血的风险也增加。医务人员在随访患者时应详细询问月经史、使用 PBAC 评估月经量，并检测有无铁缺乏和（或）缺铁性贫血[24]。

对于疑似患有 HMB 或异常子宫出血的妇女和儿童，尤其是重度 VWD 患者，建议由妇科医生和血液科医生共同管理，优先选择具有血友病多学科诊疗团队的专科医院[25]。这种模式有助于及时且适当的进行妇科和止血检查及治疗。欧洲血友病和相关疾病协会推荐将妇产科医生纳入多学科团队，作为女性遗传性出血性疾病患者治疗的十大原则之一，以确保患者能够获得连续性治疗和最佳的医疗管理[24]。同样，关于 VWD 管理的国际协作指南也提倡发展多学科诊疗团队的专科医院，以促进女性遗传性出血性疾病患者 HMB 的管理[26]。接受 HTC 多学科团队治疗的女性患者，往往表现出更积极的态度和更高的满意度[27，28]。

部分女性VWD患者的HMB可能由子宫内膜息肉、子宫肌瘤、子宫腺肌症等妇科疾病就诊时发现。因此，对此类疾病患者应接受与普通 HMB 患者相同的妇科检查[29]。

女性 VWD 患者 HMB 的治疗包括药物（止血类和激素类）和手术，医生应充分与患者讨论所有合适的治疗方案，包括其益处、副作用和潜在风险，以帮助患者做出知情选择。在讨论治疗方案时，必须考虑患者年龄、是否计划怀孕，以及是否希望保留生育能力和（或）子宫[30]。此外，还应考虑女性的价值观和偏好、其他妇科症状（如疼痛和盆腔病变，包括肌瘤、息肉、子宫内膜病变、子宫内膜异位症等），以及 VWD 的类型和严重程度[3]。

图 20.1 为 HMB 的调查和管理流程图。

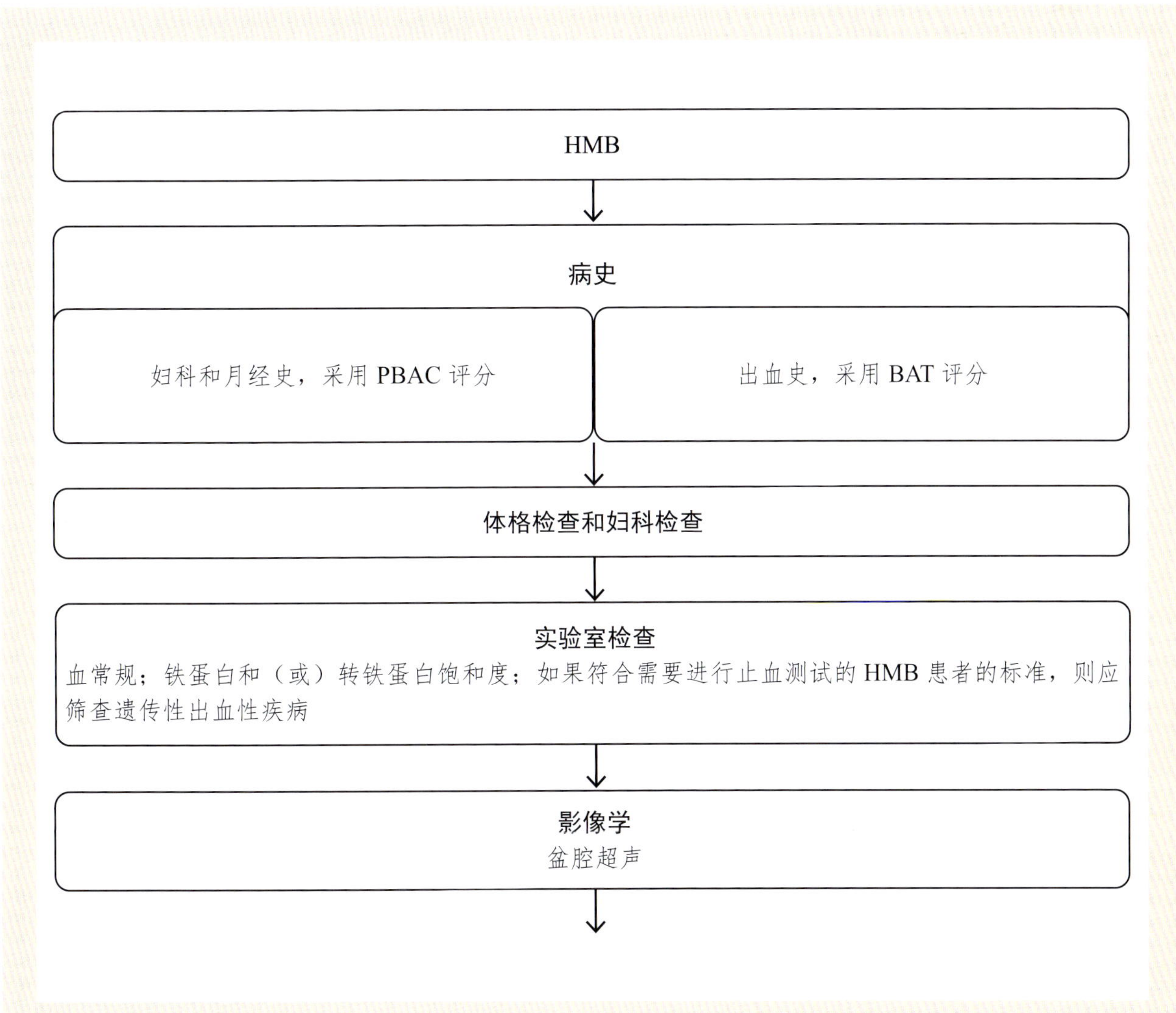

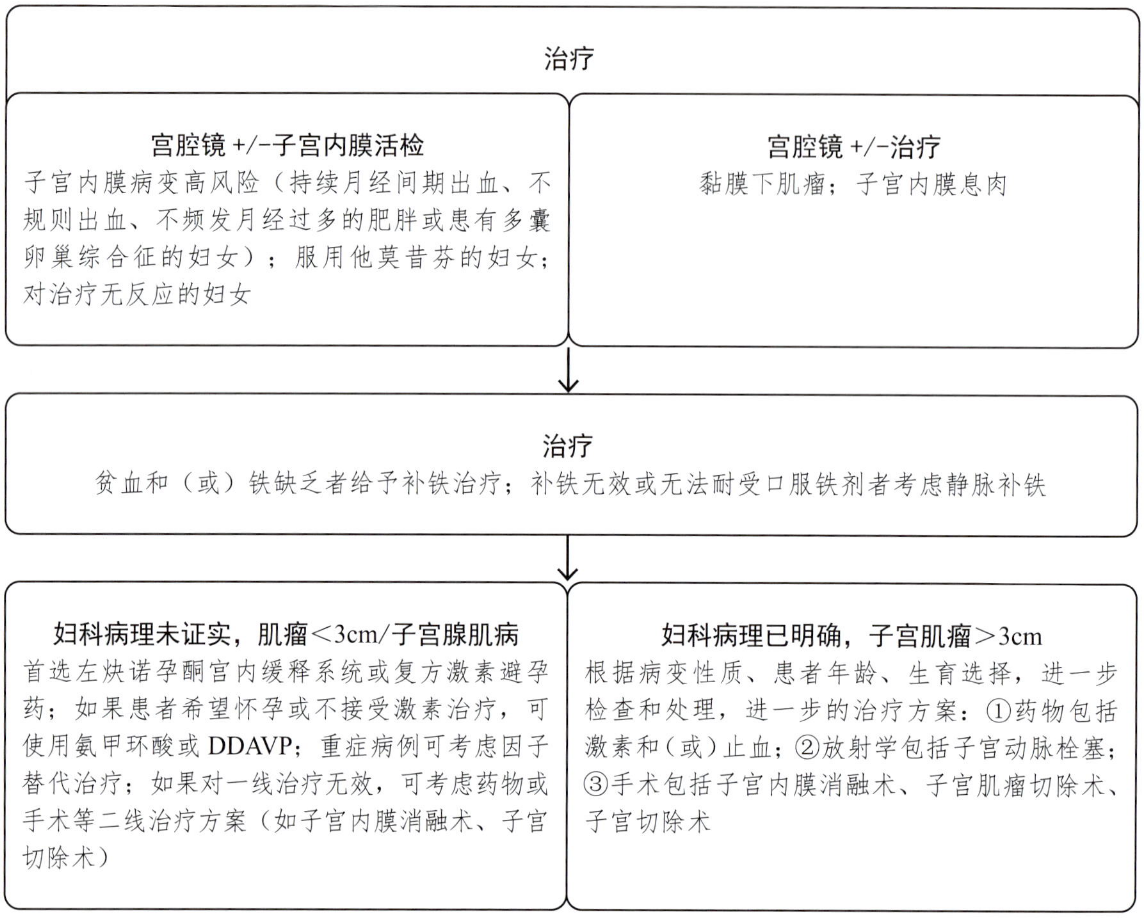

图 20.1 HMB 管理流程图

3. 药物治疗

氨甲环酸、DDAVP（鼻喷剂或皮下注射针剂）、复方激素避孕药（包括药物、贴剂、阴道环）和左炔诺孕酮宫内缓释系统（levonorgestrel releasing intrauterine system，LNG-IUS）是最常用的一线治疗方法[31]，口服周期性孕激素则是二线用药。一项系统综述纳入了 91 项研究，分析了 HMB 药物治疗的总体疗效，结果显示，在降低月经失血量方面，LNG-IUS 最有效，其次为复方激素避孕药（口服和阴道用药）、氨甲环酸、长疗程口服孕激素。短疗程口服孕激素和非甾体抗炎药在减少月经失血量方面效果相对较弱[32]。虽然非甾体抗炎药可有效缓解月经相关疼痛，但由于其对血小板功能有影响，一般不推荐用于遗传性出血性疾病的女性患者。在需要控制疼痛时，建议首选 COX-2 抑制剂。

激素疗法不适用于计划怀孕的女性，这类人群的主要治疗药物是氨甲环酸和去氨加压素。在一项随机交叉研究中，氨甲环酸和去氨加压素滴鼻剂均可有效降低月经失血量（通过 PBAC 评分测定）并改善生活质量评分，并且氨甲环酸组的 PBAC 评分降幅更为显著[33]。氨甲环酸通常耐受性良好，最常见的副作用是恶心和腹泻。去氨加压素的副作用包括轻度心动过速、头痛和潮红。去氨加压素具有抗利尿作用，存在引发低钠血症和水中毒的风险。因此，在月经失血量最多的时期，去氨加压素的治疗周期为 2~3 天，并建议与氨甲环酸联合使用以提高疗效，且联用氨甲环酸并不会增加不良反应的发生率[34]。如果患者有怀孕计划，且氨甲环酸联合去氨加压素未能控制 HMB 症状，那么可在月经期使用 VWF 浓缩物（血浆源性或重组）进行替代治疗[31]。

如果患者有避孕需求，则首选LNG-IUS或复方激素避孕药。LNG-IUS可显著降低使用者的PBAC评分，42% 使用者出现闭经并改善遗传性出血性疾病患者的血红蛋白值和生活质量[20, 35]。然而，该药的停药率并不低，通常是由于在使用的第一年期间出现不规则出血/点滴出血和孕激素的副作用。适当的咨询和安抚有助于提高患者耐受性。据国际遗传性出血性疾病妇女多学科工作组报道，使用 LNG-IUS 作为一线用药治疗低 VWF 或青春期女性 VWD 的 HMB 症状是适当且有效的[36]。然而，青少年女性放置 LNG-IUS 装置时可能需要全身麻醉[37]。复方激素避孕药适用于不适合或者无法接受 LNG-IUS 的女性，以及反复排卵期出血的女性，因其能抑制排卵。据报道，复方激素避孕药可以有效控制青春期女性及患有各种类型 VWD 的妇女患者的 HMB 症状，有效率为 24%~88%[1, 37-39]。连续服用复方激素避孕药 3 个月或更长时间，可以进一步降低月经失血量、改善出血和月经相关症状[40]。

一项关于女性 VWD 患者 HMB 一线管理文献的系统综述揭示了相关数据的不足[41]。据报道，女性遗传性出血性疾病患者的 HMB 初始治疗失败很常见，临床实践中需要联合两种或两种以上的药物[42]。氨甲环酸通常与去氨加压素和（或）激素治疗联合应用。国际 VWD 治疗指南推荐使用激素（复方激素避孕药或 LNG-IUS）或氨甲环酸，作为 HMB 的一线药物治疗，而非去氨加压素，并且在某些情况下可以联合多种治疗方案，尤其是初始治疗失败的情况下[26]。表 20.1 提供了常用的药物、作用机制、优点和副作用的相关信息。

表 20.1　常用治疗药物

	药物	机制	优点	缺点	用法
激素类	左炔诺孕酮宫内释放系统（LNG-IUS）	抑制子宫内膜生长	长效可逆避孕；治疗月经过多最有效的药物	不规则阴道出血；孕激素相关副作用	52mg LNG-IUS，使用周期 5 年
	复方激素避孕药（CHC），片剂、透皮贴剂和阴道环	抑制排卵和控制子宫内膜脱落	可逆避孕，耐受性好且有效；抑制全周期排卵，从而有效预防排卵出血	血栓风险增加（在 InBD 中不常见）；激素相关副作用	口服，每日 20~35μg 炔雌醇 + 孕激素，服 21 天，停 7 天；透皮贴剂，每 24 小时 33.9μg 炔雌醇 +203μg 炔诺酮，每周使用 1 次，用 3 周，停 1 周；阴道环，炔雌醇 15μg+ 依托孕烯 120μg/24 小时，置入 21 天，停 7 天

续表

	药物	机制	优点	缺点	用法
止血类	周期性孕激素（21 天）	抑制子宫内膜生长	有效减少月经丢失	孕激素相关副作用和频繁给药导致依从性差	炔诺酮 5~10mg，每日 3 次，口服 21 天，停 7 天
	抗纤溶疗法（氨甲环酸）	抑制纤溶酶原转化为纤溶酶，从而抑制纤维蛋白溶解和稳定凝块	耐受性良好，对减少月经失血量有效；备孕时可用	需要频繁给药，可能会降低依从性；胃肠道副作用	月经期间口服氨甲环酸 1g，每日最多 3 次，最长 4 天
	去氨加压素	增加血浆Ⅷ因子和 VWF；可以经鼻、皮下或静脉给药	应答者可有效减少月经丢失量；与氨甲环酸联用时效果更好；计划怀孕时可用	响应不普遍；血管舒缩副作用；抗利尿作用-低钠血症和液体超负荷风险	鼻内，去氨加压素每 12 小时 300μg（每个鼻孔 150μg）；静脉滴注，300ng/kg，12 小时后可重复
	凝血因子替代	血浆源性凝血因子或重组凝血因子来替代因子缺乏	急性月经过多或严重病例的常规预防或可用于备孕女性	需要专业的多学科团队合作；血栓风险；出现抑制物的风险；血浆源性产品中血源性病毒感染的风险	具体剂量个体化

4. 手术治疗

手术包括子宫内膜消融术和子宫切除术。这两种手术适用于已生育或无生育需求且药物治疗无效的女性患者。此外，其他外科治疗手段，如息肉切除术和子宫肌瘤切除术，主要用于治疗子宫内膜息肉和子宫肌瘤。

相较于子宫切除术，子宫内膜消融术具有微创、手术时间短、术后恢复快、并发症少等优点，对于子宫大小不超过妊娠 10 周的 HMB 患者，推荐首选子宫内膜消融术[30]。一项针对 12 例遗传性出血性疾病患者的病例研究显示，子宫内膜消融术显著降低了 PBAC 评分，且改善了血红蛋白水平和生活质量[44]。对于存在盆腔病变或经其他方法治疗无效的女性，子宫切除术仍是一种可选择的治疗方式。然而，子宫切除术存在麻醉和手术风险，且在女性 VWD 患者中，出血并发症的发生率较高。一项对比 545 例接受子宫切除术的VWD女性和未患VWD女性的研究显示，VWD患者围术期出血率和输血率分别为2.8%和7.3%，高于未患该病患者（0.9% 和 2.1%）[45]。因此，术前进行出血风险评估，并由多学科团队共同制定围术期止血方案，对于降低这些风险至关重要。

除了 HMB，VWD 女性患者还面临其他妇科出血风险。例如，在排卵期前后，可能发生腹腔内出血，表现为排卵期腹痛（mittelschmerz）。据报道，VWD 患者中排卵期腹痛的发生率较高 [1]。重度 VWD 患者更易发生严重出血，如腹腔积血导致急腹症或黄体内出血导致出血性卵巢囊肿 [46]。一项研究显示，136 例 VWD 女性患者中有 9 例（6.8%）出现了卵巢出血性囊肿 [47]。这种出血并发症如果未被早期识别和处理，可能造成严重后果；为了解决血流动力学问题，可能需要进行卵巢切除术，这将危及未来的生育能力 [46]。治疗包括使用氨甲环酸控制急性出血，必要时可结合使用 VWF 浓缩物止血。若保守治疗无效，则应由经验丰富的妇科医生与 HTC 合作，行腹腔镜或开腹手术止血。患者出院前，医生应建议患者使用复方激素避孕药预防进一步排卵出血。对于备孕的女性，在排卵期需使用氨甲环酸或 VWF 浓缩物进行预防性治疗。为此，需要与妇科团队密切合作，通过超声等工具，评估卵巢来预测排卵时间 [48]。

目前尚无证据表明 VWD 女性患者是否更易患其他妇科疾病，如息肉、子宫肌瘤、子宫内膜异位症等，但由于有出血倾向，这些患者的临床症状可能更明显 [46]。一项小型研究评估了子宫内膜异位症患者遗传性出血性疾病的发生率，发现子宫内膜异位症患者的 VWF 水平与对照组相比无显著差异，但随着子宫内膜异位症疾病严重程度的增加，VWF 活性有下降趋势 [49]。这些相关问题还有待进一步研究。

三、产科

1. 妊娠期 FⅧ和 VWF 的变化

正常妊娠期间，FⅧ和 VWF 水平会显著且持续升高，至妊娠结束时，其水平会达到非妊娠期的 2 倍 [50, 51]，且 FⅧ和 VWF 保持 1∶1 的比例 [43]。1 型 VWD 患者在妊娠期间也表现出 FⅧ和 VWF 进行性增加的趋势 [52、53、54]。大多数轻型 VWD 女性患者（基线 VWF 和 FⅧ水平＞0.3U/mL）在妊娠结束时，因子水平可达到正常值 [53, 55]。然而，VWD 是一种具有多种潜在基因突变的异质性疾病，这些突变似乎会影响基线和妊娠期因子水平的变化 [55]。一般而言，基线 VWF 和 FⅧ水平＜0.2U/mL 的 1 型 VWD 女性更可能具有复合杂合子遗传改变，或存在与 VWF 清除增加相关的变异体，这些患者妊娠期间的止血反应较差 [55]。

2 型 VWD 的特征是 VWF 的质量异常，妊娠期常伴有 FⅧ和 VWF:Ag 的升高，而 VWF 活性无或仅轻度升高 [54]。在 2A 型患者中，高分子多聚体的缺乏会持续存在，VWF:RCo 仍显著降低 [55]。2B 型患者可能因异常 VWF 多聚体产生增多，诱导血小板自发聚集，从而在妊娠期间出现或加重血小板减少。据报道，某些具有特定基因突变的 2B 型 VWD 患者在妊娠期会发生严重的血小板减少 [56, 57]。大多数 2M 型女性患者妊娠期 FⅧ和 VWF:Ag 显著升高，但 VWF:RCo 仍＜0.5U/mL [55]，然而，有 6 例 2M 维琴察型女性患者的 FⅧ和 VWF:Ag 在妊娠末期仍维持较低水平 [58]。在 2N 型患者中，虽然 FⅧ可能在妊娠期升高，但仍低于 VWF，且 VWF 结合 FⅧ的能力降低。FⅧ水平的增加也取决于特定的突变及其导致的结合缺陷的严重程度 [43, 59]。3 型 VWD 是最严重的类型，患者体内 VWF 基本缺失，FⅧ水平极低，受累妇女在怀孕期间 FⅧ和 VWF 水平不增加 [53]。图 20.2 显示了妊娠期 FⅧ和 VWF 的变化。

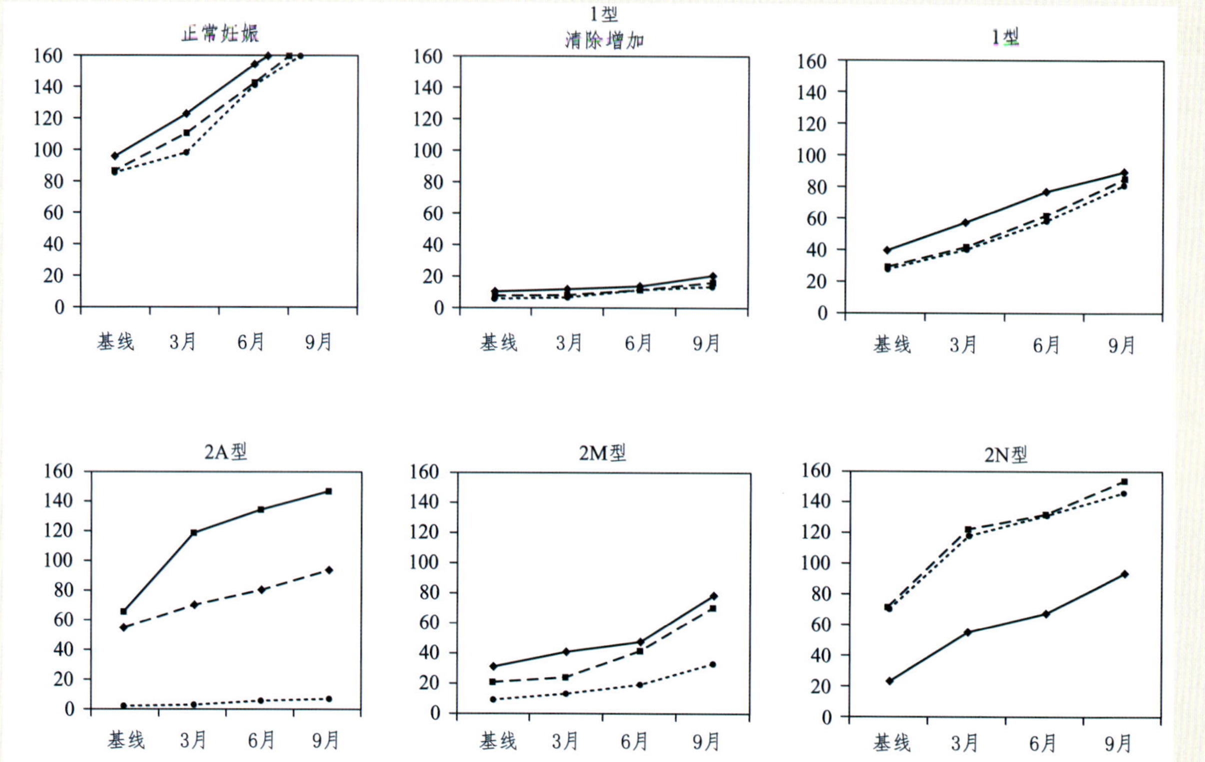

图 20.2　女性 VWD 患者妊娠期间 FⅧ和 VWF 水平的变化[43]（Universitaì cattolica del Sacro Cuore/CC BY 2.0）

◆ FⅧ: C；■ VWF: Ag；● VWF: RCo（$\times 10^{-2}$U/mL）。

由于妊娠 VWD 患者对止血反应存在很大差异，因此在妊娠期间对凝血因子（FⅧ、VWF:Ag 和 VWF:RCo）的监测至关重要，建议至少在建档时、有创操作前和妊娠晚期进行监测[60]，以识别需要止血治疗的患者。对于存在产科并发症风险，特别是有早产风险的女性，应更频繁地监测因子水平。2B 型 VWD 女性还应监测血小板计数[43，56]。

妊娠引起的 FⅧ和 VWF 水平升高从产后第 3 天开始下降，因子水平在 1 周内接近基线，到产后第 3 周恢复至非妊娠水平[61，62]。因此，产后可能也需要监测因子水平，特别是对于严重 VWD 女性，以确定所需止血治疗的程度和持续时间[60，62]。

2. 产前诊断

由于 VWD 通常表型较轻且基因诊断困难，一般情况下不需要进行产前诊断。产前诊断仅适用于 3 型 VWD 家庭，这些家庭通常已有 1 个患病的孩子，并且在后续妊娠中再生出患病子女的概率为 25%。目前相关文献中的数据主要来源于小型病例系列和病例报道[63-69]。在妊娠 11~14 周，通过绒毛膜取样或羊膜腔穿刺术进行产前诊断，或在妊娠 15 周后进行基因检测，但前提是已确定指示病例的突变分析，并确认父母双方均携带突变[70]。当无法进行基因诊断时，也可在妊娠 20 周后通过脐带穿刺术评估胎儿的 FⅧ和 VWF 水平。

VWD 患者在产前诊断前应进行遗传咨询，最好在怀孕前完成，以便了解该疾病的遗传方式、传播风险及其变异表现，以及所在国家的相关护理和治疗等信息。同时，还需要讨论产前诊断的方式及其相关风险，包括手术相关的流产风险以及无法获得明确诊断结果的风险。绒毛膜取样和羊膜腔穿刺术的流产风险约为1%，脐带穿刺术的流产风险较高，如果胎儿患有VWD，还可能面临胎儿严重出血的风险[64，71]。

3. 流产和产前出血

目前，关于VWD患者发生流产和产前出血风险的前瞻性数据较为有限。然而，回顾性队列研究的结果较为乐观，结果显示VWD女性的流产概率与一般人群无显著差异[53，72-74]，包括3型重度VWD患者[73]。一项研究发现，VWD患者妊娠前3个月的阴道出血发生率相对较高，但自然流产率并未增加，这可能是由于VWD患者更有可能因出血而求医，哪怕只是少量出血[53]。此外，VWD并未增加胎盘相关妊娠并发症的风险[74，75]。一项来自美国的大型全国性数据库（包含4067例VWD孕妇的分娩数据）显示，与健康孕妇相比，VWD患者在胎儿生长受限、胎盘早剥或早产等不良妊娠的发生率上均无显著差异[75]。

产前出血在临床上定义为妊娠24周至分娩前发生的生殖道出血。在普通产科人群中，其发生率为3%~5%，且与不良的围产期和孕产妇结局相关[76]。产前出血的主要原因是前置胎盘和胎盘早剥，但更常见的原因包括胎盘边缘出血和下产道（宫颈、阴道和外阴）出血。出血的原因并不总是明确，有些被描述为原因不明的产前出血。关于VWD患者产前出血的风险，现有数据并不一致。一些1型VWD病例系列报道显示，产前出血的风险并未增加[52，53，55，77，78]。同样，对不同2型VWD患者进行的小型研究中也未观察到产科出血增加[59，79-89]。在3型VWD中，一项研究纳入了100例至少分娩过一个孩子的女性，这些患者在妊娠期间未接受预防性治疗，并且在产前未报告出血[73]。在另一项研究中，17例患有不同类型VWD的女性（包括13例2型、4例3型）和34例正常女性的产前出血发生率相似（均为6%）[18]。相反，来自美国全国住院患者样本的数据显示，与无VWD的女性相比，在4067例患病女性中，除胎盘早剥外，产前出血的风险增加（*OR* 10.2，95%*CI* 7.1~14.6）[75]。然而，该研究未显示产前出血严重程度、是否需要止血治疗以及出血对妊娠结局的影响。与妊娠早期出血的情况类似，VWD孕妇更有可能因产前出血入院。

4. 分娩前管理

患有VWD的女性在妊娠期和产后需要多学科团队的协作，包括助产士/产科团队和HTC之间的密切合作[24，28，90]。轻度或中度1型VWD的女性可以在当地产科机构与HTC协同管理，而患有重度1型、2型和3型VWD的女性应转诊到HTC附属的产科机构进行产前护理和分娩。这些机构必须具备管理出血疾病的多学科合作经验、可监测VWF和FⅧ水平以及具有去氨加压素和因子浓缩物[60，90，91]。

鉴于目前文献中并无充分证据表明VWD会增加妊娠期出血和产科并发症的风险，因此通常不建议对VWD患者进行常规的产前预防性因子替代治疗[60，91]。然而，VWD患者在妊娠期间仍可能面临一些止血挑战，如自然流产、终止妊娠和侵入性产前诊断操作等。这些事件大多发生在妊娠早期，通常在妊娠引起的凝血因子升高使FⅧ和VWF恢复至正常水平之前。因此，在此期间出血并发症的风险增加[38，53，92]。一项研究表明，10%的病例在流产或终止妊娠后发生需要输血的原发性出血，另外10%的病例因继发性出血再次入院[53]。因此，建议在这些事件发生前对患者的出血风险以及FⅧ和VWF水平进行评估。在手术或流产期间，建议维持FⅧ和VWF:RCo水平≥0.5U/mL。对于因子水平大于≥0.5U/mL的患者，可给予氨甲环酸以达到止血效果；对于因子水平＜0.5U/mL 的患者，则可给予 DDAVP（有反应时）或 VWF 浓缩物进行治疗[60，91]。

如果出现产科出血，应按照产科规程进行评估，以确定潜在原因并制定管理计划[91]，同时需要由 HTC 评估是否需要止血治疗。因子替代治疗适用于患有重度 VWD 的女性以及有重度、持续性或复发性出血的女性患者。对于复发性阴道出血、超声检查发现绒毛膜下血肿或既往有反复流产史的 3 型 VWD 患者，已有使用含 VWF 的浓缩物进行预防性治疗的报道，但应根据患者个体具体情况考虑是否采用[92-94]。应告知孕产妇，缺乏证据支持该方法在改善妊娠结局方面的有效性，以及重复给药可能带来的风险。

关于氨甲环酸在妊娠期间使用的数据有限，但在 WOMAN 试验中（一项多中心、安慰剂对照随机试验，含 21 个国家 193 家医院），与安慰剂相比，氨甲环酸治疗产后出血中的不良事件（包括血栓栓塞事件）无显著差异[95]。相关文献系统综述也表明[96]，使用氨甲环酸治疗产前出血是安全有效的，可用于有遗传性出血性疾病和妊娠期出血的女性患者[91]。然而，对于需要长期用药及血栓栓塞风险高的女性则谨慎使用。

VWD 孕妇应在妊娠晚期进行复查，并制定个体化的产时及产后管理多学科团队方案。根据 VWD 类型、孕晚期 FⅧ、VWF:RCo 水平和出血表型评估母体出血风险。应向产妇告知产后出血的风险，以及胎儿在出生时和新生儿期受累的概率和出血风险。该计划应详细说明分娩地点（当地产科病房或三级医疗中心）、分娩方式、镇痛和麻醉、减少产后出血风险的措施以及新生儿管理方案。对于需在远离常住地的三级医疗中心分娩的孕妇，则应提前为分娩制定转运方案并联合多学科团队评估其就诊利弊[60，90，91]。

贫血是产后出血的重要危险因素，会增加产后出血相关的发病率和死亡率[97]。铁缺乏/缺铁性贫血在患有 VWD 且存在 HMB 的患者中较为常见[1，14]。此外，妊娠期的铁需求会增加 10 倍。因此，应在分娩前检查并优化血红蛋白水平和铁状态[60，90，91]。

5. 临产、分娩和产褥期

（1）产妇风险

与分娩和产后相关的出血风险包括原发性产后出血、会阴/盆腔血肿和继发性产后出血。由于对这些事件的定义和研究方法不同[16]，导致 VWD 患者产后出血的发生率和严重程度的数据并不一致[62，98]。然而，现有数据表明，女性 VWD 患者发生原发性和继发性产后出血的风险有所增加。几项病例报道显示，原发性产后出血发生率高达 18%~44%，特别是在妊娠末期因子水平＜0.5U/mL 的女性和 2 型、3 型 VWD 女性中[18，38，53，99]，其中 5%~11% 的女性需要输血治疗[53，98]。研究还表明，重度 VWD 患者尽管接受了围产期止血治疗，但产后出血的风险仍然较高[100，101]。

继发性产后出血是指产后 24 小时至 12 周内出现异常的阴道出血或出血过多。VWD 女性患者面临更高的继发性产后出血风险，且恶露期延长[37，53，62]，这是因为妊娠期间 VWF 和 FⅧ水平升高，但在分娩 3 天后迅速下降[61]，并在 7~21 天内恢复到妊娠前水平[62，102]。一项报道显示，在 54 例女性 VWD 患者中，20% 的患者发生了继发性产后出血，其中 27% 需要输血[53%]。在另一组 34 例女性的 59 次分娩中，12% 的患者发生了继发性产后出血，尤其是 3 型 VWD 患者和未接受止血治疗的患者[99]。

一项基于美国出院代码数据的大型研究显示，在 VWD 产妇的 4067 次分娩中，产后出血的发生率为 6%，而无 VWD 产妇的产后出血发生率则为 4%，患病产妇输血的风险增加了 5 倍[75]。一项小型前瞻性研究共纳入 18 例轻度 1 型 VWD 妊娠女性，这些女性在分娩和产后未接受任何止血治疗，尽管 VWF 水平较低，但分娩时的估计失血量与未患病女性无显著差异，并且在分娩或产褥期均无大量出血[62]。另一方面，在接受预防性治疗（15 次因子浓缩物或 2 次 DDAVP）的 15 例重度 VWD 女性中，17 次分娩时的估计失血量显著较高[62]。此外，这些患者在产后 3 周时阴道失血量增加，直到产后 6 周时，阴道失血量仍显著高于未患病女性和未接受止血治疗的轻度 VWD 女性患者[62]。

在一般产科人群中，阴道分娩时会阴/阴道血肿较为罕见，发病率为0.11%~0.20%[103]，而患有VWD的女性更容易发生这些并发症[75]，文献报道 VWD 女性阴道分娩者会阴/阴道血肿的发生率为 5%~6%[91, 99]。在前述的美国研究中，患有 VWD 的女性发生会阴血肿的可能性是未患该病人群的 3 倍[75]。

（2）胎儿/新生儿风险

在临产和分娩期间，新生儿 VWF 和 FⅧ水平增加[104]，从而降低出血风险[91]。然而，重度 VWD 新生儿仍可能出现 VWF 和 FⅧ水平降低的情况，从而导致潜在的出血风险。在 VWD 婴儿中，严重的出血问题并不常见，包括 3 型 VWD 患儿。关于 VWD 新生儿颅内出血风险与分娩方式相关的数据非常有限。美国 HTC 网络的研究共纳入 105 例小于 2 岁的 VWD 婴幼儿，其中 5% 发生了颅内出血，但均与分娩无关。同样，另一项病例系列报道的 6 例 VWD 患儿颅内出血中，没有一例颅内出血发生在出生时[105]。然而，在 113 例 VWD 患儿中，有 9% 报道了出生时的颅外出血（头部血肿），其中一半发生在真空辅助分娩后[106]。在同一个研究队列中还报道了 2 例胎儿头皮电极侵入性监测导致的头皮出血[106]。另一项研究报道了 100 例 VWD 婴儿中的 7 例头部血肿，其中 5 例（71%）发生在真空辅助分娩后[107]。至今尚无关于维生素 K 使用或免疫接种与任何出血并发症的相关数据。

6. 产时和产后管理

必须制定一个充分的多学科止血治疗计划以最大限度地降低产妇出血并发症的风险并确保椎管内阻滞的安全性。止血治疗方案包括氨甲环酸、去氨加压素和含 VWF 的浓缩物。应综合考虑孕妇孕晚期 VWF 和 FⅧ水平、出血表型、分娩方式、分娩/麻醉中疼痛缓解类型，以及产妇是否有子宫肌瘤、多胎妊娠、前置胎盘等其他导致产后出血的危险因素，根据出血风险制定个体化治疗方案，并确定治疗持续时间。

氨甲环酸已被证实可以减少产后出血导致的失血和死亡率[94, 95]。对于 VWF 水平为 0.5U/mL 的女性，推荐将氨甲环酸作为分娩和产后的唯一止血药。一旦产妇处于确定的产程，应在分娩前口服或静脉注射 1g 氨甲环酸[60]。氨甲环酸应每 6 小时重复给药一次，持续数周直至恶露基本消失，以降低继发性产后出血的风险。在椎管内镇痛/麻醉或手术分娩前后 24 小时内，由于胃排空缓慢和呕吐风险增加，静脉给药可能是首选。氨甲环酸也可与其他止血药物（DDAVP 或凝血因子浓缩物）联合用于妊娠晚期 VWF 活性低于 0.5U/mL 的女性[60]。

一般而言，去氨加压素可用于 1 型 VWD 女性和某些基线 VWF 和 FⅧ水平高于 0.1U/mL 的 2 型 VWD 妇女[26, 108]。去氨加压素可使 VWF 水平增加 3~5 倍，从而使 VWF 和 FⅧ水平提高至正常范围。但分娩期间 VWF 的目标水平是达到 1.0U/mL，因此去氨加压素对于妊娠晚期因子水平低于 0.2U/mL 的女性是不适用的。此外，药物应答存在个体差异，建议事先进行剂量试验[26]。去氨加压素在 2B 型 VWD

患者中禁用，因其会增加 VWF 分子与血小板结合，加重血小板减少。3 型 VWD 对于去氨加压素反应不佳，不建议使用[70]。一项系统综述文献报道了去氨加压素在 168 例 VWD 妊娠患者中用于预防和治疗出血的数据[109]，文中显示最常见的适应证是预防产后出血，97% 的分娩无显著出血，并且没有胎儿不良结局的报道。治疗相关的副作用包括可耐受的面部潮红和头痛，以及 1 例低钠血症和水中毒惊厥[109]。因此，用药期间应监测液体摄入量，并在治疗后 24 小时内将液体摄入量限制在 1.0~1.5L 内。如果在分娩中使用了静脉补液或催产素，还应监测电解质水平。应避免在 12~24 小时内重复给药超过 2~3 剂。患有先兆子痫和心血管疾病的女性也应避免使用去氨加压素[26]。

当去氨加压素无效或存在相关禁忌证时，大多数重度 VWD 患者需要因子替代治疗来止血，应在临产或在椎管内麻醉之前给予产妇因子浓缩物治疗。建议将目标 VWF 活性峰值设定为 1.0U/mL，并应在至少阴道分娩后 3~5 天内或剖宫产后 5~7 天内保持在 0.5U/mL 以上，直到止血被完全控制[60, 110]。分娩和产后可能会导致 VWF 和 FⅧ消耗增加以及半衰期缩短。此外，几项研究报道指出，尽管给予了因子替代治疗，但 VWD 患者的失血和产后出血仍会增加[62, 100, 101]。因此，建议监测治疗前后的 VWF 活性和 FⅧ，尤其是在产程延长或出血过多的情况下[60, 91]，以确保达到止血水平。对于 2B 型 VWD，也建议监测血小板计数并考虑血小板输注，以维持血小板计数$>50\times10^9$/L[111]。

目前临床上有多种类型的 VWF 浓缩物可供选择，包括具有不同 VWF/FⅧ比率的血浆衍生制品和不含 FⅧ的重组 VWF 浓缩物。凝血因子的选择将取决于当地的药物可及性和妊娠晚期的 FⅧ水平。对于妊娠晚期 FⅧ水平高的女性（如一些 2 型 VWD 患者），建议使用含有低 FⅧ的高纯度浓缩物或重组 VWF 浓缩物，以避免因反复给药导致的 FⅧ累积以及相关的静脉血栓栓塞（VTE）风险。重组 VWF 浓缩物已批准在多个国家使用。在针对女性 VWD 患者的一项小型研究中，接受重组或血浆来源 VWF 作为分娩和产后止血治疗的女性，其估计失血量和产后出血频率与未患病者无显著差异[112]。为了减少产后继发性出血和（或）大量阴道失血的风险，患有严重 VWD 的妇女，特别是患有 3 型 VWD 的女性，可能需要在产后几周内接受 VWF 浓缩物治疗[112]。此外，在产褥期（4~6 周）需要继续应用氨甲环酸（每 6 小时 1g），直至恶露停止。

妊娠和产后与静脉血栓栓塞风险增加相关。患有 VWD 的女性在分娩后发生肺栓塞的可能性并不低于无该病女性[75]。因此，应仔细评估女性（尤其是接受凝血因子浓缩治疗的女性）的产后血栓形成风险和出血风险，并采取适当的静脉血栓栓塞预防措施。低分子量肝素可用于 VWF 和 FⅧ水平正常的女性，但当因子水平低于 0.5U/mL 时，应采用物理预防措施[60, 90, 91]。

7. 产科管理

（1）分娩方式和临产管理

分娩方式通常以产科指征为依据。然而，对于 2 型、3 型和重度 1 型 VWD 新生儿，分娩时发生颅内出血的风险可能增加。因此，在选择分娩方式时，需同时考虑胎儿和产妇的风险与获益，并与产妇进行充分讨论。如果胎儿有严重 VWD 的潜在风险，尤其在已知基因突变的情况下，可以考虑在妊娠晚期进行羊膜腔穿刺产前诊断，以指导分娩管理[60, 90, 91]。如果计划进行阴道分娩，应避免使用侵入性胎儿监测（如应用胎儿头皮电极和胎儿采血）以及器械辅助分娩，特别是真空吸引器的使用[60, 90, 91]。真空辅助分娩与胎儿颅内出血风险相关，因此，患 1 型和非重度 VWD 的胎儿也应避免使用真空辅助分娩，但可以考虑使用胎儿头皮电极、胎儿采血和低位产钳助产术[60]。

（2）椎管内镇痛和（或）麻醉

椎管内镇痛和（或）麻醉能有效缓解分娩疼痛和剖宫产疼痛。然而，对于有凝血功能缺陷的女性来说，发生脊髓/硬膜外血肿的风险可能增加。在遗传性出血性疾病女性患者中，关于这一风险的数据较为有限，且仅限于小型病例系列研究，这些研究表明，在凝血因子因妊娠期生理变化或接受适当治疗而恢复正常的情况下，这些操作是安全的。一篇对 5 个病例系列（包括 83 例遗传性出血性疾病女性分娩）进行的综述报道显示，有 5 例（6%）分娩出现了并发症。这些并发症包括低血压、穿刺带血、硬脊膜意外穿刺、操作不充分或失败等情况，但未出现椎管内血肿[26]。对于 VWF 活性低于 0.5U/mL 的妇女，在未使用因子替代治疗前，应避免进行椎管内麻醉[60]。国际 VWD 管理指南建议，在实施椎管内麻醉时 VWF 活性的目标水平应为 0.5~1.5U/mL，椎管内插管时 VWF 活性应维持在 0.5U/mL 以上并在拔管后至少维持 6 小时[26]。对于妊娠晚期 VWF 水平大于 0.5U/mL 的轻中度 VWD 女性，氨甲环酸单药即可满足止血需求[60]。

对于 2 型和 3 型 VWD 的女性，椎管内麻醉存在一定的争议。一些专家认为，即使使用 VWF 替代治疗且实验室检测显示 VWF 活性正常，但这些患者仍无法完全达到止血效果，因此禁止对这些女性进行椎管内麻醉[26，60，70]。在一项全球调查中，108 名受访者中有 29% 认为椎管内麻醉不适合患有 2 型 VWD 的女性，37% 认为椎管内麻醉不适合患有 3 型 VWD 的女性。相反，有 57% 和 50% 的受访者建议，当 VWF 水平达到 0.5U/mL 时，可对 2 型和 3 型患者进行椎管内麻醉[113]。

女性 VWD（尤其是重度 2 型和 3 型）的产科镇痛和麻醉管理需要多学科团队事先进行个体化风险评估并对其制定计划，团队成员应精通止血和 VWD 诊断与治疗的血液科医生。在帮助产妇做出知情决定时，应权衡椎管内麻醉及其替代方法的风险和获益。针对缓解分娩疼痛，有几种替代方案辅助疗法和药物镇痛。但对于剖宫产，唯一的方案是全身麻醉。孕妇全身麻醉的风险不容忽视，尤其是对于高 BMI、饱腹时需要剖宫产的高危孕妇。除了插管困难、吸入性肺炎风险和静脉血栓栓塞外[114]，全身麻醉还与更高的产后出血风险、更强的术后疼痛及新生儿不良结局相关[115]。因此，这些风险应与潜在的脊髓血肿风险进行权衡。单次脊髓麻醉可能是一种更安全的选择，因为其避免了硬膜外导管引起的血管损伤风险[116]。在麻醉团队认为可行的情况下，应考虑为 VWD 女性剖宫产选择单次脊髓麻醉。对潜在并发症的体征和症状的认识以及定期评估有助于早期发现和治疗硬膜外/脊髓血肿。因此，产科团队应接受系统培训，并制定出硬膜外/脊髓血肿时行紧急 MRI 成像和手术减压的路径，因为从出现神经系统症状到实施手术的间隔时间在 8 小时以内时，患者康复机会最高[117]。遗传性出血性疾病妇女在临产和分娩期间使用区域阻滞的条件[116]包括：①涉及血液科医生、麻醉科医生、产科医生和产妇的多学科管理；②关于区域阻滞的好处和风险及其替代方案的详细咨询，以帮助产妇做出明智的决定；③仔细评估凝血状态（包括妊娠晚期的凝血因子评估）和出血表型（包括个人和家族出血史）；④提供治疗产品和实验室设施，以确保治疗有效性；⑤在妊娠晚期制定管理计划，明确记录，并随时提供给参与分娩过程的专业人员；⑥在区域阻滞操作前需确保凝血因子正常（通过妊娠引起的因子升高或使用适当的预防性治疗）；⑦由经验丰富的麻醉师进行区域阻滞术；⑧放置硬膜外导管时，应在拔管前充分止血，因为拔管出血的风险并不低于插管；⑨对潜在并发症的症状和体征的认识和监测。

8. 产后出血的预防和管理

如前所述，女性 VWD 患者发生产后出血（原发性和继发性）的风险有所增加。原发性产后出血的产科原因包括宫缩乏力、胎盘或胎盘碎片滞留以及生殖道创伤。据报道，宫缩乏力是最常见的原因，发生率为 70%~80%[118-120]。第三产程的积极管理措施包括控制性脐带牵引以加快胎盘娩出，以及预防性使用子宫收缩剂以降低产后出血风险（即生产时出血量＞1000mL 和产后血红蛋白低于 90g/L）[121]。对于血管性血友病女性，应识别并尽可能避免增加宫缩乏力风险的因素，并积极管理第三产程[90，91]。同样，及时且充分的手术止血对于修复会阴侧切、阴道撕裂以及在剖宫产期间最大限度地减少分娩时的失血是至关重要的。这些措施应与上文讨论的止血治疗同时进行。

对于女性 VWD 患者，建议常规监测失血量，使用刻度容器，并对所有产科用布、垫巾和拭子上的血液进行重量测量（将 1g 换算为 1mL），以提供更准确的失血量估计和早期的产后出血监测[16]。应及时识别和处理胎盘滞留/胎盘碎片和生殖道损伤。如果产妇出院前被诊断为贫血，应检查血红蛋白并制定适当的管理计划。产妇、全科医生和社区助产团队应了解继发性产后出血和恶露期延长的风险，并在产褥期进行定期检查，以便在需要时向产科团队和 HTC 提供相关信息。产后 6~8 周的随访是围产期管理的关键环节，应确保产妇恶露停止，评估产妇和新生儿的健康状况，并解决一系列产后问题，包括大小便功能、母乳喂养、产后抑郁、恢复性交和避孕等。对于月经过多的女性，必须在月经恢复前提供适当的建议和管理计划。

9. 新生儿管理

新生儿轻/中度 VWD 的诊断较为困难，因为 VWF 抗原和活性水平在出生时和出生后的最初几个月会出现生理性升高[122]，但 VWF 水平正常可排除新生儿重度 1 型、2 型和 3 型 VWD。因此，对于存在重度 VWD 风险的新生儿，应采集脐带血样本并送往血友病实验室评估 VWF 和 FⅧ水平。这些新生儿可能存在肌内注射出血的风险，应口服维生素 K 并通过皮下途径进行免疫接种。脐血分析结果必须在患儿出院前由血液科医生告知患儿母亲。VWD 新生儿必须在 HTC 进行登记和随访。对于有轻/中度 VWD 风险的新生儿，可以推迟诊断，除非有临床指征（如新生儿需要手术），此时可以肌注维生素 K 和免疫接种[60]。

第二十一章　DDAVP 在血管性血友病中的应用

Giancarlo Castaman　　*Augusto B. Federici*

王书杰　译　　吴润晖　余自强　校

一、历史

DDAVP 最早是作为天然激素血管升压素的类似物被合成的。DDAVP 的化学结构为 1-去氨基-8-*D*-精氨酸加压素，是通过将 8 号位的 L-精氨酸替换为 D-精氨酸，同时将 1 号位的同型半胱氨酸替换为 β-巯基丙酸得到的，从而产生更强的抗利尿作用、降低血管加压活性和延长作用时间（图 21.1）[1]。因此，去氨加压素实际上无血管收缩作用，也不会导致子宫或胃肠道平滑肌收缩。去氨加压素主要在肝脏和肾脏被代谢失活[2]。去氨加压素对酶降解的耐受性更强，因此比血管升压素代谢更慢[3]。去氨加压素主要用于抗利尿，如治疗尿崩症和遗尿症。

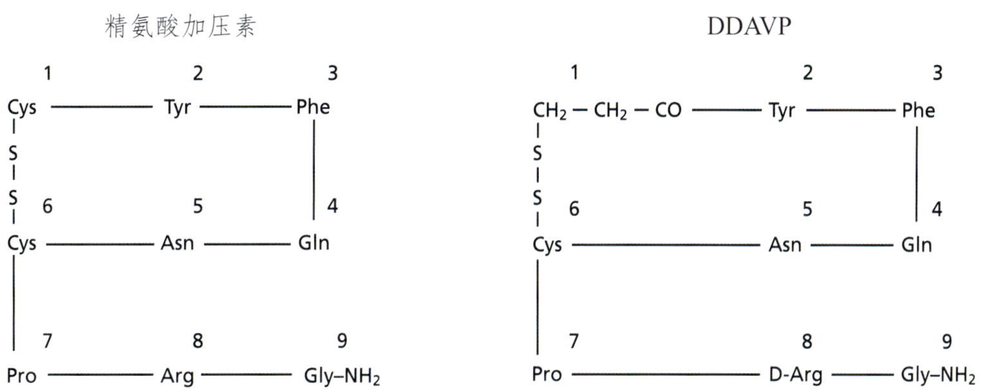

图 21.1　天然激素血管升压素及其合成衍生物 DDAVP

去氨加压素止血特性的发现源自对活性止血药物的系统性研究。已知其他物质，如肾上腺素[4, 5]、血管升压素及其合成类似物 8-赖氨酸加压素以及不同的拟交感胺，可影响止血因子，但这些物质往往也会引起血管收缩和其他不可接受的副作用[6, 7]。

20 世纪 70 年代中期，两个独立研究小组[8, 9]同时发现了去氨加压素具有止血作用[10, 11]。研究发现，当给予比治疗尿崩症更高的剂量时，去氨加压素可增加健康受试者血浆中FⅧ、VWF和组织型纤溶酶原激活物（tissue plasminogen activator，t-PA）的水平。随后发现这一升高呈剂量依赖性[12]。但可能由于受体位点存在饱和现象，其反应具有上限[13]。在轻型血友病A或VWD患者中也观察到类似效应[14-17]。最重要的是，去氨加压素能够为血友病A和VWD患者的手术提供安全保护，且无需使用血液制品。这证明内源性释放的因子具有功能活性[14, 18-20]。与因子浓缩物相比，去氨加压素具有成本较低且无血源性疾病传播风险的优势。在VWD和血友病A中使用去氨加压素，使得许多患者免于感染HIV和肝炎病毒[7]。

二、作用机制

去氨加压素诱导因子水平升高十分迅速，这一过程是由内源性储存池的释放所导致，而不是因子合成增加的结果。VWF主要在内皮细胞和巨核细胞中合成，但血浆VWF可能主要从内皮细胞释放[21-23]。在内皮细胞中，VWF的HMWM与VWF:pp共同被包装在独特的细胞器Weibel-Palade小体（WPB）中，并在某些激动剂（如凝血酶、纤维蛋白和组胺）刺激下，以一种可调节的方式被释放[24]。这种调节途径的生理功能可能是在局部产生高浓度的大VWF多聚体，从而增强血小板在血管损伤部位的黏附作用。去氨加压素释放的VWF含有HMWM，表明其释放来源于内皮WPB[25]。VWF及其前肽以等摩尔量释放的现象，进一步证实了这一观点[26]。未受刺激的内皮细胞可能将大部分WPB的释放导向内皮下[27]，而内皮下主要包含VWF的HMWM[28]。此外，还存在一种不受调节的低分子量多聚体的持续释放途径，这可能提供了与血浆中FⅧ结合所需的VWF[29]。血浆FⅧ的细胞来源目前尚未完全确定。FⅧ主要在肝窦内皮细胞中合成[30, 31]，也可能在肝细胞中合成[21, 32, 33]。人肺微血管内皮细胞也可产生FⅧ[34]。

去氨加压素对FⅧ水平的影响尚不完全清楚。去氨加压素诱导的FⅧ释放很可能并非来源于肝细胞，虽然其他组织（尤其是肾、脾和淋巴结）中也存在FⅧ表达，但去氨加压素诱导的FⅧ释放的确切部位仍是一个谜[35]。已有研究表明，对于3型VWD患者，静脉输注VWF会刺激FⅧ的内源性释放，这比去氨加压素引起的释放要慢得多[36]。由于给予去氨加压素后，FⅧ释放的动力学与VWF相同，因此不能将FⅧ的释放作为VWF释放的继发现象来解释。3例血友病肝移植术后患者的VWF对去氨加压素有反应，但FⅧ并无反应。相反，在非血友病肝移植受者中，去氨加压素治疗后VWF和FⅧ均增加。这些发现以及对重型VWD和重型血友病A患者的其他研究发现表明，细胞内FⅧ和VWF的共定位可能是去氨加压素治疗后体内分泌FⅧ所必需的条件[37, 38]。然而，储存和分泌这两种因子的具体细胞类型尚未得到证实。

存在两种类型的血管升压素受体。V1受体（V1 receptor，V1R）负责介导外周血管平滑肌收缩和肝细胞葡萄糖周转，V2受体（V2 receptor，V2R）则主要调节肾脏集合管中水的重吸收。去氨加压素是一种强效V2R激动剂，但对V1R无作用。一些研究结果证实了其受体的特异性。在肾性尿崩症患者中，由于缺乏V2R使用去氨加压素时并未观察到任何因子水平的增加[39, 40]。然而，这种效应不是通过肾脏V2R介导的，因为无肾患者对去氨加压素的反应正常[9]。相比之下，其他罕见类型的肾性尿崩症患者似乎对去氨加压素表现出正常的凝血因子反应[41, 42]。

已知血管升压素和去氨加压素的抗利尿作用是通过 c-AMP 介导的水通道蛋白-2 从细胞内储存池转位到肾集合管的顶端细胞膜而实现的[43]。VWF 的释放可能也通过类似机制从内皮细胞 WPB 中释放。正常情况下不表达 V2R 的人脐静脉内皮细胞（HUVECs），在转染 V2R 后，能够表现出 c-AMP 依赖性、去氨加压素介导的 VWF 释放。此外，去氨加压素还能刺激表达内源性 V2R 的人肺微血管内皮细胞释放 VWF[44]。其他关于间接第二信使的理论，无论是通过下丘脑[45]还是通过单核细胞释放的血小板活化因子[46]，均已被证实是错误的[35, 47]。

去氨加压素还可能从内皮细胞释放 t-PA[8, 9]。有数据表明 VWF 和 t-PA 共定位于 WPB[48]。t-PA 可激活纤溶酶原，但形成的大多数纤溶酶会与 α2-抗纤溶酶结合，从而抑制了循环血中纤溶活性的增加[49]。因此，在使用 DDAVP 时，不需要同时给予纤溶酶抑制剂（如氨甲环酸或 ε-氨基己酸）来阻断这一作用。

去氨加压素具有血管扩张作用，可能会导致面部潮红以及血压轻度下降。这种血管舒张作用可能继发于 V2R 介导的内皮细胞 NO 合成酶的激活[50]。

在灌注试验中，去氨加压素能够增强血小板与内皮下膜[51]和玻璃珠[52]的黏附作用，而不引起血小板聚集[53]。给予去氨加压素后，增强的血小板滞留不是继发于血浆中 VWF 水平的升高，而是依赖于血小板-VWF 和 GPⅡb-Ⅲa 的存在[54]。

除抗利尿和止血作用外，有数据表明去氨加压素治疗可能会削弱癌细胞的扩散能力，并有助于肿瘤组织的包裹[55]。最近数据表明，去氨加压素可能有助于削弱化疗期间残存乳腺肿瘤的侵袭[56]。

三、给药方式和剂量

去氨加压素可以静脉、皮下或鼻腔给药，VWD 治疗中去氨加压素的推荐剂量：①静脉滴注，0.3μg/kg，用 50~100mL 生理盐水稀释，输注至少 30 分钟；②皮下注射，0.3μg/kg；③鼻内喷雾，300μg（体重≤50kg 者 150μg）；④给药间隔，根据临床情况和因子清除率，每 8~24 小时给药一次；⑤ VWF 和 FⅧ水平达峰时间为静脉输注后 30~60 分钟、皮下注射或鼻内喷雾后 90~120 分钟。在健康受试者中，静脉滴注 0.3μg/kg 的剂量可达到最大（一般为 2~4 倍）的 FⅧ和 VWF 释放[13, 57]。因子水平几乎可以立即升高，在静脉给药后 30~60 分钟达到活性峰值。增加剂量、提高血浆去氨加压素水平并不会进一步改善反应效果[13]。

皮下给药的因子反应与静脉给药相似，但因子峰值的出现时间稍晚，通常在给药后 90~120 分钟达到[58]。在使用鼻腔喷雾剂进行大剂量给药后，因子水平也会增加，然而，即使给予 300μg 的全剂量，其效果也略低于静脉给药，并且因子水平通常在 90~120 分钟达到峰值。喷雾剂效果的可重复性与静脉给药相当[13, 59]。

因此，去氨加压素的推荐剂量为静脉或皮下给药 0.3μg/kg，或者鼻内喷雾剂给药 300μg。如果体重≤50kg，则应将鼻内喷雾剂的剂量降低至 150μg。建议静脉和皮下给药的剂量上限为 20μg。去氨加压素通常间隔 12~24 小时给药一次，但根据因子水平的半衰期和出血性质，住院患者可间隔 8 小时给药一次。

重复给药时，必须考虑低钠血症[60]和快速抗药反应[61]的风险（图 21.2）。去氨加压素治疗的持续时间通常不应超过 3 天，但如果能够密切监测因子水平和水平衡（如钠水平），则在某些情况下可以适当延长治疗时间。然而，需要注意的是，治疗数天后可能会出现快速抗药反应（图 21.2）。推荐在诊断 VWD 时进行去氨加压素试验，以确保其反应能满足临床治疗需求。测定 VWF 和 FⅧ活性的血标本应在给予去氨加压素之前、静脉给药后至少 1 小时（确定峰值）和 4 小时（确定 VWF 或 FⅧ快速清除的患者）采集。

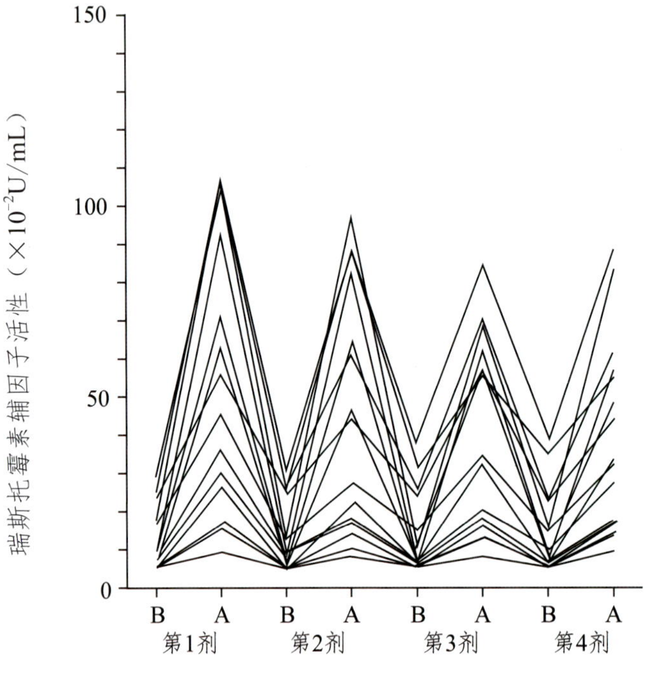

图 21.2　15 例 1 型 VWD 患者接受间隔 24 小时，共 4 剂去氨加压素（0.3μg/kg 体重静脉输注）后的 VWF:RCo 水平（$\times 10^{-2}$U/mL）[61]

VWF 和 FⅧ的目标水平取决于具体的临床情况。对于大型手术，通常需要将 VWF 和 FⅧ水平提升至正常范围，但对于较小的出血事件，较低的因子水平可能就足够。然而，目前尚缺乏对照数据来确定不同的临床情况需要何种因子水平。且不同患者之间的情况可能也存在差异。反应者和无反应者的定义在不同的研究方案中有所不同。这些定义通常更多是基于科学而不是临床需求。在欧洲 1 型 VWD 诊断和治疗的分子和临床标志物研究（MCMDM-1VWD）中，对生物学反应的定义如下：完全反应指去氨加压素治疗后 VWF:RCo 和 FⅧ:C 均≥0.5U/mL；部分反应指 VWF:RCo 或 FⅧ:C＜0.5U/mL 但至少升高 3 倍；无反应指未满足任何一项[62]。最近，ASH/ISTH/NHF/WFH 2021 指南认为，当患者 VWF 水平达到基线水平至少 2 倍，并且 VWF 和 FⅧ水平同时＞0.5U/mL，即为有反应患者[63]。

四、去氨加压素治疗 VWD 的经验

1. 生物学反应

对去氨加压素的反应取决于 VWD 类型和严重程度（表 21.2）。大多数 1 型患者治疗反应良好，但以因子水平增加来衡量生物学反应程度上，存在显著的个体间差异。然而，个体内反应通常是一致的[64]。因此，试验结果可以预测去氨加压素在临床情况下的效应。

表 21.2 不同血管性血友病类型对去氨加压素的反应

VWD 类型	反应
1 型	大多数患者反应良好。重型患者（VWF≤0.1U/mL）反应率较低
1C 型	大多数患者峰值反应良好，但 FⅧ和 VWF 半衰期较短
2A 型和 2M 型	有些患者可能会有反应，但大多数患者由于功能异常而反应不足
2B 型	由于血小板减少，故禁用于大多数经典 2B 型患者。马尔默/纽约型（p.Pro1266Leu/Ser）患者有反应
2N 型	许多患者有反应，但纯合子/复合杂合子患者 FⅧ半衰期可能相对较短
3 型	无反应

在过去几年，对 1 型 VWD 患者反应差异的原因已有更多认识。来自欧洲 MCMDM-1VWD 大型研究的数据表明，对去氨加压素的反应取决于 VWF 基因突变的定位和多聚体模式的差异。在对 77 例 1 型 VWD 患者的数据显示，完全反应者占 83%，部分反应者占 13%，无反应者占 4%（图 21.3）。按照研究标准，VWF 多聚体模式异常较 VWF 多聚体模式正常的患者有更少的完全反应。但微小多聚体异常的存在并不妨碍潜在的、有临床意义的反应。去氨加压素治疗后 VWF:RCo 相对增加的中位最大值是 3.2 倍，但其范围差异较大（1.3~53.7 倍）。增加 10 倍以上的患者中，大多有 D'-D3 结构域密码子 1130 或 1205 突变，但 VWF 的生存期也往往最短，VWF:RCo 的半衰期通常小于 4 小时，表明其清除增加（图 21.4）[62]。对于 VWF 生存期降低的患者，可以通过 VWFpp/VWF:Ag 比值的增加来进行识别[65]。去氨加压素治疗后，FⅧ和 VWF 生存降低在 VWD 中相当常见，尤其在 1 型维琴察（p.Arg1205His 突变）患者中，这一现象已被纳入 1C 型病例范畴[63, 66, 67]。患者在给药后，这些成分可快速达到正常水平，但 2~4 小时后又恢复到基线水平[62, 66, 67]。最近的证据表明，基线 VWF 活性≥0.3U/mL 的患者可能不需要进行去氨加压素试验，因为给药后几乎所有患者的 FⅧ和 VWF 水平均可＞0.5U/mL[68]。

不同研究报道的反应率存在差异，这取决于研究人群的选择标准和反应标准。因此，在一项采用非常严格的纳入标准（1 型 VWD 或 2 型 VWD、有明显出血病史且出血时间＞15 分钟，VWF:RCo＜0.1U/mL，或 FⅧ:C＜0.2U/mL）和严格的反应标准（VWF:RCo 和 FⅧ升高≥3 倍，≥0.3U/mL，且出血时间≤12 分钟）的研究中发现，重度 1 型 VWD 患者的反应率仅为 27%（图 21.4a）[69]。

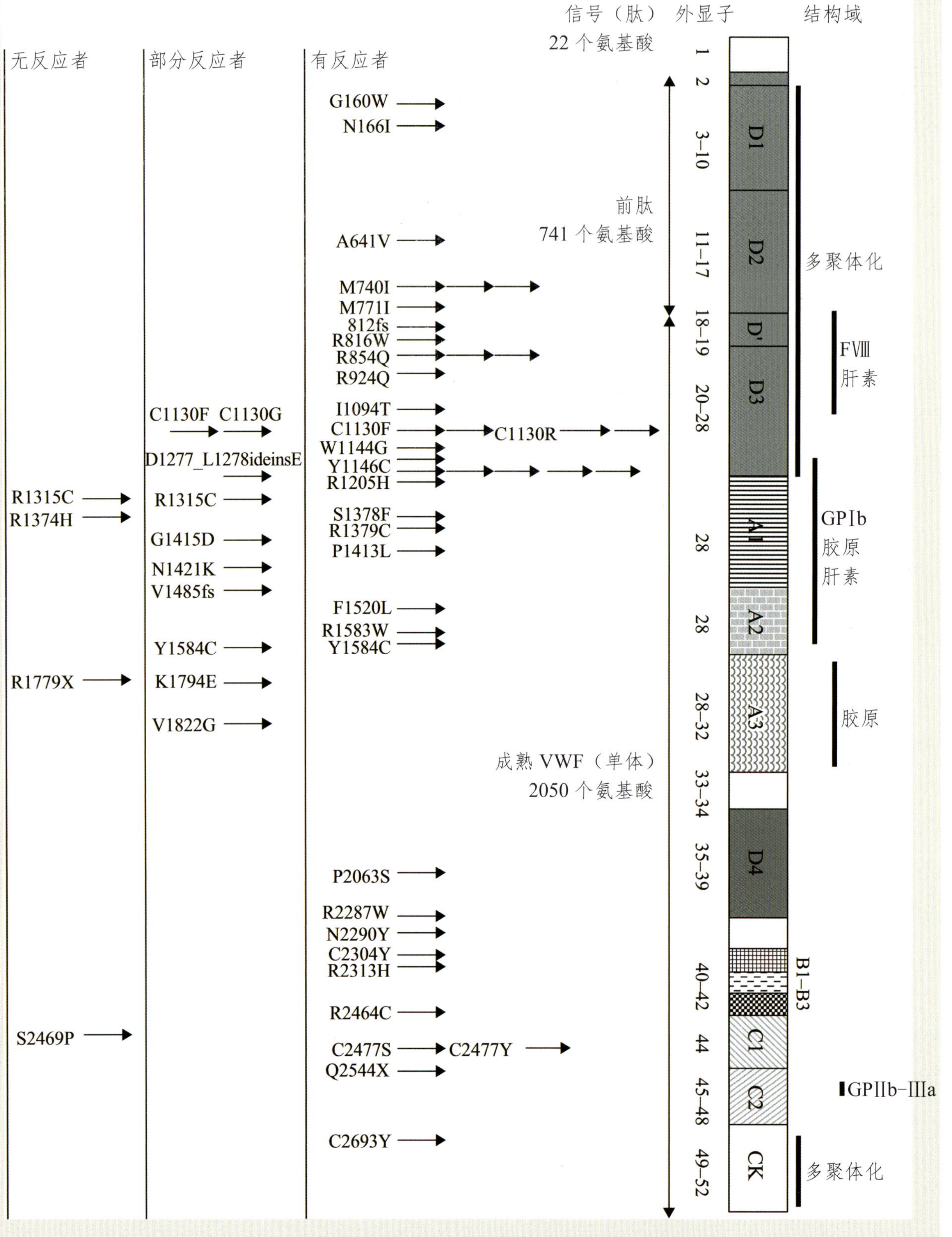

图 21.3 不同 VWF 基因突变对去氨加压素的生物学反应模式

数据来自 MCMDM-1VWD。该研究最初发表在美国血液学会 *Blood*[62]。

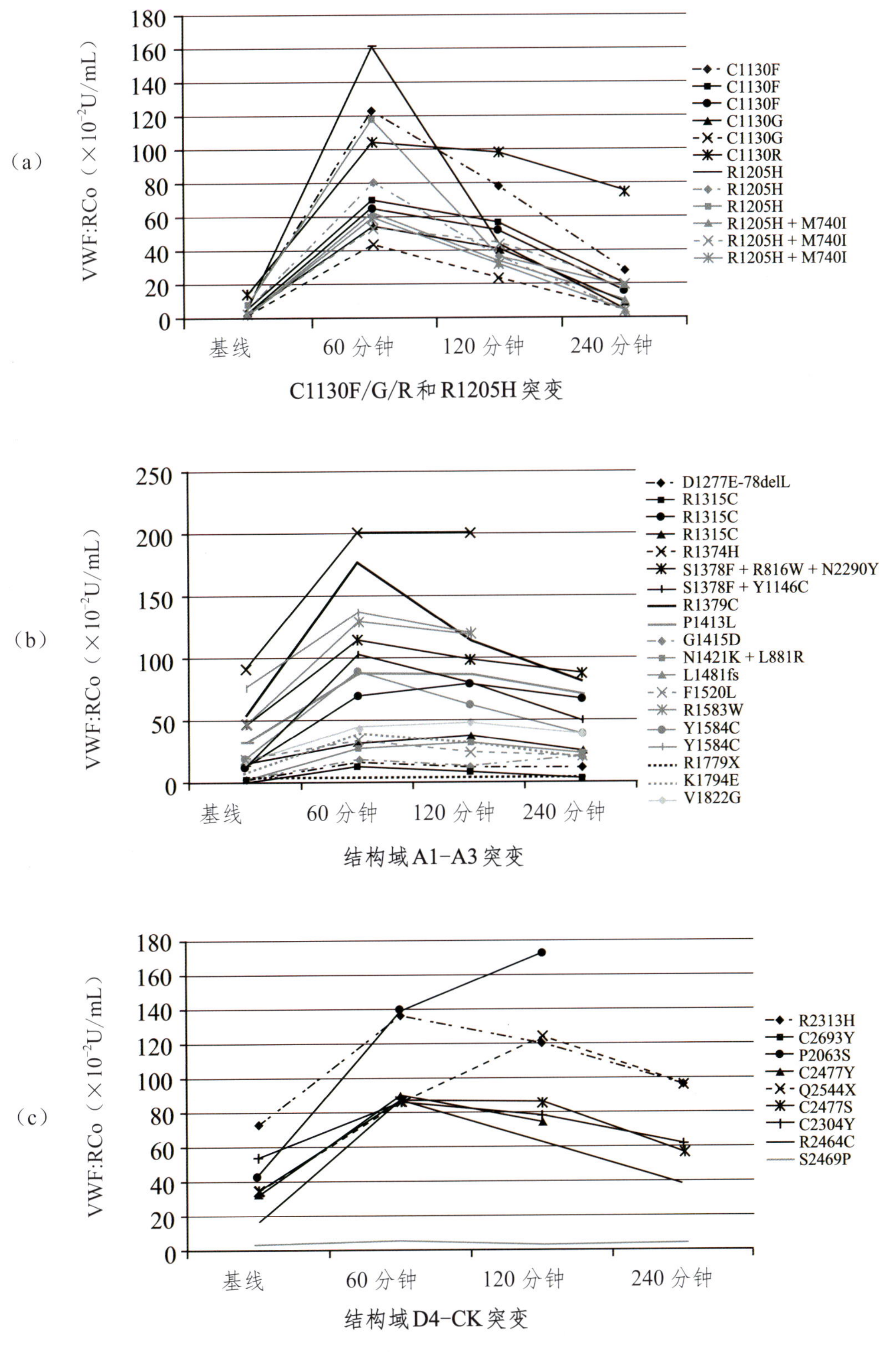

图 21.4 VWD 患者去氨加压素 0.3μg/kg 体重静脉给药前后 VWF:RCo 水平

数据来自 MCMDM-1VWD。该研究最初发表在美国血液学会 *Blood*[62]。

尽管许多 2 型 VWD 患者对去氨加压素治疗没有反应，但一般建议通过试验来确认诊断，并评估在某些特定情况下是否可以考虑使用该药治疗。然而，在上述采用非常严格标准的研究中，仅有 7% 的 2A 型患者和 14% 的 2M 型患者被归类为有反应者（图 21.5a，c）[70]。在 2B 型患者中，由于异常 VWF 的释放会引起血小板聚集和血小板减少，去氨加压素的使用可能会导致一过性血小板减少或加重，从而增加潜在的出血风险，因此禁用去氨加压素[70]。但少数患者由于存在特定的 2B 型突变，血小板减少的风险很小，因此可以从临床应用中获益[71]。特别是在罕见的 2B 型马尔默/纽约突变患者中，去氨加压素不会引起血小板聚集[72, 73]。2N 型 VWD 患者可能有相对较高的 FⅧ反应，但半衰期通常较短，尤其是在纯合子或复合杂合子患者中（图 21.4）。此外，如果去氨加压素试验显示可以达到足够的 FⅧ水平并维持足够的时间，则可能使一些 2N 型 VWD 患者获益[74]。由于 3 型 VWD 患者内皮细胞储存池中没有 VWF，对去氨加压素无反应，因此不建议使用该药进行试验。然而，有一组严重隐性遗传性 VWD 患者，具有独特的复合杂合或纯合突变（p.Cys^{2362}Phe），尽管 VWF:RCo 增加很少，但可能有助于 FⅧ水平恢复正常[75]。

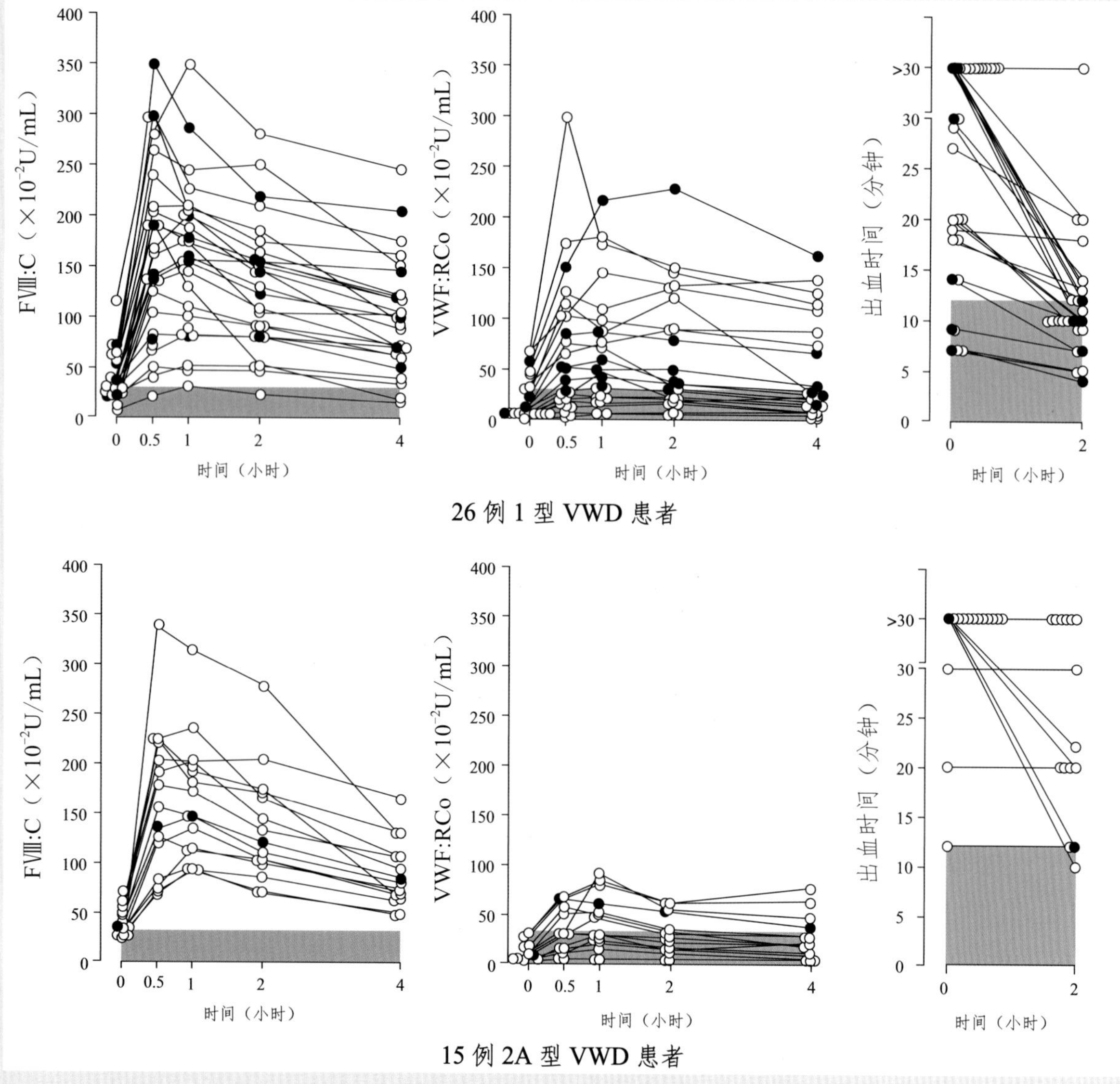

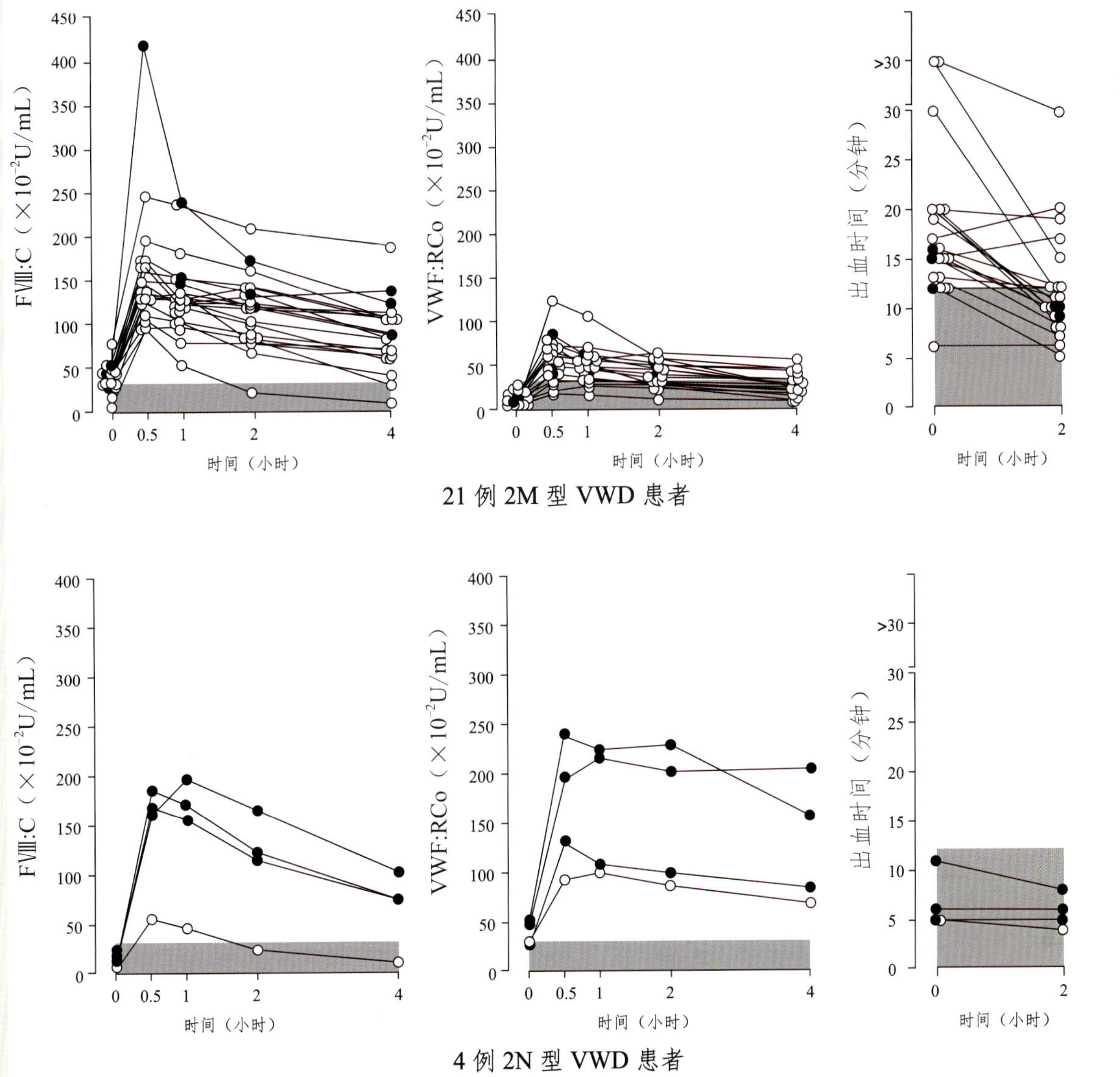

图 21.5　对去氨加压素的生物学反应[69]

● DDAVP 反应者；○ DDAVP 无反应者。该项研究最初发表在美国血液学会 *Blood*[69]。

2. 临床反应

关于去氨加压素对出血或有创性操作的临床疗效，目前的证据主要基于去氨加压素试验结果或临床经验。这些研究大多是小型、非对照、回顾性研究，患者选择通常是基于早期检测结果，而来自前瞻性研究的数据较少[14，18-20，76-82]。

在有去氨加压素试验结果的患者中，止血效果为优、良或有效的比例，在 211 例手术中为 94%[63，77，80-82]，在出血事件治疗中为 97%[80，82]。在 199 例手术中，只有 6% 的患者报告术后出血[63]。目前尚未有研究报道去氨加压素用药后关于大出血、死亡率、月经量过多、住院、输血或血栓事件的相关情况[63]。

去氨加压素的鼻内喷雾剂或皮下注射适用于家庭治疗。一项针对 78 例使用去氨加压素鼻内喷雾剂作为家庭治疗的轻型血友病 A（n=10）、VWD（n=46）、血小板疾病（n=20）或其他疾病（n=2）患者的问卷调查结果显示，患者出血减少，鼻出血、月经过多、组织出血以及与小手术或拔牙相关的出血持续时间缩短。同时，VWF/FⅧ浓缩物的使用减少，患者门诊就诊、缺课或误工的次数也有所降低。主要副作用是面部红热(24%)、头晕或头痛(13%)。患者对喷雾剂减少出血的效果进行了模拟评分，左侧为“无效”，右侧为“效果非常好”。从左到右评分为 0~100 分，患者中位评分为 82（0~100）分。通常，生物学反应不能预测评分，但也有例外情况，1 例重度 1 型 VWD 女性患者（VWF 0.02U/mL，FⅧ 0.1U/mL）尝试使用喷雾剂治疗月经出血，给出的评分仅为 2 分 [83]。在一项对血友病 A 或 VWD 患者使用去氨加压素皮下给药的前瞻性研究中，94% 非月经过多患者和 86% 月经过多患者的疗效评分为优或良。轻度面红伴或不伴头痛是最常见的副作用，可见于大约 30% 的患者 [76]。

在一项大型前瞻性研究中，对 60 例携带维琴察型 VWD（p.Arg^{1205}His）突变杂合子患者和 23 例 p.Cys^{1130}Phe 突变患者进行了长达 71 个月的随访，这些研究结果均显示 VWF 清除率显著增加 [84]。共有 65% 的维琴察型 VWD 患者和 61% 的 p.Cys^{1130}Phe 患者需要治疗。随访期间，几乎所有出血事件以及拔牙、小手术和分娩均可被去氨加压素成功治疗。虽然大手术通常需要 FⅧ/VWF 浓缩物来提供足够的止血支持，但少数病例也可单独使用去氨加压素。因此，去氨加压素似乎在 VWF 清除增加的患者中也具有主要的治疗作用。

3. AVWS

去氨加压素可能对 AVWS 患者也具有止血作用，但临床效果可能受到释放的 VWF 半衰期缩短的限制。在意大利的一项研究中，在 59 例患者中有 26 例（44%）成功控制出血。因此，AVWS 患者也应该接受试验剂量的去氨加压素治疗 [85]。

4. 不良反应

去氨加压素的不良反应包括疲劳、头痛、恶心，以及一过性血压降低伴继发性心动过速、面红、液体潴留、低钠血症和癫痫发作。去氨加压素最初被设计为具有强效、持久作用的抗利尿药物。低剂量（2mg 胃肠外给药或 20mg 鼻腔内给药）（译者注：原著 mg 错误，应为 μg）就可以达到最大的抗利尿效果 [86]。高出 10~20 倍的止血剂量不会产生更强的抗利尿作用，但抗利尿作用的持续时间会更长。因此，抗利尿作用在抗利尿剂量给药后持续约 12 小时，而在给予单次止血剂量（0.3μg/kg 静脉或 300μg 鼻内给药）后，抗利尿作用可持续约 24 小时。如果进行重复给药，抗利尿作用可以进一步延长 [60]。如果不过量饮水，健康受试者单次接受去氨加压素后发生低钠血症的风险较小。然而，重复给药会导致健康个体和 VWD 患者钠水平降低，因此应监测钠水平（图 21.6）[60]。在慢性肾衰竭患者中，单次止血剂量的去氨加压素可在 48 小时内显著提高尿渗透压。虽然不会引起液体过量或电解质紊乱，但 VWD 患者对去氨加压素的清除率降低至健康人的 1/4，半衰期延长 2~3 倍 [87]。在尿毒症患者中，尚未观察到液体过量或充血性心力衰竭的风险 [88]。虽然液体过量不是去氨加压素治疗相关的常见不良反应，但一些病例报道提醒我们要注意去氨加压素治疗后发生低钠血症和癫痫发作的风险。此类病例大多数发生在频繁重复给予去氨加压素或接受低渗静脉输液的儿童（通常 5 岁以下）。因此，一般建议婴幼儿或充血性心力衰竭患者慎用去氨加压素，并控制低渗液体的使用 [60]。

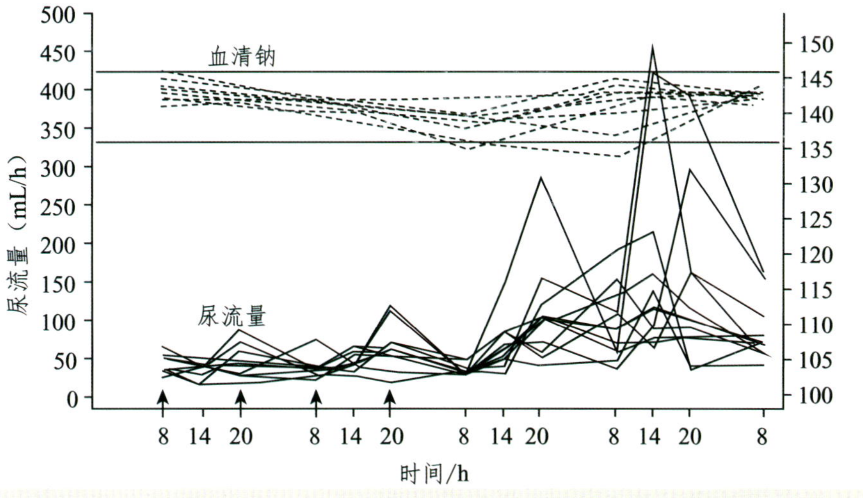

图 21.6 10 名健康受试者接受去氨加压素经鼻喷雾 300μg，每 12 小时给药一次共 4 次后的尿流量（mL/h）和血清钠（mmol/L）

水平线代表血清钠正常参考范围的上限和下限 [60]。

尽管已有少数血栓栓塞事件的病例报道，但对去氨加压素在心脏、骨科和其他主要手术中的应用进行大量临床试验评估后，并未发现明显的血栓形成风险 [63, 89, 90]。

5. 辅助治疗

在 VWD 的治疗中去氨加压素常与抗纤溶药（如氨甲环酸或 ε-氨基己酸）联合使用，但由于去氨加压素可一过性激活纤维蛋白溶解，因此抗纤溶药并非必需，使用抗纤溶药的主要机制是其可以有效抑制已形成凝块的纤维蛋白溶解，从而增强止血效果。与 ε-氨基己酸相比，氨甲环酸副作用更少。氨甲环酸在拔牙、月经过多以及妇科、心脏和骨科手术中被证实有效且安全。抗纤溶药也可单独用于轻型患者的黏膜出血和拔牙。对于月经过多的女性，使用复方口服避孕药或宫内孕酮避孕装置可能获益。

6. 临床应用

有必要进行去氨加压素试验，并根据试验结果制订治疗计划。通常在给药（滴注/注射）前、给药后 1 小时（峰值）和 4 小时检测 FⅧ和 VWF 水平 [63]。理论上，每例患者和家庭内的反应是一致的 [64]，因此可以基于试验结果合理规划该药物的未来使用。然而，儿童的反应通常较低，因此建议在成年后重新进行试验，因为成年的反应可能会有所改善。试验给药最好经静脉或皮下，以评估其最大反应。

7. 妊娠

2000—2003 年间，美国医疗保健研究和质量机构的医疗成本和利用项目中，美国全国住院患者样本数据显示，4000 多例 VWD 女性分娩产前出血风险增加 10 倍、产后出血风险增加 1.5 倍、输血风险增加 5 倍 [91]。理想的管理策略是在妊娠早期就制定分娩管理的治疗计划，包括对去氨加压素试验在内的既往治疗结果进行仔细评估 [92, 93]。分娩应在血友病中心附近的产科进行。通常建议 1 型 VWD 女性使用氨甲环酸（夹闭脐带后静脉注射 1g，然后每 8 小时口服 1g，最多可持续用药 2 周），2 型和 3 型 VWD 女性也建议使用该药物[63, 92]。去氨加压素最好在夹闭脐带后使用，以避免新生儿低血压[93]，用药时间通常为3~4天[92, 94]，尤其在需要进行会阴中线切开术时。建议监测FⅧ和VWF水平，尤其在反复给药的情况下，同时进行尿量和液体限制，以避免低钠血症[94]。对于轻型患者，通常在分娩后立即给予1剂去氨加压素即可，但如果需要，可以每隔8~12小时重复给药[92, 94]。

然而，由于大多数轻型VWD病例在妊娠末期FⅧ和VWF可恢复正常，因此很少需要特殊治疗。尽管较常见的维琴察型VWD p.Arg[1205]His和p.Cys[1130]Phe突变患者在妊娠期间因子水平仅有轻度增加，但在分娩时仍可成功地应用去氨加压素治疗[95, 96]。如果认为VWD患者既往VWF:RCo和FⅧ:C水平不太理想，至少在妊娠晚期和预产期10天内进行监测[92]。

由于担心副作用，妊娠早期应谨慎使用去氨加压素。然而，去氨加压素不会引起子宫收缩，也没有血管收缩作用。而且，去氨加压素在尿崩症女性妊娠期已经安全使用多年，且在止血剂量下抗利尿作用并不是很强[60]。Mannucci[97]报道了32例FⅧ缺乏（27例血友病A和5例1型VWD）女性患者在妊娠早期使用去氨加压素进行绒毛膜取样或羊膜腔穿刺。建议这些女性避免摄入过多液体，并监测体重。除面红或头痛外，未报道其他副作用，体重也未增加[96]。对去氨加压素无反应的患者，在分娩开始时给予VWF浓缩物治疗，并在必要时重复给药[92]。对于重型VWD母亲，在产后2周内继续使用VWF/FⅧ浓缩物，每周约3次。

8. 手术

建议在具有专门血友病中心和凝血实验室的医院进行所有大型侵入性操作，以便持续测定VWF和FⅧ活性。FⅧ活性水平在很大程度上决定手术和软组织的出血风险，而VWF活性对黏膜出血更重要。在大型手术期间，应将FⅧ:C水平保持在0.8~1.0U/mL。术后因子水平推荐如下：①术后1~3天，0.6~0.8U/mL；②术后4~6天，0.4~0.6U/mL；③术后7~14天，0.3~0.5U/mL[63, 98]。

水潴留和快速抗药反应的风险可能会限制去氨加压素的有效性。因此，在大型手术后或其他需要较长治疗时间的情况下，可能需要联合使用VWF/FⅧ浓缩物，必要时联合或不联合去氨加压素治疗。

联合使用氨甲环酸治疗通常是有效的，尤其当黏膜受损时（静脉10~15mg/kg或口服20~25mg/kg，每8~12小时一次）。

对于VWD患者，一般不建议在手术时进行静脉血栓形成的预防，但对于接受大剂量VWF/FⅧ浓缩物或接受血栓形成风险较高手术的特定患者，可以考虑预防静脉血栓形成[99]。

9. HMB

HMB的治疗选择包括氨甲环酸、去氨加压素、VWF/FⅧ浓缩物、口服复方避孕药和宫内孕酮避孕器。如果对氨甲环酸和口服复方避孕药的反应欠佳，可能需要去氨加压素或VWF浓缩物来控制月经出血。氨甲环酸、去氨加压素和浓缩物通常在月经期间使用，去氨加压素通常仅用于前1~3天[83]。作为家庭治疗，去氨加压素理想的给药方式是皮下或鼻内给药。皮下给药作为家庭治疗，在43个自我治疗周期中，有效反应率为86%[76]。尽管一项交叉试验未能证明去氨加压素有实质性益处[101]，但使用鼻内喷雾剂也获得了类似结果（88%）[100]。

10. 大型前瞻性临床试验

尽管DDAVP被认为是大多数遗传性VWD患者的首选治疗方案，但在使用DDAVP治疗复发性出血、分娩和大型手术时，疗效和安全性仍存在一些悬而未决的问题。事实上，为了避免重复注射 DDAVP 后出现快速抗药反应和潜在的副作用，在分娩和接受大手术时，即使对 DDAVP 有反应的 VWD 患者，也通常首选含或不含 FⅧ的 VWF 浓缩物。目前还没有 VWD 患者 DDAVP 的生物学反应与临床疗效之间的相关性以及指导临床实践的前瞻性数据的报道。为探索 DDAVP 对 VWD 患者的有效性和安全性，曾开展过一项为期 24 个月的前瞻性临床观察和国际性研究，并在美国血液学会年会上对数据进行了期中分析讨论[101]。

ProDesWil 是一项由研究者发起的前瞻性研究、旨在评估去氨加压素对 VWD 患者疗效和安全性研究，在入组时对患者的 DDAVP 试验性输注期间的生物反应进行了评估[102]。纳入标准包括出血评分>4 分；VWF 活性水平<0.45U/mL，且家系中至少有另 1 位受累成员被诊断为 VWD，且无年龄限制。在评估 DDAVP 生物学反应时，研究沿用了既往的分类标准，将 VWD 患者的治疗反应划分为完全反应、部分反应和无反应[62]。治疗方案根据各国可获得的制剂进行调整，DDAVP 静脉或皮下给药（0.3μg/kg）或经鼻喷雾（4μg/kg），联合或不联合使用标准剂量抗纤溶药（ε-氨基己酸或氨甲环酸）。对于大型手术患者，DDAVP 采用间歇性给药方案（用药 3 天→停药 4 天→用药 3 天），并与氨甲环酸联合使用。研究采用 VWF 浓缩物的疗效标准进行评估，若患者需要额外输注 VWF 浓缩物，则视为 DDAVP 疗效不足。研究共纳入 268 例 VWD 患者，并对患者进行了为期 24 个月的随访，详细记录 DDAVP 用于出血、分娩、口腔手术和小/大手术中的应用情况。其中 225 例（85%）患者符合最终分析标准，包括 VWD1（n=184）、VWD1C（n=14）、VWD2A（n=15）和 VWD2M（n=12）。其中 14 例 VWD1C 患者因携带 C1130F 和 R1205H 突变而表现出 VWF 的清除加速。所有 VWD 中，DDAVP 生物学反应为完全、部分和无反应者分别占 89%、10% 和 1%。DDAVP 临床疗效和安全性：在 24 个月的随访期间，84 例患者（37.3%）接受 DDAVP 治疗，其中包含出血事件（n=104）、口腔手术（n=33）、分娩（n=12）和其他小/大手术（n=25）。DDAVP 总注射次数为 652 次，中位数、次数范围分别为出血（2，1~12 次）、口腔手术（1，1~10 次）、分娩（3，1~13 次）、小/大手术（3.6，1~16 次）。临床疗效为优/良的分别是出血（93.3%）、口腔手术（100%）、分娩（91.7%）、小/大手术（92.3%）。所有接受口腔手术的 VWD 患者中，无论联合（75%）和未联合（25%）使用 ε-氨基己酸/氨甲环酸，其疗效均为优/良。在 104 次出血治疗中，疗效为优/良者 96 次，疗效为差者 8 次，其中包括 2 例 VWD1 和 2 例 VWD2A 患者在月经过多时（4 次），3 例 VWD2A 和 1 例 VWD1C 患者在鼻出血（2 次）和胃肠道出血时（2 次）。12 例分娩患者中 11 例疗效为优/良，仅 1 例 VWD1C 患者剖宫产术后需要输注 VWF 浓缩物、疗效评定为差。11/25 例小手术均获得良好效果。在 14/25 例大手术（腹部手术 5 例、子宫切除术 3 例、扁桃体切除术 3 例、骨科手术和其他手术 3 例）中，2 例（1 例 VWD2A 部分肾切除术和 1 例 VWD1 扁桃体切除术）疗效被评定为差。安全性方面，16 例患者报告轻微不良反应（如面红、头痛和心动过速），仅 2 例因分娩或大手术而接受大剂量 DDAVP（>12 剂）的患者报告水潴留。

ProDesWil 研究纳入了一组相对较大队列的 VWD 患者，结果表明，对于表现出完全生物学反应的轻中型 VWD 患者，DDAVP 是一种有效、安全且廉价的治疗方法。在出血和口腔手术，而且在分娩和重大手术中，都应该推荐 DDAVP 作为有生物学反应的 VWD 患者的一线治疗。但对于部分反应的 VWD2A 和 VWD1 患者应慎用 DDAVP。应考虑加用 ε-氨基己酸/氨甲环酸，尤其当 DDAVP 使用时间超过 4 天时。

由于研究经费中断，这项前瞻性临床试验的第二阶段被迫终止；导致最终数据无法获得。这一情况凸显了有必要进行更多这样的研究以指导 DDAVP 的临床应用 [102]。

五、结论

去氨加压素因其止血特性，已成为特定 VWD 患者的有效止血药物。去氨加压素可以增加血浆 VWF 和 FⅧ水平、并刺激血小板黏附。在遗传性 VWD 中，大多数 1 型 VWD 患者对去氨加压素治疗有良好反应，部分 2 型 VWD 患者也有反应，而 3 型 VWD 患者通常无反应。去氨加压素的反应迅速，因而可用于出血的治疗和有创操作的预防性治疗。每例患者在接受 DDAVP 治疗前，都应进行药物预试验，以评估其反应质量和模式。重复给药时，必须考虑到去氨加压素有很强的抗利尿作用，如果不限制液体摄入，去氨加压素可能导致低钠血症。与因子浓缩物相比，去氨加压素还具有很好的成本优势。由于这些原因，建议对有反应的患者首选去氨加压素治疗。尽管去氨加压素已成功用于治疗 VWD 超过 45 年，积累了大量临床经验，但还缺乏前瞻性研究加以证实。VWD 患者使用去氨加压素的建议如下。

1. 应接受去氨加压素试验的患者

建议 VWF＜0.3U/mL 的患者进行去氨加压素试验，在输注后 1 小时（峰值）和至少 4 小时（清除）测定 FⅧ:C、VWF:Ag 和 VWF 活性水平；瑞斯托霉素诱导的血小板凝集（RIPA）升高或 2B 型患者，由于存在血小板减少的风险，不应进行该试验，除非已知存在特殊的有利突变；3 型患者对去氨加压素无反应，不应进行该试验；由于 2 型患者表现出不同的反应模式，该试验有助于确认诊断，并识别那些可从去氨加压素中获益的患者；几乎所有 VWF 基础水平＞0.3U/mL 的受试者都有反应，该试验并非必需。

2. 去氨加压素使用时机

出血发作和小型外科手术或侵入性操作时可使用去氨加压素；如果单独使用去氨加压素难以维持持续的临床有效水平（＞0.5U/mL）（如大手术），需要延长止血保护时间（＞3 天），则考虑单独使用 FⅧ/VWF 浓缩物替代治疗或与去氨加压素联合使用；可单独使用氨甲环酸治疗或预防轻型患者的出血，或者作为较严重患者的辅助治疗，尤其是黏膜出血。

3. 监测潜在的副作用

对于反复接受去氨加压素治疗的患者，应监测 FⅧ:C 和 VWF 活性反应（快速抗药反应的风险）。小心使用或避免使用的患者包括：①＜2 岁的儿童，即使单次给药也存在低钠血症风险；②有特殊心血管疾病（如冠心病、脑血管疾病和外周血管疾病）危险因素（血栓形成风险）的患者；③在成人患者密集给药期间，限制液体摄入并监测尿量和血清电解质。

4. 妊娠

如果 FⅧ或 VWF 未达到＞0.5U/mL，对去氨加压素有反应的 VWD 孕妇可在分娩时脐带剪切后安全给药（0.3μg/kg，持续 2~3 天）；妊娠早期进行侵入性操作，或硬膜外麻醉前 VWF 水平未达到＞0.5U/mL 时也可使用去氨加压素；为减少产后出血，从分娩后不久应开始考虑口服氨甲环酸，根据需要可持续用药 14 天（通常每次 1g，每 8 小时 1 次）。

第二十二章　血浆源性和重组 VWF 浓缩物

Pier Mannuccio Mannucci　Massimo Franchini

王甜甜　张心声　译　　王书杰　余自强　校

一、引言

VWD 是最常见的遗传性出血性疾病，在人群中的患病率为 1%~2%[1]。VWD 是由 VWF 数量或质量缺陷所致，VWF 是一种血浆糖蛋白，跟血小板一起在初级止血过程中发挥关键作用，同时也是血液循环中 FⅧ的载体[2]。遗传性 VWD 可分为不同类型。1 型和 3 型 VWD 表现为 VWF 数量部分或几乎完全缺乏，而 2 型 VWD 则表现为 VWF 的质量缺陷。1 型 VWD 作为最常见的类型，具有常染色体不完全显性遗传特征。1 型 VWD 的特征是血浆中 VWF:Ag 和 VWF:RCo 水平轻度至中重度降低。在 1 型 VWD 中，VWF 的功能正常，通常血浆 VWF 多聚体模式也正常、血浆中 FⅧ水平与 VWF 成比例降低。1 型患者表现为程度不一的皮肤黏膜出血，其严重程度通常与 VWF 和 FⅧ缺乏程度相关。在 2 型 VWD 中，2A 型是最常见的 VWF 质量缺陷类型，大多表现为常染色体显性遗传。2A 型 VWD 的特征是 VWF:RCo 与 VWF:Ag 的比值较低（<0.7），缺乏较大和中等大小的 VWF 多聚体，在富含血小板的血浆中，瑞斯托霉素诱导的血小板聚集（RIPA）功能降低。2B 型 VWD 的主要遗传方式与 2A 型相同，也是常染色体显性遗传。2B 型 VWD 最典型和常见的实验室特征是 RIPA 增高、有时伴有轻至中度血小板减少、FⅧ和 VWF:Ag 水平轻度降低或正常、VWF:RCo 降低、血浆中缺乏较大的多聚体，但在有些患者中可以看到完整的多聚体模式。在 2M 型 VWD 中，VWF 多聚体分布正常，但血小板依赖的 VWF 活性降低。2N 型 VWD 的特点是 VWF:Ag 和 VWF:RCo 水平正常，多聚体模式正常，但由于 FⅧ与质量异常的 VWF 结合力较差，导致 FⅧ的清除率增加，故血浆中 FⅧ水平较低。因此，2N 型 VWD 类似于轻型血友病 A，但其遗传方式为常染色体隐性遗传。3 型 VWD 为常染色体隐性遗传，其特点是血浆（和血小板）中检测不到 VWF，血浆中 FⅧ含量很低（0.01~0.05U/mL），因此患者有严重的出血倾向，不仅表现为黏膜出血（如鼻出血、月经过多、消化道出血），还可能出现与中重型血友病 A 相似的关节出血[3]。

对于 VWD 的治疗目标是纠正双重止血缺陷，即纠正由于血小板黏附-聚集异常和 FⅧ水平降低所导致的内源性凝血异常。与血友病不同，血友病患者通常需要通过预防性治疗来防止出血，而大多数 VWD 患者的出血频率和临床严重程度相对较低，一般情况下，只有在出血或进行侵入性手术或外伤时才需要接受治疗。不过，3 型 VWD 患者例外，可能需要进行预防性替代治疗，尤其是在出现反复关节和胃肠道出血情况下（二级预防）。治疗的主要方法是使用合成药物 DDAVP 进行自体替代治疗，以及使用血浆源性 VWF/FⅧ或不含 FⅧ的纯化 VWF 浓缩物进行同种异体替代治疗[4-6]，还包括 FDA 和 EMA 批准的纯化 VWF 重组产品[7, 8]。此外，还有些辅助治疗方法可以作用于 VWF 介导的止血过程，如血小板输注和雌激素孕激素复合药物。辅助疗法还有氨甲环酸等抗纤溶氨基酸，这类药物可在不影响血浆 VWF 水平的情况下改善止血[9]。本章主要介绍血浆衍生制品和重组制品的使用。

二、血浆源性 VWF/FⅧ和纯化 VWF 浓缩物

输注经过病毒灭活处理的血浆源性 VWF/FⅧ浓缩物，适用于 DDAVP 治疗无效的 VWD（严重的 1 型、2 型和 3 型）患者，或预计需要长期治疗（大型手术或大出血、严重创伤）且对 DDAVP 生物学和临床反应不够持久的患者。已获批 VWF/FⅧ或 VWF 浓缩物的主要特点如表 22.1。

表 22.1 治疗 VWD 的血浆源性 VWF/FⅧ和 VWF 浓缩物的主要特征

制品	纯化方法	病毒灭活	VWF 活性（U/mg 蛋白）	VWF:RCo/Ag（%）[a]	VWF:RCo/FⅧ（%）[a]
Alphanate Grifols	沉淀法/肝素配体层析法	SD+ 干热灭菌法	>100	0.9	1.2
Biostate CSL Biotherapies	沉淀法/肝素配体层析法	SD+ 干热灭菌法	100	0.83	2.0
Factor 8Y Bio Products Laboratory	冷沉淀、肝素和甘氨酸沉淀法	干热灭菌法	>50	0.6	1.8
Fanhdi Grifols	沉淀法/肝素配体层析法	SD+ 干热灭菌法	>100	0.8	1.2
Haemate P CSL Behring	多重沉淀法	巴氏灭菌法	>80	0.8	2.4
Immunate Baxalta	离子交换层析法	SD+ 蒸汽加热法	70±30	0.6	0.75
Talate Shire-Takeda	离子交换层析法	SD+ 蒸汽加热法	70±30	0.5	1.1
Wilate Octapharma	沉淀、离子交换和分子排阻层析法	SD+ 干热灭菌法	>100	0.9~1.0	1.0
Wilfactin LFB	离子交换，亲和层析法	SD+NF+ 干热灭菌法	>80	0.7	60

SD（有机溶剂-去污剂）；NF（纳米过滤）。[a] 数据来源 Mark Brooker，凝血因子浓缩物登记（第 9 版，世界血友病联盟，2012）。

2002 年发表了第一项采用前瞻性设计的研究，旨在评估 VWF 在 VWD 中药代动力学和临床疗效[10]，该研究有 53 例患者在 87 次出血发作中接受经两次病毒灭活的 VWF/FⅧ浓缩液的按需治疗，以及 39 例患者在接受 71 次手术或侵入性操作前的预防治疗。对于 3 型 VWD 患者而言，由于输注 VWF 后产生内源性 FⅧ，因此 FⅧ:C 的半衰期大约是 VWF:Ag 的 2 倍（分别为 23.8 小时和 12.9 小时）。在 86% 的自发性出血和 71% 的手术或侵入性操作中，均取得良好的临床效果。此外，还有一项针对与 Alphanate 工艺非常相似的 Fanhdi 进行的规模较小的前瞻性研究，14 例患者接受 30 次出血发作和 9 次外科手术前的治疗，100% 的患者临床反应为优/良，FⅧ:C 和 VWF:Ag 的平均半衰期分别为 33.4 小时和 27.5 小时[11]。

Haemate P 是自 20 世纪 80 年代初就被广泛应用于 VWD 的治疗，因其 VWF 含量高（VWF:RCo/FⅧ比值为 2.5）[12]，至今仍被认为是治疗 VWD 的金标准。两项前瞻性研究证实了 Haemate P 对急性自发性出血（98% 患者反应优/良）和手术事件（100% 患者反应优/良）的安全性和有效性[13，14]。另一项前瞻性研究共纳入了 29 例接受择期手术的 VWD 患者，通过药代动力学分析来选择治疗剂量[15]。术前给予 Haemate P 的中位负荷剂量为 62.4U/kg VWF:RCo，在手术当天，96% 的患者止血反应为优/良，在术后几天，100% 患者止血反应优/良。最近，一种群体药代动力学模型被用于指导在围术期更精确地使用该制品[16]。2012 年进行的另一项研究评估了 Haemate P 新型减容量制剂的安全性和有效性，结果表明，在 121 例 VWD 患者中，93%~99% 的患者治疗反应为优/良[17]。此外，对纳入 44 例患者的四项前瞻性研究的 Wilate VWF/FⅧ浓缩物的安全性和有效性进行汇总分析显示，在多达 1095 例自发性或创伤后出血发作中，96% 的患者临床疗效为优/良[18]。此外，大量关于 Haemate P、Alphanate、Fanhdi 和 Wilate 的回顾性研究也显示出与前瞻性研究一致的阳性结果[19-25]。如表 22.1 所示，其他血浆源性 VWF/FⅧ浓缩物包括 Biostate、Immunate、Talate 和 Factor 8Y。

表 22.2 提供了使用血浆源性 VWF/FⅧ浓缩物的一般治疗建议。总体而言，为了治疗自发性出血或预防低因子水平（<0.1U/mL）患者在手术或侵入性操作过程中的出血，建议每天一次或隔天一次给药，VWF:RCo/FⅧ:C 剂量为 20~60U/kg，具体剂量取决于出血的风险和严重程度。更严重的患者（即 FⅧ:C<0.05U/mL）关节出血会更加频繁，可能导致靶关节损伤和关节病变，因此，这类患者应从长期的二级预防中获益。反复出现消化道出血的老年患者和经常鼻出血的儿童也应考虑进行预防治疗[4，26]。在过去 15 年内，收集了许多关于二级预防的经验[27，28]，其中最大的一组数据来自 VWD 预防网络系统[29]，该系统收集了 105 例患者的回顾性和前瞻性研究数据，结果表明长期预防可降低鼻出血、消化道出血、关节出血和月经过多的频率[29]。这些发现得到了一项较小规模研究（PRO.WILL 研究）的证实，该研究比较了二级预防与按需使用 VWF/FⅧ浓缩物的治疗效果[30]。

表 22.2　血浆源性 VWF/FⅧ浓缩物治疗 VWD

指征	治疗方案	血浆 VWF:RCo/ FⅧ:C 靶水平[a]
大手术	初始剂量 40~60U/kg 体重，初始每 12 小时一次，随后根据情况调整为每天一次，直至伤口完全愈合	0.5~1.0U/mL，维持 3~10 天

续表

指征	治疗方案	血浆 VWF:RCo/ FⅧ:C 靶水平[a]
小手术	30~50U/kg 体重，每天 1 次（可能仅需 1~3 天）	>0.3U/mL
拔牙	20~30U/kg 体重（通常在手术前单次给药）	>0.3U/mL，12 小时以上
自发或创伤性出血	20~60U/kg 体重，每天 1 次，直至出血停止（通常 2~4 天）	>0.3U/mL

[a] 这些剂量适用于 FⅧ:C/VWF:RCo 水平降低（< 0.1U/mL）的 VWD 患者。

由于可能引起危及生命的过敏反应，含有 VWF 血浆浓缩物禁用于罕见的、产生 VWF 同种抗体的 3 型 VWD 患者（即大片段基因缺失或无义突变纯合子）[31]。当这些患者发生出血（如关节出血）或考虑预防手术出血时，可通过持续静脉滴注重组 FⅧ或重组活化凝血因子Ⅶ对其进行有效治疗[32-34]。另一种可能的选择是最近一些病例报道中提到的皮下注射艾美赛珠单抗，这种药物可模拟 FⅧ的凝血活性，且不依赖于 VWF，也不受中和性同种抗体的影响[35，36]。

反复滴注 VWF/FⅧ浓缩物可能出现的另一种不良反应是静脉血栓栓塞。外源性 FⅧ输入后，可与内源性合成的 VWF 及稳定的 FⅧ功能相互叠加，进而导致血浆 FⅧ:C 水平高于 1.5U/mL，这是发生静脉血栓栓塞的一个危险因素[37]。因此，当需要反复输注 VWF/FⅧ浓缩物时（如大型手术期间），应每天检测血浆中 FⅧ:C 水平，以避免输注后 FⅧ:C 水平过高。目前已研发出一种仅含极少量 FⅧ且高度纯化的 VWF 血浆衍生物，专门用于 VWD[38]。然而，由于在 VWF 替代输注治疗后 FⅧ:C 水平上升缓慢，通常需 6~8 小时后才达到峰值，当 FⅧ:C 基线水平≤0.3U/mL 的患者需要迅速止血时，有必要同时给予初始剂量的 FⅧ。在一项前瞻性研究中[39]，50 例临床重型 VWD 患者在 139 次自发性出血和 108 次外科或侵入性手术中使用这种纯化 VWF 浓缩物，结果被评为优或良好的比例分别为 89% 和 100%。只有 38% 的自发性出血和 12% 的外科和（或）侵入性紧急手术患者在首次输注 VWF 时需同时给予一剂 FⅧ[39]。这种缺乏 FⅧ制品的潜在适应证包括择期大型手术，尤其是对于血栓形成高风险的患者（如老年、癌症手术和骨科手术）需要反复输注时，以及长期预防性治疗的患者。

三、重组纯化 VWF 浓缩物

虽然 VWF 基因的克隆化为重组 VWF 的工业化生产奠定了基础，但 VWF 分子结构复杂，研发稳定且高效生产工艺的周期很长，大规模生产适用于治疗的重组 VWF 尚有一定困难[40]。Vonicog alfa 是一种高度纯化的重组 VWF 产品，由经过基因工程改造的中国仓鼠卵巢细胞系生产，其细胞培养基中不含有动物蛋白或人类蛋白，最终产品中只有微量的 FⅧ[41]。由于 Vonicog alfa 是在无 VWF 裂解蛋白酶 ADAMTS13 的情况下产生的，因此不仅含有正常血浆中存在的所有 VWF 多聚体，还含有在初级止血中最为活跃的超大分子多聚体，这些多聚体存在于内皮细胞和血小板中具有生理活性，但在正常血浆中却不存在。这些超大分子 VWF 多聚体在输注后会被患者自身血浆中的 ADAMTS13 酶迅速裂解[42]。

对 VWD 患者进行的多项研究显示了 Vonicog alfa 的有效性和安全性，并因此获得了治疗许可[7, 8, 43]。一项I/II期首次人体试验研究了重组 VWF 在 32 例 3 型或重度 1 型 VWD 受试者中的药代动力学和安全性，并于 2013 年发表[44]。在该研究中，Vonicog alfa 与重组 FⅧ（Advate）以固定比例（1.3：1）给药，并与血浆源性 VWF/FⅧ Haemate P 进行了比较。在药代动力学分析显示，重组 VWF 与血浆源性产品相比，VWF:Ag（分别为 25.5 小时和 17.9 小时）和 VWF:RCo（分别为 16.3 小时和 14.4 小时）的终末半衰期更长。研究期间未出现安全性问题，尤其是血栓性事件。此外，血浆浓度曲线下面积表明，重组 VWF 和 FⅧ（即 Vonicog alfa 和 Advate）联合给药比血浆源性 VWF/FⅧ制品更能稳定内源性产生的 FⅧ:C[44]。这种稳定性的提高支持在不同时使用 FⅧ的情况下，单独使用 Vonicog alfa 也可达到 FⅧ:C 的止血水平。在一项III期临床研究中探索了这一方法，旨在评估重组 VWF 用于治疗重型 VWD 出血的药代动力学、安全性和有效性[45]。通过随机交叉设计进行比较（重组 VWF 与重组 VWF+ 重组 FⅧ，重组 VWF 剂量为 VWF:RCo 50U/kg），结果显示，重组 VWF 的药代动力学特征不受同时使用重组 FⅧ的影响（平均 VWF:RCo 终末半衰期重组 VWF 为 21.9 小时，重组 VWF+ 重组 FⅧ为 19.6 小时）。此外，当单独输注 Vonicog alfa 时，在输注后 6 小时内就能达到临床满意的血浆 FⅧ:C 水平，且这种有效止血的凝血活性水平可维持 72 小时，表明该产品能有效稳定内源性 FⅧ，因此在首次输注 VWF 后无需额外输注重组 FⅧ[45]。在该研究中，37 例 VWD 患者发生了 192 次出血事件，所有需要治疗的出血事件的止血效果均被评为优（96.9%）或良好（3.1%），单次药物输注对 81.8% 的出血事件有效。

另一项III期研究则旨在评估 Vonicog alfa 合用或不合用重组 FⅧ在接受择期手术的重型 VWD 患者中的止血疗效/安全性[44]。研究共纳入 15 例患者，其中 10 例大型手术、4 例小型手术和 1 例口腔手术患者，所有患者的总体止血效果和术中止血效果被评为优的比例分别为 73.3% 和 86.7%，被评为良好的比例分别为 26.7% 和 13.3%。大多数（89.4%）情况下单独输注重组 VWF，且在输注后 6 小时内自身产生的 FⅧ可达到有效的止血水平，并维持 72~96 小时[46]。研究期间发现 1 例可能与治疗相关的深静脉血栓形成但未发生抑制性抗 VWF 抗体的病例。基于这些关键性试验的阳性结果，Vonicog alfa 已被批准用于成人患者按需治疗和控制出血事件，以及预防术中和术后大出血。最新的数据来自法国的一项回顾性研究，该研究评估了 Vonicog alfa 在 53 例接受 63 次外科手术患者中的安全性和有效性[47]。结果显示，低频次、低剂量输注重组 VWF 可有效预防 97% 的手术出血。没有发生包括血栓栓塞并发症在内的不良事件。目前正在进行两项III期研究，分别探讨 Vonicog alfa 在尚未获批的预防治疗（NCT02973087）和儿童患者（NCT02932618）中的应用。

四、结论

在治疗对 DDAVP 无反应或反应不佳的 VWD 患者方面，传统的血浆源性 VWF/FⅧ浓缩物仍发挥着关键作用，尽管 VWF 和 FⅧ含量有所不同，但所有可及的制品都显示出极佳的安全性和临床疗效[48, 49]。

考虑到 VWF 分子的大小和复杂性，重组 VWF 的工业化生产堪称制造技术的一座里程碑。然而，考虑到成本（在大多数国家都非常高昂），还有待通过独立的比较研究来证实重组 VWF 相对于血浆源性制品的优势。在这些数据发布之前，建议重组 VWF 制品可用于择期手术中的止血预防，尤其是在与高凝状态相关的临床情况下，如妊娠/产后以及接受骨科和肿瘤手术的患者。最后，尽管 Vonicog alfa 尚未获批用于预防治疗以及儿童病例，但因能够避免在使用 VWF/FⅧ浓缩物时出现高 FⅧ:C 血浆水平，因此对于长期预防治疗（如血管发育不良引起的胃肠道出血）具有很大的吸引力[25]。

第二十三章　获得性血管性血友病病理生理学、流行病学和治疗

Ulrich Budde　　Augusto B. Federici

张予洪　王宁烨　译　　王书杰　杨仁池　校

一、引言

首次对 VWD 的一种明显的获得性形式的描述可以追溯到 1968 年[1]，其时文献报道了系统性红斑狼疮患者出现的严重出血倾向。尽管这篇报道早于 VWF 的定量检测方法的建立，但在血小板计数正常且 FⅧ活性降低的情况下，出血时间延长这一特征与遗传性 VWD 患者的表现类似。为了区分遗传性与获得性形式，这类非遗传性疾病现被称为获得性血管性血友病综合征（AVWS）。另外 4 例具有类似获得性 VWF 缺陷的患者也患有免疫性疾病[2]。在随后的几年中，其他一些潜在的临床状况也被描述为与 AVWS 相关（1968—1998 年期间有 116 篇报道），其中大多数为单个病例报告（因为即使是大型中心也没有足够的患者数量来全面描述这种罕见的出血性疾病）。由于缺乏大规模前瞻性研究，因此无法确定 AVWS 在普通人群中的实际患病率。在唯一一项单中心前瞻性研究中，研究者在 260 例血液病患者中发现 AVWS 的患病率约为 10%[3]。尽管在 2000 年之前有大量原创和综述[4-8]介绍 AVWS 的病因、病理生理、实验室特征、临床表现和治疗结果，但由于缺乏大规模前瞻性研究，仍无法计算 AVWS 的患病率。2000 年，ISTH SSC VWF 分委会对 1998 年和 1999 年的数据进行了回顾性调查，并发布了关于 AVWS 发病率相关的官方资料[9]，其中的数据与 1968—1998 年的文献进行了严格对比。ISTH-SSC 的 VWF 分委会曾提出建立一个前瞻性 AVWS 登记系统的建议，已过去 20 年，遗憾的是该项目至今仍未启动。目前关于 AVWS 患者的最新信息由汉堡临床止血实验室（clinical laboratory of hemostasis of Hamburg，CLHH）提供，该实验室收集了 3000 多个病例，并与已发表的病例（$n=4153$）进行了比较[10]。本章通过讨论 CLHH 提供的最大 AVWS 病例队列的临床和实验室信息，来提高对这种罕见出血性疾病的认识。

二、AVWS 与潜在疾病发生的病理生理机制

与遗传性 VWD 不同，大多数 AVWS 患者的 VWF 合成是正常的，甚至在某些情况下有所增加。在这些患者中，VWF 血浆水平的降低主要是由于其从血浆中被加速清除，这一过程主要由以下 4 种病理机制引起（图 23.1）：①特异性或非特异性的自身抗体形成循环免疫复合物，使 VWF 失活（这些复合物被带有 Fc 受体的细胞清除）；② VWF 被恶性细胞克隆吸附；③在高剪切应力条件下高分子量（HMW）

VWF 多聚体丢失；④甲状腺功能减退患者内皮细胞（EC）产生 VWF 减少。这些机制在之前由 AVWS 治疗专家发表的两项建议中已进行了讨论[11, 12]。具体疾病导致 VWF 数量和（或）质量变化的详细机制如下。

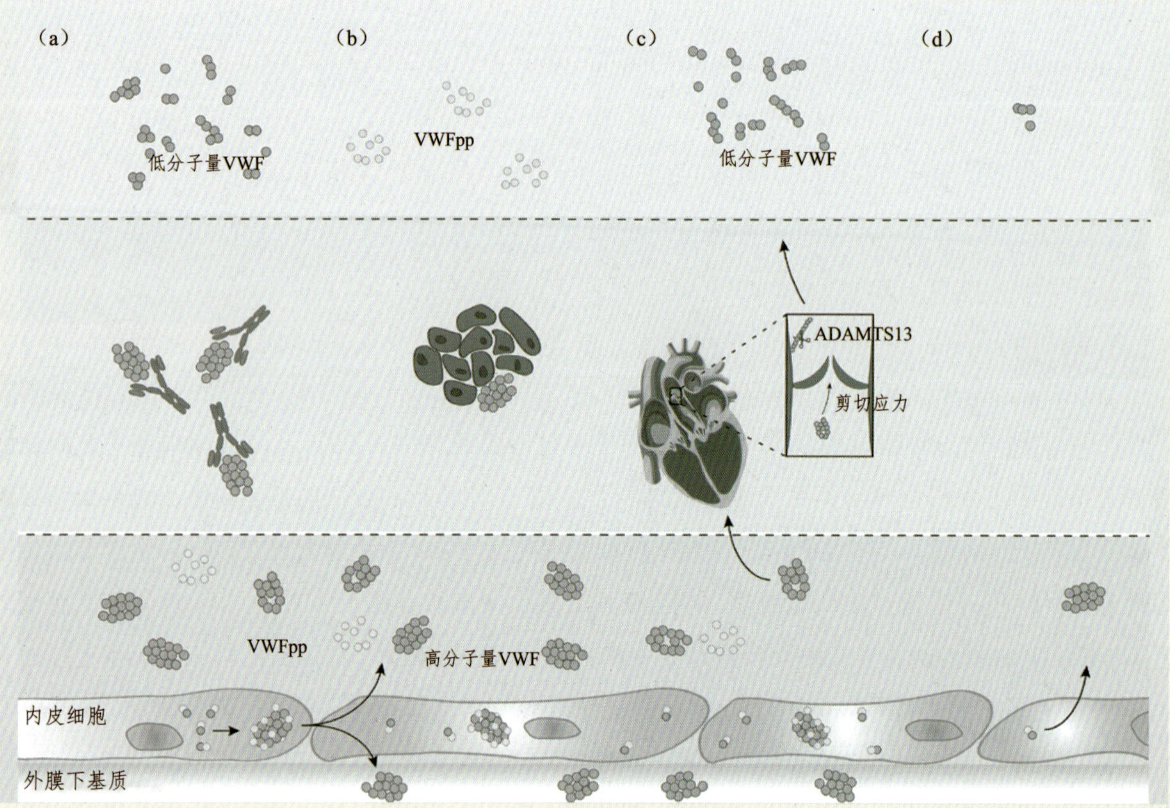

图 23.1　AVWS 的四种主要发病机制

图中下栏示内皮细胞正常的 VWF 生物合成和释放。所有高分子量（HMW）多聚体都存在于 VWFpp 裂解后释放的 VWF 中，这些 VWF 在循环中与天然 VWF 数量相等。中栏示引起 AVWS 的 4 种主要机制是：①特异性或非特异性自身抗体使 VWF 失活，这些自身抗体与 VWF 形成循环免疫复合物，并与 VWF 一起被携带 Fc 的细胞清除；② VWF 被恶性细胞克隆吸附；③在心脏瓣膜异常发生的高剪切应力条件下 VWF-HMW 多聚体丢失；④甲状腺功能减退时内皮细胞 VWF 的生成减少。上栏示 4 种机制对 VWF 结构和功能的影响。在机制（a）自身抗体存在情况下，由内皮细胞分泌的完整天然 VWF 常从循环中被清除，导致 VWF 和抗原浓度非常低，但 VWFpp 水平正常。当机制（b）恶性细胞克隆和机制（c）高剪切应力条件导致 AVWS 时，HMW-VWF 多聚体发生丢失，导致 VWF 活性降低，而 VWF 浓度相对正常。在机制（d）中，内皮细胞释放的正常 VWF 数量减少（根据参考文献 Callaghan 等[12]修改）。

1. 特异性自身抗体或非特异性自身抗体导致循环免疫复合物形成并增强 VWF 清除

淋巴增殖性疾病、肿瘤疾病、免疫性疾病。

2. VWF 在恶性细胞克隆或其他细胞表面吸附

淋巴增殖性疾病、肿瘤疾病、骨髓增殖性疾病。

3. 剪切力增强

先天性心脏缺陷、主动脉瓣狭窄及其他心脏瓣膜缺陷、左心辅助装置、体外生命支持/体外膜肺氧合、心内膜炎、血管畸形（M.Osler、Kasabach-Merritt 综合征）、严重动脉粥样硬化、β-地中海贫血。

4. 合成减少

甲状腺功能减退。

5. 诱发获得性 VWF 缺陷的其他可能机制

VWF 蛋白裂解增加：①特异性，骨髓增殖性疾病、尿毒症以及某些药物（如环丙沙星）；②非特异性（纤溶蛋白），轻链淀粉样变性、原发性纤溶亢进、继发性纤溶亢进以及某些临床干预（如溶栓治疗）。

未知的包括某些药物（丙戊酸、头孢噻肟）、病毒性疾病、肝肾疾病、恶性疾病、混合型冷球蛋白血症、糖原贮积病I型、特纳综合征。

与通常由 FⅧ的自身抗体引起的获得性血友病不同，AVWS 的发病机制异质性更高。目前尚未发现任何一种机制表现为疾病特异性，其中某一种机制可在不同潜在疾病情况下导致 AVWS，且在每种已知与该综合征相关的潜在疾病中，可能存在一种以上的致病机制。在某些患者中，导致 AVWS 的病理生理机制目前尚无法确定。与 AVWS 相关的潜在疾病以及在文献和 CLHH 中发现的相对百分比如表 23.1。

表 23.1　CLHH 及其他已报道的与 AVWS 相关的主要疾病

疾病名称	文献（n=4328 例）	CLHH（n=3076 例）
淋巴增殖性	424（9.8）	481（15.6）
有临床意义的单克隆免疫球蛋白病	112（26.4）	371（77.1）
冒烟型淋巴瘤	1（0.2）	3（0.6）
多发性骨髓瘤	222（52.4）	38（7.9）
M.Waldenström 病	58（13.7）	30（6.2）
非霍奇金淋巴瘤	21（5.0）	22（4.6）
霍奇金淋巴瘤	0	5（1.0）
毛细胞白血病	1（0.2）	3（0.6）
淀粉样变	8（1.9）	6（1.2）
急性淋巴细胞白血病	1（0.2）	3（0.6）
心血管相关	3448（79.7）	1397（45.4）
先天性心脏缺陷	263（7.6）	188（13.5）
主动脉瓣狭窄	579（16.8）	196（14.0）
二尖瓣缺损	149（4.3）	32（2.3）

续表

疾病名称	文献（*n*=4328 例）	CLHH（*n*=3076 例）
其他瓣膜缺陷	3（0.09）	12（0.86）
体外生命支持/体外膜肺氧合	647（18.8）	488（34.9）
心脏辅助装置	1730（50.2）	394（28.2）
心力衰竭	77（2.2）	54（3.9）
心脏移植后	0	12（0.86）
心内膜炎	0	5（0.36）
动脉粥样硬化	0	11（0.79）
畸形	0	5（0.36）
骨髓增殖性	214（4.9）	795（25.8）
原发性血小板增多症	163（76.2）	256（32.2）
真性红细胞增多症	19（8.9）	102（12.8）
骨髓纤维化	32（15.0）	30（3.8）
慢性髓性白血病	0	2（0.3）
急性髓性白血病	0	4（0.5）
未明确	0	401（50.4）
免疫	31（0.7）	19（0.60）
自身免疫性疾病	24（77.4）	12（63.2）
红斑狼疮	5（16.1）	5（26.3）
移植物抗宿主病	2（6.5）	2（10.5）
其他	211（4.9）	384（12.5）
肝病	0	77（16.5）
肝硬化	0	32（41.6）
肝移植	0	4（5.2）
未明确/仅1 例患者	0	41（53.2）
肿瘤	19（14.0）	59（12.2）
癌和实体瘤	11（57.9）	57（96.6）
肾母细胞瘤	8（42.1）	2（3.4）
肾病	4（2.9）	55（11.8）
尿毒症	3（75.0）	35（63.6）

续表

疾病名称	文献（n=4328 例）	CLHH（n=3076 例）
肾脏移植	0	3（5.5）
急性肾功能不全	0	5（9.1）
未明确	0	11（20.0）
肾病综合征	1（25.0）	1（1.8）
妊娠	46（33.8）	55（11.6）
溶血性尿毒综合征发作	0	30（10.5）
传染病	1（1.5）	23（4.9）
EB 病毒感染	1（100）	0
丙型肝炎	0	23（100）
血栓性血小板减少性紫癜	0	23（4.9）
COVID-19 感染	0	16（4.5）
纤溶亢进	0	12（2.6）
糖原贮积病	0	12（2.6）
梗阻性肥厚型心肌病	78	11（2.4）
药物	19（14.0）	11（2.4）
丙戊酸	18（94.7）	10（90.9）
卡马西平	0	1（9.1）
头孢噻肟	1（5.3）	0
甲状腺功能减退	39（28.7）	0
M.Gaucher 病	5（3.7）	0

较少见的基础疾病包括急性出血（9 例）、风湿病（7 例）、努南综合征（5 例）、肺动脉高压（4 例）、淀粉样变性（4 例），另外，血友病 A、先天性糖基化障碍综合征、急性呼吸窘迫综合征、败血症、Kasabach-Merritt 综合征（各 3 例），慢性炎性脱髓鞘性多发性神经根病变、角化不良、Ehlers-Danlos 综合征、溶血性贫血、HIV、肺移植、微血管病变、镰状细胞性贫血、Klippel-Trenaunay 综合征（各 2 例），奥斯勒病、再生障碍性贫血、颞动脉炎、Chediak-Higashi 综合征、Churg-Strauss 综合征、Cloves 综合征、慢性阻塞性肺窘迫、异常纤维蛋白原血症、血色病、噬血细胞性淋巴组织细胞增生症、肥大细胞增生症、黏多糖贮积症Ⅵ型、重症肌无力、Stickler 综合征、结节性硬化症、变异性感染综合征、血管炎、Wegener 肉芽肿、Wiskott-Aldrich 综合征、Zellweger 综合征（各 1 例）。

三、诊断试验

诊断 AVWS 的初步试验与 VWD 患者相同。然而，AVWS 患者 VWF:Ag 水平可能在正常范围，甚至明显增高。此外，与 VWD 相比，评估 VWF 活性（VWF:RCo，VWF:GPⅠbR，VWF GPⅠbM，VWF:Ab，VWF:CB）的检测结果可能并未显著降低，在许多情况下，VWF 活性/VWF 抗原比值相对正常（＞0.7）。VWFpp 反映了 VWF 的合成和分泌到血液循环的情况，VWFpp/VWF:Ag 比值增加表明循环中 VWF 的清除加速。然而，VWFpp/VWF:Ag 比值的增加对 AVWS 而言并不是特异的，因为 VWD 1C 型也存在这种现象。RIPA 对诊断价值有限，因为很少有患者表现出 2B 型模式。对于那些具有抗 VWF 抗体和（或）抑制物的患者，必须进行 ELISA 试验和基于 Bethesda 的抗 VWF 抑制物检测，以获得正确诊断[13-15]。用于包板的纯化 VWF 应来自非人类和非灵长类物种，因其 VWF 含有 ABO 血型物质。AVWS 患者中普遍存在的针对 ABO 血型的抗体会使结果产生假阳性。在罕见的自身抗体阳性患者和较多的淋巴增殖性疾病患者中，IgG、IgM 和 IgA 抗体检测可能呈阳性，因此至少应检测这三种抗体亚型。可以通过 Bethesda 法和 ELISA 法测定 VWF:GPⅠb 和 VWF:CB 来检测抗 VWF 抑制物活性[15]。另一种检测方法是免疫复合物的固相（蛋白 A 琼脂凝胶）免疫吸附。由于蛋白 A 可直接结合 VWF，因此该反应需要设立严格的对照，以避免出现的假阳性结果[16]。VWF 多聚体分析[17]有助于鉴别 AVWS 患者循环中 VWF 的结构异常，例如 HMWM 的丢失、超大多聚体的存在以及来自典型亚带模式的修饰。在疑似 AVWS 患者的检查中，VWF 多聚体分析是一个非常敏感的检测方法，可参照 CLHH 所开展的工作模式，在专业实验室常规开展多聚体电泳分析，并由熟悉 VWD 诊断的研究者直接评估结果。最后，AVWS 的诊断也可以间接通过使用 3 种治疗 AVWS 的药物得到间接证实[18]。例如，AVWS 患者使用 DDAVP 治疗，这种药物诱导内源性 VWF 从细胞间隙释放，或者使用含有外源性 VWF 的浓缩物，其 VWF 半衰期总是比 VWD 患者观察到的更短[19，20]。第三种治疗药物是静脉注射免疫球蛋白（intravenous immunoglobulin，IVIg）：如果存在抗 VWF IgG 自身抗体，使用类似于治疗免疫性血小板减少症的高剂量 IVIg 可以在 48 小时内恢复正常的 VWF 水平。

四、AVWS 与 VWD 的鉴别

仔细分析患者及其家庭成员的出血病史是区分 AVWS 和 VWD 的关键[11]。迟发性出血和阴性家族史往往提示 AVWS 的可能性，尽管轻型 VWD 患者家族史也可能为阴性，且临床症状可能在生命后期才出现。另一方面，AVWS 患者可能平时无临床症状，直至严重创伤或接受外科手术时，才会出现无法通过常规手段控制的严重出血。因此，对患有已知与 AVWS 相关疾病的患者，至少应在任何择期手术干预之前进行 VWF 实验室检测。因此，包含 VWF:Ag、VWF:CB 以及目前用于评估血小板依赖性 VWF 活性的任一种检测（例如 VWF:Rco、VWF:GPⅠbM、VWF:GPⅠbR 或 VWF:Ab）的诊断试验是筛查出这些患者的有效组合。当患者出血严重，甚至包括 aPTT 在内的标准凝血指标出现异常时，可通过以下的实验室检查确立 AVWS 的诊断。

1. 一般项目

患者及其家族史、筛查试验、活化部分凝血活酶时间、血小板计数。

2. 确诊实验

VWF:Ag、FⅧ:C、VWF:GPⅠbR、VWF:GPⅠbM、VWF:Ab、VWF:CB。

3. 专业实验室检测

RIPA、VWF 多聚体分析（低分辨率凝胶）、抗体 ELISA、VWF 抑制物、VWF:pp。

4. 抗 VWF 抗体测定

直接法：①采用 Bethesda 法检测 FⅧ抑制物（VWF:GPⅠbM、VWF:GPⅠbR、VWF:Ab、VWF:CB）[68]；②直接与固化的非人源（无血型抗原）VWF 结合[69, 70]；③免疫复合物固相（蛋白 A 琼脂凝胶）吸附（蛋白 A 直接结合 VWF，因此若反应未设立严格的质控验证体系，极可能出现假阳性结果[71, 72]）；④对所有 AVWS 患者，必须通过 Bethesda 检测 FⅧ自身抗体阴性排除获得性血友病 A。

间接法：①输注 DDAVP、Ⅷ/VWF 浓缩物和大剂量静脉注射丙种球蛋白后 VWF 的反应[73]；②分析可能导致 AVWS 的潜在机制，通过对潜在疾病进行适当的治疗来纠正 AVWS。

五、淋巴增殖性疾病

淋巴增殖性疾病患者是与 AVWS 相关的重要潜在疾病群体，无论是在文献（30%）还是 ISTH 登记系统（48%）中都占有较大比例（表 23.1）[9]。Mohri 等[3]在一项前瞻性研究中共纳入的 260 例患者中 145 例患有淋巴增殖性疾病，11 例（7.5%）患者被诊断为 AVWS，11 例 AVWS 中 5 例被归类为活跃出血者（45%）。Nitu-Whalley 等[22]在 10 年中发现了 6 例淋巴增殖性疾病患者出现 AVWS，而 Tiede 等[10]报道了 11 例 AVWS 患者（占 31%）。在 ISTH 登记中，87% 患者被归类为出血者[9]。在 Tiede 等的研究中，11 例患者在确诊之前，8 例经历了自发性出血（包括鼻出血、牙龈出血和胃肠道出血）、7 例经历了继发性出血（主要是大型手术和拔牙后），每年再次出血风险为 11%。在一项单中心回顾性研究中，Voisin 等[23]连续对 36 例患者的实验室检测准确性进行了评估：21 例患有华氏巨球蛋白血症，10 例患有 IgG 型意义不明的单克隆丙种球蛋白血症（monoclonal gammopathy of unknown significance，MGUS），4 例患有 IgM-MGUS，1 例患有 IgA 多发性骨髓瘤。通过血小板功能分析仪（PFA-100）测定的闭合时间延长提示血小板与 VWF 相互作用的异常。在缺乏多聚体分析的情况下，PFA-100 是一个有诊断价值的工具，尽管这种分析对 AVWS 特异性欠佳。Kos 等[24]诊断 4 例急性淋巴细胞白血病（急淋）-淀粉样变性合并 AVWS 患者，所有患者 VWF:RCo 均较低，其中 2 例存在 HMWM 缺失。Dicke 等[25]报道了 3 例 IgG-MGUS 患者和 1 例华氏巨球蛋白血症患者。Quamar 等[26]在 1 例急淋-淀粉样变性患者接受硼替佐米预处理的自体干细胞移植前检测到继发性 MGUS。Hinterleitner 等[27]利用常规止血试验评估了 164 例出血患者，发现 PFA-100 止血检测结果异常最为显著，66% 出血患者的闭合时间延长。这些患者中 34% 存在 VWF 质量缺陷（VWF:CB/VWF:Ag 比值）。骨髓瘤的治疗反应通常与 VWF 参数的正常化相关。Abou-Ismail 等[28]

回顾了 2019 年发表的 75 项研究报道的 137 例 MGUS 患者，119 例 VWF:RCo 降低（＜0.3U/mL），126 例 FⅧ:C 降低（＜0.5U/mL）。尽管对 DDAVP 或 VWF 浓缩物的治疗反应提示可能存在循环抑制物，但仅在少数患者中检测到抗 VWF 抑制物。重新综合前期的报告，Mohri 等[3]通过混合试验在 25 例患者中检测到 8 例（32%）患者存在抗 VWF 抑制物阳性。Mannucci 等[29]报道的 7 例患者混合试验结果均为阴性。Laboley 等[30]对 7 例患者进行了检测，结果显示所有患者均检测到抗 VWF 抑制物。在一些淋巴增殖性疾病如多发性骨髓瘤中，VWF 可以被浆细胞吸附[31]，这也许可以解释为什么对这类患者血浆进行抑制物检测时会得到阴性结果。根据 ISTH 登记的数据[9]，25% 的患者在各种检测中均显示阳性，而 Tiede 等[10]报道的 11 例患者中仅 2 例（29%）为 ELISA 检测呈阳性，其中 1 例为 IgG 阳性，另 1 例为 IgM 阳性。在 CLHH 检测的 9 例患者中没有 1 例检测到 VWF 循环抗体。根据 ISTH 登记的数据[9]和相关文献，在 CLHH 诊断为由淋巴增殖性疾病引起的 AVWS 的患者中，比起其他与 AVWS 相关的潜在疾病，这些患者显示出最严重的出血症状。许多 AVWS 患者与这些潜在疾病有关（表 23.1）。在 CLHH 诊断的患者中，MGUS 的患者表现出相对频繁的出血表型（371 例，占 77%），而文献报道的 MGUS 出血患者的出血频率较低（112 例，占 26%）。MGUS 的一个亚组被归类为具有临床意义的单克隆免疫球蛋白病（monoclonal gammopathy of clinical significance，MGCS），因其表现出明显的肾病、出血或其他并发症[32]。大多数 MGCS 患者为 IgG 型（190 例）和 IgM 型（145 例），而 IgA 型（8 例）和双克隆型（28 例）较少见。86% 的样本 VWF:Ag 水平较低（＜0.5U/mL），7% 处于正常范围（0.5~1.6U/mL），6% 超过 1.6U/mL（表 23.2）。多聚体异常模式导致 VWF:CB 显著降低：实际上，86% 的患者 VWF:CB/VWF:Ag 比值低于 0.7，并且 83% 的患者存在 HMWM 的丢失（表 23.2）。大多数患者的多聚体模式显示 HMWM 的相对丢失（图 23.2）。虽然存在三联体结构，但出现类似于 VWD 2A 型ⅡE 亚型中观察到的外部亚带减少的多聚体模式。这种蛋白裂解亚带减少的原因是循环中 VWF 清除加快。由于这种快速清除，ADAMTS13 蛋白酶无法完全裂解 VWF。MGCS-IgM 患者的多聚体模式呈现出两种截然不同的特征。在 120 例患者中，大多数表现为明显的异常多聚体模式（图 23.3），这种异常可能与巨大的 VWF-IgM 复合物相关，这些复合物在通过凝胶时会破坏琼脂糖，甚至留下孔洞痕迹。然而，在 58 例患者中，所有多聚体都存在（表 23.2）。其中 39 例（67%）患者 VWF:Ag 降低，18 例（33%）患者 VWF:Ag 处于正常（17 例）或高水平（1 例）。其余 52 例 AVWS 的 VWF 缺陷表现出与 VWD 2A 型相似的结构异常。对于 VWF:Ag 降低的患者，DDAVP 或 VWF 浓缩物的临床效果有限，因为 DDAVP 分泌的内源性 VWF 和浓缩物中外源性 VWF 会被免疫复合物捕获（图 23.3）。第二组 35 例患者（23%）显示出类似于 IgG-MGCS 的多聚体模式。63% 的患者 VWF:Ag 减少，31% 的患者该指标正常，2 例（5.7%）患者升高。即使 VWF:Ag 最高（304U/mL）的患者有 IgM 型抗体，但未检测到 VWF 抑制物。20% 的患者 VWF:CB/VWF:Ag 正常。在 8 例被诊断为 IgA-MGCS 的患者中，4 例患者 VWF:Ag 水平降低，4 例患者正常。有 28 例患者被诊断为双克隆型 MGCS，通过 ELISA 筛查发现，有 5/6 的患者 IgG 型抗 VWF 抗体阳性。VWF:Ag 范围在 0.03~5.15U/mL，VWF:CB/VWF:Ag 比值＜0.70 者占 21%，所有患者均存在 HMWM 丢失。

表 23.2 在 CLHH 中与 LPD 相关的 AVWS 的实验室结果

亚型	例数	VWF:Ag（$\times10^{-2}$U/mL）	VWF:CB（$\times10^{-2}$U/mL）	Ag/CB 比值	大分子量多聚体缺失（%）	比值 <0.7（%）
总 MGCS	371	49.6（3~748）	28.3（0.7~473）	0.51（0.03~1.55）	83	75.5
MGCS IgG	190	42.2（3~748）	20.2（0.7~320）	0.45（0.08~1.55）	83	86.0
MGCS IgM 复合物	110	45.5（8~270）	37.6（1.9~199）	0.78（0.03~1.33）	46	31.8
MGCS IGM 抗体	35	61.3（9~304）	33.9（0.9~190）	0.48（0.05~1.17）	97	77.1
MGCS IgA	8	79.6（6~50）	42.1（5~101）	0.62（0.07~0.91）	100	37.5
MGCS 双克隆	28	71.0（3~515）	47.8（0.9~473）	0.47（0.30~1.07）	100	88.6
多发性骨髓瘤	38	188.0（6~724）	147.8（2~567）	0.70（0.14~1.14）	89	45.0
华氏巨球蛋白血症	30	61.4（11~466）	51.5（4~251）	0.81（0.36~1.31）	10	23.3
非霍奇金淋巴瘤	22	95.4（9~438）	72.9（1.9~446）	0.44（0.04~1.35）	95	77.3
淀粉样变性	6	207.2（37~368）	94.5（15~192）	0.47（0.30~0.67）	100	100

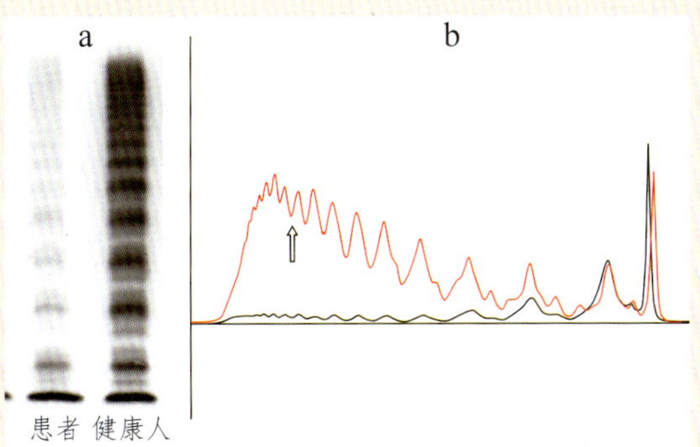

图 23.2 IgG-MGUS 患者与正常混合血浆的 VWF 多聚体比较

a 为多聚体，b 为密度示踪图（红色示混合血浆，黑色示患者血浆），箭头显示中分子量（6~10）和高分子量（> 10）多聚体之间的分界。

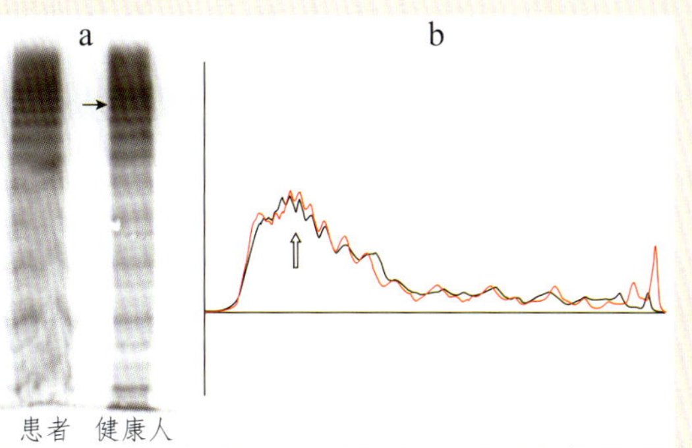

图 23.3 IgM-MGUS 患者与正常混合血浆的 VWF 多聚体比较

a 为多聚体，b 为密度示踪图（红色示混合血浆，黑色示患者血浆），箭头显示中分子量（6~10）和大分子量（> 10）多聚体之间的分界。所有多聚体均存在（1 型 AVWS），但明显扭曲的带结构是典型 IgM 副蛋白患者的显著特征。

1. 恶性淋巴增殖性疾病

在 CLHH 的队列研究中（n＝110 例），仅有 3 例患者被诊断为冒烟型骨髓瘤。其中，2 例患者 VWF:Ag 降低（＜0.41U/mL）。所有患者 VWF:CB/VWF:Ag 比值均＜0.7，符合典型的 AVWS 特征。在这些患者中，多发性骨髓瘤最常见（38/110 例，占 35%）。VWF:Ag 水平相对较高（平均 1.88U/mL，范围 0.06~7.24U/mL），且呈异质性分布：18 例患者（29%）VWF:Ag 增加，11 例患者（29%）VWF:Ag 轻度增加，9 例患者（24%）VWF:Ag 处于正常水平。VWF:CB/VWF:Ag 比值也表现出异质性，47% 的患者比值＜0.7，53% 的患者比值＞0.70。然而，所有患者均检测到 HMWM 丢失，但在 ELISA 检测中抗体呈阴性。在 110 例 AVWS 患者中发现 30 例华氏病。与多发性骨髓瘤患者相比，这些患者 VWF:Ag 水平较低（0.61U/mL，范围为 0.11~4.66U/mL）且异质性较大，VWF:CB/VWF:Ag 比值也表现出异质性。在缺乏多聚体分析的情况下，9 例患者被归类为正常，10 例患者被归类为 AVWS 1 型，11 例患者被归类为 AVWS 2 型。另外 5 例患者中，3 例被归类为 AVWS 2 型，2 例被归类为 AVWS 1 型。在 110 例 AVWS 患者中，有 22 例被诊断为非霍奇金淋巴瘤。5 例霍奇金淋巴瘤患者和非霍奇金淋巴瘤患者的数据与多发性骨髓瘤患者相似。然而，6 例急淋-淀粉样变性患者的 VWF 模式则不同，因其 HMWM 丢失主要是由于纤溶亢进引起。

2. 治疗选择

ISTH 登记的数据显示[9]，在治疗 AVWS 时，没有一种治疗方案的成功率可达到 60% 以上。例如，59 例中 26 例（44%）患者 DDAVP 治疗有效、50 例中 28 例（56%）患者 VWF 浓缩物治疗有效、48 例中 18 例（38%）患者对高剂量免疫球蛋白（IVIg）有反应；研究表明血浆置换的成功率为 20%（6/30）、糖皮质激素有效率为 32%（10/31）、免疫抑制剂或化疗有效率为 36%（17/47）。文献中提到，对 DDAVP 和 VWF 浓缩物输注的反应通常表现为在数小时内所有 VWF 和 FⅧ活性的回收率下降和快速清除[18-21]。然而，Tiede 等[10]报道，在 10 例患者中，有 8 例使用高剂量 VWF 浓缩物治疗成功。自从 Horellou 等首次报道后[33]，已有大量文献报道高剂量免疫球蛋白按体重 1~2g/kg，在 2~4 天内输注治疗有效。IgG 型免疫球蛋白的患者预期反应良好[18, 33-36]。VWF 和 FⅧ活性可暂时得到纠正并持续 7~15 天。VWF 多聚体分析结果显示，较大分子量多聚体在免疫球蛋白输注 24 小时后重新出现，并在开始静脉注射 Ig 后约 48 小时达到正常水平[18]。此后，在 15~21 天内，中、高分子量 VWF 多聚体逐渐消失。因此，这种疗法不能治愈 AVWS，但在恢复期通常足以满足手术需要。随着免疫球蛋白每日剂量的增加（1g/kg 体重），原来 48 小时恢复正常的时间可以缩短至约 24 小时。由于静脉注射 Ig 可以使缩短的半衰期恢复正常，在紧急情况下，初始静脉注射 Ig 输注后接着使用 VWF 浓缩物是一种合理的治疗方案。当每 10~12 天重复注射同等剂量的 Ig 后，能获得更长的缓解期[18]。大多数患者对 DDAVP 的初期反应良好。然而，所有这些患者的半衰期相当短[18, 19]。在接受 VWF 浓缩物的患者中也报道有同样的问题[20]。Friederich 等报道 1 例 AVWS 合并 MGUS 引起危及生命的血尿和胃肠道出血的患者，对标准的 DDAVP、VWF 浓缩物（含或不含 FⅧ）、氨甲环酸和静脉注射 Ig 治疗无效，但使用与获得性血友病 A 相同剂量的重组 FⅦa 治疗后立即止血[37]。还有一些 AVWS 患者在使用治疗骨髓瘤的药物后，出血也得以控制。2 例患者接受来那度胺治疗后严重出血停止，且在停药后随访期间未见复发[38]。1 例患者使用硼替佐米治疗后，AVWS 和 MGUS 缓解持续至少 7 个月[39]。对于存在 MGUS IgM 型和巨大 VWF-IgM 复合物的患者（占 70%），

IVIg 治疗无效，因为现有产品仅含 IgG。血浆置换或免疫吸附是一种有效的替代治疗方式，可较长时间维持 VWF 正常[40]。对这些替代方法无反应的患者，可以考虑使用常规剂量 90mg/kg 体重（译者注：原著有误，应为 90μg/kg 体重）或更高剂量的重组因子Ⅶa[37]。对于 IgA 型单克隆免疫球蛋白和双克隆型患者，现有文献没有报道任何治疗方案。因此，应尝试上述任一种治疗方法或标准治疗方案。抗 CD20 单克隆抗体利妥昔单抗对 MGUS 患者无效[41]。对于 VWF/IgM 免疫复合物患者，最佳选择是血浆置换或免疫吸附。Hivert 等报道，5 例患者中有 4 例在血浆置换开始 10 天后 VWF 参数恢复正常[42]。在非霍奇金淋巴瘤中，1 例患有小淋巴细胞淋巴瘤和干燥综合征的患者，通过联合使用苯达莫司汀和利妥昔单抗治疗得到了缓解[43]。Maas 等[44]报道 1 例套细胞淋巴瘤患者接受化学免疫治疗效果良好。许多急淋-淀粉样变性患者出现严重出血并发症，需要加强红细胞浓缩物治疗[45]。纤溶亢进和胃肠道血管发育不良与严重出血有关，这些出血通常对 DDAVP 或 VWF 浓缩物治疗无效。纤溶亢进可能对抗纤溶药物有反应。血管发育不良可能对抗纤溶药物和雌激素有反应，严重病例可能对奥曲肽[46]或沙利度胺[47]有反应。

六、心血管疾病

目前，心血管疾病（cardiovascular disease，CVD）患者成为 AVWS 患者的主要新增群体。文献已经报道了 3448 例（80.6%）AVWS 患者与 CVD 相关，而在 CLHH 中观察到 1397 例（45.4%）（表 23.1）。在过去 20 年中，这组与 AVWS 相关的潜在疾病被发现的频率越来越高：文献报道为 12%（31/288），ISTH 登记中为 21%（39/186），Hamburg 为 37%（48/131）、Tiede 等报道为 46%（16/35）[9, 10]。Gill 等[48]早在 1986 年就描述了先天性心脏病患者中的 AVWS。Arslan 等[49]在对 49 例术前检查的儿童进行筛查时，发现其中 6 例（12.2%）存在 AVWS。除了复杂的遗传性心脏疾病外，动脉导管未闭也可能伴发 AVWS[50]。自 1958 年以来，主动脉瓣狭窄（aortic stenosis，AS）与胃肠道出血的关联被称为 Heyde 综合征[51]。1987 年，King 等[52]证实了二者之间的相关性：胃肠道手术仅能使 5% 的患者出血症状缓解，而主动脉瓣狭窄置换术的有效率为 93%。1992 年，Warkentin 提出 AVWS 是主动脉瓣狭窄与血管发育不良之间相关性的假说[53]。Fressinaud 等[54]证实了主动脉瓣狭窄置换术的疗效。许多作者描述了 AS 患者中的一种 AVWS 形式[55-58]，表明 HMWM 缺失的病理生理机制是由狭窄瓣膜的血流紊乱引起的剪切应力增强导致。相比之下，二尖瓣缺陷患者的 AVWS 报道较少。Vincentelli 等[59]调查了 53 例术前二尖瓣反流的患者，通过超声心动图检查，将患者分为二尖瓣轻度反流 13 例、中度反流 14 例、重度反流 26 例。AVWS 在轻度患者中有 8%，在中度患者中有 64%，在重度患者中有 85%。7 例肠道血管发育不良的患者出血严重。手术方法被证明是有效的：13 例二尖瓣修复患者和 7 例二尖瓣置换患者 VWF 活性均显著改善。

最新的临床观察证实，HMWM 丢失的相同机制在植入 ECMO 和 LVAD 的患者中会导致类似的出血事件（图 23.4）。在装置植入后几小时内开始出现 HMWM 丢失，并在装置植入期间持续存在[10, 60-69]。在 ISTH 登记系统中[9]，与 AVWS 相关的基础疾病包括先天性心脏病、AS、血管发育不良、房间隔缺损和二尖瓣脱垂（表 23.1），其中 77% 的患者存在出血事件。在 Tiede 等[10]的回顾性研究中，与 AVWS 相关的基础疾病不仅包括 AS、AS 置换和二尖瓣置换，还包括 ECMO 和 LVAD。实验室数据显示（表 23.3），VWF:Ag 水平较高，而 VWF:CB 和（或）VWF:RCo 总是低于 VWF:Ag，大多数情况下 VWF:CB/VWF:Ag<0.7。因此，至少要对 VWF:CB/VWF:Ag 比值进行评估，尤其在无法进行多聚体分析时。心血管疾病相关性 AVWS 的 VWF 缺陷是由于 HMWM 的获得性丢失所致，因此多聚体分析对于识别与 CVD 相关的 AVWS 具有最高的敏感性[10]。在这些情况下，VWF:CB/VWF:Ag 比值<0.7 应被视为 HMWM 丢失的替代标志。这些心血管疾病引起的剪切应力增加会导致 VWF 发生两种相反效果的慢性变化。高剪切力异常引起的 HMWM 丢失可导致血小板黏附和聚集减少，从而引起出血倾向。通常，这些无症状的 VWF 依赖性血小板缺陷可能与继发性止血缺陷有关。这种情况可能发生在心脏瓣膜置换术后或静脉血栓后需要进行口服抗凝治疗的患者中；这些患者可能会发生危及生命的脑出血。另一方面，在 CVD 中观察到的高 VWF 水平通常伴随着高 FⅧ水平，这是一种已知的静脉血栓形成风险。由于 CVD 相关性 AVWS 的机制涉及 HMWM 的丢失，因此仅在少数患者中检测到抑制物也就不足为奇了，在 Tiede 等的研究中，27 个样本中检测到 2 例[10]；而在 ISTH 登记库中，39 个样本中检测到 2 例[9]。在 CLHH 队列中（表 23.1），接受 ECMO 治疗的患者占多数，然后是 LVAD、AS 和先天性心脏病患者。在主动脉手术期间，出血风险较低，与 AVWS 的关系仍存在争议[66, 67]。然而，在为期两年的随访中，观察到 14 例 AS 患者发生围术期出血并发症。通常认为大约 3% 的老年人群体具有无临床症状的 AS，因此预期这些患者有很高的 AVWS 风险。文献报道的 AVWS 病例数量有限可能是由于在这些基础心血管疾病中观察到的出血事件相对较轻。患有先天性心脏病的儿童，尤其是有分流和狭窄，也面临出血风险。即使在动脉导管未闭情况下，一项前瞻性研究发现 25% 的患者具有与遗传性 2 型 VWD 表型相似的 AVWS[51]。这些患者的压力梯度特别高，一般通过听诊就能对其进行诊断。

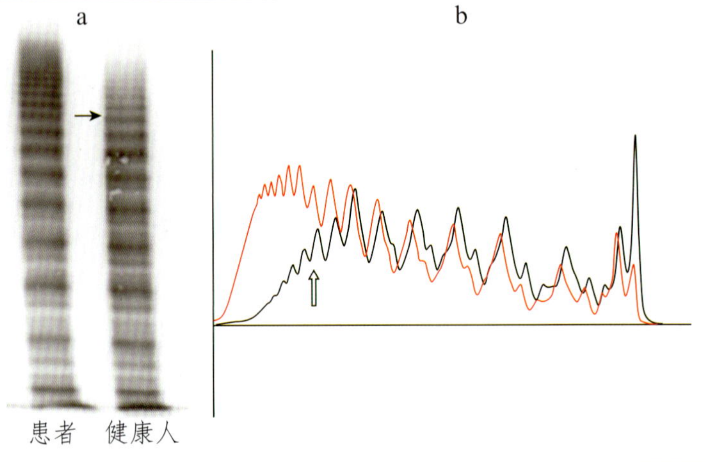

图 23.4　植入左心室辅助装置患者的 VWF 多聚体与正常混合血浆 VWF 多聚体的比较

a 为多聚体，b 为密度示踪图（红色示混合血浆，黑色示患者血浆）。箭头显示中分子量（6~10）和大分子量（> 10）之间的分界。在患者样本中存在多聚体，但多聚体的浓度显著下降，可以明显看到大分子量多聚体的丢失。虽然 VWF:Ag 明显升高，但患者有严重的出血症状。

表 23.3 在 CLHH 中与 CVD 相关的 AVWS 的实验室结果

亚型	例数	VWF:Ag（×10^{-2}U/mL）	VWF:CB（×10^{-2}U/mL）	Ag/CB 比值	大分子量 VWF 的缺失（%）	比值<0.7（%）
先天性	188	136.5（28~554）	102.7（17~478）	0.77（0.27~1.34）	>99	36.5
主动脉瓣狭窄	196	172.1（22~628）	148.7（17~478）	0.87（0.36~1.70）	100	11.7
二尖瓣缺陷	32	174.3（54~588）	149.5（44~510）	0.87（0.48~1.19）	100	12.5
其他瓣膜	12	203.0（73~288）	155.6（53~264）	0.78（0.42~0.99）	100	16.6
心脏移植后	12	254.5（115~570）	237.6（15~548）	0.92（0.30~1.07）	100	7.7
心内膜炎	5	282.0（98~1008）	226.3（52~936）	0.66（0.53~0.93）	100	80.0
ECSL/ECMO	488	309.0（71~949）	225.5（29~576）	0.75（0.25~1.57）	100	31.6
LVAD	380	245.7（59~1136）	184.9（34~910）	0.75（0.32~1.41）	100	34.3
双心室辅助装置	14	258.6（94~764）	175.5（86~495）	0.70（0.43~1.03）	100	29.7
动脉粥样硬化	11	236.1（52~590）	215.1（37~486）	0.93（0.71~1.41）	100	0
畸形	5	282.0（98~1008）	226.3（52~936）	0.66（0.53~0.93）	100	83.3

2012 年首次发表了 AVWS 与 ECMO 和（或）LVAD 应用相关的观察报道[60]。在该研究中，32 例使用 ECMO 的患者中发现 31 例存在 HMWM 丢失，这一现象提示了 AVWS 的存在，同时 21 例患者出现了出血并发症。同一研究小组在 2015 年进一步报道，ECMO 不仅能够引发 AVWS（79%），还可能导致其他止血缺陷，包括 FXIII轻度缺乏（88%）、纤维蛋白原水平降低（40%）和血小板计数减少（54%）。Kalbhenn 等[62]在 3 年内共纳入了 338 例成年患者。其中 78 例有临床相关的出血症状。临床发现，O 型血、ECMO 放置时间、静脉-静脉 ECMO 置管以及血液制品的需求量是与出血并发症相关的独立因素。此外，高龄和输血量增加与患者的死亡风险显著相关。由于严重 COVID-19 感染导致的急性或持续性呼吸窘迫综合征，许多患者接受了 ECMO 治疗。自 2020 年以来，在 CLHH 的 155 例 COVID-19 患者的样本中发现异常高分子量多聚体。VWF:Ag 非常高（平均 3.09U/mL，0.71~9.49U/mL），而 VWF:CB 水平较低（2.255 U/mL，0.29~5.75U/mL）。在大多数患者（92%）中，因 HMWM 丢失导致的 VWF 异常得到了证实。

1. CVD 和 ECMO 中 AVWS 的共同机制

高剪切力条件下的 HMWM 丢失是与 CVD 及外部装置（如 ECMO 和 LVAD）相关性 AVWS 的基本机制。许多作者对此进行过阐述[69-73]。1958 年 Edward C.Heyde 描述了 AS 与胃肠道出血之间的相关性[51]，此后 40 年，Warkentin 等认为 AVWS 是导致这种严重胃肠道出血的主要因素[52]。Starke 等提出 VWF 可调节血管生成[70]。在 Weibel-Palade 小体中，VWF 与血管生成调节因子共同储存，并一同分泌到循环中。这些发现表明，VWF 可以调节受损血管的血管生成，因为当 VWF 表现出异常结构且缺乏所有 HMWM 时，内皮细胞会受到破坏[71]，导致新形成的血管壁薄且渗透性增加。在 196 例 AS 患者疑似患有 AVWS 时，尽管并非所有患者都报道有出血并发症。但仅有 20 例被明确诊断为 Heyde 综合征，其中 5 例需要 VWF 浓缩物治疗。考虑到约 3% 的老年人群中存在无临床症状的 AS，这些患者发生 AVWS 的风险非常高。根据 CLHH 随访的病例，其中 73% 的患者年龄超过 70（平均年龄 60.3，24~88）岁。他们的平均 VWF:Ag 水平较高（平均 1.767U/mL，0.22~6.28U/mL）。尽管所有患者高分子量 VWF 多聚体均有缺失，但只有 23 例患者（11.2%）VWF:CB/VWF:Ag 比值降低。当这些患者的国际标准化比值位于目标范围内且接受口服抗凝药治疗时，AS 患者 HMWM 的缺失可能会进一步增加出血并发症的风险（表 23.3）。

2. 治疗方案

来自 ISTH 的登记数据显示，现有的治疗方案通常效果不佳。30 例患者中 3 例（10%）对 DDAVP 有反应、4 例（13%）对 VWF/FⅧ浓缩物有反应；25 例患者中 2 例（8%）对糖皮质激素有反应，而静脉注射免疫球蛋白（10 例患者）和血浆置换（2 例患者）均无疗效。与 ISTH 数据相比，Tiede 等[10]报道 10 例患者使用 VWF 浓缩物治疗成功率达到 70%。理论上 DDAVP 比 VWF 浓缩物更有优势，DDAVP 使用后可分泌超高浓度的内源性多聚体，并在出血部位立即起作用，这可能比使用外源性 VWF 浓缩物更能改善局部止血。多年前，Weinstein 等建议在 AS 患者进行心脏手术时使用 DDAVP[74]。但 DDAVP 禁用于高血压患者。在这些情况下，基于 VWF 浓缩物、血浆源性 VWF 浓缩物的治疗已成功用于包括儿童在内的许多 CVD 患者[75]。

七、骨髓增殖性疾病

在已报道的病例中，4.9% 的 AVWS 合并原发性血小板增多症（essential thrombocythemia，ET）和其他骨髓增殖性疾病（myeloproliferative disorder，MPD）（214/4328）（表 23.1）。Tiede 等[10]报道，3% 的患者（1/35）存在此情况。在 Mohri 等[3]的研究中，125 例 MPD 患者中有 14 例（11%）存在 AVWS，其中 2 例被归类为活动性出血者（14%）。Budde 等在 1984 年首次观察到异常 VWF 伴 HMWM 丢失与 MPD 相关[76]。此后，许多研究者也报道了类似的现象[77-94]。Sanchez-Luceros 等[84]报道的 99 例 AVWS 患者中，有 75% 诊断为 MPD。血栓和出血是 MPD 的常见并发症，在某些情况下可同时发生。虽然血栓形成是原发性 ET 的主要特征，但真性红细胞增多症，尤其是骨髓纤维化主要表现为出血症状[88-91]。出血的部位和强度常与 VWD 相似。其中胃肠道出血最为常见，其次是软组织出血以及术中或术后出血。根据文献报道，100 例患者在出血发生时的平均血小板计数为（2.05±1.107）$\times 10^{12}$/L。患者是否发生血栓栓塞或出血在很大程度上取决于血小板计数[85]。当血小板计数介于（0.4~1.0）$\times 10^{12}$/L 之间时，血栓栓塞是最常见的并发症，而在血小板计数超过 2×10^{12}/L 时，主要表现为出血。当血小板计数在（1~2）$\times 10^{12}$/L 之间时，这两种并发症均可能发生，甚至会同时发生。

在登记数据中，出血患者不足一半（48%），大多数患者的 VWF 和 FⅧ活性正常或升高，但 VWF:RCo 和 VWF:CB 始终低于 VWF:Ag（表 23.4），这与先前报道相符。大分子量多聚体几乎都绝对或相对减少。很少见到与遗传性 1 型 VWD 相似的 AVWS 表型。在中分辨率凝胶电泳中，外侧亚带增加。这种模式在先天性 2A 型 VWD 中表明 VWF 的蛋白裂解增加。Shim 等[86]通过使用片段特异性单克隆抗体，检测到 GPIb 受体作用位点范围扩大，从而阐明引起这种生理性裂解增加的主要机制。VWF 抑制物十分罕见，在 Mohri 等[3]的回顾性研究报道中为 7%（1/14）、ISTH 登记数据[9]报道为 4%（1/26）。Mital 等[90]随访 170 例 ET 患者，其中 20% 被诊断为 AVWS。这些患者年龄较轻，血小板和红细胞计数显著升高。如前所述，由于诊断试验未包括多聚体分析，因此报道的病例数可能被低估[91]。Rottenstreich 等[92]在 116 例 ET 患者中检测到 64 例（55%）AVWS。ET 合并 AVWS 患者的中位血小板计数为 0.92×10^{12}/L，其中 70% 患者的血小板计数低于 1×10^{12}/L。伴有 AVWS 的患者出血更为常见。在 ET 患者中，JAK2-V617F 突变患者比钙网蛋白阳性患者发生 AVWS 者更多（分别为 70% 和 46%）。年龄较小、血小板计数、血红蛋白水平和 JAK2-V617F 突变可作为预测 AVWS 发生的独立因素。Knöfler 等[93]回顾性分析 156 例儿童慢性髓系白血病（chronic myelocytic leukemia，CML）患者：51% 的患者血小板增多（$>0.5\times10^{12}$/L），16% 的患者血小板极高（$>1.0\times10^{12}$/L）。未出现血栓并发症，但有 12% 的患者有轻度出血症状。出血患者中存在 HMWM 减少，开始 CML 治疗后出血可停止。MPD 在儿童中较为罕见，但一旦发生，常伴有血栓和出血并发症。在 CLHH 中心，1 例 9 岁男孩出现严重头痛、攻击行为和偏头痛发作。在低剂量阿司匹林治疗期间，虽然患者脑部症状没有复发，但出现了自发性软组织出血。此时，血小板计数介于（1.5~2.0）$\times10^{12}$/L 之间，诊断为 ET 合并 AVWS。输注 VWF 浓缩物后，严重的鼻出血立刻停止。随后给予阿那格雷治疗，血小板计数恢复正常且出血症状缓解。Barg 等[94]对 12 例 ET 患儿进行了随访，中位随访时间为 32.5（4~108）月。其中，2 例 AVWS 患儿经历大出血，4 例出现血管并发症（1 例深静脉血栓形成，3 例短暂性脑缺血发作）。由于尚无评估 MPD 女性妊娠并发症的对照研究发表，因此只能基于小型研究和病例报道给出相关建议。在妊娠期间，血小板计数通常比妊娠前明显下降。Bangerter 等[95]随访了 9 例 ET 患者的 17 次妊娠。妊娠早期自然流产率很高（35%）。在妊娠期间，观察到 3 次大出血和 2 次轻微出血，这些出血事件均发生于服用低剂量阿司匹林的患者中。1 例患者在停用低剂量阿司匹林后出现一过性视力丧失。与流产相比，低剂量阿司匹林治疗与良好的妊娠结局相关。Rottenstreich 等[96]随访了 18 例女性的 24 次妊娠，在最初的检测中，83% 的患者被发现有 AVWS。然而，在妊娠晚期的检测中，未发现有 AVWS。17 次妊娠中均安全实施了椎管内麻醉。在妊娠和分娩期间没有发生临床相关的出血并发症。

ISTH 登记[9]数据显示，对于接受治疗的大多数患者中，所有治疗方案均不成功。在 14 例患者中，3 例（21%）对 DDAVP 有反应；2 例（14%）对 VWF 浓缩物有反应；5 例（36%）对免疫抑制剂或化疗有反应。输注 VWF 浓缩物和 DDAVP 可以立即止血。然而，由于 AVWS 的病理生理特征，VWF 缺陷纠正的持续时间比在 VWD 中要短得多。如果发生严重的出血并发症，建议使用羟基脲、阿那格雷或 α 干扰素进行降细胞治疗。即使在血小板计数及 VWF 均恢复正常且出血事件消失，但血小板的功能损伤仍然存在。这种血小板功能损伤的临床意义不大，典型的血小板功能异常更具诊断意义而非预后标准[10]。

在 CLHH 队列中，对 25.3%（95/376）MPD 患者进行了检测，以明确 AVWS 诊断或在手术或创伤情况下制定最佳的治疗计划。在 795 例患者中，有 256 例（32.2%）原发性血小板增多症、102 例（12.8%）真性红细胞增多症、30 例（3.8%）骨髓纤维化、6 例（0.75%）慢性髓性白血病，其余 401 例未进行详细分类，但这些患者的血小板计数均高于 0.5×10^{12}/L。该队列平均年龄为 55.1（0.1~87）岁，10 岁以下的儿童很少见（10 例），平均血小板计数为 1.128×10^{12}/L（501~12000/nL）。血小板计数在（1.0~1.999）×10^{12}/L 之间的患者最为常见（42.6%），而血小板计数在（2~12）×10^{12}/L 之间的患者较为罕见（4.2%）。中值血小板计数分布在（0.501~0.749）×10^{12}/L（29.7%）和（0.75~0.999）×10^{12}/L（23.5%）之间。VWF 活性如表 23.4 所示。平均 VWF:Ag 水平为 1.143U/mL。只有 30 例（3.8%）患者 VWF:Ag 水平较低（0.21~0.49 U/mL），145 例（18.2%）患者 VWF:Ag 水平较高（1.61~5.28U/mL）。大多数患者（78%）VWF:Ag 水平在参考范围内（0.5~1.6U/mL）。VWF:CB 较低，为 0.835U/mL（0.56~4.25U/mL）。VWF:CB/VWF:Ag 比值范围较广（0.05~1.42），仅 41.6% 的患者比值低于 0.7。

表 23.4　在 CLHH 中与 MPD 相关的 AVWS 的实验室结果

亚型	例数	VWF:Ag（×10^{-2}U/mL）	VWF:CB（×10^{-2}U/mL）	Ag/CB 比值	大分子量 VWF 缺失（%）	比值 <0.7（%）
原发性血小板增多症	256	107.7（11~518）	81.5（1~424）	0.77（0.05~1.17）	>99	35.9
真性红细胞增多症	102	101.2（34~288）	67.8（23~167）	0.67（0.15~1.05）	100	55.9
骨髓纤维化	30	156.9（46~486）	112.8（27~406）	0.71（0.45~1.0）	100	40.0
AML+CML	6	173.5（40~372）	126.5（22~280）	0.71（0.55~0.79）	100	33.3
未明确[a]	401	117.2（19~528）	85.5（10~419）	0.73（0.14~1.42）	>99	16.7

[a] 血小板计数> 500/nL。

八、免疫性疾病

虽然 AVWS 最初是在系统性红斑狼疮和 VWF 自身抗体患者中被描述，但在 ISTH 登记的 8 例患者中，只有 2 例检测到此类自身抗体[9]。文献报道了 33 例 AVWS 患者，其中 9 例与系统性红斑狼疮相关、6 例与其他自身免疫性疾病相关，此外，在混合性结缔组织病、移植物抗宿主病和 Ehlers-Danlos 综合征中各有 1 例报道[97-100]。曹等[101]仅在少数系统性红斑狼疮患者中检测到这些自身抗体。在 ISTH 登记病例中，大多数（75%）患者被归类为活动性出血者[9]。尽管从理论上讲，VWF 在免疫性疾病中是一个靶蛋白，但抗 VWF 自身抗体实际上却很少见，因此对于患者的抗体和抑制物检测具有一定的挑战性。ELISA 检测方法[102，103]因人 VWF 中包含有 A 和 B 血型而受到阻碍。由于血型抗体在人群中较为常见，比 VWF 抗体更容易被检测到。目前用于临床的 VWF 浓缩物中部分品种来自仓鼠细胞，不含人类 ABO 血型抗原。因此，这种重组 VWF 适用于检测针对 VWF 的抗体（IgG、IgM 和罕见的 IgA）。对于抑制物的检测，通常采用类似于血友病患者的 Bethesda 方法。

在少数已治疗患者中，针对这些患者的治疗尝试效果并不理想；有些患者对DDAVP治疗有反应（25%），其他患者对静脉注射Ig有反应（50%）。由自身抗体引起的AVWS患者症状通常较为严重。在这些患者中，VWF会从循环中被快速清除，导致DDAVP和静脉注射Ig这两种治疗选择经常无效。对于无法控制的出血，可以考虑使用重组FⅦa，剂量通常为90μg/kg体重或更高[37]。CLIII诊断的与免疫性疾病相关的AVWS中，最重要的临床和实验室参数如表23.5所示。12例自身免疫性疾病患者平均年龄为55.8（8~87）岁。在这些患者中，6例患者检测到IgM抗体，5例患者检测到IgG抗体，1例患者检测到IgA抗体。这些患者VWF:Ag水平较低（平均0.195U/mL，0.03~0.27U/mL）。VWF:CB水平更低（平均0.066U/mL，<0.01~0.07U/mL）。VWF:pp在4例患者中处于正常范围，在1例患者中较低（0.3U/mL），但VWF:pp/VWF:Ag比值升高（平均9.5，3.4~16）。

表23.5 在CLHH中与抗VWF抗体相关的AVWS的实验室结果

亚型	例数	VWF:Ag（$\times10^{-2}$U/mL）	VWF:CB（$\times10^{-2}$U/mL）	Ag/CB比值	大分子量VWF缺失（%）	比值<0.7（%）
所有患者	10	13.9（3~27）	3.8（0.9~12）	0.30（0.9~6.7）	90	90.0
ELISA阳性	8	12.6（7~27）	3.1（0.9~7）	0.28（0.9~0.78）	100	87.5
ELISA和抑制物阳性	2	19.5（21和18）	3.1（1.1和12.0）	0.26（0.05和0.67）	50	50.0

九、其他较少与AVWS相关的临床情况

1. 肝病

Federici等[104]评估10例失代偿性肝硬化患者中VWF的降解，结果显示都存在蛋白水解增强并导致AVWS。在CLHH中心，这一蛋白水解增强现象在77例患者（中位年龄48.7岁，2~87岁）中得到证实，其中有31例（40.3%）未明确诊断（表23.8）。大多数患者（41.6%）患有肝硬化，而其他病例患有不同的疾病（如Wilson病、自身免疫性肝病、肝破裂、Budd-Chiari综合征、慢性肝炎、多器官衰竭、门静脉血栓形成、门静脉闭塞综合征、肝纤维化、肝肾综合征等）。尽管这些患者的VWF:Ag水平非常高（平均3.141U/mL，0.43~10.32U/mL），但通过HMWM的丢失，VWF蛋白水解现象得到了证实。VWF:CB水平较低（平均2.383U/mL，0.32~10.32U/mL），且多数病例VWF:CB/VWF:Ag比值<0.70。在4例接受原位肝移植的患者中，也观察到了这种类型的蛋白水解，其中大多数患者是儿童。这些患者的VWF:Ag水平正常（0.83U/mL和0.87U/mL）或增加（2.5U/mL和2.52U/mL），但都存在HMWM的丢失，并有2例患者VWF:CB/VWF:Ag比值<0.7（表23.6）。

表 23.6 在 CLHH 中与肝病相关的 AVWS 的实验室结果

亚型	例数	VWF:Ag（$\times 10^{-2}$U/mL）	VWF:CB（$\times 10^{-2}$U/mL）	Ag/CB 比值	大分子量 VWF 缺失（%）	比值<0.7（%）
所有患者	77	314.1（43~1032）	238.3（32~1032）	0.77（0.38~1.14）	100	33.8
肝硬化	32	360.0（156~1032）	278.5（89~1032）	0.76（0.57~1.04）	100	37.0
肝移植	4	140.0（83~250）	94.0（56~136）	0.75（0.54~1.03）	100	66.7
未明确	41	291.6（43~960）	218.8（32~528）	0.77（0.38~1.14）	100	31.9

2. 肿瘤

AVWS 是实体瘤患者中罕见的并发症。如表 23.1 所示，文献中与肿瘤相关的 AVWS 病例占 6%(15/288)，ISTH 登记中占 5%（9/186）[9]。在癌症患者中，AVWS 最常见于 Wilms 瘤（肾母细胞瘤）患者中，已有 10 例儿童病例的报道[7]。其中 3 例患者症状轻微，7 例患者无症状。在 Coppes 等的前瞻性研究中[105]，在新诊断的 Wilms 瘤儿童中，只有 8%(4/50)患者在初次就诊时被发现有无症状的 AVWS。相反，Baxter 等[106]报道了 2 例患儿出现严重的出血并发症，需要结扎肾血管。此外，在 1 例肾细胞癌患者中也有 AVWS 的报道[107]。在 ISTH 登记中 75% 患者被归类为活动性出血者[9]，而在检测的患者中 1/3（33%）发现有循环抑制物。在 CLHH 观察队列中 57 例肿瘤患者的平均年龄为 54.3（1~93）岁，其中 6 例为儿童（10.2%）、11 例乳腺癌、6 例结肠癌、5 例支气管癌、4 例前列腺癌、3 例肾癌、7 例诊断不明、21 例为较罕见的恶性肿瘤（包括 2 例 Wilms 瘤）。这些患者的 VWF:Ag 水平较高（平均 2.945U/mL，0.13~20.48U/mL），VWF:CB 较低（平均 2.449U/mL，0.05~11.96U/mL），这一模式与 HMWM 的丢失相关（表 23.7）。ISTH 登记数据[9]显示，大多数治疗方案在大多数患者中相当成功，DDAVP 注射在 3 例患者可以止血，而 VWF 浓缩物和 IVIg 分别在 6 例和 2 例患者中治疗有效。正如专家所建议的，对特定类型的癌症进行适当治疗（如手术、免疫抑制剂或化疗）后出现缓解的患者，与肿瘤相关的 AVWS 可被纠正。

表 23.7 在 CLHH 中与肿瘤相关的 AVWS 的实验室结果

亚型	例数	VWF:Ag（$\times 10^{-2}$U/mL）	VWF:CB（$\times 10^{-2}$U/mL）	Ag/CB 比值	大分子量 VWF 缺失（%）	比值<0.7（%）
所有患者	59	294.5（13~2948）	244.9（5~1196）	0.77（0.20~1.27）	100	31.6
肿瘤及实体瘤	57	289.8（13~2048）	217.2（5~1196）	0.77（0.20~1.27）	100	34.0
肾母细胞瘤	2	225.5（258 和 193）	200.0（248 和 154）	0.88（0.85 和 0.80）	100	0

3. 肾脏疾病

Sugase 等[108]报道了 1 例 73 岁肾病患者，该患者在肾活检后出现持续出血，最终被诊断为膜性肾病并发 VWF 抑制物引起的 AVWS。该患者成功接受泼尼松龙治疗。在 CLHH 筛查的 55 例患者中（表 23.8），平均年龄 53（4~92）岁。在 7 例（12.3%）儿科病例中 4 例年龄小于 10 岁。这些患者中大多数为尿毒症患者（其中 5 例为急性肾功能衰竭），另外 3 例在肾移植后接受检测。这些患者的 VWF:Ag 水平较高（平均 2.063U/mL，0.28~7.72U/mL）。仅 1 例患者 VWF:Ag＜0.5U/mL，20 例（36.4%）患者 VWF:Ag 在正常范围，其余 62% 患者 VWF:Ag 水平增加。VWF:CB 较低（平均 1.966U/mL，0.12~5.98U/mL），且大多数患者 VWF:CB/VWF:Ag 比值＜0.7，并伴有 HMWM 的丢失。在 3 例接受肾移植的患者中，VWF:Ag 水平较高（1.5U/mL 和 2.49U/mL），VWF:CB/VWF:Ag 比值正常，但伴有 HMWM 的丢失。尽管透析对尿毒症伴 AVWS 患者的止血功能恢复作用并不充分，但其仍可使部分患者的止血功能恢复正常。由于大多数患者的 VWF 水平本身较高，内源性 VWF 与需要输注的 VWF 浓缩物中外源性 VWF 的比例对患者不利。因此，DDAVP 可能比 VWF 浓缩物更有优势。

表 23.8 在 CLHH 中与肾病相关的 AVWS 的实验室结果

亚型	例数	VWF:Ag（$\times 10^{-2}$U/mL）	VWF:CB（$\times 10^{-2}$U/mL）	Ag/CB 比值	大分子量 VWF 缺失（%）	比值＜0.7（%）
所有患者	55	236.0（28~772）	196.6（12~596）	0.81（0.43~1.26）	100	23.8
尿毒症	35	220.1（28~772）	182.5（12~596）	0.80（0.43~1.26）	100	28.6
肾脏移植	3	206.3（150~24）	159.3（128~411）	0.78（0.63~0.85）	100	33.3
急性肾损伤	5	289.0（202~369）	268.8（195~352）	0.93（0.85~0.99）	100	0
未明确	11	229.0（28~406）	204.8（12~410）	0.84（0.43~108）	100	8.3

4. COVID-19 感染

Ward 等[109]报道，VWF:Ag 水平显著升高（平均 5.5U/mL，3.6~7.98U/mL），而 ADAMTS13 活性则略有降低（平均 0.682U/mL，0.56~0.78U/mL）。在 78% 的患者中，HMWM 相对减少，且所有患者的三联体模式呈涂抹状。这种三联体模式的涂抹状是超大多聚体切割紊乱的标志。Seibert 等[110]报道，25 例患者在进行血浆置换前 VWF:Ag 水平较高（平均 4.254±1.675U/mL），ADAMTS13 活性显著降低（平均 0.497±0.233U/mL）。经过 5 次血浆置换后，VWF 水平降至 3.631±1.382U/mL，ADAMTS13 活性升至 0.624±0.177U/mL。此外，患者的炎症状态减轻，通气参数也得到了改善。相反，Bereangere 等[111]将受损的 VWF-ADAMTS13 轴视为一种生物标志物，而非血栓形成的直接原因。在 CLHH 对 16 例患者进行的分析中，这些患者平均年龄为 50.5（0.5~74）岁，VWF:Ag 水平异常升高（平均 3.42U/mL，

1.25~6.25U/mL），只有1例幼儿的检测值处于参考范围内。这些患者的VWF:CB水平较低（平均2.922 U/mL，1.08~5.69U/mL）。所有患者均出现HMWM的相对缺失，且有3例（43%）患者的ADAMTS13活性低于0.5U/mL。

5. 糖原贮积病

这种疾病以自发性出血倾向及在创伤和侵入性操作后出血而闻名。Marti等[112]研究显示，5例患者VWF:Ag水平较低且VWF多聚体异常。Mühlhausen等[113]在10例患者中检测到5例患者VWF较低，且存在HMWM的相对缺失，第6例患者虽然VWF:Ag水平正常，但也存在分子量多聚体的相对丢失。

6. 丙戊酸药物

1990年，Kreuz等[114]报道了丙戊酸治疗诱发的AVWS。随后Koenig等[115]在一项研究中证实了这一点，他们在接受丙戊酸治疗超过6个月的23例癫痫儿童中检测到6例（26%）AVWS，而Eberl等[116]发现这种副作用发生率较低。在CLHH中，有10例患者接受丙戊酸治疗，平均年龄7.6（2~19）岁，VWF:Ag水平较低（平均0.62U/mL，0.43~1.15U/mL）。在CLHH分析的其他病例中，VWF:Ag低至0.4~0.48U/mL（18%），而VWF:CB水平也在同一范围（平均0.705U/mL，0.48~1.04U/mL）。虽然丙戊酸治疗引起的AVWS患者出血症状较轻，但只能使用VWF浓缩物，因为DDAVP可能会诱发癫痫发作而被禁用。

十、甲状腺功能减退症及其他罕见的潜在疾病

Dalton等[117]报道，甲状腺功能减退症患者VWF:Ag水平较低，其原因是总体蛋白质合成减少所致。这一发现也得到其他研究者的证实[118, 119]。对于必须接受治疗的极少数患者，DDAVP是首选药物。其他伴随AVWS的疾病，包括羟乙基淀粉治疗[120]、血红蛋白病[121]、用第三代头孢菌素头孢噻肟治疗[122]、Turner综合征[123]、原发性混合性冷球蛋白血症[124]、抗磷脂综合征[125]和干细胞移植[126]。在甲状腺功能减退症中，DDAVP显示出良好的治疗效果，但大多数情况下很少需要DDAVP治疗，因为针对原发病的甲状腺素治疗可以使其完全恢复正常。

十一、AVWS的现状与未来展望

与获得性血友病相比，AVWS具有显著的异质性，其基本机制在许多病例中仍未明确。应建立一个更新版的国际AVWS在线登记系统，以促进新病例的直接登记。AVWS专家应与相关专业人士合作，设计出适用于有出血风险的患者的筛查算法。应将新的有趣病例录入该在线登记系统，以促进这项由ISTH-SSC VWF分委会组织的国际研究者推动的AVWS前瞻性研究。如上所述，AVWS的出血治疗主要依靠DDAVP、VWF浓缩物和高剂量IVIg，但没有一种方法对所有AVWS病例都有效。由于出血事件有时危及生命，需要长期住院并输注大量血制品，因此需要对AVWS患者组织大规模、前瞻性、多中心研究，以明确回答这些问题。

第二十四章　AVWS 的心血管病因

Antoine Rauch　Sophie Susen

胡　星　郑昌成　译　　孙　竞　余自强　校

一、VWF —— 血液流动的传感器

VWF 是一种大分子多聚糖蛋白，在止血中起重要作用。其通过介导血管损伤部位血小板的黏附和聚集，帮助实现止血功能，同时也是FⅧ的载体。VWF 以多聚体形式在内皮细胞和巨核细胞中合成并储存。VWF 的合成始于一个由 2813 个氨基酸组成的前体，该前体由信号肽、前肽和成熟的 VWF 亚基组成[1]。VWF 的一级序列由不同的结构域和功能域组成，排列顺序为 D1-D2-D'-D3-A1-A2-A3-D4-C1-C2-C3-C4-C5-C6-CK，D1-D2 结构域代表前肽，其余结构域对应成熟的 VWF 亚基。每个单体含有多个与 VWF 止血功能相关的结合位点，A1 结构域是 GPⅠbα 和Ⅳ型胶原的结合位点，A3 结构域是Ⅰ和Ⅲ型胶原的结合位点，C4 结构域是血小板整合素 αⅡbβ3 的结合位点。去除信号肽后，VWF 单体通过其 CK 结构域二聚体化并被运输到高尔基体，在高尔基体中，这些二聚体通过 D3 结构域内半胱氨酸残基的 N 端二硫键形成多聚体。随后，弗林蛋白酶裂解前肽链，从而产生成熟的 VWF 亚基，VWF 多聚体和前肽被运输并包装到特定的内皮细胞储存器——Weibel-Palade 小体中（WPB）。内皮细胞通过组成型分泌 VWF 来维持血浆中 VWF 的基础水平，或者在内皮刺激后通过 WPB 的调节性分泌 VWF[2]。在其分泌到血浆后，VWF 立即被 ADAMTS13（一种含Ⅰ型血小板结合蛋白基序的裂解金属蛋白酶 13）蛋白酶水解成不同大小的 VWF 多聚体，其中最大的多聚体（称为高分子量多聚体）具有最强的止血能力[3]。

VWF-HMW 多聚体对生物物理力的影响非常敏感。剪切应力的变化使 VWF 多聚体的构象发生迅速变化。正如原子力显微镜评估VWF结构时所显示，剪切应力导致VWF多聚体从球形构象变为线性构象[4]。事实上，血流产生的剪切力在调节 VWF 的止血活性中起着至关重要的作用。剪切应力诱导的形状变化，揭示了 A1 结构域中 GPⅠbα 的一个神秘结合位点。VWF 的多聚体结构通过增强与 GPⅠbα 的亲和力，促进其相互作用，从而启动凝血。然而，当剪切应力的进一步增加时，VWF A2 结构域会展开，将可剪切键 Tyr[1605]-Met[1606] 暴露给 ADAMTS13，ADAMTS13 特异性地将 VWF 多聚体切割成更小的具有较小止血活性的多聚体[5, 6]。体外研究表明，VWF A2 结构域的展开和切割可在 200 秒内发生，以响应剪切条件的急剧变化[7]。这种独特的机械酶调节机制使得高剪切速率下，VWF 能够瞬间变为较小的多聚体，进而对血栓形成产生负性调节。VWF 介导的血小板血栓形成的调节机制在两种人类疾病中表现得尤为明显。血栓性血小板减少性紫癜是因为基因突变或自身免疫疾病产生 ADAMTS13 抗体，导致 ADAMTS13 缺乏或活性

下降，内皮结合的VWF蛋白降解失败，导致VWF与血小板受体GPⅠbα结合增加和弥漫性微血管血栓形成。相比之下，VWF被ADAMTS13蛋白酶水解增加是VWD 2A型的一个特征，其特征是继发于HMW多聚体缺失的黏膜出血[8]。在一些心血管疾病中，当暴露于增加的流体剪切应力时，VWF-HMW多聚体构象的变化导致其被ADAMTS13过度清除，从而导致AVWS。

二、与心血管疾病或器械相关的AVWS的流行病学和病理生理学

AVWS通常被定义为非遗传性的结构或功能上的VWF缺失，并且与出血风险增加有关。AVWS与多种病因相关，包括淋巴增生性疾病、骨髓增生性疾病、自身免疫性疾病、恶性肿瘤和心血管疾病等[9]。已知关于AVWS心血管疾病的病因主要为主动脉瓣狭窄，为最常见的心脏瓣膜病变，75岁时患病率估计为1%~2%，85岁时高达6%[10]，以及持续机械循环支持（mechanical circulatory support，MCS）装置。近期，随着静脉-动脉体外膜肺氧合和LVAD适应证的不断扩大，MCS作为心脏移植的桥梁及终末期心力衰竭患者的治疗获得了更多的关注。在这种情况下，对胃肠道血管发育不良引起的胃肠道（gastrointestinal，GI）出血的认识也随之增加。在COVID-19大流行期间，采用静脉-静脉ECMO用于呼吸支持的病例也大幅增加。值得注意的是，广泛的先天性和获得性心脏缺陷也与AVWS有关，包括主动脉瓣或二尖瓣反流[11]、心脏间隔缺损[12, 13]和瓣膜假体功能障碍[14]。所有这些心血管疾病和MCS装置都有一个共同特点，即对血液产生病理性的流体剪切应力增加[15]。

Heyde综合征被称为AS合并不明原因消化道出血，于1958年由Edward J.Heyde首次报道，Heyde博士描述了10例不明原因的钙化性主动脉狭窄并伴有严重的消化道出血[16]，此后数十年才阐明其确切的病理生理基础[17]。1986年，黏膜下血管发育不良被认为是钙化性AS患者合并消化道出血的潜在机制[18]。随后在先天性和获得性AS患者中，证实了VWF-HMW多聚体的缺失[13]。不久之后，一项回顾性研究报道，93%的反复胃肠道出血的AS患者在主动脉瓣置换术后出血停止，而行胃肠道手术或病灶切除的成功率仅5%[19]。这些观察结果使Warkentin及其同事推测，获得性VWF-HMW多聚体的缺失可能是AS患者反复胃肠道出血的根本原因[20]。在Heyde综合征中，VWF-HMW多聚体缺失的原因最初被认为与剪切诱导血小板聚集有关，这种聚集使VWF与血小板结合增加，导致被加速清除[21, 22]。然而，最终的研究结果证明，VWF获得性缺失与AS跨瓣压差的严重程度相关，从而提出了血浆蛋白酶ADAMTS13负责HWM多聚体裂解的假设[23]。当VWF-HMW多聚体通过狭窄瓣膜并受到高剪切应力时，其A2结构域展开呈线型。这种构象变化暴露了ADAMTS13的神秘结合位点以及蛋白酶在此过程中切割的可剪切肽键（Y1605-M1606）[5]（图24.1a）。关于Heyde综合征发生率的数据有限，鉴于AS的高患病率，该综合征的实际发生率可能被低估。在最近的一项美国全国性研究中，使用基于ICD-9（国际疾病分类，第九版）代码的索赔数据库，AS患者中Heyde综合征的发病率估计接近3%[24]。

相反，几乎所有接受连续血流MCS装置的患者都表现出获得性高分子量多聚体丧失。AVWS是LVAD[25]、ECMO[26]或经皮微轴循环支持装置[27]患者中的常见现象，当装置移除后，出血症状和VWF缺陷都能迅速消失。专门的临床前体外模型有助于更好地了解连续循环MCS装置下VWF降解的时间和机

制。通过 MCS 模拟循环回路灌注全血、富血小板或乏血小板的血浆，最初的解释是 VWF 在辅助装置循环时主要是机械性降解，酶解蛋白作用没有或仅有限[28]。最近，一些研究表明，高分子量多聚体的降解在泵启动后的早期阶段就已发生，且与泵的速度密切相关，并且几乎完全依赖于 ADAMTS13 的活性[29，30]。

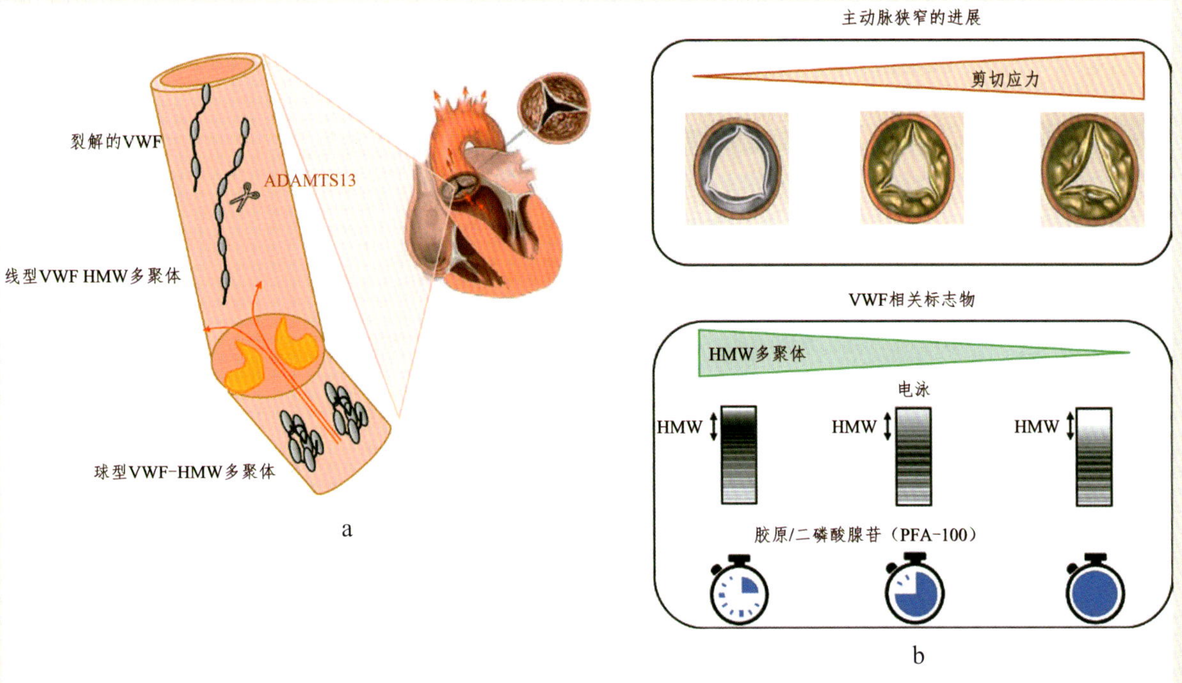

图 24.1 主动脉瓣狭窄或装置相关 VWF-HMW 多聚体缺损的发病机制

（a）当 VWF-HMW 多聚体通过狭窄瓣膜时，在高剪切应力作用下，其 A2 结构域展开，呈线性。这种构象变化暴露了 A2 结构域中剪切位点，ADAMTS13 在此过程中切割了肽键，导致 HMW 多聚体降解为更小的多聚体；（b）使用 VWF 相关标志物对 AS 严重程度进行分期。通过增加在流经瓣膜的血液上的剪切应力，HWM 多聚体与 AS 的程度呈负相关。使用胶原/ADP（CT-ADP）测试盒进行 PFA-100 检测时，对 VWF HMM 缺失高度敏感，闭合时间的增加与 AS 严重程度相关。

三、心血管疾病相关 AVWS 的诊断

任何伴有 AS（或任何其他高剪切力心脏瓣膜疾病）和胃出血的患者都应考虑到 Heyde 综合征。这两种情况在老年患者中较为常见，且可能偶然共存，因此，作为 Heyde 综合征的第三个诊断标准，需要系统地筛查获得性 VWF 缺失。然而，临床医生应该意识到一线 VWD 诊断方法在 AVWS 心血管病因诊断中存在局限性。在 Heyde 综合征患者中，出血频率与 VWF 抗原水平或与血小板 GPⅠbα 结合活性水平无关。事实上，这些在 Heyde 综合征患者中往往处于正常范围[31，32]，甚至在连续血流 MCS 中可能出现升高[25]。同样，在连续循环 MCS 的情况下，血小板 GPⅠbα 结合活性与 VWF 抗原比值也可能保持正常。因此，使用凝胶电泳来分析 VWF-HMW 多聚体的选择性减少或缺失，通常是唯一能够发现异常的实验室表现[23，

33]。在非还原条件下进行含十二烷基硫酸钠的琼脂糖凝胶电泳是目前 VWF 多聚体分析的金标准方法，但这种方法耗时且成本较高。血小板功能分析仪 100（PFA-100）是一种台式自动化仪器，在 Heyde 综合征的初始检查中被认为是一种有用的筛选工具，可以在几分钟内完成检测，并且当使用涂有胶原蛋白和二磷酸腺苷（CT-ADP）的测试盒时，对 VWF 多聚体缺失高度敏感[23, 31]（图 24.1）。如果 CT-ADP 试剂盒测的闭合时间异常，VWF 多聚体测定可作为确认试验。

四、心血管疾病相关 AVWS 患者胃肠道血管发育不良的病理生理学

血管发育不良是一种病理状态，表现为胃肠道黏膜和黏膜下层的静脉和毛细血管之间的异常扩张，其患病率随年龄增长而增加[34]，这种病变可以在消化道的任何部位找到。在视频胶囊内镜和器械辅助肠镜检查引入之前，人们认为血管发育不全发生在盲肠和升结肠。在最近的研究中发现，小肠病变在症状性血管发育不良中占很大比例[35]。血管发育不良是与高剪切性心血管疾病相关的胃肠道出血的最常见原因，首次在主动脉狭窄（Heyde 综合征）中得到证实。在其他瓣膜性心脏病中也发现了类似的关联[11, 14]。这种关联最初被认为是一种常见的胃肠道血管疾病背景下的罕见止血缺陷的结果（首次打击模型）。然而，对于单独 HWM 多聚体减少，而不伴有 VWF 与血小板 GPⅠbα 或胶原结合活性不成比例下降的情况，是否会导致出血也存在争议。

连续血流 MCS 与高风险的大出血相关，这种风险不能完全用抗凝或抗血小板治疗来解释。即使在使用最新装置的情况下，大出血依然是 LVAD 患者常见的不良事件之一，也是导致患者再次住院的主要原因[36, 37, 38, 39]。即使是最新的装置也是如此，从第一代到第二代连续血流 LVAD 转换虽然获得了更长的生存期，但代价是消化道出血的急剧增加，尤其是在上市后的早期阶段，发病率增加 10 倍[40]。在接受连续血流 MCS 的患者中，GI 最常见的出血原因是胃肠道血管发育不良[25, 38, 41]，这与 Heyde 综合征相似。尽管 VWF-HMW 多聚体缺陷在 LVAD 治疗中普遍存在[25, 42]，但并非所有患者都会发生胃肠道出血事件，这表明一些解剖学、血液学和血流动力学等其他异常因素也可能导致 LVAD 患者血管发育不全。与 Heyde 综合征一样，血管发育不全最初被认为是偶然的，在 AVWS 或抗凝治疗（首次打击模型）时才有的症状。事实上，充血性心力衰竭甚至在 LVAD 植入前就存在与血管发育不良的高危因素[43]，如肠内灌注不足、局部缺氧以及脉压降低导致血管扩张引起血管发育不良[44]。根据装置流速与残存的左心室搏动的平衡，LVAD 患者可能会出现不同程度的动脉搏动性。Wever-Pinzon 等报道，搏动指数低的 HearMate-Ⅱ受者发生非手术性出血的风险是脉搏指数高的患者的 4 倍[45]。在动物模型中，研究人员进一步探讨了连续血流 MCS 设置中残余搏动与 VWF-HMW 多聚体缺陷之间的潜在联系。研究表明，在连续血流 MCS 过程中，HMW 多聚体缺陷的程度受搏动水平的影响。根据该模型，在连续血流 MCS 中保持搏动性更有效地保存血浆中 HMW 多聚体池来减轻 AVWS，而 HMW 多聚体池是由 WPB 急性释放 VWF 介导[46]。有一些证据支持新生血管发育不良源于血管生成调控失常的假说（二次打击模型）。据报道，通过使用大型动物模型和人类尸检样本发现，连续血流 LVAD 本身通过增加血管生成，从而促进了小肠血管发育不良的发展[47]。一些研究也提出了在 Heyde 综合征和连续血流 MCS 中，获得性 VWF 缺陷与新生血管发育不良之

间可能存在因果关系的假说。这一假说来自对 VWD 的长期临床观察和最近的实验研究，这些研究表明 VWF 通过多种途径调节血管生成。在先天性 VWD 中，血管发育不良导致的 GI 出血多见于 HMW 多聚体缺失的变异型[48-51]。实验数据也表明 VWF 是血管生成的调节因子。在体外培养的内皮细胞中，通过小干扰 RNA 抑制 VWF 表达导致增殖、迁移和体外血管生成增加，并增强 VWF 缺陷小鼠的血管形成[52]。分子通路可能涉及 VWF 结合伙伴（如整合素 αvβ3），WBP 组分（如血管生成素-2 和半乳糖凝集素-3，其储存受 VWF 调节），并激活血管内皮生长因子信号转导通路，这是血管生成的关键调节因素[53]。基于上述研究，目前认为 VWF-HMW 多聚体的缺失主要通过损害止血功能和血管生成失调产生，是血管发育不良的危险因素（图 24.2），但需要进一步的实验研究来提供直接证据，并更好地了解 VWF 调节血管形成的分子通路。

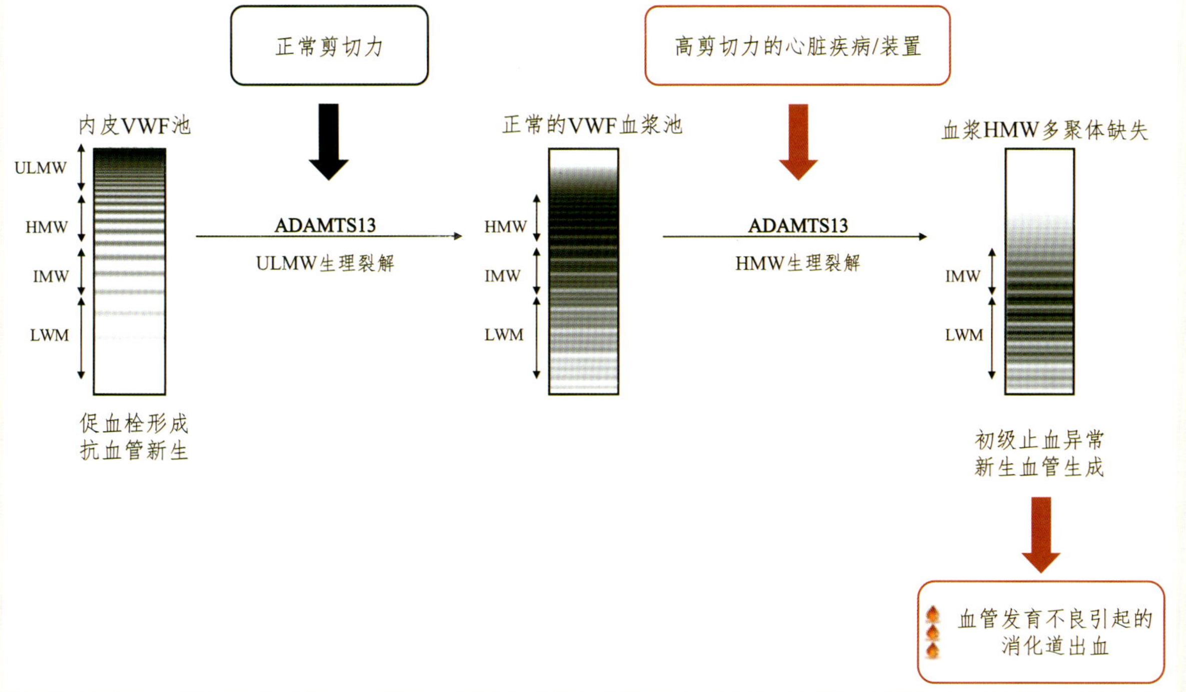

图 24.2 血浆中 HMW 多聚体缺陷来源于止血受损和血管生成失调，是血管发育不良的危险因素

ULMW（超大分子量）；HMW（高分子量）；IMW（中间分子量）；LMW（低分子量）。

五、心血管疾病相关 AVWS 的管理

AVWS 患者的管理应尽可能基于对潜在疾病的治疗。在 Heyde 综合征患者中，主动脉瓣置换术是实现长期出血症状缓解的关键策略。既往研究已证实主动脉瓣置换术可以治愈与 AS 相关的 AVWS，只有在患者与假体不匹配导致心脏区域持续高剪切应力的情况下才会复发[23]。经导管主动脉瓣置换术（transcatheter aortic valve replacement，TAVR）目前已成为外科高危的严重主动脉瓣狭窄患者的推荐治疗方法[54]。TAVR 的侵入性比主动脉瓣置换术小，因其通过导管在狭窄的主动脉瓣内植入生物瓣膜。然而，阻碍

TAVR 运用到外科低危患者的一个问题是舒张期主动脉至左心室血流的瓣旁反流（PVR）风险，这可能发生在生物瓣膜未完全封闭主动脉瓣环时。关于 Heyde 综合征，TAVR 对于治疗手术高危患者 AVWS 也是有效的[55]，当瓣膜成功植入后，在手术结束时 VWF-HMW 多聚体恢复正常[56，57]。尽管小的回顾性病例报道表明，经导管二尖瓣修复也可以有效治疗二尖瓣反流相关的 AVWS[58，59]，但这一结论仍需要更大规模的纵向研究来证实这些发现。最近一项基于索赔数据库的全美研究发现，Heyde 综合征患者接受 TAVR 比接受主动脉瓣置换术表现出更好的结果（更低的围术期卒中和更少的输血）[24]。然而，对于不符合常规瓣膜置换术标准的患者，Heyde 综合征的存在是否应纳入早期经导管瓣膜置换术或手术瓣膜置换术的决策，以及这是否会带来优于目前保守策略的结果，目前尚不清楚。因此，VWF 相关标志物在当前临床/影像学标准基础上，对心脏瓣膜疾病分期再分类的潜在价值仍有待评估[15]。由于 VWF 可在几分钟内对血流动力学瓣膜状态的任何显著变化作出反应，因此也可以作为外科手术或经导管心脏瓣膜干预质量的替代指标（图 24.1b）。一项研究首次证明了这一概念，研究显示 TAVR 成功后，VWF-HMW 多聚体能够立即恢复，而通过球囊主动脉瓣成形术仅部分矫正 AS 后，VWF-HMW 多聚体并未出现任何纠正[57]。后续研究进一步证明，实时监测 VWF（即床旁 CT-ADP 检测）可用于 TAVR 过程中监测并纠正瓣旁反流情况，其阴性预测值高于经食管超声心动图[32]。因此，使用 VWF 相关标记物可能是评估瓣膜有效性的一种有前景的工具，无需在全身麻醉下完成经食道超声心动图的检查。该策略是否也适用于经导管二尖瓣修复尚需进一步评估。

目前，连续血流 MCS 相关 AVWS 出血并发症的治疗选择仍然非常有限，且治疗并不总是成功。对于 AVWS 患者而言，移除装置是治疗 AVWS 的唯一方法，但对于作为目标疗法的 LVAD 或危重症 ECMO 患者是不可行的。考虑到胃肠道出血的反复发生，通过手术治疗胃肠道出血病变是不可行的选择。其他抗凝策略虽有考虑，但收效甚微。在 LVAD 患者中，降低的国际标准化比值与泵血栓发生率增加有关[60]。一项随机试验评估了达比加群作为维生素 K 拮抗剂替代品使用，该试验因血栓栓塞事件发生率增加而提前结束[61]。因此，抗凝药物的停用和可及病变的内镜治疗仍然是 GI 出血的主要管理方法。在难治性出血患者中，关于超说明书使用抗血管生成药物（沙利度胺[62]或奥曲肽[63]）或 VWF 纯化浓缩物的数据有限，且基于个案报道。在 LVAD 患者中，使用沙利度胺会增加血栓风险。而接受奥曲肽二级预防的 LVAD 患者与未接受奥曲肽治疗的历史对照组相比，GI 出血复发率更低[63]，这与奥曲肽在一般人群中治疗血管发育不良的疗效报道一致[64]，但这些结果需要在随机试验中进一步证实。就疗效而言，高分子量多聚物在体内和体外快速降解的动力学[57，65]可能限制了所有 VWF 浓缩物的疗效。在回顾性单中心研究中，关于使用 VWF 浓缩物治疗连续血流 MCS 出血并发症的有效性和安全性，观察到相互矛盾的结果[66，67]。此外，在一项多中心随机病例对照 PHAM 研究（NCT 02488525）中，研究了一种几乎不含 FⅧ的高纯度血浆源性 VWF 浓缩物在植入连续血流 LVAD 后预防性使用 3 个月的有效性、安全性和药代动力学，尽管在该研究中未观察到安全性问题，但由于患者纳入不足，该研究最终提前终止。

为解决这一未被满足的医疗需求，目前正在探讨若干策略。第一个是开发新的 MCS 设备，旨在减少血液中的剪切应力，或者增加搏动性，或者两者兼具。在最新一代的连续血流 LVAD 中，例如 HeartMate-Ⅲ，可以通过调制算法恢复部分人工搏动。与之前的 HeartMate-Ⅱ连续血流装置相比，这种方法可以显著降低卒中风险，这主要归因于泵内血液停滞减少[68]，但两种装置在 GI 出血率方面没有显著差异[38]，并且尽管 VWF 降解的程度有所减轻[69]，但仍然存在。Carmat 全人工心脏是一种电子液压双心室装置，驱动生理性的搏动性血液流动，这是另一个通过减少剪切应力和增加搏动性来保护 VWF 多聚体结构并降低降解率的例子[70]。第二种策略是降低 VWF 切割对 ADAMTS13 的敏感性，从而保留对防止 GI 血管发育不良的发展至关重要的 VWF-HMW 多聚体，用人源化单克隆抗体直接阻断 ADAMTS13 催化位点被认为是一种潜在的治疗选择，可以预防 VWF 裂解及其对止血和血管生成的下游影响[71]。然而，这种策略可能会导致血浆中 VWF 超大型多聚体过量积累，从而诱发药物相关 TTP 的风险。或者使用单抗阻断 ADAMTS 与 VWF D4 结构域的结合，从而部分抑制 VWF 降解，可能是一种更安全的治疗选择[47]。

六、结论

高剪切性心血管疾病或相关装置是目前公认的 AVWS 病因。除了作为诊断 Heyde 综合征所必需的心脏瓣膜疾病严重程度的标志物外，VWF 也正在成为一种高度敏感的生物标志物，用于监测治疗心脏瓣膜疾病的经导管心脏手术的疗效。对于不符合瓣膜置换术标准的患者，是否可以将 VWF 相关标志物纳入早期干预的决策过程，仍需要进一步评估。在心血管相关 AVWS 的胃肠道出血机制研究中，目前面临的困境之一是缺乏对血管发育不良机制的深入理解。如果能揭示该机制，可能会转化为改进出血风险预测模型以及开发新的治疗策略，从而更有效管理 Heyde 综合征或连续血流 MCS 患者的出血问题。

第二十五章　VWF 调控血管生成与完整性：对胃肠道血管发育不良的影响

Anna M. Randil　　Giancarlo Castaman

周　璇　孙　竞　译　　杨林花　赵永强　校

一、引言

VWD 是最常见的遗传性出血性疾病，其发病机制主要与 VWF 的减少或功能缺陷相关[1]。该疾病具有高度异质性，分类复杂[2]，可简单归为三种主要类型：① 1 型，VWF 血浆水平降低；② 2 型，VWF 功能不全；③ 3 型，血浆中 VWF 完全缺失。VWD 也可以是获得性的（AVWS），其循环 VWF 功能失调或减少是多种致病机制所致，包括自身抗体、VWF 免疫性非中和抗体复合物的清除增加，以及主动脉瓣狭窄等心脏疾病血管内的高剪切应力，导致血小板的激活和 VWF 的过多吸附、VWF 的蛋白水解增加等机制[3]。一般而言，相关的出血表型主要表现以黏膜皮肤出血为主，其严重程度和频率取决于因子Ⅷ和 VWF 降低和（或）异常的严重程度。

二、VWD 和 AVWS 胃肠道出血的临床证据

1. VWD 和 AVWS 患者的胃肠道出血、血管畸形和血管发育不良

在 VWD 患者报告的不同症状中，近年来人们特别关注胃肠道（GI）出血[4]。与普通人群一样，引起 VWD 患者 GI 出血的常见原因可能有溃疡、静脉曲张、恶性肿瘤等。总的说来，最近一项针对 1 型 VWD 家系的欧洲研究显示，与正常亲属相比，这些患者的 GI 出血风险并未增加[5, 6]。但已有明确的研究提示，部分 VWD 患者（包括 2A 型和 3 型或 AVWS）可发生与胃肠道血管发育不良相关的严重且复发性胃肠道出血[4]。

VWF 与血管异常之间的联系早已为人所知。20 世纪 30 年代对 VWD 的早期描述中，Rumpel-Leede 试验异常提示存在血管缺陷[7]。也有报道称 VWD 与遗传性出血性毛细血管扩张症之间存在关联，遗传性出血性毛细血管扩张症的特征为动静脉畸形和出血[8]，但两种疾病共享的发病机制尚未阐明。关于先天性 VWD 患者血管异常的报道中，使用活体毛细血管显微镜（毛细血管镜）对 100 例 VWD 患者的微循环进行系统评估，发现甲襞毛细血管存在形态学改变，包括扩张增加、显微镜下出血和扭曲（发育不良）[9]。因此，VWF 的缺乏或功能障碍与黏膜血管的畸形有关。VWD 与血管畸形之间最重要的关联证据是 GI 血管发育不良[10]，这是引起消化道出血的主要原因，常见于老年人，因出血进行内镜检查的概

率为 2.6%~6.2%[11, 12]。GI 血管发育不良主要是一种退行性衰老病变，在 65 岁以上无出血个体中，约 3% 的患者是偶然行内镜检查发现的[13]。在 65 岁以上的 GI 出血和血管发育不良患者中，部分患者缺乏最大的 HMW-VWF 多聚体，且多伴有主动脉瓣狭窄[14]。在 VWD 患者中，GI 出血的发病年龄较小，且几乎只发生在缺乏 VWF-HMW 多聚体的 VWD 患者中[15, 17]。在一项针对 4503 例 VWD 患者的回顾性研究中，1 型 VWD 患者中血管发育不良发生率为 0%、2 型为 2%、3 型为 4.5%[15]。血管发育不良致出血主要发生在 2A 型、2B 型和 3 型 VWD 中，这些类型均以缺乏 HMW-VWF 多聚体为特征[15-18]，1 型 VWD 患者也偶有出血[16, 17]。在一项针对维琴察型 VWD 患者的为期 7 年的前瞻性研究中，虽观察到血管发育不良，但没有患者出现胃肠道出血，这些患者的血浆 FⅧ和 VWF 水平均低于 2A 型患者，但由于 VWF 清除率增加，出现了超大的 VWF 多聚体[19]。此外，VWD 预防治疗联络网的一项回顾性研究显示，60.4% 的血管发育不良患者（仪器诊断或未确诊）为 2A 型或 3 型 VWD[16]。此外，同一研究报告称，在至少有一次 GI 出血发作的患者中，38% 的患者存在血管发育不良[16]。另一项大型前瞻性研究比较了 FⅧ和 VWF 活性均较低的 2M 型和 2A 型 VWD 患者，结果显示 2A 型患者的出血风险更高，主要由于 GI 出血的发生率较高[18]。因此，多项研究支持 VWF 高分子量（HMWM）多聚体缺乏在 GI 出血中发挥重要作用的假说。

HMWM 在预防 AVWS 相关 GI 出血中的重要性也被提出[20]。到目前为止，GI 出血和 AVWS 最常发生在两种特定的获得性情况下。Heyde 综合征是一种罕见的疾病，发生在 3% 的主动脉狭窄（AS）患者中，其特征与 GI 出血相关，被认为是 VWF HMWM 缺失所致[21-23]。在其中一些患者中，由于狭窄瓣膜施加的高剪切应力，VWF 分子被拉伸，从而增加了其对 ADAMTS13 的易感性，导致 HMWM 的缺乏[24]。在与 LVAD 相关的 AVWS 患者中，GI 出血也与血管发育不良有关[25]。尽管 AVWS 在 LVAD 患者中较为常见，但并非每个接受 LVAD 的患者都会出现严重的出血并发症，这表明在该人群中，出血的其他关键决定因素可能有所不同。LVAD 患者血管发育不良的患病率尚不清楚，因为用于诊断的侵入性技术（如内镜检查）对这些患者存在较高的并发症风险。这突显了开发一种非侵入性成像工具的需求，此工具应能帮助预测出血风险，并对患者的管理和预后进行分层。

此外，GI 出血和血管发育不良在淋巴增殖性疾病中的发生也已被多次报道，这些疾病包括意义未明的单克隆球蛋白增多症（MGUS）、慢性淋巴细胞白血病和多发性骨髓瘤[26, 27]。在这些疾病中，VWF 减少，特别是 VWF 的 HMW 多聚体的减少可能是由于 VWF 在肿瘤细胞上的吸附或单克隆免疫球蛋白与 VWF 复合物的清除增加[4, 26, 28, 29]。

2. VWD 患者血管发育不良相关 GI 出血的治疗

VWD 中因血管发育不良而致畸形的机制尚不清楚，因此，治疗与血管发育不良相关的出血可能非常困难。伴有小肠血管发育不良的患者再出血的风险更高[30]。当病变范围有限且识别良好时，少数患者可采用手术或内镜治疗[4, 16]。患者最初可能对 VWF-FⅧ浓缩物治疗反应良好，但出血会反复发作，已尝试了预防性治疗并取得了部分成功[31]，近期报道的成功率为 80%~85%[31]。然而，预防性治疗价格昂贵，且出血反复发作严重影响患者的生活质量。已经在一些患者中尝试使用不同机制的药物来改变药理途径，但结果不尽相同[4, 16]。沙利度胺是一种具有抗炎和免疫调节作用的抗血管生成药物[33]，且能降低血管内皮生长因子（vascular endothelial growth factor，VEGF）的水平，VEGF 在 GI 血管发育不良病变中通常强表达[34]。

阿托伐他汀属于他汀类药物家族，在高剂量下已被证明可以抑制血管生成[35]。此外，由于奥曲肽会导致内脏和门静脉血流减少，因此通常用于控制食管静脉曲张出血以及与 VWD 无关的血管发育不良患者[36]。在 AVWS 中，出血的控制取决于相关的临床状况。例如，瓣膜狭窄的手术矫正通常伴随着正常多聚体形态的恢复和出血并发症的缓解[23]。有报道称 AWVS 伴 MGUS 的 GI 出血和血管发育不良在出现去氨加压素和 VWF/Ⅷ浓缩物耐药时，预防性静脉注射免疫球蛋白有效，能使患者的 FⅧ和 VWF 水平恢复正常，并恢复异常的多聚体模式[28, 29]。通常，建议每天 1g/kg 体重，连用 2 天，随后减量维持，每 3~4 周给药一次（每次 400mg/kg 体重，连用 2~3 天，或 1g/kg 体重，用 1 天），可成功维持预防作用[4, 28, 29]。此外，连续输注 FⅧ-VWF 浓缩物已被证明在一些 AVWS 患者中是有效的，加速了免疫复合物的清除，但这种方法从未被用于治疗 GI 出血[37]。研究表明，移除 LVAD 可恢复 VWF HMWM，控制 GI 出血[38]。

治疗 VWD 患者 GI 出血的挑战促进了 VWF 控制血管形成和功能的分子途径的研究，以期确定新的分子治疗靶点。

三、VWD、AVWS 的胃肠道出血和血管发育不良的分子机制

1. 血管发育不良与血管生成

血管发育不良是指胃肠道内的血管畸形，组织学表现为整个 GI 黏膜内血管的异常扩张和弯曲，其薄壁缺乏平滑肌层。由于病变部位比较脆弱，容易破裂和出血[39]。尽管血管发育不良的病理生理学尚未完全明确，但其与血管生成因子的联系，特别是 VEGF 和血管生成素（Angpt）-2，支持血管发育不良是血管生成缺陷导致的血管畸形这一假说。血管生成是一个复杂的、多步骤的过程，产生稳定的血管需要许多途径协同作用[40]。各种分子缺陷可生成过多、不稳定和（或）功能失调的新生血管，从而导致病理性血管生长和血管畸形，其中包括 GI 血管发育不良[41]。已发现了许多血管生成调节因子，其作用于该过程的各个方面，有些起着至关重要的作用，而另一些则作为关键通路的调控分子。因此，不同的血管生成调节因子缺陷导致的后果可能会有很大不同。例如，VEGF 是血管生成的关键驱动因子，VEGF 的缺乏是致命的[42]，而调节血管生成的凝血因子XIII缺乏只导致伤口愈合的轻微缺陷[43]。临床和实验证据都表明，VWF 属于后一类调节剂，而不是血管形成的必需因子。VWF 参与血管生成和血管完整性的研究[44]揭示了 VWD 和 AVWS 血管发育不良的一种新的机制，其中血管和止血缺陷的结合可导致严重的胃肠道出血。这些发现为这类患者的治疗方法开辟了新方向。以下内容将总结 VWF 在调节血管自我形成和完整性中的作用证据，回顾可能介导这种作用的途径，并讨论可能导致胃肠道对此过程高敏的机制。

2. 内皮细胞中的 VWF

VWF 是支持血小板血栓形成的血浆蛋白，也是凝血因子Ⅷ的载体。VWF 广泛存在于血小板、EC 中，并在 EC 释放后，以细胞外基质（extracellular matrix，ECM）蛋白的形式存在于内皮下间隙。已对 EC 合成、储存和释放 VWF 进行了深入研究，可参阅相关综述[45]。简言之，VWF 由单体组装成多聚体，分子量最高达 20Mu，高分子量（MW）的多聚体止血活性最强。Weibel-Palade 小体（WPB）是储存 VWF 的细胞器，是血管内皮特有的雪茄状结构，可通过免疫荧光染色清楚地识别 VWF 本身。VWF 对于 WPB 的形成

至关重要[45]。除了 VWF，WPB 还储存多种蛋白质，包括血管生成调节因子，血管生成素-2（Angpt-2）[46]。Angpt-2 的储存依赖于 VWF 的存在[44]，这是 VWF 调节血管功能、血管完整性和血管生成的方式之一。

VWF 是一种常用的血管内皮标志物，一般认为在任一血管的所有 EC 中都有表达。然而，由于受到微环境的影响，VWF 的水平在血管树的不同部位、组织的 EC 中差异很大。早在 20 世纪 80 年代的研究就已表明，VWF 在静脉内皮细胞中富集[47-51]。近年来，随着单细胞技术的发展，尤其是对来自不同器官的内皮细胞（源于小鼠和人类组织的不同器官）的转录组全球分析，正在从细胞颗粒水平收集宝贵的源信息。例如，最近的一项研究分析了来自肠内皮细胞的单细胞 RNASeq 数据[52]，结果证实 VWF 主要在小静脉和毛细血管对应的细胞簇中表达，在动脉和小动脉中的表达水平较低。这些研究还可以比较不同组织之间 VWF 的表达情况，进一步证实了其表达的异质性，说明血管作用可能是组织特异性的。有趣的是，在培养的 EC 中 VWF 表达仍然存在异质性，这提示表观遗传机制，并证实体外模型是有价值的研究工具[50-53]。与此同时，正在进行的与人类细胞图谱项目相关的工作，旨在建立单细胞水平的表达图谱，为人类组织中 VWF 表达的异质性提供更详细信息（尽管还需要对可能与转录不完全匹配的蛋白质分布进行研究）。

在血管生物学中，VWF 在淋巴管 EC 中的表达是一个被忽视的领域。早在 20 世纪 80 年代末就有报道显示 WPB 存在于淋巴管中[54, 55]。然而，VWF 是否在所有淋巴管中普遍存在，以及其在淋巴管中的作用仍有待研究。

3. VWF 的多种结合伴侣

VWF 是一种由许多结构域组成的大分子蛋白质，这些结构域可与不同性质的分子发生相互作用。有关的详尽综述已发表[56]，包括 VWF 的分子伴侣列表[57]。由于此领域发展迅速，因此该列表将需要定期更新。VWF 的许多分子伴侣在维持血管完整性和控制血管生成中发挥作用。VWF 可与以下分子相互作用，如 ECM 分子包括胶原蛋白和凝血敏感蛋白[57]、生长因子包括 VEGF 和血小板衍生生长因子（platelet-derived growth factor，PDGF）-BB[58] 以及内皮细胞表面受体包括整合素 αvβ3[59]。这些潜在的相互作用表明，在内皮下，VWF 可能有助于构建 ECM 的结构，为细胞外信号提供支持和时空协调。鉴于 ECM 具有组织特异性[60]，VWF 参与的复杂相互作用网络也可能具有独特的组织特异性。这种复杂性引发了关于 VWF 相互作用的选择性及其可能的协同或竞争关系的思考。这也使得确定 VWF 在健康和患病的个体中调节血管完整性和血管生成中的确切机制具有挑战性。

4. VWF 调节血管生成和血管完整性 —— 实验证据

多项研究表明，VWF 在体外和体内均与血管完整性和血管生成相关。VWF 显然不是胚胎发育所必需的因子，因为严重的 VWF 缺乏可活到成年甚至老年，且患者或动物模型的 VWF 缺乏与任何重大的发育问题都无关。然而，在 VWF 缺乏的小鼠中，观察到耳内血管存在缺损[44]，以及眼部发育中血管的暂时性缺陷[61]。这些现象表明，VWF 对血管发育的影响较轻。在成年实验模型中，VWF 的缺乏对血管的形成和完整性有轻微的影响，如下所述。

（1）体外证据

在体外实验中，通过 siRNA 抑制 EC 中 VWF 的表达，会导致细胞增殖、迁移和血管生成增加；相反，外源性 VWF 的添加则会导致血管生成减少，这是通过体外 Matrigel 测定得出的结果[44]。使用血液衍生内皮细胞，也称为内皮集落形成细胞，对 VWD 患者的内皮细胞研究显示，发现细胞表型存在显著的异质性，包括血管生成特性方面[44, 61, 62]。这与众所周知的疾病异质性是一致的。然而，某些 VWD 内皮集落形成细胞血管生成表型的缺失也可能归因于使用的检测方法。考虑到 VWF 在这一过程中的复杂作用，很可能需要体外血管生成试验来重现微环境，包括多种血管细胞谱系，以揭示个体 VWD 患者内皮集落形成细胞的功能障碍。

（2）体内证据

现已证实缺乏 VWF 会影响多种组织的血管完整性和血管生成。在 VWF 缺乏的小鼠中，Starke 等采用基质胶塞试验和在鼠耳中均发现血管生成增加[44]。Cossutta 等则观察到在发育中的视网膜中，血管生成短暂增加[62]。一项对缺血性卒中后脑微血管系统的研究显示，与对照组相比，VWF 缺乏小鼠的血管生成显著增加，周细胞覆盖增加，渗漏减少[62]。同样的研究发现，在缺乏 ADAMTS13 的小鼠中，情况正好相反，ADAMTS13 是切割 VWF 的蛋白酶。在这些小鼠中，缺血性卒中后血管生成减少，但通过抑制 VWF 的表达或活性可使其恢复正常，这间接证明在该模型中 VWF 抑制血管生成[62]。在上述研究中，VWF 在血管生成过程中发挥抑制作用。两项研究报道了缺乏 VWF 的动物血管内皮异常。Yuan 等发现 VWF 缺乏小鼠的心脏毛细血管明显受损，并伴有心功能障碍[54]。Allerkamp 等则描述了 3 型 VWD 猪的子宫中存在血管畸形和血管生成基因表达中断的现象[63]。VWF 对血管生成和血管完整性的作用可能与环境有关，因为在其他模型中，VWF 可以发挥相反的作用。De Vries 等报道，在股动脉结扎后，VWF 缺乏小鼠的血管生成和动脉生成减少[64]。此外，Ishihara 等在 VWF 缺乏小鼠的伤口愈合模型中发现血管密度降低[59]。因此，在这些研究中，VWF 参与驱动血管生成反应。VWF 在血管生成中的作用存在明显差异的原因目前尚不清楚。值得注意的是，任何 VWD 动物模型均未报道肠道血管的数据，而确定何种动物模型能准确体现人类的病理状态是至关重要的。

体内研究表明，VWF 不仅可以通过影响 EC，还可以通过影响血管平滑肌细胞（vascular smooth muscle cell，VSMC）来调节血管的生成、成熟和完整性。在 VWF 缺乏小鼠中，VWF 与 VSMC 上的整合素 αvβ3 结合，将 VSMC 募集于发育中的视网膜血管床的过程被迟滞，而该募集是动脉成熟的标志[65]。最近，低密度脂蛋白相关受体蛋白 LRP4 被证实是 VWF 在 VSMC 上的一种新的结合伴侣。研究表明，VWF A2 结构域与 LRP4 受体结合可以介导 VSMC 增殖[66]。这种新的 VWF 伴侣及其相关通路是否在血管生成中发挥作用仍有待确定。

5. VWF 血管抑制作用——分子途径

VWF 有可能直接或间接与多种血管生成调节因子相互作用或调节其功能，从而发挥血管抑制作用。总的来说，迄今为止报道的数据表明，VWF 通过抑制 VEGF 受体-2（VEGF receptor-2，VEGFR-2）的促血管生成活性来促进血管稳定性。已知的主要血管生成通路如下所示，图 25.1 为 VWF 与关键血管生成通路关系的模型总结。

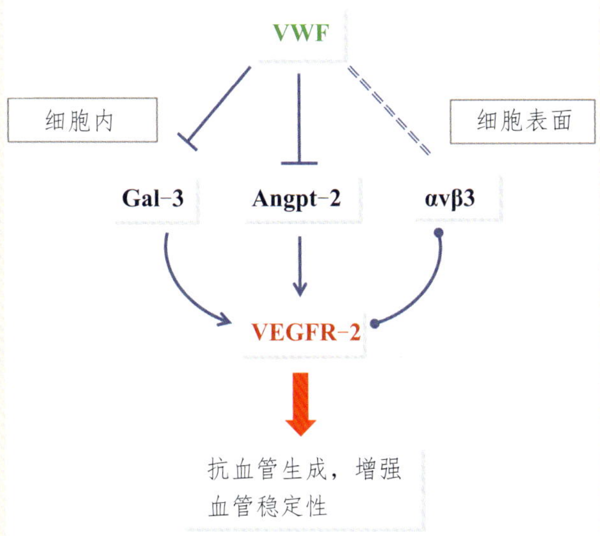

图 25.1 VWF 血管抑制功能

VWF 促进血管稳定，并通过抑制 VEGFR-2 的促血管生成活性，对血管生成产生抑制（血管抑制）作用。在细胞内，VWF 对于内皮细胞 WPB 的形成至关重要，其中含有促血管生成分子 Gal-3 和 Angpt-2。VWF 控制 Angpt-2 和 Gal-3 的储存和释放，从而降低了其与 VEGFR-2 协同促进血管生成的有效性。在细胞表面，VWF 结合并稳定整合素 αvβ3 的表面表达，从而调节来自该分子的促血管生成信号。VWF 还与血管平滑肌细胞上的 αvβ3 结合，促进血管的稳定性。在缺乏 VWF 的情况下，Gal-3 和 Angpt-2 被释放，αvβ3 被破坏和内化。整体效应是激活 VEGFR-2 信号，导致血管生成，在包括 GI 的特定组织中，这种异常激活可能导致血管异常。其他尚未确定的分子和机制可能对这一复杂网络起调控作用。

（1）血管生成素/Tie-2 途径

VWF 是 WPB（储存多种蛋白质，包括 Angpt-2）形成所必需的[46]，也是血管稳定和血管生成以及部分血管生成素/Tie-2 途径的关键调节剂。对血管生成素/Tie-2 途径的经典认知是两个配体（Angtp-1 和 Angpt-2），与内皮细胞受体 Tie-2 竞争结合。Angpt-1 由周细胞和其他非血管细胞释放，提供稳定新生血管的信号，而 Angpt-2 由 EC 释放，在炎症和血管生成过程中其表达水平升高，它能破坏血管稳定，并与促血管生成信号（包括 VEGF-A）协同促进血管生成[67, 68]。Starke 等[44]研究表明，在缺乏 VWF 的情况下，Angpt-2 从内皮细胞中释放出来。有趣的是，VWF 也控制 Angpt-2 的合成，因为 VWF 缺乏的组织中 Angpt-2 的 mRNA 水平升高[54]。在体内，VWF 对 Angpt-2 水平的调节呈现组织特异性，这种调节作用在 VWF 缺乏小鼠的心脏中被发现，而在肺或肝脏则没有[54]。这与 VWF 缺乏小鼠的心功能障碍相关，提示 VWF 缺乏、Angpt-2 升高和器官功能障碍之间存在联系。这些数据提出了一种有趣的可能性，即 VWF 对 Angpt-2 储存和表达的组织特异性的控制丧失可能导致血管功能受损及继发器官功能障碍。

（2）VEGFR-2 信号

VEGFR-2 信号是血管生成的主要调控因子，多种血管生成途径汇聚于此[69, 70]。VEGF 信号的过度激活、失调会导致形成不稳定、脆弱且容易渗漏的血管，类似于血管发育不良病变。VEGF 信号的增加确实在血管发育不良中起作用[71]。体外和体内研究表明，VEGFR-2 信号与 VWF 缺乏引起的血管生成异常有关。

在体外，VEGFR-2 抑制剂可拮抗 VWF 缺乏而导致的细胞血管生成能力的增加[44]。在 VWF 缺乏的小鼠中，观察到脑微血管中，VEGFR-2 的磷酸化水平显著升高[72]。这依赖于 Angpt-2 和半乳糖凝集素-3（Gal-3），后者是一种聚糖结合蛋白，与 VWF[73] 和 VEGFR-2 相互作用，并能增强 VEGFR-2 信号传导[74]。

（3）αvβ3 整合素

VWF 能够与整合素 αvβ3 结合，而整合素 αvβ3 是一种细胞表面黏附受体，在血管生成和血管稳态中起着关键作用。实际上，整合素 αvβ3 整合 EC 上的 ECM 和生长因子（VEGF/VEGFR-2）信号[175]。VWF 控制 αvβ3 水平：在 VWF 缺乏的内皮细胞中，β3 表面表达由于内化增加而降低[44]。VWF 也可能控制 αvβ3 的合成，因为在 VWF 缺失的 EC 中 β3 mRNA 水平会短暂降低[44]。与 VWF 缺乏类似，β3 的缺乏也能促进体内血管生成。然而，αvβ3 也被证明对血管生成具有剂量依赖性的双重效应，既是激活剂又是抑制剂，这可能是由于与其他受体或 ECM 蛋白的互扰和（或）相互作用[72]。

（4）不同血管生成途径间的关联 —— 血管生成的治疗靶点

血管生成途径之间的功能相互作用构成了这一系统的复杂性。在 EC 中，VEGFR-2 和整合素 αvβ3 之间存在着一种互惠关系。整合素 αvβ3 已被证明可以调节 VEGFR-2 的磷酸化和对 VEGF 信号的敏感性。若内皮细胞缺乏 β3 整合素可导致对 VEGF 过度敏感及 VEGFR-2 水平升高，从而形成未成熟的血管表型[77]。因此，这可能是 VWF 调节 VEGFR-2 信号和血管生成的机制。Tie-2 和 αvβ3 之间也存在相互作用。Tie-2 活性通过与 αvβ3 的相互作用来调节，而 Angpt-2 则介导 Tie-2 和 αvβ3 之间的关联，继而致整合素内化，由此可解释 Angpt-2 的不稳定作用[78]。事实上，Tie-2 和 αvβ3 在活化的血管内皮细胞上的表达更高[76, 79]。在肿瘤血管生成的背景下，这些通路的作用尤为重要，而这些通路的组合靶向试剂可使肿瘤血管发育正常化[80]。鉴于这些通路也可能与 VWF 依赖性的血管生成调控有关，因此开发使肿瘤血管生成正常化的工具可能会与严重血管发育不良和胃肠道出血的治疗相关联。

6. VWF 高分子量多聚体和衰老在胃肠道出血发病机制中的作用

血管发育不良和 GI 出血在 VWF 严重缺乏或 VWF 功能障碍和高分子量多聚体（HMWM）缺失的患者中更为常见。VWF 的多聚体结构是其功能的关键决定因素，而这种结构受到一种称为 ADAMTS13 的特异性血浆蛋白酶控制[81]。如前所述，在脑缺血模型中，与 VWF 缺失小鼠不同，ADAMTS13 缺失小鼠因未能去除 HMWM，而导致血管生成减少。[72]。更多关于 HMWM 在控制血管完整性和血管生成中作用的证据来自 AVWS 患者，其中 VWF 的 HMWM 由于多种机制而降解[23, 25, 38]。这些患者的 GI 出血是由于止血缺陷导致的，与 VWF 功能障碍有关，而血管缺陷则可能直接或间接与 VWF 有关。Tabit 等[82] 报道 LVAD 患者血浆 Angpt-2 水平升高，可能是由于潜在的全身性炎症。因此，在这些患者中，Angpt-2 血浆水平升高和 VWF 功能障碍并存会使血管不稳定，进而导致 GI 血管增生和出血。Angpt-2 在衰老小鼠肠道微血管中局部升高；与衰老相关的局部炎症（炎症性衰老）被认为是 Angpt-2 水平升高以及随之而来的微血管不稳定的原因，同时伴有周细胞的丧失、连接稳定性的丧失和通透性的增加[83]。VWF 功能障碍是否参与 Angpt-2 的调节，从而参与肠道微血管的衰老尚不清楚。图 25.2 总结了这一假设。鉴于血管发育不良是 65 岁以上人群隐匿性 GI 出血的最常见原因[84]，该模型的意义超出了 VWD 领域。因此鉴定 GI 血管重构的生物标志物将是监测患者血管重构过程的必要条件。

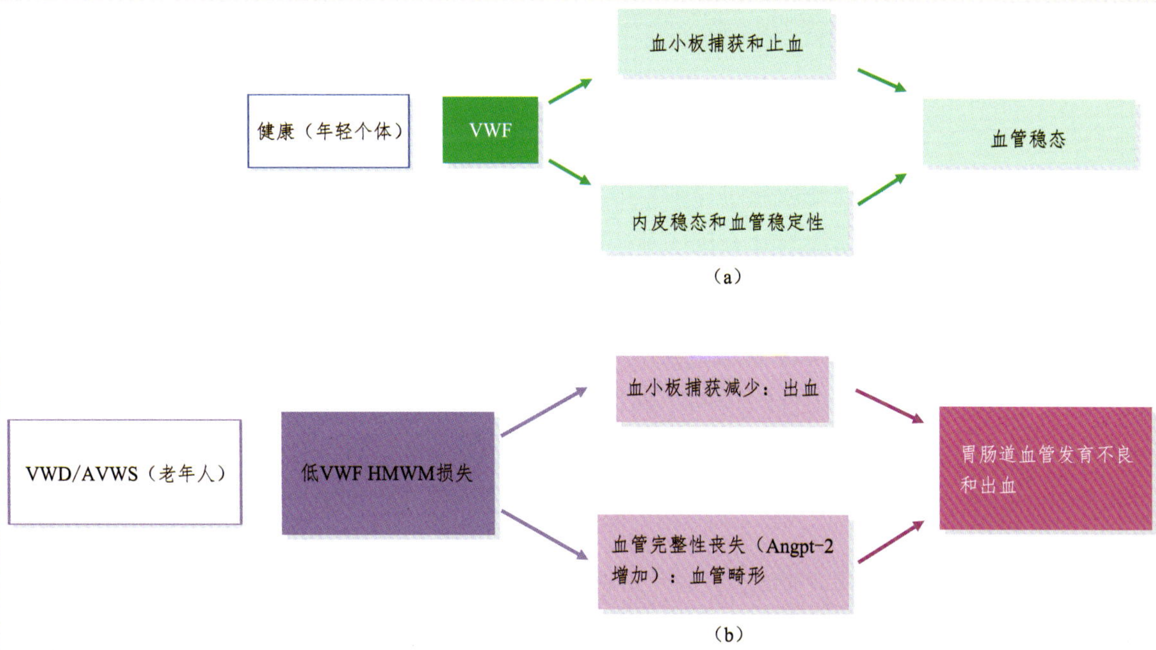

图 25.2 VWF 在胃肠道血管发育不良及出血发病机制中的作用

（a）在健康（年轻）个体中，VWF 在促进血管稳态方面起双重作用。一方面，VWF 调节血小板捕获和止血，另一方面，促进内皮稳态和血管完整性。（b）这种效应在 VWF 严重减少或功能失调的情况下随着 VWF 高分子量多聚体（HMWM）的减少而丧失，如严重的 VWD 和 AVWS。这会导致止血功能下降和血管完整性丧失，部分原因是通过 Angpt-2 和图 25.1 中描述的途径。衰老也可能导致肠道微血管中 Angpt-2 信号增强。总之，这些因素共同导致了胃肠道血管发育不良和出血的形成。

7. GI 血管系统的特征

在 VWD 患者中，GI 血管系统表现出独特的受累特征。小鼠组织血管成像技术的进步[85]使得沿肠管绒毛内毛细血管的丝状足尖端细胞可视化，这表明肠道血管系统内血管重构和血管生成活跃。这一发现可能解释为什么 GI 血管系统可能对促血管生成或不稳定因素更敏感，如 Angpt-2 水平异常、与 VWF 功能障碍相关的 VEGFR-2 信号改变。然而，GI 并不是 VWD 患者血管畸形的唯一受累部位。自 20 世纪 60 年代以来，VWD 患者的甲床（甲襞）毛细血管中存在微血管病变，表现为狭窄、口径变化和收缩性缺陷[86]。2000 年，Koscielny 等[9]利用成像毛细血管显微镜对 100 例 VWD 患者的甲襞血管系统的多个参数进行分析，发现这些患者的血管系统存在异常，小动脉和小静脉的毛细血管扭曲和扩张程度较高。这一证据表明，血管异常并非 GI 血管系统所独有，提示对 VWD 患者的血管系统进行深入研究，可能为这些患者的出血机制提供新的见解，并有助于改善治疗方法。

8. VWF 促血管生成作用 —— 通过与生长因子的结合促进伤口愈合

最近发现了 VWF 在促进血管生成方面的一个意想不到的作用，这一发现与以往的大多数证据相反。Ishihara 等[59]证明 VWF 在伤口组织中募集生长因子促进血管生成和伤口愈合。该研究表明，A1 结构域内 VWF 的 22 个氨基酸片段，先前被确定为肝素结合结构域，可结合多种生长因子，包括 VEGF-A 和 PDGF-BB。在体外实验中，VWF 的肝素结合域能够促进这些生长因子的滞留，并在体内伤口愈合模型中增强生长因子的血管生成活性。因此，在这种情况下，VWF 片段具有促血管生成活性（图 25.3）。这些数据表明，VWF 在血管形成和完整性过程中可能具有多重且相互冲突的作用。当考虑到 VWF 存在于 ECM 并由 EC 释放到内皮下层时，这便得以解释。ECM 分子已被证明在血管生成过程中发挥多种作用[87]。ECM 的一个关键功能是协调生长因子的活性和定位，包括 VEGF-A；与生长因子的相互作用是决定 VEGF-A 水平梯度变化的关键，这一过程促进血管生成萌芽[87]。ECM 分子还与 EC 表面受体（如整合素）相互作用，并参与生长因子信号的复杂编排。ECM 的重塑对于新生血管的形成至关重要。在这个过程中，ECM 被降解，允许并引导 EC 的迁移。因此，可能在伤口愈合过程中，基底膜中的 VWF 被降解，释放的肝素结合域与生长因子结合，帮助引导血管生成过程。这些 VWF 片段在其他情况下是否还有促血管生成作用仍有待确定。

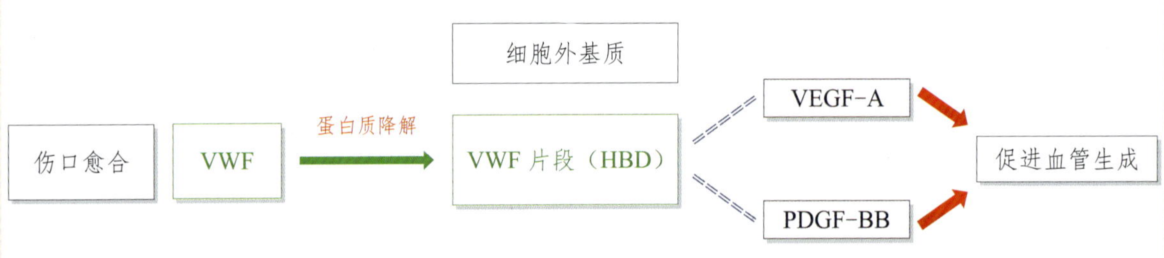

图 25.3　VWF 血管生成功能

在伤口愈合过程中，VWF 肝素结合域可能由细胞外基质中存在的全长 VWF 蛋白酶释放，与促血管生成生长因子（VEGF-A 和 PDGF-BB）结合。这种相互作用促进血管生成和伤口愈合。在血管生成过程中，VWF 的血管抑制和血管生成两种功能都是可能的；微环境和组织中其他促血管生成或抗血管生成分子的存在可能决定哪一种功能更占优势。

四、结论

综上所述，多项研究表明，VWF 在血管生成过程中起调节作用。VWD 患者同时存在的止血障碍和血管缺陷可导致严重的临床症状，并对临床医生提出治疗挑战，这在反复发作的 GI 出血情况下尤其明显。应该开发旨在解决止血和血管生成缺陷的治疗方法，以提升对患者的管理。最近，两例 2A 型 VWD 患者尽管使用了血浆源性 FⅧ/VWF 浓缩物进行预防，严重血管发育不全性 GI 出血仍反复发作，最终通过使用培唑帕尼（一种有效的口服选择性血管生成抑制剂）治疗获得成功。经过一年多的随访，这些患者没有再发生需要入院或输血的出血事件[81]。这些有前景的结果需要在更多患者群体中进行验证。

更好地理解这一过程中涉及的分子机制，最终将实现靶向治疗。然而，目前的实验模型还不足以解决如此复杂的问题。VWF 对血管生成的调节取决于微环境、特定组织中血管重塑和血管生成的水平，以及可能激活其他细胞通路的环境信号，这些细胞通路可能与 VWF 的作用协同或竞争。因此，要了解 VWF 如何控制血管完整性和血管生成，需要多谱系模型，包括组织特异性微环境及其与内皮细胞的相互作用。“器官芯片”平台旨在重现在不同器官中血管系统需面对的细胞相互作用。鉴于各种器官型内皮通路的证据越来越多，这些通路模型对于研究 VWD 血管畸形的分子决定簇和验证通路抑制剂以及治疗胃肠道出血的新药极为珍贵。

第二十六章　血管性血友病的预防治疗

Erik E. Berntorp　*Augusto B. Federici*

魏沄沄　吴润晖　译　　孙　竞　余自强　校

一、引言

定期或长期预防性替代治疗先天性出血性疾病并不是一个新概念。从 20 世纪 60 年代甚至更早的时候，这种治疗方式就被用于治疗血友病，目的是预防出血及其后遗症。虽然对预防性治疗的定义大体一致，但也存在细微差异[1-3]。预防性治疗可作为初级预防实施，即在关节破坏开始之前给予，或者当不符合初级预防的标准时可作为二级预防。长期或持续的预防方案是每年治疗 52 周，每周至少 1 次，具体研究应给出确切的标准。短期预防可用于预期出血风险增加的情况，例如手术相关的情况。这些定义一般也适用于 VWD，但由于两种疾病之间出血表现存在差异，也会导致在将血友病治疗方案确切应用到 VWD 过程中造成危害。

在过去几十年中，血友病的预防治疗大幅增长，部分原因是随机对照研究的推动。如今，预防治疗被认为是最先进的治疗方法，世界血友病联盟指南建议，在凝血因子浓缩物供应充足且经济条件允许的国家优先采用[4]。然而，在 VWD 中，由于缺乏提供有力证据的研究，长期预防的建议仍存在一定限制。

二、VWD 预防治疗的基本原理

与血友病不同，长期预防性治疗在 VWD 中并不常用。这有多种原因，特别是与 1 型或 2 型 VWD 患者相关。而 3 型 VWD 患者通常有更明显的预防指征：①绝大多数患者没有严重的出血症状；②止血缺陷主要局限于以黏膜出血为主要症状的一期止血缺陷，如鼻出血、牙龈出血或胃肠道出血、月经过多。虽然与 VWD 相关的出血可能危及生活质量，但通常并不导致血友病关节病变中的进行性和不可逆转的后遗症；③与血友病替代疗法相关的更大问题，如血液传播疾病和产生抑制物，给 VWD 的治疗蒙上了阴影；④相对于治疗血友病的产品开发，治疗 VWD 的产品开发的优先级较低。

由于 VWF 不仅发挥血小板功能，而且在血浆中作为 FⅧ的载体，一些 VWD 疾病表型还涉及 FⅧ的二期止血异常。3 型 VWD 患者是最少见且最严重的 VWD 类型患者体内，缺乏 VWF，FⅧ水平与中间型血友病患者相当，即正常水平的 1%~5%。因此，除了黏膜出血外，3 型 VWD 患者还可能出现严重的关节出血。事实上，Erik von Willebrand[5] 在第一篇论文中就报道了这一点，并得到了广泛的认可。因此，3 型 VWD 患者中关节出血的发生率在 37%~45%，1 型和 2 型 VWD 患者中为 3%~4%，总体发生率为 8%[6-8]。

如果不能有效预防关节出血，患者可能会进展为血友病性关节病，导致严重损伤、残疾并影响生活质量。特别是患有重型VWD的儿童，可能没有关节出血，但频繁的黏膜出血可能导致贫血，干扰社交和学习活动。月经过多也可能严重影响患者的生活质量。此外，重型 VWD 或功能缺陷（包括 2A 型和 2B 型）VWD 患者的胃肠道出血症状是一个特殊的问题。消化道出血可能很严重，甚至危及生命，并与肠道血管发育不良有关[9-11]。

从这些数据和其他临床经验中可以明显看出，相当一部分的 VWD 患者将受益于含 VWF 浓缩物的预防性治疗。然而，VWD 的长期预防经验很少，而且缺乏探索给药方案和记录治疗结果的研究。在血友病预防使用历史悠久的国家，也有长期预防性治疗 VWD 的经验。短期预防性替代疗法（如手术相关的治疗）则应用更为普遍。

三、VWD 的长期预防治疗经验

1. 首次，广泛经验

在瑞典，一种基于 Cohn 组分Ⅰ-0 的含 VWF 的 FⅧ浓缩物早在 20 世纪 50 年代就已问世[12, 13]，并用于 VWD 和血友病的治疗。由于血友病的预防治疗在 20 世纪 50 年代和 60 年代就小规模开始，因此预防治疗用于重型 VWD 也是合乎逻辑的。来自瑞典队列的研究数据代表了大多数已知的受试者，于 2005 年进行了汇编和报道[14]。在 48 例 VWF:RCo＜8% 和 FⅧ:C＜10% 的患者中，35 例接受长期预防治疗，13 例按需治疗。预防治疗的定义为每周至少治疗 1 次，每年治疗＞45 周，持续至少 1 年。试验组包括了 18 例女性和 17 例男性，年龄为 3~65 岁。大多数成年人接受预防治疗的时间超过 10 年，18 例儿童中有 16 例接受预防治疗的时间超过 5 年。其中，30 例为 3 型 VWD、4 例为 2A 或 2B 型、1 例为 1 型。在年龄小于 20 岁的队列中，开始预防治疗的平均年龄为 4 岁，这比重型血友病患者开始预防治疗的年龄略大[15]。在年龄大于 20 岁的患者队列中，开始预防治疗的平均年龄明显较高（平均 27 岁，3~57 岁）。主要治疗指征由研究者确定，且混合指征并不少见。预防治疗的两个主要指征是鼻腔和（或）口腔出血和关节出血（图 26.1）。2 型 VWD 患者以频繁严重的消化道出血为主要指征，2 例患者因月经过多而接受预防治疗。治疗开始时的适应证随年龄不同而不同，在年龄小的儿童中以鼻腔和（或）口腔出血为主，在青少年/成人中以关节出血为主。直到 20 世纪 80 年代中期为止，所使用的浓缩物为Ⅰ-0 组分（AHF-Kabi）[16]，此后主要制剂为 Haemate P/Humate-P[17]。如果以 FⅧ方式给药，给药剂量和给药频率一般略低于血友病，FⅧ 12~50U/kg 体重，平均 24U，每周 1~3 次。VWF:RCo 的相应剂量大约是 FⅧ单位数的 2 倍。对胃肠道出血的患者，采用更强的治疗方案。此外，老年患者由于先前存在的关节问题，往往需要更频繁地接受注射。总体结果显示，患者出血次数大幅减少，许多患者的症状几乎消失。在 5 岁之前（n=12）开始治疗以预防鼻或口腔出血的儿童中，没有关节出血或关节病变的报道。采用血友病预防治疗的术语来源，这些儿童可被认为接受了初级预防，效果很好。在关节病变出现后开始预防治疗的老年患者，关节出血次数显著减少。在少数胃肠道出血病例中，预防治疗的反应并不完全令人满意，有 2 例患者在治疗期间仍需要输血。这一经验与其他的研究报道一致[11]。

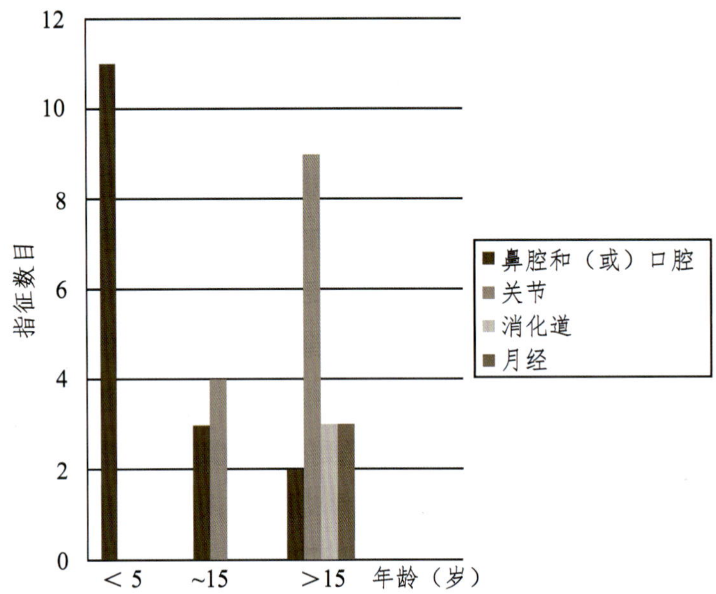

图 **26.1** 根据年龄分组的 VWD 开始预防治疗的指征数目

报道的副作用很少。值得注意的是，没有血栓事件的报道。该组中有 3 例患者出现了抑制物，1 例在预防治疗期间出现，2 例在开始预防治疗之前出现。作者的结论是根据临床表型，大多数 3 型 VWD 患者以及个别其他亚型患者需要进行长期预防性治疗。

2. 血管性血友病预防网络和 VWD 国际预防研究

血管性血友病预防网络（VWD prophylaxis network，VWD PN）的成立旨在研究预防治疗在其他治疗无效的重型 VWD 中的作用 [18, 19]。在该网络进行的一项调查中，来自欧洲和北美中心的 74 名调查人员提交了他们所治疗的 VWD 人群数据。共有 6208 例患者被纳入统计。其中，1085 例在过去 12 个月接受了血浆衍生制品治疗。只有 102 例患者接受了预防治疗，关节出血最常见。从调查中可以很明显地看出，只有一小部分可能需要预防治疗的患者接受了治疗。此后，VWD PN 启动了 VWD 国际预防治疗（VWD international prophylaxis，VIP）研究。VIP 研究包括前瞻性研究和回顾性研究。该研究的主要目的是评估预防治疗对出血频率的影响，并建立关节出血、胃肠道出血、鼻出血和月经过多的最佳治疗方案。来自 10 个国家 20 个中心的 61 例受试者被纳入 VIP 研究的回顾性部分 [20]。使用 59 例受试者的数据进行分析。开始预防治疗的中位年龄为 22.4 岁，其中 3 型 VWD 最多（n=34，57.6%）。与预防治疗前相比，总出血率存在显著差异（P＜0.0001），主要出血指征为鼻出血（P=0.0005）、关节出血（P=0.002）和胃肠道出血（P=0.001）的群体出血率同样存在显著差异。预防治疗效果在年龄＜18 岁和≥18 岁的人群中相似。1 例受试者在治疗期间产生了抑制物。研究结论是预防治疗对 VWD 是有效的。表 26.1 给出了主要指征、常规剂量和预防治疗前后出血年化次数的详细信息。根据主要指征，关节出血对预防治疗的反应最好，出血次数减少接近 90%。最常用的制品是 Haemate P 占 77.1%，其次是 Fandhi 占 16.5% 和 Alphanate 占 4.5%。

表 26.1 预防治疗主要指征的频率分布、预防治疗期间的治疗特征和结局（n=55）

出血部位	例数（%）	平均剂量 VWF:Rco/kg 中位数（IQR）	输血次数/周 中位数（IQR）	预防治疗前年化出血中位数（IQR）	预防治疗期间年化出血中位数（IQR）
鼻出血	13（23.6）	48（40~60）	3（2~3）	24（12~48）	6（2.9~12）
消化道出血	13（23.6）	60（47~60）	3（2~3）	8.4（6~12）	6（3~6）
关节出血	12（21.8）	40（30~50）	2（2~3）	15.6（5~21.5）	1.3（0.3~3.2）
其他*	8（14.6）	59（17~70）	2.5（1.5~3）	3（1~10.5）	0.5（0.2~2.8）
混合**	5（9.1）	42（33~49）	2.5（2~3）	12（6~18）	6（1.2~12）
经期异常大量出血	4（7.3）	39（38~40）	3（2.5~3）***	12（12~12）	4（1~9）

IQR（四分位数间距）。* 主要指征发生的频率很低，这类出血包括颅内出血、软组织血肿、口腔或牙齿渗血、膝盖擦伤、卵巢囊肿或出血；** 出血形式为混合模型，无主要指征；*** 每个月经周期的输血次数。

对主要集中于鼻出血、关节出血、胃肠道出血和月经相关大出血的预防治疗效果进行了进一步研究[21]。共有 105 例受试者的数据可供分析，其中 10 例参加了 2008—2013 年的前瞻性研究，95 例参加了回顾性研究。鼻出血（P<0.0001）、胃肠道出血（P=0.0003）、关节出血（P<0.0001）和月经过多（P=0.008）的中位年化出血率均显著降低。在预防治疗之前和预防期间，组间剂量大致相同，但有胃肠道出血的患者每周预防治疗的次数≥3 次，且剂量更高。

在 VIP 研究的前瞻性部分，研究目的是评估剂量递增的预防治疗在重型 VWD 中的效果[22]。符合本前瞻性研究条件的患者包括伴 VWF:RCo≤20% 和（或）FⅧ≤20% 且对去氨加压素无反应的 1 型 VWD 患者、对去氨加压素无反应的 2 型 VWD 患者以及所有 2B 型和 3 型 VWD 患者。严格定义入组标准、治疗升级参数和临床数据收集方式。共有 11 例受试者完成了这项研究。其中 6 例为 2A 型、5 例为 3 型 VWD，6 例患者出现鼻出血、3 例消化道出血、2 例关节出血，其中 7 例患者的剂量增加到高于第一级水平。在 10 例有可评估的出血日志数据的受试者中，预防治疗将年化出血率中位数从 25 降到 6.1（95%CI −51.6 ~ −1.7），当受试者达到最终给药水平时，年化出血率中位数甚至更低（4.0，95%CI −57.5 ~ −5.3）。这是首个前瞻性研究，证明使用含有 VWF 的浓缩物预防治疗对减少重型 VWD 的黏膜和关节出血率方面非常有效。虽然受限于受试者数量，无法得出严谨的结论，但研究表明，剂量递增策略在 VWD 预防治疗中是可行的。

在 Holm 等的一项研究[23]中，使用瑞典国家登记处和 VWD PN 的数据，将 VWD 患者的住院情况与正常对照进行了比较。在 1987—2009 年期间国家登记处登记了 2790 例诊断为 VWD 的患者。从这些登记中无法获得确切的疾病分类和治疗细节。研究总共确定了 13 920 名与 VWD 患者年龄和性别匹配的对照组。

与对照组相比，VWD 患者的住院次数是后者的 2 倍（1.5~2.5）。最常见的住院原因是消化道出血（n=232，主要诊断）、月经过多（n=198）和鼻出血（n=192）。VWD 患者的年门诊就诊次数也是对照组的 2 倍。为了评价预防治疗对住院的影响，对 105 例 VWD PN 患者进行了评估（VWD3 型 52.4%，2A 型 22.9%，1 型 12.4%，其他类型 3.9%）。共分析了 122 例因出血而住院的病例，主要是消化道出血。值得注意的是，开始预防治疗后住院人数减少（治疗前 75 例，治疗后 45 例，P=0.006）。故与对照组相比，VWD 患者的医疗资源消耗要高得多，而开始预防治疗可能会减少因出血而住院的人数。

3. 使用 FⅧ/VWF 浓缩物的进一步经验

在一项欧洲研究数据汇编中[24]，共有 19 例患者（年龄范围 5~73 岁，包括 6 例儿童）接受了 Wilate 预防治疗，治疗时间超过 3 个月（平均 14.8，3~46 个月），平均剂量为 FⅧ 27.4U/kg（Wilate 中 VWF:RCo/FⅧ的平均比值为 0.9±0.14），平均频率为每周 1.9 次（中位数 1.7，0.8~3.4），累计输注 27 861 次。其中 3 型 VWD 患者 12 例、2A 型 2 例、2B 型 2 例、1 型 1 例。观察到出血频率从每月 4.5 次减少到 1.4 次。未发生血栓形成等严重不良事件。

Federici 等[25]报道了 12 例患者的治疗经验，中位年龄 34.5（11~71）岁，其中 9 例为 3 型 VWD，接受长期二级预防治疗以预防复发性出血（47% 在胃肠道，35% 在关节）。在总共 4358 天的预防治疗期中（中位数 201，30~730），患者共接受 1424 次 Haemate P 输注，每周 3 次（53%）或 2 次（47%）。每日剂量以 VWF:RCo（单位 U/kg）表示，GI 出血的中位数为 60（24~96）、关节出血 72（69~72）、其他出血 86（72~96）。未提供 FⅧ:C 剂量，但应约为 VWF:RCo 剂量的一半[17]。在谷值和峰值的 FⅧ水平均未超过 1.8U/mL。所有受试者的临床反应均为优/良[26]，且未报道不良事件。

Castaman 等[27]在一项多中心、前瞻性、观察性研究中，根据患者需求，连续纳入了接受减量 Haemate P 治疗的患者，随访期为 24 个月。在 121 例入组的患者中，25.6% 患有 3 型 VWD，其中超过 40% 病情严重。所有患者共就诊 521 次。对其中 31 例受试者进行二级长期预防治疗（SLTP）。在 92.9% 的干预措施中，治疗反应被评为良好至优秀，未观察到药物相关不良事件。

使用 Voncento 浓缩物也被证明可以有效预防反复出血，Voncento 是一种血浆源性 FⅧ/VWF 浓缩物，其 FⅧ与 VWF 的比例为 1：2.4，此比例与 Haemate P 相似。OPALE 研究是一项法国多中心观察性研究，对遗传性 VWD 患者进行随访。在 130 例 OPALE 研究患者中，23 例患者（其中 12 例为女性）接受了长期预防治疗。年龄中位数为 16（1~85）岁，其中 3 型 16 例、2A 型 1 例，2B 型 6 例。在入组前，19 例（83%）接受预防治疗，4 例（17%）接受按需治疗（OD）。总体人群中，开始预防治疗的主要适应证是关节出血（43%），耳、鼻、喉出血（39%）和复发性肌肉血肿（22%）。以 Voncento 中的 FⅧ表示每次输注的中位（范围）剂量，频率和每周剂量分别为 45（33~109）U/kg、每周 2 次，和 96（44~222）U/kg、每周 1 次。2A 型、2B 型和 3 型患者的年化出血率（ABR）中位数分别为 0.8、0.7（0~3.5）和 0（0~2.3）。在 19 例患者中，有 9 例患者将之前的浓缩物更换为 Voncento，二者在剂量、输注频率或 ABR 方面没有差异。研究期间未报告不良事件。故 Voncento 在预防有症状的 VWD 患者复发性出血方面是有效的。

PRO.WILL 是一项意大利研究[28]，其目的是比较使用 VWF/FⅧ二级长期预防治疗与标准治疗（按需治疗）在预防重型 VWD 患者出血发作方面的疗效。在这项为期 12 个月的开放性研究中，VWD 患者（年龄≥6 岁）随机分组为预防治疗（$n=9$，5 例完成）或按需治疗（$n=10$，7 例完成），使用 VWF/FⅧ复合物。相比于按需治疗的患者，接受预防治疗的患者出血更少（$n=32$ *vs* $n=172$，$P<0.0001$），且出血风险较低（相对归因风险估计-0.667，95%*CI* -2.374~-0.107，$P<0.001$）。尽管样本量小，研究人群存在异质性，但与按需治疗相比，VWF/FⅧ预防治疗的患者出血风险和发生率降低。未观察到药物不良事件。

3WINTERS-IPS 项目旨在通过前瞻性研究，评估在 3 型 VWD 患者大型队列中进行含有或不含 FⅧ的血浆源性 VWF 浓缩物的有效性和安全性的数据收集。3WINTERS-IPS 是一项由研究者发起、非干预性、非交叉、回顾性和前瞻性的临床观察性研究。用于治疗的血浆源性 VWF 浓缩物类型由欧洲和伊朗的当地研究人员选择。108 例完成两年前瞻性观察的 3 型 VWD 患者，仅使用了血浆源性 VWF 浓缩物，因为在前瞻性观察 3 型 VWD 患者时，重组 VWF 在当地研究地点无法用于临床实践。出血根据部位或创伤进行定义，并按需治疗（OD）或在二级长期预防治疗（SLTP）期间进行治疗。VWFC 的疗效评估严格遵循美国 FDA 制定的客观标准。安全性根据监管程序进行评估，并在线记录药物不良反应。大多数患者（$n=93$）接受了 Haemate-P/Voncento（一种 PD-VWF/FⅧ浓缩物）治疗。根据两年观察后进行的亚组分析，91 例（78%）3 型 VWD 患者使用该浓缩物治疗了 629 次出血，其中黏膜出血（83%）、关节出血（17%）。26%（24/96）的 3 型 VWD 患者接受了 SLTP 治疗。与之前两年的 OD 治疗相比，SLTP 期间的 ABR 在这些患者个体中下降幅度达 66%。只有 2 例胃肠道出血患者出现复发。但未观察到严重药物相关不良反应[29]。

4. 纯化的 VWF 浓缩物预防治疗

作为一项上市后观察性研究的一部分，对使用几乎不含 FⅧ的血浆源性 VWF 浓缩物的长期预防治疗进行了评估[30]。研究纳入 13 例以复发性胃肠道出血为主要指征的患者，中位年龄为 57（33~81）岁，而 14 例患者有关节出血（中位年龄 19.5，5~54 岁）。5 例患者有其他适应证。患者接受预防治疗的中位持续时间为 32.2（1.1~44.1）个月。在接受预防治疗的 32 例患者中，56.3% 为 3 型 VWD，中位输注剂量为 VWF 43.5（22~76）U/kg 体重，频率约为每周 2 次，在胃肠道出血队列中频率更高。治疗时长超过 12 个月的 20 例患者，其中位 ABR 为 1.0。耐受性良好，未出现安全性问题。未观察到血栓事件。

重组 VWF（rVWF）已在一项前瞻性、开放性、非随机的Ⅲ期预防研究中进行了调查[31]。该计划使用 rVWF 进行为期 12 个月的预防治疗。起始 rVWF 剂量为 50±10 VWF:RCo U/kg 体重，每周 2 次（先前按需治疗组）或基于先前血浆源性 VWF 的每周剂量/给药频率（转换组）。研究的主要终点是在 rVWF 预防期间治疗的自发性出血事件的 ABR。在 12 个月的研究期间，先前按需治疗组的 13 例患者，预防治疗后的自发性 ABR 与之前相比下降了 91.5%，而转换组的 10 例患者中，自发性 ABR 下降了 45.0%。两组分别有 84.6%（11/13）和 70.0%（7/10）的患者无治疗期自发性出血记录。rVWF 的安全性与先前建立的安全性一致，未发现新的药物不良反应。研究结果表明，rVWF 预防可以减少先前接受按需 VWF 治疗的患者的自发性出血事件，并且在从血浆源性 VWF 预防转向 rVWF 的患者中保持至少相同的止血控制水平，而且具有良好的安全性。

四、VWD 指南中的预防治疗

ASH、ISTH、NHF 和 WFH 发布的循证指南，旨在为患者、临床医生和卫生保健专业人员在 VWD 管理方面的决策提供支持。这些指南基于低等级循证依据对频繁复发性出血的预防提出了条件性推荐，并建议对有严重和复发性出血史的 VWD 患者进行长期预防，而非不进行预防治疗[32, 33]。但由于缺乏细节和研究，很难对 VWD 的长期预防进行强有力的指导。VWD PN 的主要目标是产生用于预防指南的数据，但事实证明，在 VWD 中进行此类研究非常复杂。表 26.2 列出了迄今为止根据研究得出的一项相当笼统的建议，并将在下文讨论。

表 26.2　VWD 的长期预防治疗

指征	主要目标组（其他组也可应用）	剂量* VWF:RCo（FⅧ）U/kg 体重	每周次数	开始时间
关节	3 型 VWD	20~100（10~50）	1~3	首次出血后
消化道	2 型 VWD	40~100（20~50）	2~4	每年 2~3 次出血后**
鼻/口腔	3 型 VWD	40~100（20~50）	1~3	每年 3~4 次出血后***
月经过多	3 型 VWD	40~100（20~50）	3~4	如果禁用***（月经期间）

根据作者对已发表的有限数据的解读，提出建议。剂量是基于用 Haemate P/Humate-P，具体剂量可能根据所使用的浓缩物而有所不同。治疗必须根据具体的出血表型和患者的需求进行个体化治疗。* 剂量参考 Haemate/Humate-P；** 医院内治疗；*** 贫血，影响生活质量。

五、结论

对于具备经济条件承担预防性治疗费用的重型血友病患者而言，预防治疗是其目前的最佳方案。尽管存在差异，VWD 的情况与血友病有些相似，但 VWD 的表型异质性更大。其出血模式通常比重型血友病轻，且不可逆的后遗症较为罕见。毫无疑问有些 VWD 患者需要预防性治疗，并从这种治疗方式中获得了实质性的好处。然而，重要的是要进行严格的研究，以确保可以提供有关出血指征和治疗方案的建议。尽管几项回顾性和前瞻性研究因研究样本数量少或证据研究设计水平低而受到阻碍，但也已经取得了较好的研究结果。同血友病的前瞻性对照研究一样面临一些阻碍，诸如疾病罕见性和由于预防治疗的临床疗效明显，尤其是在表型严重的 VWD 患者中而导致的伦理考虑等问题。可预测的是，随着目前使用的浓缩物已被证明高度安全，以及有关预防治疗的研究和更多的临床经验出现，VWD 长期预防治疗将更为常见。

根据已发表的经验，可以提出以下建议。预防治疗的主要目标人群是 3 型 VWD。少数 2 型伴有胃肠道出血问题的患者也可接受预防治疗，但寻找出血的源头很重要，因为局部处理可能会显著改善出血情况。在某些情况下，1 型 VWD 患者需要在出血表型发作前进行预防。然而，这些患者中的绝大多数可按需使用 DDAVP 和（或）抗纤溶药物进行处理，或偶尔使用含有 VWF 的浓缩物进行治疗。

当 VWD 患者出现严重和（或）频繁的出血以至于严重危及生活质量时，应进行预防治疗。这包括慢性血红蛋白下降或随着血友病关节病的发生而出现关节出血。与血友病相比，VWD 预防治疗的起始年龄必须更加个体化，并且在实施预防治疗之前应对出血症状进行全面的临床评估，因为其出血表型不像血友病那样可预测。如果出血风险明显降低，如月经过多的女性进入绝经期，或导致胃肠道出血的致病性毛细血管扩张已根治，则可以停止预防治疗（具体建议见表 26.2）。给药剂量和间隔可以个体化。每千克体重 20~40U FⅧ的剂量，大致相当于使用 Haemate P 时计算的 VWF:RCo 的 2 倍，建议每周 1~3 次，有胃肠道出血史的患者通常需要更密集给药，有时甚至需要更高的剂量。根据 FⅧ:C 或 VWF:RCo 的给药剂量因治疗医生和国家而异，在给出建议时，必须考虑不同浓缩物制品之间 FⅧ:C 和 VWF:RCo 的不同比值[34, 35]。目前已经积累了大量使用 Haemate/Humate-P 预防治疗 VWD 的经验，这也是指南提出建议的基础。但须注意的是，其他浓缩物制品可能具有不同的 FⅧ/VWF 比例和 VWF 多聚体的组成，这会影响不同情况下的止血效果。纯化 VWF 浓缩物的出现[31, 36]为预防治疗带来了新局面，因为 FⅧ水平依赖于内源性募集的 FⅧ。到目前为止，在长期预防治疗中使用这些浓缩物的经验似乎取得了极好的效果。不同出血类型的 VWD 中，其有效预防治疗所需的血浆 FⅧ:C 和 VWF:RCo 水平尚不清楚，未来的研究将提供更多见解以供指导。血栓栓塞并发症等不良事件在 VWD 中极为罕见[17]，如果患者没有额外的、实质性的血栓栓塞风险，在推荐剂量预防治疗期间通常不需要考虑。

第二十七章　血管性血友病患者的血栓风险和抗血栓治疗

Ferdows Atiq　　*Frank W.G. Leebeek*

赵永强　译　　王学锋　杨仁池　校

一、一般人群中 VWF 与血栓形成

1. VWF 与动脉血栓形成

多项基于人群的研究发现，VWF 水平升高与动脉血栓形成有关[1-3]。研究发现，VWF 水平升高与心肌梗死、缺血性卒中和心血管死亡率相关[2, 3]。与此同时，ADAMTS13 可将 VWF 切割成较小、活性较低的 VWF 多聚体，其与动脉血栓形成呈负相关[2-5]。研究还发现，VWF 基因的变异与 VWF 水平和心血管疾病风险相关[6]。最近发现 VWF Tyr[2561] 等位基因是一种功能获得性变异，是心肌梗死的危险因素[7]。

然而，目前尚不清楚 VWF 水平与动脉血栓形成之间是否存在因果关系[2]。在小鼠和人体中的研究报道存在差异。一些研究表明，与基因野生型小鼠相比，VWF 缺乏小鼠在大脑中，动脉闭塞 1 小时后具有较小的缺血性梗死和较轻的神经功能缺损[8, 9]，这提示 VWF 会导致闭塞的动脉中血栓形成增加[2]。在小鼠中的研究还发现，VWF 缺乏可能导致动脉粥样硬化减少。然而，这种因果关系也可能是相反的，例如，在猪体内的研究表明，内皮功能障碍和动脉粥样硬化会升高 VWF 和 FⅧ的水平[10]。此外，VWF 还可能通过直接与巨噬细胞相互作用引起血栓性炎症，从而导致血栓形成[11]。尽管在一般人群中观察到 VWF 与动脉粥样硬化和冠状动脉斑块的程度相关，VWF 在动脉粥样硬化形成中似乎并不扮演主要角色。以上基于几项研究，这些研究表明循环中 VWF 水平极低甚至缺失的重型 VWD 患者（3 型患者）对动脉粥样硬化没有保护作用[12-14]。因此，VWF、动脉粥样硬化和动脉血栓形成之间的关联仍不完全明确。

2. VWF 与静脉血栓形成

在大规模人群的队列研究中，VWF 和 FⅧ水平与静脉血栓形成风险呈线性相关[15]。此外，多项病例对照研究比较了首次发生静脉血栓的患者与健康对照者，也得出了相似的结论[16, 17]。VWF 和 FⅧ促凝水平的升高与静脉血栓形成风险的增加相关[16]。此外，全基因组关联研究发现 VWF 基因和几个与血浆 VWF 水平相关的基因，如 ABO 血型和突触融合蛋白结合蛋白 5，与静脉血栓形成风险相关[18]。研究表明 VWF 和 FⅧ水平升高与静脉血栓形成有关，因其可加速血栓形成或增加血栓的大小[15, 16]。

二、VWD 患者的血栓形成

1. VWD 患者的动脉血栓形成

由于在一般人群中高 VWF 水平与动脉血栓形成相关，由此推测 VWD 患者动脉血栓的患病率可能会低于一般人群。在荷兰全国性横断面 VWD 研究（WiN 研究）中，对这一假设进行了论证，该研究纳入了 635 例成人患者（16~85 岁）[19]，发现 VWD 患者动脉血栓事件，如急性心肌梗死、心脏病（译者注：经核对参考文献原文，此处心脏病应是冠心病）和缺血性卒中的患病率约为荷兰一般人群中经过性别和年龄调整的健康人的 50%[19]。一项针对 198 例 VWD 患者的回顾性队列研究也发现，VWD 患者动脉血栓的风险低于对照组[20]。此外，对美国全国登记的出院数据进行横断面分析发现，与对照人群相比，VWD 患者的心血管疾病风险降低[21]。

总之，现有数据表明，VWD 患者动脉血栓的风险低于一般人群。

2. VWD 患者的静脉血栓形成

在 Qureshi 等的研究中，VWD 患者与一般人群的静脉血栓发生率没有差异，但该项研究的样本量相对较小[20]。目前还没有其他比较 VWD 患者和一般人群中静脉血栓发生率的研究。有一篇综述汇集了文献中 33 例 VWD 患者的静脉血栓病例，其中 26 例患者分别存在一种静脉血栓形成的危险因素，主要是 FⅧ/VWF 浓缩物替代治疗、遗传性易栓症、手术或妊娠[22]。因此，目前尚不清楚 VWD 患者的静脉血栓发生率是否低于一般人群。

三、VWD 患者中与 VWF 浓缩物治疗相关的血栓形成

一项系统综述纳入了 11 项研究中的 364 例接受不同类型 VWF 浓缩物治疗的 VWD 患者，其中 7 例患者发生了血栓事件[23]，这些血栓事件包括 1 例深静脉血栓形成、1 例肺栓塞、5 例浅表性血栓性静脉炎[23]。根据上述研究中报道的每次 VWF 输注血栓事件的数据，在 8368 次输注中有 4 例血栓事件（0.048%）[23]。进而，在全球 52 个血友病治疗中心进行的一项问卷调查发现，12 640 次（译者注：原著 12.640 有误，小数点应为分节号，即应为 12,640）治疗发生了 7 例血栓性不良事件，该血栓性不良事件的发生率与前述系统综述中报道的发生率相当（0.056% *vs* 0.048%）[24]。有趣的是，在这两项研究中，VWD 患者血栓不良事件的发生率似乎高于血友病 A 和血友病 B 患者[23, 24]。这可能与使用含 FⅧ的 VWF 浓缩物治疗的 VWD 患者 FⅧ水平过高有关[24-26]。因此，建议围术期宜选择 VWF/FⅧ比值高的 VWF 浓缩物，术后监测 FⅧ水平，以防止 FⅧ水平过高[25]。

四、VWD 患者的抗血栓治疗

发生血栓事件的 VWD 患者或接受高血栓风险手术的患者，抗血栓治疗或预防可能是必要的。抗血栓治疗可能会显著增加 VWD 患者的出血风险。因此，应充分考虑抗血栓治疗的利弊和治疗选择。一项关于

23 例 VWD 患者接受的 32 次骨科手术的回顾性研究发现，所有手术操作的出血并发症发生率为 22%。在接受血栓预防治疗的 4 例患者中，有 2 例出现了出血并发症[27]。虽然样本量很小，但此结果表明 VWD 患者需慎行血栓预防。

目前尚无何时及如何在 VWD 患者中进行抗血栓治疗或预防的明确证据。但 ASH/ISTH/WFH/NFH 专家组最近建议，对于需要抗血栓治疗的 VWD 患者还是应给予所需的抗血栓治疗[28]。

1. VWD 的血栓治疗

在启动静脉血栓治疗时，应考虑发生血栓时是否存在血栓形成的危险因素，以及血栓形成是否与 FⅧ/VWF 浓缩物或去氨加压素的使用有关。对于与 FⅧ/VWF 浓缩物治疗或去氨加压素治疗无关的静脉血栓，其处理与一般人群相同。这意味着如果血栓发生时存在其他一过性危险因素，患者应根据目前针对非 VWD 患者的静脉血栓抗栓治疗指南接受 3 个月的抗凝治疗[29]。如果血栓发生时没有其他一过性危险因素，抗凝治疗应按长疗程继续抗凝[29]，但应定期评估继续抗凝治疗的益处和风险，尤其需注意 VWD 患者的出血风险高于一般人群。如果抗凝中出血情况加重，可考虑调整抗凝治疗方案，甚至在抗凝 3 个月后停止抗凝治疗。与 FⅧ/VWF 浓缩物或去氨加压素治疗相关的静脉血栓应视为有诱因的血栓。因此，如果没有静脉血栓的其他危险因素，患者应接受至少 3 个月的抗凝治疗。

与 ASH/ISTH/WFH/NHF 专家组一致，建议 VWD 患者的动脉血栓治疗（除溶栓治疗外）应与一般人群的动脉血栓治疗相同[28]。根据指南提示，溶栓治疗在有出血性疾病的患者中是禁忌的，因其具有较高的颅内出血风险[30]。但在血友病患者中，只要在干预治疗之前给予替代治疗，经皮冠状动脉介入治疗的适应证与一般人群相同[31]。此外，这些患者在支架放置后需要接受抗血小板治疗[31]。另外建议 VWD 患者在考虑 VWD 的分型、出血表现的严重程度以及 FⅧ和 VWF 的基线水平后，采取类似的治疗措施。无论如何，患者均应定期在门诊随访，以监测出血表现和血栓风险，并权衡治疗的利弊。

2. VWD 患者接受手术时的血栓预防

接受手术的 VWD 患者开始血栓预防之前，必须综合考虑多个重要因素，包括患者出血表现、近期 VWF 和 FⅧ基线水平、围术期是否给予预防性 VWF/FⅧ浓缩物或去氨加压素、手术类型、血栓史和其他促血栓危险因素。Franchini 等在一项综述中得出结论，在缺乏前瞻性研究的情况下，应对每位 VWD 患者的血栓预防进行充分评估[32]。接受手术的血友病患者如果存在遗传性或获得性血栓危险因素，如因子Ⅴ leiden 突变、血栓栓塞史、骨科手术、恶性肿瘤、肥胖或口服避孕药，建议采取与一般人群相同类型的血栓预防措施[33]。因而对于术前接受 VWF/FⅧ浓缩物治疗的 VWD 患者，建议若存在其他血栓危险因素也应考虑血栓预防[23，28]。

因此，对于术前接受 VWF/FⅧ浓缩物或去氨加压素治疗且通常需要手术预防血栓的 VWD 患者，应给予血栓预防治疗。对于有中度/重度出血表现，且近期 VWF 和 FⅧ基线水平＜0.3U/mL 的患者，可考虑仅对接受高风险手术（骨科手术和肿瘤手术）或有其他已知促血栓危险因素（如恶性肿瘤或肥胖）的患者给予血栓预防治疗。此外，机械性血栓预防（如弹力袜和压缩泵）可用于所有有血栓风险的 VWD 手术患者。如果认为出血风险高，可考虑仅给予机械性血栓预防。值得指出的是，这些建议目前主要基于专家意见，尚无明确的文献证据支持。

五、VWD 治疗与血栓风险的未解之谜

1. VWF/FⅧ或（纯）VWF 浓缩物

目前有几种 VWF/FⅧ比值不同的 VWF/FⅧ浓缩物、纯 VWF 浓缩物和不含 FⅧ的重组 VWF 可供使用[34]。一些研究者担心外源性 FⅧ可能导致 VWD 患者术后 FⅧ水平的蓄积，从而增加血栓风险[24-26, 35]。FⅧ水平的升高可能与 VWF 水平不成比例，因为除了外源性 FⅧ的输注会直接提高 FⅧ水平外，输入的 VWF 与内源性 FⅧ的结合还会减少 FⅧ的蛋白水解，从而导致 FⅧ水平的进一步上升。此机制在缺乏 VWF 的小鼠中通过比较 Haemate-P（VWF/FⅧ比值 2.45±0.3）和 Wilate（VWF/FⅧ比值 0.9）得以证明[37]。接受 Wilate 的小鼠的 FⅧ水平随时间而升高，但接受 Haemate-P 的小鼠则没有，这表明如果给予相似剂量的 VWF，低 VWF/FⅧ比值会导致 FⅧ随时间推移而蓄积[37]。因此，理论上围术期应优先使用高 VWF/FⅧ比值的 VWF 浓缩物。另一种选择是输注纯血浆 VWF 浓缩物或重组 VWF 浓缩物，这会使 FⅧ的升高显著低于输注 VWF/FⅧ浓缩物的患者。然而实际情况要复杂得多。例如，在接受手术的 VWD 患者中进行的重组 VWF Ⅲ期研究中，15 例患者中有 1 例术后发生了深静脉血栓，此患者术后 FⅧ峰值水平为 1.58U/mL。但该患者存在肥胖情况，且接受的是高风险手术（全髋关节置换术）并处于制动状态，这表明无论何种替代治疗，其他血栓风险因素都起着重要作用。因此，接受 VWF/FⅧ浓缩物治疗的患者术后应监测 FⅧ水平，以避免 FⅧ水平＞2.0U/mL[36, 39]。

2. 1 型 VWD 老年患者的围术期预防性治疗

众所周知，1 型 VWD 患者的 VWF 水平随着年龄增长而升高[40, 41]，这可能与老年人常见的合并症（如高血压和糖尿病）有关[42]。尽管横断面研究表明，随着年龄增长的 VWF 水平升高并不会使出血表现减轻，但缺乏前瞻性研究。因此，目前尚不清楚 VWF 水平随时间升高的 1 型 VWD 患者是否应在围术期接受预防性治疗。一方面，这些患者的 VWF 和 FⅧ水平仍低于同年龄组的健康人群[43]。因此，如果这些患者在围术期不接受 VWF/FⅧ浓缩物或去氨加压素的预防性治疗，他们的出血风险可能会增加，正如 WiN 研究中的 1 型 VWD 老年患者队列所示[41]。另一方面，有些患者的 VWF 和 FⅧ水平可能随时间升高到 0.5U/mL，甚至高于 1.0U/mL，如果围术期接受预防治疗会导致 VWF 和 FⅧ水平过高，使其易发血栓并发症[44]。因此，这些患者在围术期是否行 VWF/FⅧ浓缩物或去氨加压素治疗可依据其出血表现、近期的 VWF 和 FⅧ水平以及手术类型，充分权衡利弊。许多此类患者在围术期使用氨甲环酸治疗可能已足够了。最后，若围术期给予 FⅧ/VWF 浓缩物或去氨加压素治疗，术后应监测 VWF 和 FⅧ水平，以防止其水平过高。

六、结论

总之，VWD 患者的动脉血栓风险低于一般人群。VWD 患者的静脉血栓风险尚不明确，但静脉血栓在 VWD 患者中似乎偶尔会发生，尤其是在接受 FⅧ/VWF 浓缩物治疗后，或存在其他危险因素的情况下，包括手术和肥胖。目前还没有足够的证据表明没有这些危险因素的 VWD 患者的静脉血栓风险是否低于一

般人群。

此外，关于何时以及如何在 VWD 患者中使用抗血栓治疗或预防治疗也尚无明确证据。在临床实践中，可以遵循一般人群抗血栓治疗或预防治疗的通常管理方法，但是需要考虑一些重要因素，如出血表现的严重程度、近期 VWF 和 FⅧ的基线水平、患者围术期是否预防性使用 FⅧ/VWF 浓缩物或去氨加压素、手术类型、血栓病史以及其他促血栓危险因素。因此，抗血栓治疗的利弊以及治疗选择应根据 VWD 患者的出血和血栓风险进行个体化处理。

第二十八章　VWF 止血之外的新功能

Ferdows Atiq　*James S. O'Donnell*

尹绍羽　周泽平　译　　杨仁池　赵永强　校

一、VWF 止血和血栓中的作用

本书前几章全面介绍了 VWF 的止血功能，并说明了无论是 VWF 的数量异常还是质量缺陷，都会导致最常见的遗传性出血性疾病——VWD[1]。此外，AVWS 还可能与一些潜在疾病相关，如淋巴增殖性疾病、心血管疾病、自身免疫性疾病，或与机械循环支持装置使用有关[2]。这些情况会促使 VWF 因快速蛋白水解而被清除、VWF 结构改变或产生针对 VWF 的抗体，最终导致 VWF 功能失常，增加出血倾向[2]。

鉴于 VWF 在止血过程中的关键作用，推测 VWF 水平过高可能与血栓栓塞事件有关。事实上，基于人群的研究揭示了 VWF 水平升高与动脉血栓（如心肌梗死、缺血性卒中和心血管死亡率）的风险增加显著相关[3]。近期研究表明，VWF 水平升高还与深静脉血栓形成和肺栓塞的风险增加有关[4]。这些发现在动物实验中得到了证实，明确了 VWF 水平升高与上述血栓性疾病之间的因果关系[5, 6]。

越来越多的证据表明，VWF 与血栓性疾病之间的关联不局限于传统的血栓事件。值得注意的是，1982 年人们发现超大 VWF 多聚体在血栓性血小板减少性紫癜的发病机制中起着关键作用，后来发现这是由于血浆 ADAMTS13 水平下降引起的[7, 8]。此外，VWF 也被认为是导致其他血栓性微血管病和弥散性血管内凝血的关键因素[9]。最近的研究揭示了 VWF 在慢性血栓栓塞性肺动脉高压（chronic thrombo-embolic pulmonary hypertension，CTEPH）的病理生理学中的重要作用[10]。CTEPH 内皮中 VWF 启动子的组蛋白三重甲基化减少和组蛋白乙酰化增加，导致 NF-κB2 与 VWF 启动子的结合增加，从而导致 VWF 转录增强。随后，VWF 水平升高会诱发血小板聚集，并导致 CTEPH 的进展[10]。

二、VWF —— 从止血到黏附性糖蛋白的多元角色

1. VWF 与内源性配体的结合

越来越多的研究表明，VWF 除止血之外还能发挥其他多种功能。能与 VWF 单体结合的各种内源性配体（表 28.1）也许最能说明这一点。迄今为止已发现 60 多种不同的内源性配体（表 28.1）。值得注意的是，其中一些配体与 VWF 的止血功能密不可分，包括 GPⅠbα、αⅡbβ3、FⅧ、ADAMTS13 和各种类型的胶原（图 28.1）。进一步的研究显示另外一些配体同时也是血浆 VWF 的清除受体。这些受体的结合位

点遍布整个 VWF 单体，包括与 VWF-A1 结构域结合的 LRP1，D'D3-A 和 D4 结构域结合的 SR-A1，以及与 VWF 聚糖结合的 CLEC4M、ASGPR 和 Siglec-5[17，44，50-52]。

表 28.1　VWF 配体及其相应的 VWF 结合位点

VWF 结构	配体	参考文献
D2 和 D'D3 之间的区域	弗林蛋白酶	[11]
D'D3	FⅧ、VWFpp、P-选择素、PolyP[a]、β2-整合素（与 D'-A3 结合）	[12-16]
A1	GPⅠbα、OPG、β2-GPⅠ、PSGL-1、LRP1、MGL[b]、游离血红蛋白、纤维连接蛋白、DNA、肌球蛋白、补体 C4、组蛋白、氯化物、胶原Ⅳ和Ⅵ、VEGF-A165、PIGF-2，PDGF-AA~DD、TGF-β1，BMP-2，FGF-2/7/18，NGF-β，NT-3，CXCL-12γ，SLc44a2，Ang-2（结合 D'D3-A2）、补体因子 H（结合 A1-A2）、多聚蛋白 1（结合 A1-A3）	[12，17-35]
A1 和 A2 之间的区域	纤溶酶	[36]
A2	ADAMTS13、PF4、血红蛋白、钙、波形蛋白、血小板反应蛋白-1（与 A2-A3 结合）	[37-42]
A3	Ⅰ型胶原，Ⅲ型胶原，补体 C3	[32，43]
D4	SR-A1（结合 D'-A1 和 D4）、IGFBP7（结合 D4-CK）	[44，45]
C1-C2	纤维蛋白	[46]
C4	αvβ3，αⅡbβ3	[47]
CK	PDIA1，CCN2/CTGF	[48，49]
VWF 聚糖	Gal-1、Gal-3、ASGPR、Siglec-5 和 CLEC4M	[50-53]
未知的结合位点	IL-8、Stab-2、SCARA-5、eNOS、ApoA-Ⅰ、补体 C1q、硫酸乙酰肝素[c]、ADAM28	[54-61]

PolyP（多聚磷酸盐）、OPG（骨保护素）、β2-GPⅠ（β2-糖蛋白Ⅰ）、PSGL-1（P-选择素糖蛋白配体-1）、LRP1（低密度脂蛋白受体相关蛋白 1）、MGL（巨噬细胞半乳糖型凝集素受体）、VEGF（血管内皮生长因子）、PIGF-2（胎盘生长因子-2）、PDGF（血小板衍生生长因子）、TGF（转化生长因子）、BMP-2（骨形态发生蛋白-2）、FGF（成纤维细胞生长因子）、NGF（神经生长因子）、NT-3（神经营养因子-3）、CXCL-12γ（CXC 趋化因子-12γ）、Slc44a2（溶质载体家族 44 成员 2）、Ang-2（血管紧张素-2）、PF4（血小板因子 4）、SR-A1（清道夫受体-A1）、IGFBP7（胰岛素样生长因子结合蛋白 7）、PDIA1（蛋白质二硫键异构酶 A1）、CCN2/CTGF（结缔组织生长因子）、Gal（半乳糖凝集素）、ASGPR（去唾液酸糖蛋白受体）、Siglec-5（唾液酸结合免疫球蛋白样凝集素-5）、CLEC4M（C 型凝集素结构域家族 4 成员 M）、IL-8（白细胞介素-8）、Stab-2（稳定素-2）、SCARA-5（清道夫受体 A 类成员-5）、eNOS（内皮型 NO 合酶）、ApoA-Ⅰ（载脂蛋白 A-Ⅰ）、ADAM28（去整合素和金属蛋白酶 28）；[a] 基于间接证据，Poly P 只在没有 FⅧ的情况下与 VWF 结合；[b] 也结合 O-聚糖；[c] 由于存在肝素结合位点，可能与 A1 结构域结合。

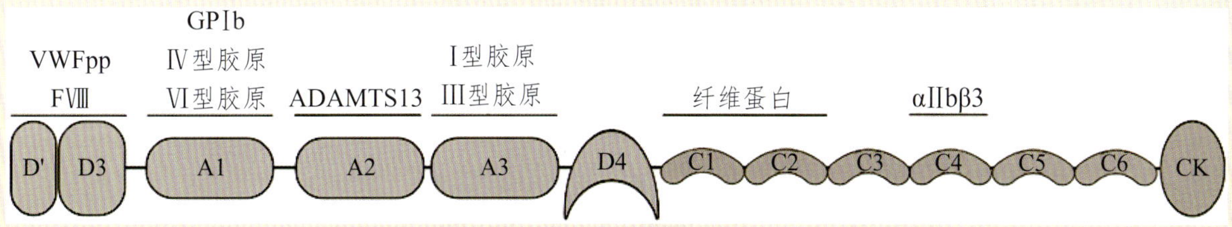

图 28.1 与 VWF 相互作用的经典止血相关配体

值得注意的是，VWF 还能与许多非止血配体结合，包括生长因子、补体、整合素等（表 28.1）。VWF-A1 结构域似乎是一个关键的结合位点，负责与许多不同的配体相互作用。然而应该注意的是，VWF 与其配体的相互作用是受环境影响的，并且在特定条件下有选择性地发生。例如，VWF 与胶原或血小板的结合仅在血管损伤部位 [1]。从理论上讲，在非止血配体的特定结合位点上存在 VWF 序列变异的 VWD 患者，VWF 与特定配体之间的相互作用可能会受到干扰。然而，目前 VWF 序列变异对 VWD 患者体内 VWF 非止血功能的影响仍然知之甚少。

2. VWF 与外源配体的结合

VWF 不仅与内源性配体相互作用，还能与外源性、非人源配体结合。多种微生物可以直接与 VWF 结合，并利用其在体内扩散，躲避宿主的防御机制 [62]。例如，金黄色葡萄球菌与 VWF 的相互作用是导致金黄色葡萄球菌菌血症的关键因素 [63]。首先，与 VWF 的相互作用可使金黄色葡萄球菌在血液循环中迁移并抵抗剪切力 [64]。其次，VWF 作为锚点，将金黄色葡萄球菌附着在宿主组织和血管内皮上，介导金黄色葡萄球菌扩散到各种组织和器官 [64]。基于这些发现，有学者提出 VWF 与金黄色葡萄球菌相互作用可能是治疗金黄色葡萄球菌脓毒症的药物靶点 [63]。研究还表明，幽门螺杆菌与 VWF 结合，并通过与 GPⅠb 的相互作用诱导血小板活化 [65]。这一发现可能解释了幽门螺杆菌感染与消化性溃疡和心血管疾病等之间的关联 [65]。最近全面综述了 VWF 对各种细菌性脓毒症的发病机制的影响 [62，66]。此外，VWF 已被证明在寄生虫曼氏血吸虫的生命周期中起着重要作用。例如，VWF-A1 结构域与曼氏血吸虫的卵壳结合，促进寄生虫从血液循环进入肠道 [67]。总之，VWF 是一种糖蛋白，具有止血以外的许多功能，是多种内源性和外源性配体的载体，其中许多相互作用的临床意义还有待进一步探索。

三、VWF 对各种细胞的影响

1. VWF 与白细胞

近年来，越来越多的证据表明 VWF 在初级止血和先天性免疫之间发挥着重要作用 [68]。VWF 不仅会影响白细胞生理功能，还对随后的炎症反应产生影响（图 28.2）。早在几十年前，人们就知道 VWF 是一种急性期蛋白，在炎症期间其水平会升高 [69]。小鼠败血症模型显示，与对照组小鼠相比，VWF 缺陷小鼠总体存活率更高，由此可见 VWF 在炎症中的重要性 [70]。最近研究展示的大量证据阐明了 VWF 对炎症产生影响的机制。

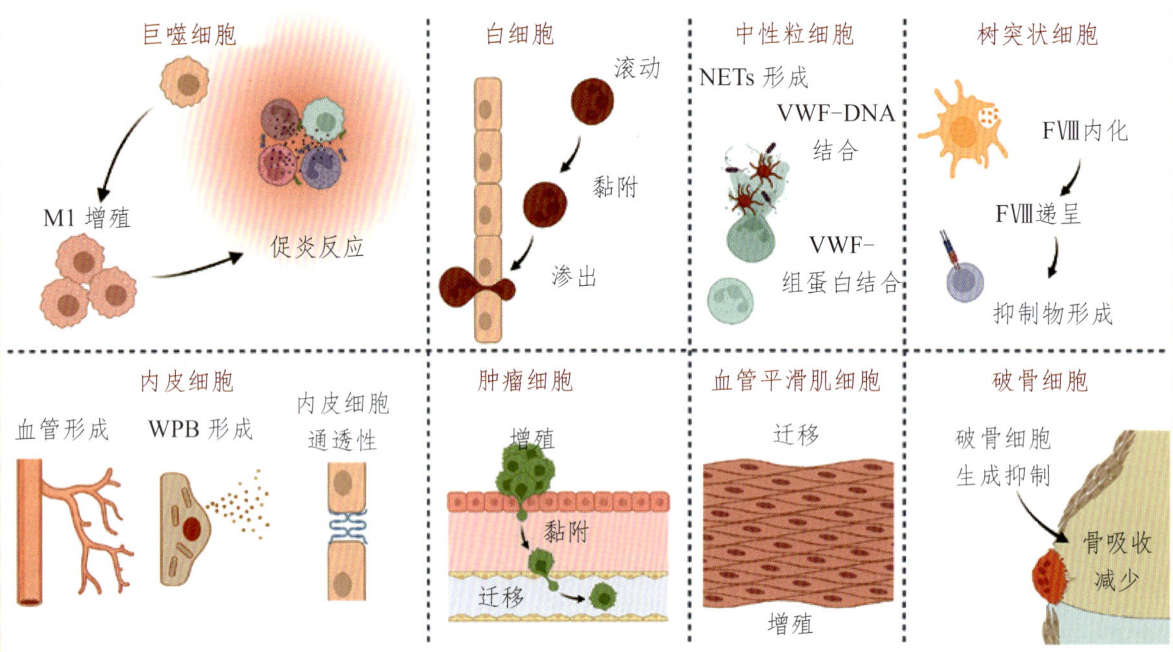

图 **28.2** VWF 影响不同的止血细胞和非止血细胞

NETs，中性粒细胞胞外诱捕网。

在炎症过程中，白细胞会外渗并浸润炎症组织[71]。这一过程包括白细胞在血液循环中通过滚动减慢速度，然后附着在血管壁上，最终外渗到炎症组织。白细胞的募集对于加强炎症过程至关重要。研究表明，VWF 对白细胞募集的这些关键步骤均有影响（图 28.2）[12，72]。VWF 通过 VWF-A1 结构域与白细胞上的 P-选择素糖蛋白配体-1 结合，从而影响白细胞的滚动[72]。此外，VWF 通过 VWF A1-A3 结构域与白细胞上的 β2-整合素之间的相互作用，介导白细胞与血管壁的稳定黏附[12]。此外，巯基乙酸盐诱导的小鼠模型证实，VWF 还能调节血管的通透性和多形核白细胞的外渗[72]。值得注意的是，在该小鼠模型中，通过抗体阻断 VWF 可使白细胞外渗减少 50%[72]。此外，研究还发现多形核白细胞的外渗依赖于血小板和 GPⅠb，这表明在活化的内皮细胞部位，VWF 和血小板两者对于增强内皮细胞连接，促进白细胞外渗都是必需的[72]。此外，多项研究表明，在腹膜炎、免疫复合物介导的血管炎和接触性皮炎中，阻断 VWF 可减少中性粒细胞的募集[72，73]。总之，这些发现强调了 VWF 在炎症中调节多形核白细胞生理功能的重要性。

最近的研究表明，VWF 能够直接影响巨噬细胞的促炎功能[68]。实验证据表明，VWF 可与巨噬细胞结合，启动 MAPK 激酶通路的促炎信号，使 p38 和 JNK 磷酸化，并激活 NF-κB[68]。这种 VWF 信号导致促炎细胞因子和趋化因子表达上调[68]。此外，经 VWF 刺激的巨噬细胞易分化成促炎的 M1 表型，并以 p38 依赖性方式使巨噬细胞代谢转向糖酵解[68]。这些研究结果进一步强调了 VWF 对巨噬细胞直接促炎作用的影响。

2. VWF 与中性粒细胞胞外诱捕网（neutrophil extracellular traps，NETs）

VWF 在炎症中的作用不仅局限于多形核白细胞和巨噬细胞（图 28.2）。约 10 年前，人们发现中性粒细胞在炎症过程中可以释放其 DNA 来捕获和杀死微生物，这一过程被称为“NETosis”[74]。研究发现，活化的 VWF 可通过 VWF-A1 结构域（图 28.2）直接与细胞外 DNA 和 NETosis 期间释放的组蛋白结合[75]。这种 VWF-NET 复合物随后可能会在高剪切条件下吸附白细胞和血小板。此外，中性粒细胞表面的受体 Slc44a2 可直接与 VWF-A1 结构域结合，已被证实对炎症期间中性粒细胞的募集起着关键作用[18]。此外，小鼠深静脉血栓模型显示，血栓内的 VWF 和 NETs 之间存在重叠[74, 76]。总之，VWF 和 NETs 似乎在炎症和血栓形成过程中相互协作。然而，要全面了解 VWF-NET 相互作用及其对 VWF 功能和 NETosis 的影响，仍需要进一步的研究。

3. VWF 与树突状细胞

除了调节先天性免疫外，最近的数据还表明，VWF 还可能通过与树突状细胞结合来影响适应性免疫应答（图 28.2）[77]。研究已经证实，VWF 能减少树突状细胞对 FⅧ的内化，进而导致通过主要组织相容性复合体Ⅱ类分子向 $CD4^{+}$T 细胞递呈 FⅧ衍生肽的减少[77]，从而减少了抗体形成。另外，VWF 调节递呈在主要组织相容性复合体Ⅱ类分子上的 FⅧ衍生肽[78]。VWF 的这种功能对血友病 A 患者输注外源性 FⅧ是否产生抗体至关重要，这也是血友病 A 患者替代治疗的主要问题。值得注意的是，尽管 VWF 与树突状细胞直接结合，但其被内化的程度是有限的，这可以解释为何 VWF 浓缩物治疗的 VWD 患者中出现 VWF 抗体的发生率较低[77]。总之，VWF 不仅在血管损伤部位促进凝块形成，而且在介导这些部位的局部促炎反应中起关键作用。

4. VWF 与巨核细胞/血小板

VWF 在血小板黏附和聚集中的作用已被广泛认可[1]。此外，也有人提出 VWF 在巨核细胞生成和血小板凋亡中起作用[79, 80]。目前证据表明，VWF 和 GPⅠbα 之间的相互作用对血小板的影响是双向的，既刺激巨核细胞生成又刺激血小板凋亡[79, 80]。已知 2B 型 VWD 患者的功能获得性突变，导致 VWF 与 GPⅠbα 亲和力增加，也会出现血小板减少症，此外还会出现血小板形态异常[79]。这一结果提示 VWF-GPⅠbα 相互作用可能影响巨核细胞生成。事实上，来自健康个体的巨核细胞培养实验已经表明，与缺乏 VWF 相比，培养体系中 VWF 的存在，会促进血小板的生成[79]。这表明 VWF 在血小板生成中具有生理性激动剂作用。此外，当 GPⅠbα 被阻断时，VWF 诱导的血小板生成增加被抑制，表明 VWF 对巨核细胞生成的影响是通过 GPⅠbα 受体介导的[79]。同时，研究表明，瑞斯托霉素诱导的 VWF-GPⅠbα 相互作用诱导中国仓鼠卵巢细胞中的凋亡信号传导，并导致血小板凋亡[80]。由此可见，VWF-GPⅠbα 与血小板之间的相互作用比以前假设的更加复杂，这种相互作用不仅涉及血小板黏附和聚集，还参与血小板的产生和诱导血小板凋亡。

5. VWF 与内皮细胞

内皮细胞（ECs）在血液和内皮下基质之间形成机械屏障，还产生调节体内基本过程的各种因子。VWF 对内皮细胞的影响包括几个方面：①形成 Weibel-Palade 小体（WPB）；②通过影响储存在 WPB 中的蛋白影响血管生成；③调节内皮连接（图 28.2）[81, 82]。

WPB 是 ECs 的储存细胞器，形成于高尔基体网络[83]。先前研究已经证明，VWF D1-D3 结构域中的特异性突变可以破坏 WPB 形成，表明 VWF D1-D3 结构域对于 WPB 形成是必需的[84, 85]。此外，不表达 VWF 的细胞也缺乏 WPB，而当 VWF 在这些细胞中重新表达时，会导致某些类型的细胞形成类似 WPB 的结构[86]。这些发现提示了 VWF 在 WPB 形成中的关键作用[81]。WPB 还含有其他转运蛋白，包括 P-选择素、血管紧张素 2、骨保护素和半乳糖凝集素-3[87]。由于这些蛋白质储存在 WPB 中，WPB 的破坏可导致这些蛋白质的正常生物合成途径改变。某些转运蛋白质，如 Gal-3 和 Ang-2 参与血管生成[88]。最近的研究已经表明了 VWF 在调节血管生成中的作用[88]。此外，VWF 在维持内皮连接的完整性方面起着至关重要的作用，它可以防止渗出过程中的血浆渗漏[89]。阻断 VWF 会导致血管渗漏，因为 VWF 与血小板相互作用对于刺激血小板衍生的血管生成素-1（Angpt-1）的释放是必需的[89]。Angpt-1 通过激活 Tie-2-FGD5 轴，从而强化皮质肌动蛋白丝并防止血管渗漏[89]。

6. VWF 与肿瘤细胞

多项研究表明，在多种恶性肿瘤，如乳腺癌、甲状腺癌、肺癌、胃癌以及血液系统恶性肿瘤（如多发性骨髓瘤和急性淋巴细胞白血病）中，VWF 水平呈现升高现象[90, 91]。VWF 水平升高也被证明与疾病严重程度、疾病预后不佳有关，并且可作为癌症相关 VTE 风险增加的预测因素[91]。最近的实验研究表明，VWF 不仅仅是一种生物标志物，它在肿瘤细胞生物学中还发挥着积极作用[91]。VWF 对肿瘤细胞的影响是异质性的，这种影响取决于恶性肿瘤的类型和阶段。一般来说，VWF 促进肿瘤增殖和转移[91]。有趣的是，某些类型的非内皮肿瘤细胞也会获得产生 VWF 的能力[91-93]。肿瘤细胞可以通过多种方式从与 VWF 的相互作用中获得生存优势，包括：①以 VWF 为载体在循环中传播；②通过 VWF 锚定到血管壁上；③通过 VWF 影响血管通透性以促进跨膜；④通过 VWF 刺激肿瘤血管生成[91]。鉴于 VWF 在肿瘤发病机制中的这些关键作用，VWF 可能作为癌症治疗的潜在药物靶点。

然而，也有一些相互矛盾的发现表明 VWF 缺乏可能促进肿瘤转移。在黑色素瘤和 Lewis 肺癌小鼠模型中，与正常 VWF 小鼠相比，VWF 敲除小鼠的转移率更高[94]。此外，有证据表明，超大 VWF 多聚体可能诱导某些癌细胞凋亡[54, 94]。

鉴于肿瘤细胞的多样性，VWF 可能对各种类型的癌症产生不同的影响。

7. VWF 与血管平滑肌细胞

血管壁由内膜、中膜和外膜组成。平滑肌细胞（smooth muscle cells，SMCs）位于血管中层，通过控制血管收缩和血管舒张，在调节血压方面发挥着关键作用。此外，SMCs 在动脉粥样硬化的形成中起着重要作用[95]。接受手术或球囊血管成形术的兔和猪颈动脉的 SMCs 上发现 VWF 存在，提示 VWF 与 SMCs 之间存在关联[96, 97]。在兔动脉粥样硬化斑块和大鼠新生内膜增生的 SMCs 上也发现了 VWF[98, 99]。最近，研究还观察到 VWF 也存在于人类的动脉粥样硬化病变中[100]。

最近的研究揭示了 VWF 影响 SMCs 的机制。Notch 信号通路的激活导致 SMCs 上的 αvβ3 受体上调，而该受体可与 VWF-C4 结构域结合，从而促进 SMC 的增殖和成熟。Lagrange 等进一步探讨了这一机制，他们发现 VWF-A2 结构域也通过直接与 LRP4 结合介导 SMC 增殖[100]。此外，还发现 VWF 诱导 Src、p38 MAPK、Akt 和 ERK1/2 的磷酸化，进一步促进 SMC 增殖[100]。

8. VWF 与破骨细胞

最近的研究表明，VWF 会改变破骨细胞的活性，从而影响骨吸收率（图 28.2）[102]。这种效应是由于骨保护素与 VWF-A1 结构域的直接相互作用[19]。骨吸收过程受到 NF-κB 配体受体激活剂（receptor activator of nuclear factor-kappa B ligand，RANKL）与其受体 RANK 的相互作用调控，促进破骨细胞成熟。骨保护素与 RANKL 结合，从而阻止 RANKL 与 RANK 的相互作用[102]。因此，破骨细胞的成熟受到抑制，导致骨吸收率降低。由于骨重塑是通过许多破骨细胞和成骨细胞之间的相互作用来严格调控的过程，破骨细胞的减少也可能导致成骨细胞的减少[103]。

四、VWF 在非止血性疾病发病机制中的作用

1. 炎症性疾病

鉴于 VWF 对炎症的多方面影响，发现 VWF 在败血症、疟疾和血管炎等疾病机制中起作用也就不足为奇了（图 28.3）[63, 104, 105]。最近的研究还发现 VWF 在 COVID-19 中的作用[106]。在这些炎症性疾病中，VWF 水平升高与疾病的严重程度、器官衰竭和较高的死亡风险有关[107, 108]。值得注意的是，VWF 水平升高往往与 ADAMTS13 水平降低同时发生[109]。这种 VWF-ADAMTS13 失衡进一步增加了发生血栓性微血管病、弥散性血管内凝血和血栓栓塞并发症的风险，这些并发症在炎症性疾病中经常出现[9]。

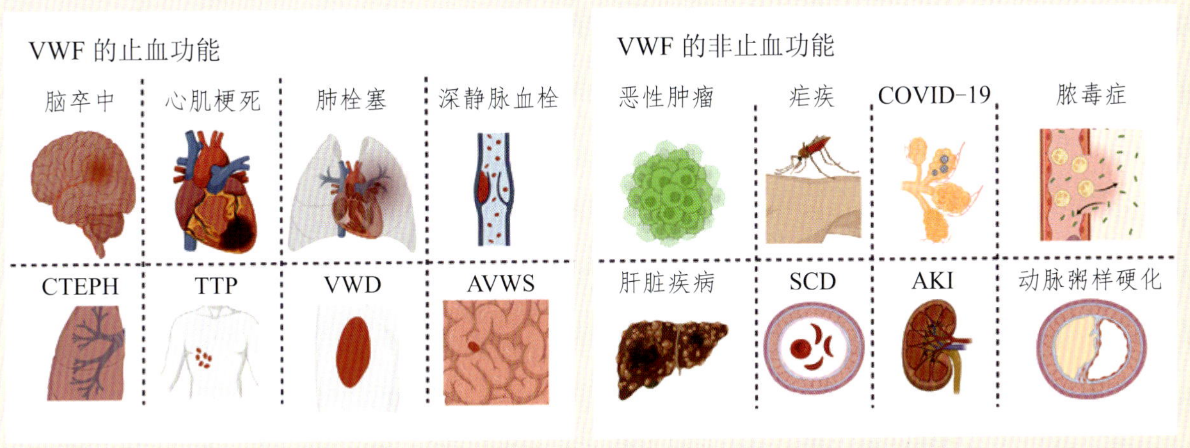

图 28.3 VWF 的止血和非止血功能对生理和病理产生多种影响

CTEPH（慢性血栓栓塞性肺动脉高压）；TTP（血栓性血小板减少性紫癜）；SCD（镰状细胞疾病）；AKI（急性肾损伤）。

一个关键问题在于，VWF 是否会影响这些炎症的发病机制，还是仅仅作为细胞活化的标志物存在。最近的研究表明，在疟疾和金黄色葡萄球菌感染中，VWF 对这些疾病的发病机制有直接影响[63, 64, 105]。之前我们通过小鼠体内模型证明了 VWF 在疟疾发病机制中的关键作用[105]。研究发现，与野生型小鼠相比，VWF 基因敲除小鼠感染疟原虫后，脑疟疾的进展会延缓，总体存活时间也会延长[105]。同样，如前所述，VWF 在金黄色葡萄球菌感染的发病机制中也起着重要作用[63, 64]。

2. 镰状细胞病

近年来不断积累的证据表明，炎症性血管病变在镰状细胞病（sickle cell disease，SCD）患者中发挥着重要作用[110]。在此背景下，VWF 与 VWF-ADAMTS13 的相互作用受到了特别关注。研究表明，SCD 患者的 VWF 水平高于对照组[111]。VWF 水平还与 SCD 的重要表现相关，包括溶血程度、血管闭塞危象

（vaso-occlusive crisis，VOC）的发生率和胸部综合征的发病率[111-113]。最近的研究证实，即使给予羟基脲预防性治疗或输血，VWF-ADAMTS13 失衡在相当一部分 SCD 患者中仍然普遍存在[114]。

由于 VWF 在 SCD 中的重要作用，靶向 VWF 可能是 SCD 患者可行的治疗方法[113，115]。事实上，在通过肿瘤坏死因子（TNF）诱导 VOC 的人源化 SCD 小鼠模型中，观察到 VWF 缺乏会导致溶血减轻、VOC 减少和器官损伤减轻[110]。此外，最近在一个类似的人源化 SCD 小鼠模型中进行的研究表明，重组 ADAMTS13 可减轻缺氧/复氧诱导的 VOC[116]。总之，VWF-ADAMTS13 轴在 SCD 中发挥着重要作用，并可能在未来为 SCD 提供新的治疗选择。

3. 急性肾损伤

急性肾损伤（acute kidney injury，AKI）是一种以肾功能急剧下降为特征的临床综合征，通常由多种潜在疾病导致。在 AKI 患者中观察到 VWF 水平升高，提示 VWF 可能在 AKI 发病机制中发挥作用。有两项研究利用缺血再灌注肾损伤小鼠来研究这一假说[117，118]。结果表明，与野生型小鼠相比，VWF 敲除小鼠的肾血流量得到改善，血清肌酐水平降低，肾功能更好。此外，与野生型小鼠相比，VWF 敲除小鼠的肾组织显示出较少的肾小管损伤。而且，给予重组 ADAMTS13 和抗 VWF 抗体可改善野生型小鼠的肾血流量、肾功能和组织学结果。这些发现共同说明了 VWF 在 AKI 发病过程中的关键作用，提示 VWF 可能是治疗 AKI 新的治疗靶点。

4. 肝脏疾病

肝脏在生成和清除包括 VWF 在内的凝血因子中起着至关重要的作用。因此，肝脏疾病会导致多种凝血因子紊乱和 VWF 水平升高。这些异常情况被认为可促使肝内微血栓形成，从而导致肝病进展[119]。由于 VWF-ADAMTS13 轴的明显变化，提示这种异常导致血小板聚集，继而形成微血栓，反过来又导致肝脏疾病的进展[119]。

同样，四氯化碳诱导的肝纤维化模型表明，与野生型小鼠相比，VWF 敲除小鼠的肝胶原沉积减少，因此慢性肝纤维化程度较轻[120]，这一发现表明，缺乏 VWF 可防止肝纤维化的进展。

在肝细胞癌患者中，研究观察到 VWF 存在过表达现象，与对照组相比[121]，这种过表达与肝细胞癌的临床病理分期有关[121]。在对乙酰氨基酚诱发急性肝损伤后的肝修复小鼠模型中进一步证实 VWF 导致的肝病进展是由于微血栓形成[122]。尽管 VWF 缺乏对最初 24 小时内肝脏血小板聚集峰值或肝损伤的影响微乎其微，但值得注意的是，VWF 敲除小鼠的肝脏几乎没有血小板沉积，而野生型小鼠的肝脏血小板沉积持续存在。VWF 敲除小鼠体内血小板聚集的缺失与损伤后肝脏修复能力的增强有关[122]。此外，阻断 VWF 可减少血小板聚集，从而促进野生型小鼠的肝脏修复[122]。

五、结论

很明显，VWF 在人体内的重要作用超出了止血的范畴。近年来，不断积累的证据为了解 VWF 的非止血作用的生物学机制及其临床意义提供了重要依据。这一研究领域为开发靶向 VWF 治疗多种非出凝血疾病的新型治疗方法提供了机会。